中国抗癌协会环境肿瘤学专业委员会组织撰写

现代健康管理学丛书　　总主编　李玉民

胃炎
健康管理学

Health Management of Gastritis

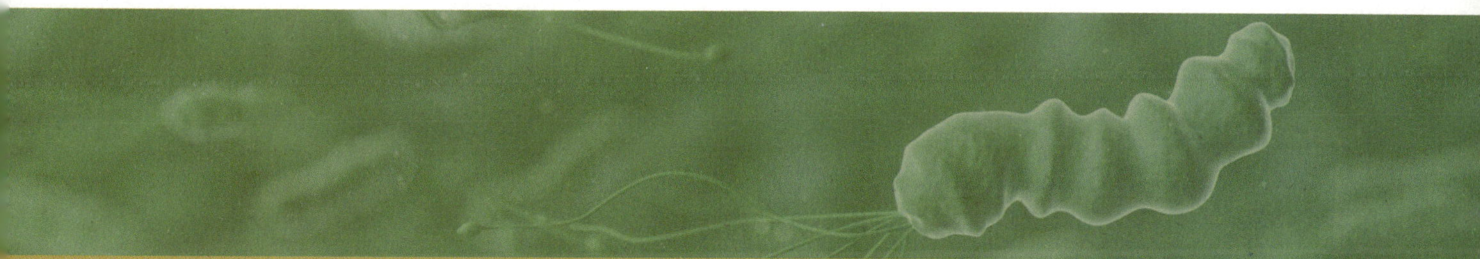

主编　张德奎　李玉民

兰州大学出版社
LANZHOU UNIVERSITY PRESS

图书在版编目（CIP）数据

胃炎健康管理学 / 张德奎，李玉民主编. -- 兰州 ：兰州大学出版社，2024. 12. --（现代健康管理学丛书 / 李玉民总主编）. -- ISBN 978-7-311-06707-6

Ⅰ. R573.3

中国国家版本馆 CIP 数据核字第 20245TK480 号

责任编辑 张 悦
封面设计 陈 欣

丛 书 名 现代健康管理学丛书
总 主 编 李玉民
本册书名 胃炎健康管理学
WEIYAN JIANKANG GUANLIXUE
作　　者 张德奎　李玉民　主编
出版发行 兰州大学出版社 （地址：兰州市天水南路222号　730000）
电　　话 0931-8912613（总编办公室）　0931-8617156（营销中心）
网　　址 http://press.lzu.edu.cn
电子信箱 press@lzu.edu.cn
印　　刷 兰州银声印务有限公司
开　　本 880 mm×1230 mm　1/16
成品尺寸 210 mm×285 mm
印　　张 18
字　　数 527千
版　　次 2024年12月第1版
印　　次 2024年12月第1次印刷
书　　号 ISBN 978-7-311-06707-6
定　　价 114.00元

从书编委会

编　委

（以姓氏笔画排序）

李玉民　李宁荫　李则宣　李伟东　李兴杰　李红利　李志勇　李丽斐　李秀丽　李明鸣
李建雄　李俊峰　李彦妮　李桂香　李晓玲　李笑然　李海元　李雪梅　李彩娥　李福平
李嘉正　杨　飞　杨　立　杨　丽　杨　杰　杨　波　杨　柳　杨　菁　杨　晶　杨　斌
杨　婷　杨　静　杨　磊　杨　燕　杨一蕃　杨冬梓　杨永秀　杨旭龙　杨汝阳　杨利娟
杨含腾　杨忠霞　杨金伟　杨景茹　杨璐西　杨鑫娜　豆欣蔓　肖　楠　肖晓辉　吴　雪
吴　强　吴向阳　吴多明　吴庭恺　吴恭瑾　吴银瓶　吴锦涛　何　莉　何　晓　何亚娟
何佳静　何荣霞　何綦琪　余　静　余阳阳　谷有全　狄天宁　闵光涛　汪　维　汪小亚
汪五全　汪玉红　汪苑苑　沈海丽　宋飞雪　宋天亮　宋克薇　宋晓静　宋爱琳　宋润泽
张　兰　张　红　张丽(肾病)　张丽(精神)　张　洁　张　洲　张　莉　张　涛
张　朗　张　娟　张　通　张　辉　张　鹏　张　静　张　豪　张　磊　张燕(风湿)
张燕(健康管理中心)　张小卫　张小珍　张文君　张玉怀　张甲翠　张立婷　张亚敏
张成俊　张旭东　张亦舒　张军红　张军强　张红丽　张芮浩　张苍宇　张欣宗　张学红
张学良　张珊珊　张树泽　张思功　张耕源　张振袒　张莉莉　张晓芳　张爱萍　张海鸿
张海滨　张婉婉　张雅兰　张雅丽　张瑞芳　张翠莲　张德刚　张德奎　陈　刚　陈　军
陈　昊　陈　敏　陈　琳　陈　慧　陈江君　陈秀娟　陈思雨　陈雁飞　武　力　武　君
武国德　苟文婕　苟亚妮　范阿娇　范晟煊　林　欣　尚攀峰　呼永华　罗　晖　罗小峰
罗长江　罗志强　罗瑞英　岳　平　岳　鹏　岳秀宁　金　晶　周　栋　周小春　周文策
周心怡　周建平　周俊林　周晓伟　周海宇　周辉年　庞云清　郑　婷　郑鹏飞　屈　鹏
孟文勃　封昱辰　赵　龙　赵　达　赵　旭　赵　军　赵　艳　赵　桐　赵　敏　赵　琴
赵　锋　赵　斌　赵　媛　赵　磊　赵大成　赵月生　赵文君　赵兰婷　赵成基　赵宇昊
赵学文　赵思华　赵海燕　赵翀翀　赵瑜梨　郝晋雍　胡旭昌　胡丽娜　胡茂荣　胡建明
胡晓斌　胡钰敏　胡继科　胡雪剑　胡微薇　南　伟　柳　进　柳江燕　郜丽娜　侯博儒
俞泽元　姜　金　姜　程　宫玉哲　贺东强　贺志云　骆晓荣　秦立军　袁　月　袁　东
袁　新　袁　薇　袁若雯　热勒肯　耿　彬　桂惠明　夏　苇　夏亚一　原铂尧　顾　冰
柴尔青　党欣欣　党建中　党跃修　徐　献　徐义先　徐百成　徐学超　徐嘉宁　高　敏
高明霞　高莉萍　郭　梁　郭元成　郭少华　郭发才　郭柳青　郭莉莉　郭钰珍　郭凌云
郭继武　郭琎祎　席大勇　唐依苗　唐荣冰　姬　瑞　黄　昊　黄　莉　黄　越　黄卫东
黄泽平　黄晓俊　黄晖蓉　乾栋梁　曹宏泰　曹雨芬　曹菊玲　龚　霞　盛晓赟　常　鹏
常　鑫　崔　祥　崔鸿斌　康学文　商俊芳　阎丹峰　阎立新　梁　成　梁　伟　梁晓磊
梁海萍　梁耀军　彭正奎　彭雪彬　葛朝明　董　静　董治龙　董海涛　董强利　蒋　妮
蒋常莲　韩　清　韩　婕　韩兴文　韩彦明　景玉宏　景海雪　程志斌　傅松波　焦作义
舒　娟　鲁锦玥　曾　双　曾　嵘　曾晓丽　曾祥挺　谢小冬　谢广妹　谢亚东　谢泽慧
谢寒冰　靳佳欣　蒲建中　甄东户　路　锦　满江位　蔡宏斌　裴锡波　裴霞霞　廖　梅
谭季春　谭恩丽　谭继英　熊　彬　熊金涛　滕晓明　颜耀华　潘　青　潘晓婧　操慧颖
薛莉花　魏　宁　魏　丽　魏孔孔　魏丽娜　魏育才　魏晓瑞　魏海东　濮家源

本册编委会

主　编　张德奎　李玉民

编　委

（以姓氏笔画排序）

丁霏霏	兰州大学第二医院
于　忆	兰州大学第二医院
于晓辉	中国人民解放军联勤保障部队第九四〇医院
马秀云	兰州大学第二医院
王　伟	兰州大学第二医院
王　芳	兰州大学第二医院
王　盼	中国人民解放军联勤保障部队第九四〇医院
王　祥	兰州大学第二医院
王鹏飞	兰州大学第二医院
孔桂香	兰州大学第二医院
冯彦虎	兰州大学第二医院
冯美蓉	兰州大学第二医院
许慧梅	武汉大学人民医院
贠建蔚	兰州大学第二医院
李玉民	兰州大学
李兴杰	兰州大学第二医院
杨一蕃	兰州大学第二医院
闵光涛	兰州大学第一医院
张　兰	兰州大学第二医院
张德奎	兰州大学第二医院
陈　昊	兰州大学第二医院
陈　敏	兰州大学第二医院
郝晋雍	兰州大学第二医院

总主编简介

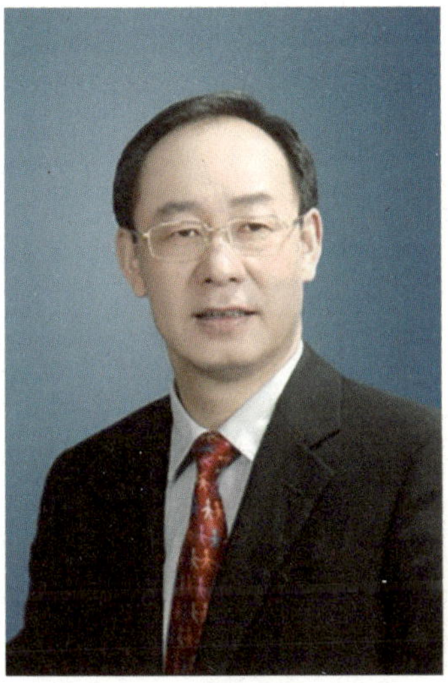

李玉民

李玉民，1962年12月出生，医学博士，兰州大学教授、博士生导师，兰州大学第二医院普通外科主任医师，英国剑桥大学访问学者，澳大利亚昆士兰科技大学客座教授。从事肝胆胰外科、微创外科和消化系肿瘤的研究。发表学术论文360余篇，其中SCI论文140余篇。参编全国高等学校“十三五”教育医学规划教材《外科学》，主编、参编专著20余部。承担“国家863计划”“国际科技合作项目”和“科技部惠民计划”等科研项目31个。获“甘肃省科技进步一等奖”等奖项27个；担任国内外学术期刊主编及编委30余个，其中担任SCI杂志副主编及编委7个；担任中国抗癌协会环境肿瘤学专委会主任委员等学术职务70余个。被授予“国务院政府特殊津贴专家”“卫生部突出贡献中青年专家”“甘肃省优秀领军人才”等多项荣誉称号。

主编简介

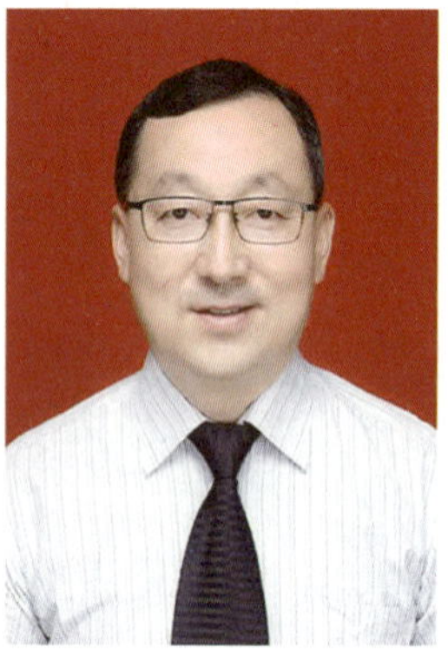

张德奎

张德奎，1972年9月出生，中共党员，兰州大学第二医院消化内科主任医师，兰州大学第二临床医学院教授、博士生导师。中华医学会消化分会幽门螺杆菌学组委员、中华医学会消化内镜分会隧道技术协作组委员、中华医学会行为医学分会消化学组副组长、甘肃省医学会消化分会副主任委员。从事消化内科临床、教学、科研工作。发表文章150余篇，SCI收录70篇。主持国家自然科学基金项目4项，国家科技惠民项目、甘肃省重点研发计划项目等20余项。荣获“甘肃省科技进步二等奖”等奖项4项。

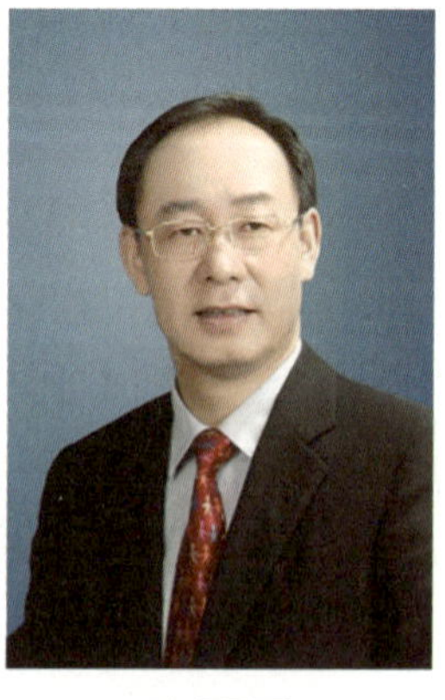

李玉民

李玉民，1962年12月出生，医学博士，兰州大学教授、博士生导师，兰州大学第二医院普通外科主任医师，英国剑桥大学访问学者，澳大利亚昆士兰科技大学客座教授。从事肝胆胰外科、微创外科和消化系肿瘤的研究。发表学术论文360余篇，其中SCI论文140余篇。参编全国高等学校“十三五”教育医学规划教材《外科学》，主编、参编专著20余部。承担“国家863计划”“国际科技合作项目”和“科技部惠民计划”等科研项目31个。获“甘肃省科技进步一等奖”等奖项27个；担任国内外学术期刊主编及编委30余个，其中担任SCI杂志副主编及编委7个；担任中国抗癌协会环境肿瘤学专委会主任委员等学术职务70余个。被授予“国务院政府特殊津贴专家”“卫生部突出贡献中青年专家”“甘肃省优秀领军人才”等多项荣誉称号。

序　一

随着现代经济社会飞速发展，人们的生活方式发生了变化，加之生态环境恶化、工业污染等诸多因素，全球多种疾病的发病率大幅增加，我国面临着巨大的健康压力和挑战。因此，不断创新现代健康管理的新理念，注重全生命周期的健康维护，建立现代健康管理的新体系，对于提升广大人民群众的健康水平意义深远。

兰州大学李玉民教授作为总主编，组织国内数百位具有丰富经验的临床专家撰写了“现代健康管理学丛书”，全面系统地介绍了常见多发疾病现代健康管理的新进展。丛书聚焦常见疾病诊疗和预防的热点问题，详细论述了饮食、生活习惯、心理精神等因素与疾病发生发展的关系；深入阐述了常见疾病发生的机制；重点突出了常见疾病现代健康管理的新方法和新策略。丛书强调多学科交叉融合，推动实行疾病的“早筛、早诊、早治、早康复”。

丛书还注重常见疾病全过程的健康管理，积极促进和创新现代健康管理体系，以常见疾病的诊疗为基础，向“上游”关注疾病病因，向“下游”关注疾病治疗后患者的康复与管理，高度重视影响健康的致病因素，强调防治并重，以预防为主，可有效指导健康生活方式并优化创新疾病防控模式。

丛书内容丰富、信息量大，兼具专业性和实用性，可为临床医生、预防医学医生、公共卫生工作者、健康管理工作者、科普工作者及医学生提供学术参考，也可为社会民众提供有益的健康指导，对提高广大人民群众的健康意识、促进建立现代健康管理新模式、维护全生命周期健康、服务健康中国战略具有重要意义。

我谨向广大读者推荐此丛书，以期有所裨益。

中国工程院院士

原国家卫生部副部长

中华预防医学会第四、五届会长

2024年3月

序　二

研究创新现代健康管理的新理论和实践是人类健康事业发展的必然需要，对提高人类的健康水平具有重要意义。

新时代的医学健康理念从以治病为中心，转向以健康为中心，维护全生命周期健康。此外，诞生了"群医学"的新理念，群医学是为恢复、维护、增强众生、生态的整体与长远健康而发展出的知识、技术、艺术和学术体系，提倡以人类为中心，实现"健康大同"。为顺应新时代健康理念的需要，推动群医学快速发展，"现代健康管理学丛书"应运而生，本丛书系统阐述了临床常见疾病的诊断、治疗、预防和康复的最新发展动态；同时，详细介绍了环境、饮食、生活习惯和心理精神等因素与疾病发生的关系，阐述了常见疾病发生的机制，重点突出了常见疾病健康管理的新技术、新方法和新理念，强调了群医学的"六域"，即促、防、诊、控、治、康（促进、预防、诊断、控制、治疗、康复）和"六宝"即语、药、械、食、居、环（语言、药材、器械、饮食、起居、环境），凸显了大健康的理念。

丛书对指导广大民众的健康生活方式、探索现代健康管理新方法、提高人民群众疾病预防意识、提升常见疾病诊疗能力、维护生命健康具有积极作用，希望能为临床医学、基础医学、公共卫生、预防保健、健康管理及科普等专业人员和医学生提供有益参考。

我特为此丛书作序。

中国工程院院士
中国工程院副院长
中国医学科学院院长
北京协和医学院校长

2024年7月

序　三

进入21世纪，健康已成为全球关注的重大课题，提升常见疾病的诊治和预防能力，推进健康管理的新技术、新方法和新理念，对维护全过程全生命周期的健康至关重要，对实施健康中国战略意义非凡。

为反映常见疾病的诊疗和现代健康管理发展的新动态和新进展，提高广大人民群众的健康水平，兰州大学李玉民教授携手数百位专家学者共同编写了“现代健康管理学丛书”。丛书详细阐述了临床常见多发疾病的病因学和发病机制，系统介绍了常见疾病的诊断、治疗、预防、康复及健康管理的最新成果；重点突出了常见疾病健康管理的新理念，强调疾病预防策略，详细介绍了常见疾病的诊疗新技术，倡导健康生活方式，既适用于专业人员，又能指导社会民众。阅读此丛书，对提高民众的健康意识、探索疾病的健康管理新模式、提升常见疾病的诊疗水平、维护广大人民群众全生命周期健康具有十分积极的作用。

丛书汇集了数百位临床专家的智慧，具有先进性、科学性和实用性，是临床医生、健康管理工作者以及医学生的良师益友。

我谨为此丛书作序，并向广大读者推荐此丛书。

中国工程院院士

2024年7月

序　四

维护全生命周期健康是21世纪医学发展的重大使命。促进临床医学、基础医学、预防医学和公共卫生多学科交叉融合，推广常见疾病诊疗和预防新技术、创新全过程全周期的健康管理新理念，对推动实施健康中国战略具有重要意义。

由兰州大学李玉民教授作为总主编、数百位优秀专家共同参与编写的“现代健康管理学丛书”，荟萃了最前沿的健康管理理论与实践；结合专家团队多年丰富的临床经验和研究成果，全面系统地阐述了常见疾病的病因学，生理病理学，诊断、治疗、康复及预防的现状和新进展；涵盖了健康管理、健康促进、健康评估以及健康教育等多个方面的内容；系统介绍了现代健康管理学的发展趋势和临床研究动态，强调防治并重，突出了现代健康管理的新技术和新理念。

丛书的知识传递方式较为科学，既适合专业人士深入学习，又适合普通读者获取健康管理知识，这符合现代人对于全民健康管理的迫切需要，这也正是丛书的重要价值所在。

丛书立意新颖、系统全面、图文并茂，具有实用性、专业性和指导性，可使临床医学、基础医学、全科医学、健康管理、公共卫生和预防医学的相关工作者及医学生等全面系统地了解健康管理的新理念。同时，也可使民众提高自身的健康管理意识和防病治病能力。

人民的终极福祉就是健康。我很荣幸为此丛书作序，谨向读者推荐此丛书，以期广大读者从中有所受益。

中国工程院院士
中国医师协会常务副会长
清华大学临床医学院院长
清华长庚医院院长

2024年7月

序　五

为推进实施健康中国战略，维护全生命周期健康，充分反映常见疾病健康管理的最新发展动态和研究成果，“现代健康管理学丛书”全面系统地阐述了临床常见多发病的流行病学、病因学、发病机制、病理生理学、诊断、治疗、预防和康复等的新进展；详细论述了饮食、生活习惯和心理精神及环境因素与疾病发生的关系；重点突出了常见疾病现代诊疗的新方法和新策略，着重强调了常见疾病预防和康复的新理念。

丛书针对常见疾病诊断治疗和预防的关键问题，强调疾病全过程全生命周期的健康管理，重点突出疾病预防，关注影响健康的现代危险因素，注重疾病的预防、诊断、治疗和康复有机衔接；丛书涵盖了各系统常见疾病的健康管理理念，信息量大，图文并茂，实用性和指导性强，对于推广常见疾病早筛、早诊、早治的新理念、新技术，普及广大民众防病治病的知识，改善民众的生活方式，建立健康管理的新模式具有指导作用。

丛书面向人民生命健康，对于提高广大人民群众的健康水平具有重要意义，是从事临床医学专业、健康管理专业、公共卫生和预防医学专业、基础医学专业的工作者及医学生的良好参考用书。

是为序！

中国工程院院士
北京大学心血管研究所所长
北京大学博雅讲习教授
血管稳态与重构全国重点实验室主任
中国康复大学校长

2024年3月

序　六

21世纪的医学理念发生了重大变化，从以治病为目的对高科技的无限追求，逐渐转向以疾病治疗和预防并重；从以治病为中心，转向以健康为中心，重视全生命周期的健康管理。

“现代健康管理学丛书”聚焦常见疾病的现代诊疗和健康管理发展的前沿问题，总结归纳了最新的研究进展，结合专家团队丰富的临床经验，全面系统地阐述了临床常见多发病的流行病学、病因学、发病机制、病理学、诊断、治疗、预防及康复的现状和新进展，反映了常见疾病现代健康管理和诊疗技术的新动态。

丛书主要突出了现代健康管理的多学科交叉融合特征，关注影响健康的危险因素，强调预防为主，注重现代康复管理的新技术，以期促进常见疾病的诊治、预防和健康管理能力的提升。

丛书面向临床医学、全科医学、健康管理、公共卫生、预防医学、基础医学等专业工作者及医学生，使读者能全面系统地了解常见病的现代健康管理理念，掌握常见疾病诊疗和现代健康管理的新技术和新方法，提高对疾病防治的整体认识，树立健康管理新理念和新模式，这对提高全民的健康管理水平和防病治病能力具有重要意义。

我特为此丛书作序，希望为其出版能够起到一定的积极作用。

中国科学院院士　贺林峰

2024年3月

序　七

随着经济的飞速发展，生态环境和生活方式的不断变化，人类健康面临着巨大挑战，常见多发疾病的发病率越来越高，健康问题也越来越受到全球的高度重视。加速推进现代健康管理的理论和实践，提高广大人民群众的健康水平，是促进健康事业发展和实施健康中国战略的必然需要。

为顺应生命健康维护的时代需求，“现代健康管理学丛书”阐述了临床常见多发病的流行病特征、病因、发病机制、诊断、治疗、预防和康复的最新发展动态，重点突出了常见疾病诊疗和健康管理的新技术、新方法和新理念。

丛书对提高医生对常见疾病的诊疗能力，推广普及常见疾病的现代健康管理新技术、新方法，提高广大人民群众的健康水平，维护全生命周期健康，具有积极作用。

丛书系统全面，兼具实用性、专业性和指导性，是广大医生和医学生的有益参考书。

谨以此作序！

中国工程院院士 陈君美

2024年3月

序　八

现代健康管理学是关于健康管理的学科理论体系，它已经成为当代医学中非常重要的一部分。

世界卫生组织发布的《2020年全球卫生统计报告》指出，全球十大死因中，心血管疾病、癌症、糖尿病和慢性呼吸道疾病均在榜中。2021年，我国65岁及以上的老年人口达2亿人，占总人口的14.2%，按照联合国的标准，中国正式进入“老龄社会”。

慢性病的高发、老龄化社会的到来、亚健康人群比例的增高等都凸显了发展健康管理学的紧迫性、必要性。开展健康管理，用现代健康管理理念和新的医学模式作为指导，通过现代医学和现代健康管理学的技术手段，对个体和群体健康状况及影响健康的危险因素进行评估，并给予有效医学干预，可以此来预防和控制疾病的发生与发展，提高生命质量，降低全社会的疾病治疗费用。因此，健康管理学在疾病的预防和诊疗研究中的重要意义日益受到学者关注。

为此，由兰州大学李玉民教授作为丛书总主编，近百位临床专家作为分册主编共同编写的“现代健康管理学丛书”，涉及心血管、呼吸、普外、骨科、妇产科、儿科、口腔、生殖等多个临床学科，是国内首套对健康管理进行系统阐述的丛书，从基础到临床、从管理体系到大数据应用，为提高健康管理水平、助力健康中国战略具有重要的价值和意义。

我谨推荐此套丛书，希望相关读者能有所收获。

中国科学院院士

2024年夏

总　序

随着经济社会飞速发展，人们的生活方式发生了重大变化；同时，生态环境恶化、工业污染、人口老龄化、不良生活习惯以及心理精神等诸多因素引发的健康问题越来越多。常见疾病多发和重大疾病发病低龄化情况日趋严重，使人类面临巨大的健康压力和挑战。全球范围内对健康问题也越来越重视，从医学教育到临床实践，从疾病预防到诊疗，从卫生健康到国家安全，健康理念均发生了深刻变化，疾病诊疗方式也随之改变，为此，创新现代健康管理模式是人类社会发展的必然要求。

世界卫生组织在《迎接21世纪的挑战》的报告中指出，21世纪的医学不应该以疾病为主要研究对象，应该以人类健康为研究的主要方向。由治病医学转向预防保健医学，由关注人的疾病转向关注人的健康；在重视科技的同时，更加重视人文关怀，推动现代健康管理新理念是医学发展的必由之路。

一人之健康是立身之本，人民之健康是立国之基。"十四五"规划和2035年远景目标纲要提出，全面推进健康中国建设，坚持预防为主的方针，为人民提供全方位全生命周期健康服务。增进人民健康福祉，事关人的全面发展和社会全面进步，事关"两个一百年"奋斗目标的实现。党的二十大报告也提出，推进健康中国建设，把保障人民健康放在优先发展的战略位置，完善人民健康促进政策。

坚持预防为主，减少疾病发生。从以"疾病"为中心转为以"健康"为中心，关键是加强对疾病预防的重视，这是健康中国战略发展的必然选择。科学证明，大部分慢性病都可以通过改变饮食和生活方式进行早期预防，做好疾病预防工作，要从普及健康知识做起，从环境安全开始落实；要重视重大疾病防控，倡导健康文明的生活方式；建立健全健康教育体系，提升全民健康素养；强化慢性病筛查和早期发现；坚持防治并重，以防为主，全生命周期的健康管理，建立和发展健康管理新理念是实施健康中国战略的必然要求。

20世纪70年代末，美国提出了"健康管理"的概念，主要是医疗保险机构通过对其医疗保险客户（包括疾病患者或高危人群）开展系统的健康管理，达到有效控制疾病的发生或发展、减少医疗保险赔付损失的目的。经过数十年的发展，健康管理学已发展成为一门学科，它通过信息和医疗技术对个人的健康状况以及影响健康的风险因素进行全面检查监测，分析评估影响健康的生理、心理及行为风险因素，提供咨询、干预和指导健康生活方式等，建立科学的健康服务流程，实施慢病综合防治策略，充分发挥个体和社会群体的健康潜能，以期提高个体的健康意识和防病治病能力，目的是恢复健康、维护健康、促进健康。

随着科技进步和社会发展、人类疾病谱和死亡谱转变、人口老龄化加速、医疗费用支出快速增长、生活水平提高以及健康意识增强，人们对健康服务的需求已经发生重大变化，从过去被动式、应对性的就医诊疗逐渐转变为主动性、常态化追求健康、预防疾病，有力促进了健康管理学的快速发展。但是，常见多发病的防治能力和健康管理水平距离健康中国战略的要求还有较大差距。就目前来讲，无论从学科、人才、技术以及投入方面，还是在理念、资源分配方面，重视疾病的诊治都远大于重视疾病的预防。因此，包括疾病诊断、治疗、预防和康复体系化的现代健康管理理念亟待加强。

"群医学"理念的诞生，即疾病的"促、防、诊、控、治、康（促进、预防、诊断、控制、治疗、康复）"，创新了医学思维，是临床医学、基础医学、预防医学和公共卫生等多学科交叉融合形成的一个创新体系，为发展现代健康管理学新理念提供了有力支撑，以期适应新时代医学健康观的重要变化，扩展健康服务的内涵，提高健康管理的效能。现代健康管理学是将疾病诊疗与预防康复有机结合起来，以疾病诊疗为基础，既向"上游"关注病因和预防，又向"下游"关注疾病治疗后的康复和管理，突出疾病的预防、诊断、治疗、康复和管理的有机衔接，强调防治并重，以防为主，促进疾病全过程全生命周期的健康管理和健康维护。

基于现代健康管理学的理念，我们从2021年3月启动，邀请了临床医学、基础医学、预防医学和健康管理学等多学科的数百位知名专家学者，编写了"现代健康管理学丛书"，旨在全面反映现代健康管理学发展的最新动态，深入阐述常见疾病从预防到康复全过程的关键问题，推广常见疾病现代健康管理学的理念和新技术，促进多学科交叉融合，以期提高常见疾病"促、防、诊、控、治、康"的能力，服务健康中国战略。

本丛书聚焦常见疾病现代健康管理学的前沿问题，分析归纳海量信息数据和研究成果，结合专家团队丰富的临床实践经验，全面系统地阐述了生殖系统、心血管系统、呼吸系统、神经系统、血液系统、内分泌系统、风湿免疫系统、消化系统、骨骼系统、泌尿系统、宫颈疾病、乳腺疾病、口腔疾病及精神心理等常见多发病的流行病学、病因学、发病机制、诊断、治疗、三级预防、康复及健康管理的发展动态。从流行病学、预防医学、临床医学、康复医学、社会学以及管理学等多学科概述了常见疾病的病因及其临床特征；从细胞生物学、分子生物学、病理学、免疫学及生物信息学等多维度解析了疾病发生发展的分子机制；重点突出了疾病的现代诊疗、预防康复和健康管理的新方法和新策略。

丛书立意新颖、学科全面、内容丰富、信息量大、图文并茂，具有创新性、专业性、系统性、完整性和实用性，面向临床专业医生、全科医生、健康管理医生，以及从事基础研究、公共卫生和预防医学、科普、公共管理等的工作者和医学生。通过阅读本丛书，希望广大读者更加全面地了解现代健康管理学的新理念，了解常见疾病现代诊疗的新技术、新方法，掌握现代健康管理学的研究方向，促进常见疾病早筛早诊早治新技术的推广应用，提高广大群众治“未病”的预防意识。

丛书编写过程中得到了王陇德院士、王辰院士、董家鸿院士、李兆申院士、窦科峰院士、董尔丹院士、陈子江院士、陈香美院士、尚永丰院士、王坤正教授等著名专家的亲切指导和帮助，在此向他们表示由衷的感谢！丛书的指导专家和各分册主编都是长期工作在临床一线的专家，他们既有扎实的理论知识又有丰富的临床经验，反复讨论丛书的目录确定、章节结构、逻辑关系、重点问题、研究进展以及创新点等关键环节，能够把握常见疾病诊疗和健康管理的热点和难点，充分展示了现代健康管理学的新进展和新理念。

由于丛书涵盖了近年来多学科多领域有关健康管理学的最新研究成果，分册较多，信息量大，工作任务重，时间紧，加之编者水平有限，错误和不足在所难免，恳请各位同道批评指正。

李玉民

2024年8月

目录

第一章 概论

胃炎（gastritis）是指胃黏膜的炎性病变，可分为急性胃炎（acute gastritis）和慢性胃炎（chronic gastritis，CG）。急性胃炎是指由多种病因引起的急性胃黏膜炎症。慢性胃炎是一种复杂的慢性胃黏膜疾病，其特征表现为胃黏膜的局限性或广泛性的炎症性或萎缩性病变。病理学检查显示，淋巴细胞和浆细胞的浸润是本病的主要特征，但是在某些情况下，胃黏膜的固有腺体会发生萎缩和变性，从而导致上皮内瘤变。慢性胃炎非常普遍，大约有90%的人需要接受胃镜检查。此外，随着人们年龄的增加，这种萎缩性病变的发病率也会不断增加。慢性胃炎按照病因，分为幽门螺杆菌（Helicobacter pylori，H.pylori或Hp）胃炎与非H.pylori胃炎；按照内镜和病理改变，分为慢性萎缩性胃炎（chronic atrophic gastritis，CAG）及慢性非萎缩性胃炎（chronic non-atrophic gastritis）；按照部位，分为胃窦为主胃炎、胃体为主胃炎及全胃炎；按照临床特征，分为A型胃炎、B型胃炎、C型胃炎及化学性胃炎；按照特殊性，分为嗜酸性粒细胞性胃炎、淋巴细胞性胃炎、肉芽肿性胃炎、胶原性胃炎、缺血性胃炎及其他感染性胃炎。

随着经济社会的快速发展，人们生活节奏加快，导致精神压力增加、饮食习惯和生活规律改变。因此，针对慢性胃炎的病因、发病机制、药物治疗及预防等进行研究，以降低慢性胃炎的发病率，对于提升患者的生活质量具有非常重要的意义。

一、胃炎的发展史

慢性胃炎是人类最常见的终身、严重和隐匿的疾病之一。据估计，世界一半以上的人口在某种程度上患有这种疾病，这表明全世界有数十亿人可能患有某种形式的慢性胃炎。

胃炎研究的起初阶段称为外科阶段。人们对胃炎的认识主要来自因消化性溃疡（peptic ulcer，PU）或胃癌（gastric cancer，GC）而行毕Ⅰ式和Ⅱ式手术的患者。该研究以欧洲著名的胃肠病学家如赫斯特（Hurst）、马格努斯（Magnus）等人为代表，详细描述了恶性贫血（pernicious anemia，PA）的胃病变的形态学特征。萨尔兹曼（Salzman）等芬兰学者为我们了解溃疡和癌症患者的胃炎作出了重要贡献。当时，慢性胃炎被认为是引起腹部不适的常见原因，并且容易导致PU和GC。

胃炎研究的后续阶段与胃镜检查技术的发展有关。大规模内镜研究超越了早期广泛的形态学研究（其中许多已从我们的认知中消失），并将与盲法和内镜直视活检的发展联系起来，重新进行评估。内窥镜的发展促使人们寻找获取标本进行形态学评估的可能性。第一次尝试是由托米纽斯和本尼迪克特（Benedict）做的，虽然他们的设备对于临床和科学目的来说过于笨拙和不切实际，但是他们的思想促进了抽吸活检管的发展，使从胃黏膜同时获得几个满意的活检标本成为可能。第一个装置是由伍德（Wood）和他的同事们发明的，操作起来简便、快速、可靠，患者无明显不适。然而，该操作方法有两个固有的缺点：胃窦黏膜被排除在该方法的范围之外和偶有大出血。胃炎研究的“盲法活检”时代与1950年芬兰第一个消化内科病房的建立相吻合。1951年，有学者在芬兰开发了一种“盲检”设备。1957年，美国胃肠病学家巴兹尔·希尔朔维茨（Basil Hirschowitz）制成第一台纤维胃镜。随着纤维胃镜技术的发展，寻找更有效的内镜检查和活检设备取得了决定性的进展。随后，纤维胃镜提供了一种新的有效的活检设备。这些进展确保了北欧国家胃肠病学的快速发展。1966年，一份北欧期刊——《斯堪的纳维亚胃肠病学杂志》（*The Scandinavian Journal of Gastroenterology*）创刊。鉴于形态学检查标本的可获得性，胃炎在几十年来一直是一种内镜疾病，之后再次成为一个形态学概念。然而，胃炎的定义尚未在世界范围内取得一致。在一些国家，“胃炎”一词被使用，并且可能仍在使用，来描述一种以腹部不适和胃酸分泌“紊乱”为特征的临床疾病。然而，广泛研究表明，使用“盲法活检”和直视活检设备对自诉消化不良的患者进行诊断时，患者的胃体黏膜形态学与主诉之间的相关性较差。胃炎是一种常见的疾病，虽然其在胃癌和近端溃疡中的患病率接近100%，但是人们对其在一般人群中的患病率和分布并不了解，所有的证据都是基于对门诊患者或“健康”志愿者的研究。

自20世纪初以来，慢性胃炎就已被人们所知和研究，但直到1982年沃伦（Warren）和马歇尔（Marshall）发现幽门螺杆菌后才受到更多关注。在绝大多数情况下，细菌是胃炎的原因，一个可能的例外是自身免疫性胃炎（autoimmune gastritis，AIG）。因此，慢性胃炎可以通过根除幽门螺杆菌来治愈，导致胃黏膜正常化，至少在胃炎未发展为萎缩性（萎缩性胃炎）终末期的情况下是这样的。尽管慢性胃炎的主要形态被很多人所知，但仍然存在一些悬而未决的问题：仍不知道自身免疫或遗传学在慢性幽门螺杆菌胃炎的发展和进展中的重要性；分子机制和环境因素（如饮食）的作用，以及除幽门螺杆菌之外的其他微生物在慢性胃炎病程中的作用，在很大程度上是未知的。

二、诊疗技术的新进展

（一）内窥镜诊断方面的新技术

目前，内窥镜诊断方面的新技术主要有常规白光成像（white light imaging，WLI）、图像增强内窥镜检查（image-enhanced endoscopy，IEE）、电子色素内窥镜成像以及人工智能（artificial intelligence，AI）辅助诊断。

在全球范围内，胃炎的患病率接近50%，其中包括20%～30%的慢性萎缩性胃炎。幽门螺杆菌阴性胃炎的发生率为17.7%～20.5%，其中慢性胃炎占10%～15%。幽门螺杆菌阳性胃炎一般占80%以上，提示幽门螺杆菌感染率与胃炎患病率基本一致。因此，幽门螺杆菌阳性胃炎是京都胃炎分类中胃炎临床应用的基础，只有一小部分胃炎可能不会被幽门螺杆菌感染。常规白光成像的内镜检查结果可以初步根据京都分类的胃炎预测幽门螺杆菌的状态和可疑感染，然后根据悉尼系统（Sydney system）进行活检。京都胃炎的分类内镜特征包括弥漫性发红、排列规则集合小静脉（regular arrangement of collecting venules，RAC）、胃底腺息肉（fundic gland polyp，FGP）、萎缩、黄色瘤、增生性息肉、地图状发红、肠化生（intestinal metaplasia，IM）、结节、黏膜肿胀、白色扁平隆起病变、黏稠黏液、隆起糜烂、红色条纹和肿大的褶皱等。关于验证研究，RAC、FGP和红色条纹在预测未感染状态方面具有令人满意的诊断比值比（diagnostic odds ratio，DOR）。结节、弥漫性发红、黏膜肿胀、褶皱肿大和黏稠与当前感染显著相关。地图样发红是既往感染的原因，京都分类胃炎的总体诊断准确率超过80%。此外，在未感染状态方面，一项研究显示，RAC的阴性预测值（negative predictive value，NPV）约为90%，灵敏度值高达85%。另一项研究显示，幽门螺杆菌感染WLI的曲线下面积（area under the curve）在胃体中为0.81，在胃窦中为0.71，靛蓝胭脂红造影剂（indigo carmine contrast agent）方法对胃肿胀区域有用。目前，在IEE和辅助系统（如AI）等较新的成像技术上做了许多努力。

IEE包括放大内窥镜（magnifying endoscopy，ME）和数字色素内窥镜检查，如窄带成像（narrow band imaging，NBI）、自发荧光成像（autofluorescence imaging，AFI）、蓝色激光成像（blue laser imaging，BLI）和联动彩色成像（linked color imaging，LCI），在诊断幽门螺杆菌感染方面具有优势。

ME可以提供更精确的信息，包括集合小静脉、胃坑周围的毛细血管网络、胃坑之间表面上皮的肿胀以及胃坑的扩大和破坏，这有助于诊断组织病理学胃炎。研究结果显示，与常规WLI相比，ME对幽门螺杆菌胃炎的诊断效果更佳。ME观察到的胃体中的“凹坑加血管模式”分类能够准确预测幽门螺杆菌感染的状态。靛蓝胭脂红造影剂染色可使胃体胃炎的灵敏度和特异度分别高达97.6%和100%，对胃窦胃炎的灵敏度和特异度分别高达88.4%和75.0%。

非ME-NBI内窥镜是一种光学图像增强技术，可增强黏膜浅层黏膜微观结构和毛细血管的可视化。一项研究首次回顾性地发现，NBI可能是一种很有前途的幽门螺杆菌感染识别的方法。根据3种非ME-NBI胃黏膜形态学模式，4型（棒状胃凹坑，沟突出）、5型（磨玻璃样形态）或94型（黑褐色斑块，边缘发蓝，边界不规则）形态在预测幽门螺杆菌阳性状态方面具有统计学意义。在一项包括106名患者的研究中，ME-NBI观察到的胃体黏膜模式分为以下几类：①正常型，小而圆的凹陷，具有规则的上皮下毛细血管网络；②1型，轻微扩大的圆形凹坑，上皮下毛细血管网络不清晰或不规则；③2型，明显扩大、椭圆形或延长的凹坑，伴有不规则血管密度增加；④3型，边界清楚的椭圆形或小管绒毛状凹坑，具有清晰可见的卷曲或波浪形血管。正常型、1型、2型和3型幽门螺杆菌感染阳性率分别为7.5%、92.9%、94.5%和66.7%。一项纳入91例内镜下黏膜剥离术（endoscopic submucosal dissection，ESD）患者的研究显示，与WLI组相比，ME-NBI的灵敏度、特异度、阳性预测值（positive predictive value，PPV）和NPV均更高。LCI可以显示与WLI相似的黏膜颜色，但由于与WLI不同波长的发射强度，黏膜的颜色模式更多。这些颜色使内窥镜医师能够诊断各种病变，例如炎症区域，因为它与周围黏膜的颜色对比度很高。BLI是另一种将窄谱蓝光与白光相结合的IEE，以弥补NBI的不足。在内窥镜检查过程中按下一个按钮，就可以在LCI和BLI之间切换。LCI比WLI亮，BLI比NBI亮。LCI在胃中产生特别明亮的图像，这在筛查胃病变时很有用，而蓝色激光亮度成像（BLI-bright）和BLI也可用于在胃内的特写视图中显示黏膜结构和血管，以及相对较近的视图，尤其是胃窦。研究表明，幽门螺杆菌感染可以通过LCI和BLI来识别。关于LCI比BLI更适合于宽腔器官方面，基于京都胃炎分类评估LCI、WLI和BLI可见度的研究发现，LCI可以提高可见度，特别是弥漫性发红、斑点状发红、地图状发红、斑片状发红和红色条纹。与WLI相比，LCI可以通过增强胃底腺弥漫性发红的内镜图像来识别幽门螺杆菌感染，并获得更理想的诊断能力。

i-Scan数字色素内窥镜也是一种数字造影法，可增强微小的黏膜结构和颜色的细微变化。一项前瞻性研究显示，i-Scan的总体诊断准确率为97%，而WLI为78%。在i-Scan检查中发现，幽门螺杆菌内镜特征的患者比例更高。

共聚焦激光显微内镜（confocal laser endomicroscopy，CLE）是一种新的内窥镜技术，用于胃黏膜的亚表面分析和内窥镜检查期间的体内组织学检查。2005年的一则报道称CLE首次用于检测体内幽门螺杆菌。一项前瞻性研究纳入了20例患者，建立了幽门螺杆菌感染的CLE图像标准，CLE观察了83例患者的连续图像，这些患者具有92个特征（白点、中性粒细胞和微脓肿）中的任何一个，在内镜检查期间预测幽门螺杆菌感染的准确率为8.89%、灵敏度为2.95%、特异度为7.85%。

在内窥镜领域，基于内窥镜图像、视频和组织病理学切片的AI应用受到广泛关注，包括胃肠道癌症和良性疾病。幽门螺杆菌感染是CAG和GC的主要原因，也是通过基于内窥镜图像的AI方法检测的。一项荟萃分析包括8项研究和1719例经WLI、BLI或LCI诊断的患者（385例幽门螺杆菌感染患者，1334例对照组）报告称，AI预测幽门螺杆菌感染的灵敏度、特异度、DOR和AUC分别为87%、86%、40和0.92。AI算法在区分未感染图像和根除后图像方面的准确率达到82%。关于WLI，经WLI训练和验证的胃窦深度卷积神经网络（deep convolutional neural network，DCNN）模型显示，其诊断萎缩性胃炎的准确率、灵敏度及特异度均高于专家，AI诊断可在200 s以内完成。在ME方面，使用ME-NBI的1492张早期胃癌（early gastric cancer，EGC）和1078张幽门螺杆菌相关胃炎图像对卷积神经网络（convolutional neural network，CNN）系统进行预训练，以区分EGC和胃炎，并通过单独的测试数据集（151张EGC和107张基于ME-NBI的胃炎图像）进行评估，最终，它的诊断能力达标。在LCI方面，一项研究开发了两种不同的计算机辅助诊断（computer-aided diagnosis，CAD）系统，一种用于LCI（LCI-CAD），一种用于WLI（WLI-CAD），与有经验的内镜医师相当。LCI-CAD系统的诊断准确率高于WLI-CAD，未感染者诊断准确率为84.2%，当前感染者诊断准确率为82.5%，根除后状态诊断准确率为79.2%。

另一项研究使用GoogleNet，一种BLI-bright和LCI预训练的22层DCNN，并由222名患者（其中105名患者幽门螺杆菌阳性）进行测试，BLI-bright和LCI对幽门螺杆菌感染的诊断能力明显高于WLI。研究表明，人工智能辅助不同内镜诊断幽门螺杆菌感染在临床前阶段可以达到可接受的准确率，未来需要更多努力直接促进实时内窥镜诊断。

（二）二代测序技术

二代测序（next generation sequencing，NGS）技术是一种高通量全基因组测序技术，可以快速分析病原体的基因组，从而鉴定耐药突变和相关的抗生素耐药性。

目前侧重于使用NGS技术检测幽门螺杆菌的耐药突变及其与表型耐药性的相关性。研究表明，克拉霉素耐药性是基于*23S rRNA*基因中核苷酸位置*A2147*和*A23*的点突变。在不含*23S rRNA*突变的克拉霉素耐药幽门螺杆菌菌株中，报告了*rpl23*和*infB*的额外突变。已发现幽门螺杆菌中的左氧氟沙星耐药性与*gyrA*基因密码子87和（或）91处的氨基酸交换有关。在携带*gyrB*额外突变的幽门螺杆菌菌株中，未发现对左氧氟沙星耐药性的协同作用。据报道，利福平耐药性与*rpoB*基因利福平耐药性决定区域的氨基酸交换有关。相比之下，基于基因型信息的甲硝唑耐药性预测对幽门螺杆菌来说仍然具有挑战性。据报道，大多数甲硝唑耐药幽门螺杆菌菌株携带多个*rdxA*和*frxA*突变；不过，也有报道称甲硝唑耐药菌株在*rdxA*和（或）*frxA*方面没有突变。此外，有报道称在甲硝唑敏感的幽门螺杆菌菌株中也发现了*rdxA*和*frxA*的移码和耐药突变。总的来说，这表明需要更多的研究来调查在*rdxA*、*frxA*、*mdaB*、*omp11*和*rpsU*以及其他基因中检测到的多态性与表型甲硝唑耐药性之间的关联。NGS还可用于检测*dapF*、*dppA*、*dppB*、*fdxA*和*fdxB*等基因中与甲硝唑耐药性相关的新突变。

NGS技术的另一个应用领域是研究与新型抗生素药物（如利福霉素、利福布汀和利福昔明，喹诺酮类加雷沙星和西他沙星，以及硝基呋喃抗菌剂呋喃唑酮）耐药性相关的突变。

总之，NGS技术为表征复杂的微生物群落开辟了新的途径，包括与幽门螺杆菌相关的胃肠道疾病相关的微生物群落。值得注意的是，非培养性方法有望用于幽门螺杆菌检测和抗生素耐药性评估。在诊断实验室中，NGS可以在根除幽门螺杆菌的抗菌治疗之前实施快速准确的表型药敏试验（drug susceptibility testing，DST）。

（三）幽门螺杆菌疫苗

幽门螺杆菌是一种革兰氏阴性螺旋形细菌，世界上约50%的人口被感染，与慢性胃炎、消化性溃疡、胃黏膜相关淋巴瘤和胃癌密切相关。消除幽门螺杆菌目前被认为是治疗胃相关疾病最有效的策略之一，抗生素治疗是治疗幽门螺杆菌感染最常用的方案。尽管这种疗法有一些积极作用，但抗生素耐药性已成为另一个临床突出问题。因此，开发安全高效的疫苗已成为预防幽门螺杆菌感染的重要措施。幽门螺杆菌疫苗的候选抗原大多是全细胞抗原和毒力抗原，如脲酶亚基B（Urease subunit B，UreB）、空泡细胞毒素A（Vacuolating cytotoxin A，VacA）、细胞毒素相关蛋白A（Cytotoxin associated protein A，CagA）、热休克蛋白A（Heat shock protein A，HspA）等；幽门螺杆菌疫苗的主要类型有全菌疫苗、载体疫苗、亚单位疫苗、核酸疫苗、表位疫苗等。一些疫苗在动物试验中显示出良好的免疫保护作用；然而，很少有疫苗在临床试验中表现出良好效果。幽门螺杆菌疫苗唯一通过3期临床试验的是以脲酶亚基B（UreB）为疫苗抗原的重组亚单位疫苗，显示出良好的预防效果；同时，针对这种细菌的疫苗的佐剂系统已经得到了相当大的发展。除了霍乱毒素（cholera toxin，CT）和大肠杆菌热不稳定肠毒素（E. coli heat-labile enterotoxin，LT）等传统的黏膜佐剂外，还有更有前途、更安全、更有效的黏膜佐剂。所有这些进展可以使得安全有效的幽门螺杆菌疫苗尽早投入使用。

三、胃炎的健康管理

健康管理是指对个人或群体的健康进行全面监测、分析、评估并提供健康咨询和指导，以及对健康危险因素进行干预的全过程。急性胃炎如果得不到及时彻底的治疗，可能会转变成慢性胃炎。慢性胃炎的转归是一个复杂的、多因素共同作用的过程，主要受幽门螺杆菌感染、患者饮食及生活习惯、遗传多态性等因素的影响。慢性萎缩性胃炎是慢性胃炎的一种常见类型，是消化科常见病、多发病，1978年被世界卫生组织（World Health Organization，WHO）列为胃癌癌前病变之一，阻止癌前病变的进展是降低胃癌发生率的有效措施之一；本病发病因素多样，迁延反复，不同的阶段有不同的临床表现，治疗较为棘手。因此，胃炎的健康管理非常重要，积极探索本病的有效治疗方法及手段成为目前消化界的研究热点。

（一）预防

一级预防为“未病先防”，也称为病因预防，即在没有患病的时候，要做到防患于未然，积极消除致病因素，预防疾病的发生。慢性胃炎发生的危险因素除了幽门螺杆菌感染外，还包括不适当的饮食、非甾体抗炎药（non-steroidal anti-inflammatory drugs，NSAIDs）和其他药物、胆汁反流、过度饮酒、吸烟、压力及衰老。胃黏膜的炎性病变不但会导致患者出现众多的症状，而且由于各种致病因素持续作用造成胃黏膜炎症慢性化，并出现慢性萎缩性胃炎，甚至出现肠上皮化生、异型增生等典型病理表现。一项关于慢性胃炎患者症状与饮食习惯和食物偏好关联的横断面研究显示，慢性胃炎患者的许多胃肠道症状与不健康的饮食习惯和食物偏好有关，其中不规律的进餐时间、咸味食物和甜食是最强的危险因素。此外，在饮食因素与症状的关系方面，不同性别之间存在差异。男性患者可能需要限制饮酒、烧烤和辛辣食物的摄入，并减少外出就餐的次数；女性患者尤其需要注意控制甜食的摄入。要想有效地控制病情，需要定期在人群中开展健康教育，向人们宣教：少吃辛辣刺激的食物，规律作息，戒烟限酒，提倡公筷及分餐制以减少H.pylori感染的机会，养成健康的生活方式。

二级预防为“三早预防”，也可以称为临床前预防，做到早发现、早诊断、早治疗，防止疾病的发展和蔓延。慢性胃炎患者需要定期复查，主要包括内镜监测和胃黏膜活体组织学的检查和监测，即没有发生疾病前要定期体检，进行早期的药物预防，来预防疾病发生的危险因素。将慢性萎缩性胃炎、肠上皮化生、异型增生以及一级亲属中患有胃癌的危险人群纳入管理，定期随访。对于缺乏叶酸的患者，可适量补充叶酸，改善慢性萎缩性胃炎的状态。H.pylori感染的患者应该给予根除治疗，并且需要遵医嘱按时复诊，同时慎用对胃黏膜有损伤的药物。对于符合转诊条件的患者，应及时转诊上级医院。

三级预防为“既病已治”，也可以称为临床治疗，即在疾病诊断后应给予积极的治疗，促进其康复。在治疗过程中，应该指导慢性胃炎患者合理用药，控制症状，目前主要包括一般治疗、病因治疗、对症治疗。常用药物包括抑酸药、胃黏膜保护剂、解痉药、消化酶制剂及中成药等。对于伴有上皮内瘤变和（或）早期癌变者，需要内镜下的治疗；对于伴有中重度萎缩和肠化生或上皮内瘤变的患者，要定期内镜检查随诊。

（二）随访

进行根除治疗的患者，后续须行 ^{13}C 或 ^{14}C 尿素呼气试验判断是否根除成功。

血清学指标，如血清胃蛋白酶原Ⅰ（pepsinogenⅠ，PGⅠ）、胃蛋白酶原Ⅱ（PGⅡ）、胃泌素17（G-17）、抗H.pylori抗体，有助于胃癌风险分层，辨识出高危个体进行胃镜检查。

处于早期癌前状态患者应坚持定期的内镜复查。轻中度、局限于胃窦的萎缩性胃炎患者建议每3年复查一次内镜，若伴有肠化生则建议每2～3年复查一次，累及全胃的重度萎缩性胃炎患者建议每1～2年复查一次。

伴有低级别上皮内瘤变（low-grade intraepithelial neoplasia，LGIN）并证明标本并非来自癌旁者，根据内镜和临床情况缩短至6个月左右随访一次；由于高级别上皮内瘤变（high-grade intraepithelial neoplasia，HGIN）患者在中位生存期4～48个月内进展为胃癌的比例高达60%～85%，有较高风险进展为胃癌，且病理活检时也难以对高级别上皮内瘤变和胃腺癌进行区分，因此高级别上皮内瘤须立即确认，证实后行内镜下治疗或手术治疗。

（三）警示指针

偶有上腹痛、腹胀、早饱、反酸、嗳气、恶心等胃肠道不适症状。

无明显诱因出现贫血、神经精神症状。

（张德奎、刘帆、李玉民）

参考文献

[1] 房静远，邹天慧．对慢性胃炎的再认识[J]．中华消化杂志，2021，41(Z1)：12-16.

[2] JIANG J X, LIU Q, MAO X Y, et al. Downward trend in the prevalence of Helicobacter pylori infections and corresponding frequent upper gastrointestinal diseases profile changes in Southeastern China between 2003 and 2012 [J]. Springer Plus, 2016, 5(1): 1601.

[3] GONZALEZ C A, FIGUEIREDO C, LIC C B, et al. Helicobacter pylori CagA and VacA genotypes as predictors of progression of gastric preneoplastic lesions: a long-term follow-up in a high-risk area in Spain [J]. American Journal of Gastroenterology, 2011, 106(5): 867-874.

[4] SIPPONEN P, MAAROOS H I. Chronic gastritis [J]. Scandinavian Journal of Gastroenterology, 2015, 50(6): 657-667.

[5] LIVZAN M A, GAUS O V, MOZGOVOI S I, et al. Chronic autoimmune gastritis: modern diagnostic principles [J]. Diagnostics, 2021, 11(11): 2113.

[6] KUMAR S, PATEL G K, GHOSHAL U C. Helicobacter pylori-induced inflammation: possible factors modulating the risk of gastric cancer [J]. Pathogens, 2021, 10(9): 1099.

[7] PETERSON K, SAFRONEEVA E, SCHOEPFER A. Emerging therapies for eosinophilic gastrointestinal diseases [J]. Journal of Allergy Clinical Immunology: In Practice, 2021, 9(9): 3276-3281.

[8] VISCIDO A, LATELLA G. Lymphocytic gastritis and celiac disease [J]. Polish Journal of Pathology, 2021, 72(1): 87–88.

[9] LIANG Y, CUI S, POLYDORIDES A D. Clinicopathological characteristics and aetiological factors of granulomatous gastritis [J]. Histopathology, 2021, 79(6): 1040–1050.

[10] GENTA R M, TURNER K O, MORGAN C J, et al. Collagenous gastritis: epidemiology and clinical associations [J]. Digestive Liver Disease, 2021, 53(9): 1136–1140.

[11] ELWIR S, SHAUKAT A, MESA H, et al. Ischemic gastritis: a multicenter case series of a rare clinical entity and a review of the literature [J]. Journal of Clinical Gastroenterology, 2016, 50(9): 722–726.

[12] EHTESHAMI-AFSHAR S, SANKEY C, PINTO TAYLOR E. Ischemic gastritis in a patient with chronic constipation [J]. Journal of General Internal Medicine, 2022, 37(4): 966–967.

[13] YEE E U, KUO E, GOLDSMITH J D. Pathologic features of infectious gastritis [J]. Advances in Anatomic Pathology, 2018, 25(4): 238–253.

[14] WASKITO L A, REZKITHA Y A A, VILAICHONE R K, et al. The role of non-Helicobacter pylori bacteria in the pathogenesis of gastroduodenal diseases [J]. Gut Pathogens, 2022, 14(1): 19.

[15] DE BRITO B B, DA SILVA F A F, SOARES A S, et al. Pathogenesis and clinical management of Helicobacter pylori gastric infection [J]. World Journal of Gastroenterology, 2019, 25(37): 5578–5589.

[16] PAPADAKOS K S, SOUGLERI I S, MENTIS A F, et al. Presence of terminal EPIYA phosphorylation motifs in Helicobacter pylori CagA contributes to IL–8 secretion, irrespective of the number of repeats [J]. PLoS One, 2013, 8(2): e56291.

[17] RICCI V. Relationship between VacA toxin and host cell autophagy in Helicobacter pylori infection of the human stomach: a few answers, many questions [J]. Toxins, 2016, 8(7): 203.

[18] DJEKIC A, MÜLLER A. The immunomodulator VacA promotes immune tolerance and persistent Helicobacter pylori infection through its activities on T-Cells and antigen-presenting cells [J]. Toxins, 2016, 8(6): 187.

[19] ALTOBELLI A, BAUER M, VELEZ K, et al. Helicobacter pylori VacA targets myeloid cells in the gastric lamina propria to promote peripherally induced regulatory T-Cell differentiation and persistent infection [J]. mBio, 2019, 10(2): e000261–19.

[20] IDOWU A, MZUKWA A, HARRISON U, et al. Detection of Helicobacter pylori and its virulence genes (CagA, DupA, and VacA) among patients with gastroduodenal diseases in Chris Hani Baragwanath Academic Hospital, South Africa [J]. BMC Gastroenterology, 2019, 19(1): 73.

[21] LENTI M V, RUGGE M, LAHNER E, et al. Autoimmune gastritis [J]. Nature Reviews Disease Primers, 2020, 6(1): 56.

[22] LAHNER E, CONTI L, CICONE F, et al. Thyro-entero-gastric autoimmunity: Pathophysiology and implications for patient management [J]. Best Practice & Research Clinical Endocrinology & Metabolism, 2020, 34(1): 101373.

[23] GOLSTEIN P, GRIFFITHS G M. An early history of T cell-mediated cytotoxicity [J]. Nature Reviews Immunology, 2018, 18(8): 527–535.

[24] CHENG H, GUAN X, CHEN D, et al. The Th17/Treg Cell balance: a gut microbiota-modulated story [J]. Microorganisms, 2019, 7(12): 583.

[25] ZILLI A, CAVALCOLI F, CIAFARDINI C, et al. Deficiency of micronutrients in patients affected by chronic atrophic autoimmune gastritis: a single-institution observational study [J]. Digestive

Liver Disease, 2019, 51(4): 505-509.

[26] KATO M, MIYAMOTO S. Proton pump inhibitor-associated mucosal change [J]. Internal Medicine, 2017, 56(20): 2697.

[27] GUO T, LU X H, YANG A M, et al. Enhanced magnifying endoscopy for differential diagnosis of superficial gastric lesions identified with white-light endoscopy [J]. Gastric Cancer, 2014, 17(1): 122-129.

[28] LI Z, ZUO X L, LI C Q, et al. New classification of gastric pit patterns and vessel architecture using probe-based confocal laser endomicroscopy [J]. Journal of Clinical Gastroenterology, 2016, 50(1): 23-32.

[29] PIMENTEL-NUNES P, LIBÂNIO D, LAGE J, et al. A multicenter prospective study of the real-time use of narrow-band imaging in the diagnosis of premalignant gastric conditions and lesions [J]. Endoscopy, 2016, 48(8): 723-730.

第二章
胃炎的流行病学

第一节 胃炎在世界范围内的流行病学特征

胃炎是各种原因引起的胃黏膜炎症，为最常见的消化系统疾病之一。由于多数慢性胃炎患者无任何症状，胃炎患者在很大程度上未得到充分诊断，确诊的患者通常处于较晚的状态，因此时至今日仍然难以获得确切的全球患病率。炎症最终导致胃黏膜腺体丧失，这种组织学改变可能与自身免疫介导的针对壁细胞（parietal cell）或其成分的反应有关，或可能与感染有关，如H.pylori感染。在世界范围内，影响约50%世界人口的H.pylori感染的流行病学与胃炎的流行病学是重叠的。值得一提的是，斯特里克兰（Strickland）和麦凯（Mackay）在1973年发表的具有里程碑意义的研究中提出了按不同部位划分的两种不同形式的慢性胃炎：A型胃炎及B型胃炎。A型胃炎为胃体萎缩，与恶性贫血有关，同时也被认为具有自身免疫性，可能与抗胃壁细胞抗体的存在有关，被认为是自身免疫性胃炎；而B型胃炎为胃窦萎缩，被认为是由环境因素引起的，后来被确定主要与幽门螺杆菌感染有关，在更新的悉尼系统中已将其划分到胃炎分类中。根据上述分类方式，我们查阅相关文献记载，对上述两种胃炎全球流行病学特征进行了对比、总结，收集到了以下一些相关数据，以期让读者能够对胃炎在世界范围内的流行趋势有所了解。

一、A型胃炎

A型胃炎应被视为一种多方面的疾病，因为它可能表现为多种胃内和胃外症状和体征。由于A型胃炎的临床范围不明确，通常不具特异性。当萎缩累及黏膜体时，由于微量营养素缺乏，血液学改变是主要的临床表现，可能出现贫血、红细胞增多症、红细胞分布宽度增加。自身免疫性胃炎（AIG）是免疫介导的针对壁细胞的攻击，仅影响胃体和胃底的泌酸黏膜；它与血清抗壁细胞和抗内在因子抗体有关。自身免疫性胃炎的临床症状包括胃酸过少（缺乏）、高胃泌素血症、胃蛋白酶原Ⅰ/胃蛋白酶原Ⅱ比率低和维生素B_{12}缺乏。对于自身免疫性胃炎与H.pylori引起的慢性萎缩性胃炎目前还没有公认的区分标准，传统上用病因的特征来区分，如内因子和胃壁细胞抗体（parietal cell antibody，PCA）阳性，存在肠嗜铬细胞（enterochromaffin cell，EC），以及不存在活跃的H.pylori感染。相关统计发现，A型胃炎在女性（男女比例为1∶3）及60岁以上的人群中更常见。CAG中壁细胞的破坏导致胃酸分泌减少，壁细胞产生内因子减少，导致维生素B_{12}缺乏以及铁缺乏，从而出现贫血表现。此外，低氯决定了血清胃泌素水平的增加，这种激素刺激肠嗜铬样（enterochromaffin-like，ECL）细胞的增殖，可能导致增生，而增生被认为是胃黏膜神经内分泌肿瘤的前体病变。在瑞典发表的一项前瞻性研究中发现，在35～44岁的成年人中A型胃炎的发病率明显上升，且H.pylori感染以及超重和肥胖率的增加可能促成了这一意想不到的趋势。芬兰一项基于成年志愿者的研究（n=4256）显示，萎缩性胃体胃炎的患病率为3.5%，而在70岁及以上的年龄组中萎缩性胃体胃炎的患病率增加至8%。A型胃炎的消化不良症状（如上腹痛、早饱和/或餐后饱胀感、胃灼热和反酸等）与其他类型胃炎无明显差异性。关于自身免疫性慢性胃炎患者的胃肠道症状，据报道其存在率为56.7%，最常见的是早饱和餐后饱胀；在大约1/4的自身免疫性慢性胃炎患者中，观察到存在胃食管反流症状（胃灼热和反流）。因此，应注意可将消化不良和（或）胃食管反流症状作为可能的临床线索，以提高对自身免疫性和非自身免疫性慢性胃炎的鉴别力。

在血液学表现中，慢性胃炎常见的表现是恶性贫血，即一种由于维生素B_{12}吸收不良引起的巨幼细胞贫血或是由于铁吸收不良导致的与正常或低钴胺水平相关的酸分泌减少的缺铁性贫血。同时，在35%～58%的患者亚组中，特别是在年轻女性中，缺铁性贫血可能发生在维生素B_{12}缺乏和恶性贫血出现之前。维生素B_{12}缺乏可能与多种细胞学效应有关，因为它在多种促代谢因子中起着关键作用，其中最重要的是通过同型半胱氨酸甲基转移酶（homocysteine methyltransferase）转化蛋氨酸中的同型半胱氨酸，从而对含氮化合物的合成产生负面影响，进而影响DNA的合成。这解释了维生素B_{12}缺乏对造血系统的影响，并导致巨幼细胞贫血（平均红细胞体积为90 fL）的发生，即恶性贫血。贫血的苍白常伴有非常轻微的黄疸，后者是由于髓内溶血导致典型的柠檬色肤色。萎缩性舌炎也经常发生，舌头干燥、发红、光滑。维生素B_{12}缺乏可引起神经、精神和情绪障碍，主要涉及脱髓鞘和萎缩，这可以导致痉挛性截瘫、感觉共济失调、视觉障碍、步态不稳和神经反射改变；也可能出现认知障碍，包括记忆力减退、冷漠、抑郁，最终出现更多复杂的行为变化，应及早治疗以防止不可逆的脑损伤并降低发病率。中国的一项横断面研究表明，周围神经病变患者的慢性胃炎患病率显著高（76.5% vs 59.2%，P<0.0001），并且血清维生素B_{12}水平与维生素支持后感觉神经传导速度的改善呈正相关。在CAG患者中，小细胞低色素性贫血的所有临床表现往往先于巨幼细胞贫血，铁缺乏的病理生理机制似乎与以下4种机制有关：①胃微腐蚀引起的慢性隐性出血；②与H.pylori争夺膳食铁；③低氯酸血症；④炎症性肝磷脂的上调。缺铁也对认知、行为和运动技能产生负面影响。据报道，有20%～30%的贫血患者不能补充铁，壁细胞萎缩和随之而来的次氯酸钠均会对肠道吸收铁产生负面影响。此外，高达50%的原因不明的缺铁性贫血患者难以治疗且存在有H.pylori感染。这种贫血与幽门螺杆菌感染之间的联系进一步得到了一个事实的支持，即根除感染就能治疗贫血。事实上，根据一些指南和关于H.pylori的Maastricht V共识，对于原因不明的缺铁性贫血患者，建议将H.pylori根除。

此外，巨幼细胞贫血或小细胞性贫血的发展似乎至少部分取决于遗传因素。在自身免疫性慢性胃炎患者中，并发自身免疫性疾病的患病率高达40%。自身免疫性慢性胃炎的另一个临床表现与自身免疫性疾病相关，最常见的是自身免疫性甲状腺疾病，这类疾病和1型糖尿病及较少见的白癜风、银屑病、乳糜泻、结缔组织疾病等可能相关。因此，这些疾病的存在有时可能是临床怀疑自身免疫性胃炎的唯一线索。

由于A型胃炎具有广泛的临床表现，包括胃肠病学、血液学、神经学表现以及自身免疫性疾病相关的临床表现，所以其诊断率处于较低水平，其流行病学仍需要更多临床统计数据。

二、B型胃炎

慢性萎缩性胃炎多指胃窦胃炎，即B型胃炎，常多见H.pylori感染。H.pylori主要定植于胃上皮细胞的表面，是20世纪发现的一种重要的人类病原体。H.pylori的患病率约为44.3%。据统计，H.pylori的患病率在发达国家为34.7%，在发展中国家为50.8%，全球年复发率为4.3%。虽然全球

H.pylori感染率很高，但是很大一部分感染者没有明显症状，仅表现为内窥镜下的胃炎。然而，这些无症状或内镜下胃炎患者的病情可能会发生变化，更严重的疾病包括消化性溃疡（PU）、胃癌（GC）和黏膜相关淋巴组织（mucosal-associated lymphoid tissue，MALT）淋巴瘤。感染的结果主要取决于H.pylori、胃和环境之间的相互作用。对于感染率高、经济水平低的发展中国家，用抗生素根除幽门螺杆菌以预防严重疾病是目前最有效且相对便宜的方法。一项荟萃分析结果显示，根除Hp后，胃窦和胃体萎缩可消退，但在肠化生中未观察到这种作用，提示Hp感染的治愈可能具有一定的疗效。关于胃萎缩的远期疗效，很明显慢性胃窦胃炎可以通过根除幽门螺杆菌来治愈，使得那些形态学模式尚未发展为萎缩的患者的黏膜恢复原状。

由于大多数慢性胃炎患者不会出现任何症状，所以存在大多数慢性胃炎和早期胃癌仍不能被及时识别、发现的案例。目前，慢性胃炎的诊断可以通过胃镜检查及随后对获得的活组织检查进行组织学分析来确定，或通过研究胃蛋白酶原（PGⅠ和PGⅡ）在血清中的浓度、PGⅠ/PGⅡ的比率来确定。多项流行病学研究已同时评估了不同地区慢性胃炎的患病人群，但由于慢性胃炎的定义、诊断方法以及研究人群方面存在方法学差异，结果难以比较。在来自亚洲国家的研究报告中，慢性胃炎诊断包括所有萎缩性病变，而与胃黏膜的萎缩定位无关；在西方国家进行的大多数研究中，慢性胃炎诊断仅包括有胃体萎缩受累的患者，上述原因使得报告的患病率无法比较。在本章中，我们通过对慢性萎缩性胃炎的患病率等相关数据进行分析（特别是注意所用方法的异同），来阐述基于当前的知识状态下慢性胃炎的流行病学。

（一）基于胃镜及活检结果

在世界范围内，胃镜及活组织检查已经成为常规检查。在悉尼系统中，建议至少评估5个活检标本：①距幽门环2～3 cm处幽门窦部小弯及大弯分别活检；②距胃角4 cm处小弯及距贲门8 cm处大弯分别活检；③胃角切迹处活检。追加胃角部取材系因该部乃萎缩及肠上皮化生最为显著的部位，因有炎症而H.pylori在正常苏木精-伊红染色（HE染色）下观察不到时，可用吉姆萨（Giemsa）染色、银染色、免疫染色以行鉴定。该声明已在京都共识报告声明中进行了重新评估，并以强烈的推荐等级和高水平的证据确认（共识级别：92.1%）。胃炎的准确组织学评估需要对胃窦和胃体进行活检取样，需要将标本放入单独的小瓶中，并针对每个部位或病变进行分组，或者像意大利病理学家在方格纸上进行识别。但由于提取活检标本的方法（盲取或在视野下）、活检部位的数量和位置、活检人员的相关知识均对活检诊断存在影响，所以相关数据结果存在较大差异。

在涉及胃体黏膜的萎缩性胃炎患者的前瞻性队列中，22.6%和52.7%的患者分别通过胃活检组织学和通过酶联免疫吸附法（enzyme-linked immunosorbent assay，ELISA）血清学评估的抗H.pylori免疫球蛋白（immunoglobulin，Ig）G抗体诊断为H.pylori阳性，这一结果表明，这些患者中约有2/3存在活动性或既往H.pylori感染。进一步的研究，通过对H.pylori全细胞蛋白裂解物的血清进行免疫印迹来调查萎缩性胃炎患者以前接触过H.pylori而被感染，观察到所有通过组织学和常规酶联免疫吸附法（ELISA）血清学分类为H.pylori阴性的萎缩性胃炎患者显示出免疫印迹血清反应性（包括在每种情况下的CagA或VacA），在H.pylori阴性萎缩性胃炎患者中CagA和VacA的血清反应非常普遍，与组织学感染阳性（77.4% vs 86.2%）和ELISA血清学阳性（61.5%）的患者相似。这些数据表明，免疫印迹能够证明几乎所有萎缩性胃炎患者之前都接触过H.pylori而被感染。一项通过数个国家病理数据库的研究（n=799075）发现，对因存在消化系统症状行胃镜及活检的患者患萎缩性胃炎（其诊断方法基于2002年国际萎缩共识和新悉尼系统分型）的比率各国存在明显差异：中国为8.1%，西班牙为5.3%，韩国为14.6%，印度为1.6%，日本为7.9%，越南为7.6%；同时，纳入者均有不同程度的肠化生表现。泰国一项关于消化不良患者的研究（n=3776）显示，组织学检查符合新悉尼分类法的慢性胃炎为11.6%、肠化生为8.2%。相关结果显示，通过胃镜检查人群之间的患病率差异很大，但大多数研究显示患病率低于50%。在日本和中国进行的研究显示，胃炎具有更高的患病率。在中国，年轻人的胃炎患病率高于同年龄组其他欧美国家。

（二）基于血清学研究（胃蛋白酶原相关研究）

在基于胃蛋白酶原的研究中，确定的患病率可能受改变胃蛋白酶原水平的各种因素影响，胃炎流行率只有在相同的影响范围内才具有可比性。一项早期的对13个国家17个人种进行比较的国际研究（以PGⅠ< 25 ng/mL定义慢性胃炎）发现，除了阿尔及利亚，该研究所有国家的25～34岁年龄组，严重慢性胃炎的患病率低于5%，但在55～64岁的年龄组中，慢性胃炎的患病率高达11%；而B型胃炎阿尔及利亚的患病率（25～34岁年龄组为10.4%，55～64岁年龄组为16.0%）和日本的患病率明显高于美国。甚至在国家内部也有很大的差异，如来自日本的不同人群患病率不同。大多数研究都观察到，随年龄增长患病率在增加，但没有发现相关的性别差异，即使按年龄进行分层后也没有发现性别上的差异。俄罗斯一项基于人群的筛查（*n*=918，使用4种胃特异性生物标志物测定：PGⅠ、PGⅡ、G-17以及幽门螺杆菌IgG抗体），结果发现慢性胃炎患病率为10.8%。德国一项基于人群的队列研究（*n*=9444，以PGⅠ<25 ng/mL定义慢性胃炎）显示，50～74岁慢性胃炎患病率为6%。值得一提的是，与其他研究不同，拉脱维亚的一项研究表明慢性胃炎存在性别差异，该研究基于一般成人群体的随机抽样的横断面研究（*n*=3564，用PGⅠ/PGⅡ≤3和PGⅠ≤70 ng/mL的PG截止值定义慢性胃炎，将PGⅠ/PGⅡ≤2和PGⅠ≤30 ng/mL定义为重度萎缩），研究显示：慢性胃炎患病率为40.52%，重度萎缩占13.33%，其中女性慢性胃炎患病率为41.73%，男性慢性胃炎患病率为38.18%；重度萎缩组女性占比为13.98%，男性占比为12.07%。

在世界不同地区进行的血清学研究报告发现，慢性胃炎的患病率高达27%。一项系统评价结果显示：当使用血清学检测时，在普通人群和选定组中慢性胃炎全球流行率估计值分别为23.9%和27.0%；当使用活组织检查时，在普通人群和选定组中慢性胃炎全球流行率估计值分别为33.4%和31.6%。血清学研究显示，慢性胃炎的患病率随着年龄的增长而增加，一项大型组织学研究进一步证实了这一点，在比较40岁以下和40岁以上的个体时，显示老年组的慢性胃炎（基于活检或血清学）的患病率高出年轻组两倍。相比之下，瑞典一项基于慢性胃炎血清学诊断的横断面研究报告了一个意想不到的年龄趋势，即1990—2009年，35～44岁成年人中慢性胃炎的患病率从22/1000增加到64/1000；但在同一观察期内，55～64岁参与者的慢性胃炎患病率从124/1000降低到49/1000。关于慢性胃炎的发病率，一项基于1988—2008年发表的系统评价和随访研究的荟萃分析显示，每年的发病率范围广泛（0%～10.9%），这可能是因为作出诊断的临床环境不同。一项荷兰全国范围的长期（1991—2005年）研究表明，在研究期间，慢性胃炎的发病率每年下降8.2%，且没有性别差异。

此外，萎缩性胃炎被认为是胃癌前病变，与胃癌发病密切相关。自身免疫性胃炎尤其会导致ECL细胞衍生的神经内分泌肿瘤（neuroendocrine tumors，NETs），而很少会导致胃癌；相反的是，H.pylori胃炎形成胃腺癌更为常见，而胃NETs则并不常见。H.pylori胃炎与自身免疫性胃炎患者胃NETs患病率的差异很可能是由于血胃泌素水平的差异。胃萎缩被定义为“正常胃腺体的消失”，这些腺体被结缔组织取代形成肠化生。萎缩性胃炎包含单纯性萎缩和化生性萎缩，即肠化生也属于萎缩。研究表明，90%的胃上皮恶性肿瘤是在萎缩性胃炎的基础上发生的。一项对14项前瞻性随访研究的系统性回顾结果显示，萎缩性胃炎的年发病率从0%到10.9%不等，并且在H.pylori阳性个体中观察到较高的发病率。H.pylori的患病率与其相关疾病的发生率有很强的相关性，包括PU、GC和MALT淋巴瘤。此外，使用非甾体抗炎药会增加感染H.pylori的受试者患溃疡病的风险，因此他们必须接受根除治疗。H.pylori感染、使用非甾体抗炎药是PU发展中最常见的病因。另一项系统评价研究结果表明，全球普通人群中萎缩性胃炎的患病率估计为33%，而在胃癌高发国家中，H.pylori阳性人群及萎缩性胃炎的比例更高。内镜下严重的萎缩是H.pylori感染患者原发性胃癌的预测指标。在长达16年的随访期间观察到，萎缩性胃炎向胃癌的进展比率每年高达2%。一项系统评价显示，在患有恶性贫血的萎缩性胃炎患者中，胃癌的相对风险估计为7倍。最近的一项系统评价报告指出，胃萎缩和肠化生患者的胃癌年发病率范围广泛。萎缩性胃炎的临床相关性得到欧洲指南的支持，该指南建议对中度至重度广泛性萎缩性胃炎患者每隔3年进行1次内镜组织学监测。

迄今为止，多项队列研究表明，根除H.pylori后内镜下萎缩与胃癌之间存在关联。一项针对573例H.pylori根除病例的队列研究，其中288例（约50%）被根除，在6.2±4.8年的随访期间，出现了21例原发性胃癌。一项2015年对1222名连续患有消化性溃疡病的患者进行的队列研究（成功根除H.pylori后平均随访9.9年）显示，1030名患者中有21名患胃癌，根除H.pylori后内镜下萎缩程度和年龄与胃癌的发展显著相关。一项2020年对2737名患者（其中2193名男性，2199名因消化性溃疡根除H.pylori）的回顾性队列研究比较了随访的第二个十年与第一个十年的胃癌风险，在随访期间（最长21.4年，平均7.1年），801名轻度萎缩患者中有9名患胃癌，1090名中度萎缩患者中有23名患胃癌，846名重度萎缩患者中有36名患胃癌。事实上，研究已经表明胃癌在成功根除H.pylori治疗后甚至可以发展18.3年。此外，与第一个十年相比，轻度或中度胃萎缩的弥漫性胃癌在第二个十年的胃癌发病风险较高，而重度萎缩患者的肠癌或弥漫性胃癌的发病风险较高。该研究得出结论：无论胃萎缩的严重程度如何，都应在患者治愈H.pylori 10年后进行内窥镜监测。基于被广泛接受的胃癌发生的科雷亚（Correa）假说，肠型胃癌的发生是一个多阶段的过程。研究显示，胃癌患者每年的发病率约为0.1%，而单纯性萎缩和肠化生患者每年的发病率约为0.25%。通过胃窦和胃体的活检评估参与者是否存在肠上皮化生，与没有肠上皮化生的组相比，局限于胃窦上皮化生的患者发生胃癌的风险增加4.5倍，胃体内上皮化生的患者发生胃癌的风险增加7.6倍。因此，从流行病学观点来看，胃萎缩和肠化生与萎缩性胃炎密切相关，从而与胃癌的发生有关。早期发现胃癌前病变的可以提早治疗并降低胃癌死亡率。

总之，虽然关于慢性胃炎的患病率、发病率和年龄趋势的流行病学数据是不均匀的，因为研究之间的方法论差异，无法得出明确的结论，但是我们仍需要大量大型多中心、高质量的研究来更清晰地了解慢性胃炎的真实发病率、发病的年龄趋势及性别差异，以期能更好地为慢性胃炎的诊治提供帮助。

第二节　胃炎在我国的流行病学特征

据世界健康管理联盟统计，全球胃病患者已经从1985年的1.5亿人增加到2012年的5亿人，预计到2025年这个数字将达7亿。调查显示，胃病还呈现年轻化的趋势，多发于35岁以上人群，19～35岁青年人胃癌发病率比30年前翻了一番。

一项2014年由中华消化内镜学会牵头的研究，通过大规模的多中心调查，以了解我国慢性胃炎临床诊治的现状。该研究调研对象包括10个城市、33个中心、8897名存在消化不良症状的患者，其入选标准为18岁以上、65岁以下具有上消化道症状（包括上腹痛、腹胀、餐后饱胀、早饱、嗳气、反流、胃灼热、食欲缺乏、恶心）且第一次接受诊断性上消化道内窥镜检查的患者，排除标准是：使用质子泵抑制剂（proton pump inhibitors，PPIs）、NSAIDs、抗血小板药物、抗凝剂、黏膜保护剂，胃肠病史、恶性肿瘤或手术史，存在警报功能的包括体重减轻、呕血、黑便或直肠出血、呕吐、吞咽困难、贫血，怀孕，药物滥用，严重的心血管、肾脏和肺部合并症，精神疾病，反流性食管炎、消化性溃疡、息肉及内窥镜检查的癌症。研究结果显示，上腹痛是慢性胃炎患者最常见的症状，其次是腹胀，嗳气在伴随症状中最常见，有13.2%的患者无明显消化不良症状，有32.9%的患者同时具有两项以上的症状。在各型胃炎中，浅表性胃炎最常见（49.4%），其次是糜烂性胃炎（42.3%），慢性萎缩性胃炎的比例高达17.7%（多为轻度）。糜烂性胃炎的程度多为中度，单发的糜烂较常见。同时，病理检查后发现萎缩性胃炎、肠化生和不典型增生分别占25.8%、23.6%和7.3%。一项山东省农村人群抽样调查（n=3400）显示，慢性胃炎的患病率为44.8%，与此同时当存在H.pylori感染后，慢性胃炎的分布范围较未感染人群更为广泛。

2017年，《中国慢性胃炎共识意见》中指出胃炎在中国的流行病学存在以下几个表现：

大多数慢性胃炎的患者无明显症状，且患者症状不典型，也不具有特异性，所以到目前为止，慢性胃炎的具体患病率无法准确评估。一些研究表明，国内基于内镜诊断的慢性胃炎患病率接近90%；同时有血清学检测研究发现，H.pylori现症感染或既往感染者人群中慢性胃炎的比例极高，几乎均存在慢性活动性胃炎，且自身免疫、服用非甾体药物、胆汁反流等情况也可以导致慢性胃炎的发生。故而得出结论：我国慢性胃炎的患病率略高于或高于H.pylori感染率。

由于世界不同国家和地区之间的经济条件、饮食习惯、环境因素、遗传因素以及H.pylori感染情况存在很大差异，慢性萎缩性胃炎的患病率大不相同。由于慢性胃炎是一种由多致病因素引起的消化系统慢性疾病，所以各国人群感染幽门螺杆菌毒力基因的不同、幽门螺杆菌感染的比率不同、环境因素的不同以及遗传背景差异导致这种差异发生，一般均与癌的发病率呈正相关。可以这样认为，胃癌高发区慢性萎缩性胃炎的患病率高于胃癌低发区慢性萎缩性胃炎的患病率，而我国是胃癌高发国家。外周血*Runx3*基因甲基化水平可作为判断慢性萎缩性胃炎预后的指标。

与世界各国相关研究一致，我国大部分研究发现，慢性胃炎特别是慢性萎缩性胃炎的患病率和年龄呈正相关。随着人们年龄的增大，萎缩情况进一步加重，慢性胃炎的患病率进行性升高，而无论慢性萎缩性胃炎还是慢性非萎缩性胃炎，这些情况的发展趋势均相同，这可能与我国慢性萎缩性胃炎的发病大部分与幽门螺杆菌感染密切相关有关。而随着年龄的增加，萎缩、肠化生情况进一步加重，使得年龄越大者的慢性胃炎的发病风险越高，这也反映了H.pylori感染产生的免疫反应导致胃黏膜损伤所需的演变过程。

我国慢性萎缩性胃炎的患病率较高，目前较为常用的诊断慢性胃炎的方法为血清学检测和（或）内窥镜检测以及活组织检查。调查结果发现，内镜诊断萎缩性胃炎的灵敏度较低，须结合病理检查结果。我国2014年的一项横断面调查结果显示，以病理诊断为“金标准”，则内镜诊断萎缩的灵敏度为42%、特异度为91%，说明目前我国慢性萎缩性胃炎的患病率较高，内镜和病理诊断的符合率有待进一步提高。

慢性胃炎尤其是慢性萎缩性胃炎的发生与H.pylori的感染密切相关。既往有文献报道，对于H.pylori相关各种疾病的感染率，其中慢性活动性胃炎H.pylori的感染率可在90%以上，慢性胃炎H.pylori的感染率多大于70%，慢性浅表性胃炎H.pylori的感染率可达53%～95%；当H.pylori根除后，活动性炎症则得到明显改善。轻度胃黏膜肠化生患者幽门螺杆菌检出率约为20%，中度至重度胃黏膜肠化生幽门螺杆菌检出率约为62.3%。虽然我国慢性胃炎的发病率呈上升趋势，但与此同时H.pylori感染率呈下降趋势。我国的H.pylori感染率已由2000年前的60.5%降至2022年的52.2%左右，这可能与观念的更新，临床上较广泛采用抗H.pylori治疗，部分患者成功根除或虽未能根除H.pylori，但由于用药后H.pylori的数量明显减少，常规的检测手段不足以检出极少量残留的H.pylori有关。H.pylori感染与各地区的经济条件、饮食习惯、人口种族密切相关。根据病因分类，H.pylori胃炎是一种特殊类型的胃炎，在儿童时期感染H.pylori可导致胃体胃炎，而在成人则为以胃窦胃炎为主的慢性胃炎；并且京都共识也指出，H.pylori胃炎无论是否存在消化道症状，无论是否伴有消化性溃疡和消化道肿瘤，都应该被认为是一种感染性疾病。在中国这个H.pylori感染率高、胃癌高发的发展中国家，H.pylori感染率的加权平均患病率为55%（范围：28%～82%）。与中国城市人口相比，中国农村人口H.pylori感染率的加权平均患病率较高。除H.pylori感染外，自身免疫性胃炎、胆汁反流、药物均可引起慢性胃炎。约20%的50～74岁自身免疫性胃炎患者的抗壁细胞抗体阳性。

综上所述，我国慢性胃炎的诊治现状不容乐观，慢性萎缩性胃炎的发病率较高，内镜和病理诊断的符合率较低，治疗药物的选择尚难统一，有必要通过修订适合我国国情的慢性胃炎诊治指南或共识意见加以规范。

第三节 胃炎的易感人群

上腹痛、腹胀、餐后饱胀、早饱、嗳气、反流、胃灼热、食欲缺乏、恶心是慢性胃炎常见的症状。目前已清楚，几乎所有H.pylori感染者在组织学上均存在慢性活动性胃炎。H.pylori感染诱发慢性活动性胃炎，部分患者可发生PU、GC以及MALT淋巴瘤等严重疾病，其中H.pylori相关性胃炎最为常见，不论有无症状或有无并发症，几乎均存在活动性胃炎，即存在胃镜下胃黏膜病理变化。

由于H.pylori可以在人与人之间传播，最主要的传染源是感染者和被污染的水源，其传播途径主要是口-口和粪-口传播，以口-口传播为主，所以人群普遍易感，但以下人群更为易感：

一、儿童

H.pylori感染通常在儿童期早期获得，并且持续时间长，通常会持续整个生命周期。虽然各个年龄段的儿童都可能感染幽门螺杆菌，但是每个年龄段的感染率不一样。研究显示，每年我国10岁以下的儿童H.pylori感染率为40%～60%，并且每年以约3%的速度增加。发达国家儿童的H.pylori感染率稍低，发展中国家和贫穷地区的感染率较高。

二、免疫功能低下人群

H.pylori并非在所有个体内都能有效定植而引起慢性胃炎。H.pylori的致病机制十分复杂，目前认为主要与H.pylori定植、宿主免疫应答、毒素对胃黏膜的损害、胃酸分泌异常及胃内微生态之间相互作用的结果有关，最终是否致病，有赖于H.pylori菌株的不同及宿主的差异。而H.pylori相关疾病风险的宿主因素包括：宿主免疫介质（多态性）和酸分泌状态、宿主的年龄、H.pylori感染持续时间。免疫力低下及营养不良的人群，更容易被H.pylori感染而引起胃炎等相关疾病的发生。

三、卫生条件差、居住拥挤的人群

前文中提到，H.pylori的传播途径主要是口-口和粪-口传播，以口-口传播为主。一些研究人员还根据H.pylori的一些流行病学特征认为H.pylori是一种食源性病原体，例如封闭的家庭群体和生活在机构中的个人感染率高。这些方面表明，除了直接传播外，这种细菌还可能通过共同生活间接传播，例如通过“同桌食用相同食物”间接传播。生活卫生条件差的地理区域H.pylori感染率更高的发现也支持了这一假设：在卫生条件差、环境拥挤的情况下，更易被H.pylori感染。多项研究表明，幽门螺杆菌在水、牛奶、即食品、蔬菜、巴氏杀菌苹果汁和橙汁、碎牛肉及干发酵香肠中存活。H.pylori能够在4℃的人工污染牛奶中存活数日，后加工的受污染牛奶可能比其他食物在H.pylori感染的传播中发挥更显著的作用，这与这种生物内在的特征有关。在酸性环境中，H.pylori的生存能力依赖于尿素，由于牛奶中存在尿素，因此H.pylori的尿素依赖性可能是这种食品中幽门螺杆菌长期存活的原因。此外，这种微生物能够在牛奶中存活的时间比牛奶包装上的保质期更长，这使得牛奶成为这种微生物传播给人类的可能来源。据估计，H.pylori定植于世界一半以上的人口，而污染的水被认为是主要原因之一。感染者会通过粪-口途径直接传播，可通过粪便直接污染或与饮用水接触的废水间接污染传播给另一个人或污染水体。如果饮用水受到H.pylori的感染，而人们恰好又喝了这样的水源，那么感染概率是很大的。已经对通过水传播H.pylori进行了几项流行病学研究，并强调了几个危险因素：住在没有内部水管的房子里，使用井水或河水，使用厕所，减少饮用水煮沸频率，在洗澡后和饭前很少洗手。与家庭有内部水源的人相比，当水源在室外时，发病率增加了3倍；且有调查发现，饮用池塘水者H.pylori感染率高于饮用井水者，而饮用自来水的人感染率最低。相关研究指出，H.pylori能在河水中存在1个星期以上，条件合适的甚至能生存到1年。与此同时，调查显示，H.pylori感染率与家庭住房面积大小呈负相关。

在成人胃炎患者中，不良生活习惯及饮食习惯也可以导致更高的胃炎发生率，比如：长期加班、工作繁忙的人群，由于进餐时间不固定，且精神压力大，容易引起自主神经功能性紊乱，胃及十二指肠壁的平滑肌和血管就会收缩、痉挛，使胃肠组织供血不足，营养供应发生障碍，就有可能形成胃炎、消化性溃疡等一系列的疾病；暴饮暴食、嗜好辛辣生冷等食物、嗜酒的人群，由于不良的饮食习惯，容易损伤消化道黏膜，使肠胃抵抗力下降，在一定程度上也容易引发胃炎，属于慢性胃炎的易感人群；不爱运动的人群，由于长期缺乏运动，胃肠蠕动、消化液分泌相应减少，就会出现食欲缺乏、消化不良、胃部饱胀等症状，且胃酸是胃部杀菌的主要功臣，若胃酸分泌太少，会使胃部的细菌变多，导致胃部环境变差，给H.pylori感染提供了机会，从而更易患胃炎等疾病。此外，长期出差及开车的人群，由于经常出差、长时间精神紧张且身体器官负荷大、作息和饮食规律紊乱，容易导致肠胃不适，从而更易患有胃炎。

（孔桂香）

参考文献

[1] KAMBOJ A K, COTTER T G, OXENTENKO A S. Helicobacter pylori: the past, present, and future in management[J]. Mayo Clinic Proceedings, 2017,92(4): 599-604.

[2] LAHNER E, ZAGARI R M, ZULLO A, et al. Chronic atrophic gastritis: natural history, diagnosis and therapeutic management. A position paper by the Italian Society of Hospital Gastroenterologists and Digestive Endoscopists [AIGO], the Italian Society of Digestive Endoscopy [SIED], the Italian Society of Gastroenterology [SIGE], and the Italian Society of Internal Medicine [SIMI][J].Digestive Liver Disease, 2019,51(12): 1621-1632.

[3] SUGANO K, TACK J, KUIPERS E J, et al. Kyoto global consensus report on Helicobacter pylori gastritis[J].Gut, 2015,64(9): 1353-1367.

[4] CHOI C E, SONNENBERG A, TURNER K, et al. High prevalence of gastric preneoplastic lesions in East Asians and hispanics in the USA [J]. Digestive Diseases and Sciences, 2015,60(7): 2070-2076.

[5] ROMAN L D, LUKYANCHUK R, SABLIN O A, et al. Prevalence of H. pylori infection and atrophic gastritis in a population-based screening with serum biomarker panel (GastroPanel®) in St. Petersburg [J]. Anticancer Research, 2016,36(8): 4129-4138.

[6] MARQUES-SILVA L, AREIA M, ELVAS L,et al. Prevalence of gastric precancerous conditions: a systematic review and meta-analysis[J]. European Journal of Gastroenterology & Hepatology, 2014,26(4): 378-387.

[7] SONG H, HELD M, SANDIN S, et al. Increase in the prevalence of atrophic gastritis among adults age 35 to 44 years old in Northern Sweden between 1990 and 2009 [J]. Clinical Gastroenterology and Hepatology, 2015,13(9): 1592-600.e1.

[8] LIVZAN M A, GAUS O V, MOZGOVOI S I, et al. Chronic autoimmune gastritis: modern diagnostic principles [J]. Diagnostics, 2021,11(11): 2113.

[9] CARABOTTI M, LAHNER E, ESPOSITO G, et al. Upper gastrointestinal symptoms in autoimmune gastritis: a cross-sectional study[J]. Medicine, 2017,96(1): e5784.

[10] YANG G T, ZHAO H Y, KONG Y, et al. Correlation between serum vitamin B_{12} level and peripheral neuropathy in atrophic gastritis [J].World Journal of Gastroenterology, 2018,24(12): 1343-1352.

[11] RUGGE M, GENTA R M, FASSAN M, et al.OLGA gastritis staging for the prediction of gastric cancer risk: a long-term follow-up study of 7436 patients [J]. American Journal of Gastroenterology, 2018, 113(11): 1621-1628.

[12] DU Y Q, BAI Y, XIE P, et al. Chronic gastritis in China: a national multi-center survey [J]. BMC Gastroenterology, 2014,7(14): 21.

[13] 常欣，杜奕奇，李兆申，等. 幽门螺杆菌根除的卫生经济学考量 [J]. 中国实用内科杂志，2019,39(6):524-528.

[14] REN S, CAI P P, LIU Y Q, et al. Prevalence of Helicobacter pylori infection in China: a systematic review and meta-analysis [J]. Journal of Gastroenterology & Hepatology, 2022,37(3): 464-470.

[15] 李兴川，王海东，张妮，等. 中国儿童及青少年幽门螺杆菌感染流行病学调查的系统评价和meta分析[J]. 临床儿科杂志，2017,35(10)：782-787.

第三章
胃的解剖生理及胃炎的病理

第一节　胃的解剖

一、形态和分部

胃的形态、位置随人的体型和胃的充盈程度而异，中等充盈的胃呈扁平的曲颈囊状，可分前后两壁、上下两缘和出入两门。胃前壁朝向前上方，对向腹膜腔；胃后壁朝向后下方，对向网膜囊，是网膜囊前壁的一部分。前后两壁移行处的上缘叫胃小弯（lesser curvature），呈凹向右上方的弧形；下缘较长，叫胃大弯（greater curvature），长度为小弯的4～5倍，为凸向左下方的弧形。胃小弯有肝胃韧带附着，位置较为恒定，小弯的最低点有明显向右的转折角，叫角切迹（angular incisure）。胃的近侧端与食管相续，叫贲门（cardia）；远侧端与十二指肠上部连接，叫幽门（pylorus）。幽门与十二指肠相接处表面有一浅沟，内有幽门前静脉通过，是手术中判断幽门和十二指肠分界的标志。

胃分为胃底、胃体、幽门三部。胃底（fundus of stomach）为贲门平面以上向左上方膨出的部分，一般为气体所充满；小儿此部尚未发育，故胃呈管状。胃体（body of stomach）为介于胃底和角切迹之间的部分。从角切迹向远侧称为幽门部（pyloric part），临床上称为胃窦。幽门部又被大弯处一个不明显的浅沟（中间沟）分为左侧的幽门窦和右侧的幽门管。幽门部和胃小弯是溃疡的好发部位。

二、位置和毗邻

中等充盈的胃大部分位于左季肋区，小部分位于腹上区。贲门和幽门的位置较固定。贲门位于第11胸椎左侧，距正中线约2.5 cm处。幽门在第1腰椎右侧，距正中线2 cm处。胃大弯的位置随胃充盈的情况而异，其下缘最低点可降至脐或脐以下平面。

胃前壁右侧部被肝左叶下面遮盖。胃底部紧邻膈和脾。前壁左下方在剑突下方左、右肋弓之间直接与腹前壁接触，是胃的触诊部位。胃后壁隔网膜囊与众多器官相邻接，由下向上依次是横结肠、胰、左肾和肾上腺、脾等。这些器官构成胃床。

三、胃壁的构造

胃壁共分4层，自内向外依次为黏膜层、黏膜下层、肌层和浆膜层。

胃黏膜在胃空虚时形成许多皱襞，近小弯部有4～5条较为恒定的纵皱襞，食糜可经皱襞间的纵沟流向十二指肠，这些纵沟称为胃道。胃黏膜表面有许多小沟，纵横交错，将黏膜分隔为直径1～6 mm大小不等的小区，叫胃区（gastric areas）。每一胃区用放大镜观察时可见许多小凹，叫胃小凹（gastric pits），小凹底部有数个胃腺的开口。胃黏膜层（mucosa，M）有许多胃腺，有分泌消化酶、盐酸（HCl）和激素的作用。在胃与十二指肠交界处，胃黏膜覆于幽门括约肌的表面，形成环形的黏膜皱襞，叫幽门瓣（pyloric valve）。胃黏膜下组织发达，在胃充盈和蠕动时起缓冲作用，便于胃黏膜的延伸和变位。肌层较厚，由外纵、中环、内斜3层平滑肌交织组成。纵行肌仅分布于大、小弯处。中环形肌层发达，分布于全胃，在幽门处明显增厚，形成幽门括约肌（sphincter of pylorus），可控制胃内容物不致过快地排入十二指肠并防止肠内容物的逆流。贲门处无明显的括约肌。内斜肌层薄弱不完整，自贲门左侧向胃前、后壁散开。浆膜为腹膜脏层。

（一）黏膜层

黏膜层，即胃壁的最内层，它由表层上皮、黏膜、肌和肌间组织构成，厚为0.5～0.7 mm。黏膜肌由2束平滑肌纤维组成。表层上皮下面为腺体和固有膜，含有结缔组织基质、浆细胞、淋巴细胞、少数嗜酸细胞、肥大细胞以及神经和血管。用胃镜观察胃黏膜，为微红的橙黄色，并且有闪光。在空腹时，黏膜形成许多皱襞；当胃被食物充满后，皱襞即变为低平或全部消失。上文中已提到，胃黏膜上有若干胃区，每一胃区有许多胃小凹，胃腺开口于胃小凹的底部。胃有300多万个胃小凹，1个胃小凹底部有3～5条胃腺有共同开口。

临床上，胃黏膜皱襞的改变常表示有病变发生。胃腺是胃黏膜上皮向结缔组织深入凹陷而形成的，分泌胃液的腺体有3种，即贲门腺、胃底腺和幽门腺。贲门腺位于食管与胃交界处的胃黏膜内，腺体由含有黏液的分泌细胞组成；胃底腺位于胃底和胃体的黏膜，腺体的细胞主要有主细胞（chief cell）、壁细胞和颈黏液细胞（mucous neck cell）3种；幽门腺位于胃窦的黏膜，几乎全是黏液细胞，幽门腺只分泌碱性黏液。胃小弯、幽门部的黏膜较平滑，神经分布丰富，是酸性食糜必经之路，易受机械损伤及胃酸消化酶作用的影响，所以易发生溃疡。

胃黏膜柔软，活体呈橘红色。幽门处的黏膜形成环形皱襞，突向腔内称幽门瓣。虽然胃黏膜对胃具有特殊的保护作用，但很脆弱，环境因素、饮食、药物、吸烟、酗酒、细菌感染、情绪变化等，都可对其造成伤害。胃黏膜的损伤与自我修复始终处于动态平衡，如此，胃才能正常运作。一旦外界给予胃的负担过重或刺激过强，动态平衡就会被打破，胃黏膜受损，很难再恢复如初，随之而来的就是一系列胃部不适的症状。

胃黏膜层可分为3层：①上皮层，为单层柱状上皮，排列整齐，能分泌黏液，覆盖于胃黏膜的表面，防止胃酸和胃蛋白酶对胃黏膜的损害；②固有层，由结缔组织构成，其中含有大量的胃腺，它们分别是贲门腺、幽门腺、胃底腺；③黏膜肌层，为薄层平滑肌，排列成内环外纵，有利于胃腺分泌物的排出。

主细胞又称为胃酶细胞，数量较多，主要分布于胃底腺的体、底部；胞体呈锥形或圆柱状，胞核圆形，胞质强嗜碱性，有酶原颗粒；主要功能是分泌胃蛋白酶原。壁细胞又被称为盐酸细胞或泌酸细胞，主要分布于胃底腺的上半部；细胞体积较大，呈锥形或圆形，胞质嗜酸性，在HE染色中呈红色；主要功能是分泌盐酸，具有激活胃蛋白酶原和杀菌的作用，同时壁细胞还分泌内因子，具有促进维生素B_{12}吸收的作用。颈黏液细胞数量较少，分布于胃底腺的上部，夹在构成胃底腺的其他细胞之间；细胞呈柱状，胞核扁圆形，位于细胞基部，细胞内充满黏原颗粒，能分泌酸性黏液。此外，胃底腺还有未分化细胞和胃的内分泌细胞。

（二）黏膜下层

黏膜下层由疏松的结缔组织和弹力纤维组成，起缓冲作用。当胃扩张或蠕动时，黏膜可伴随这种活动而伸展或移位。此层含有较大的血管、神经丛和淋巴管，胃黏膜炎或黏膜癌时可经黏膜下层扩散。

（三）肌层

胃壁的肌层很发达，由3层平滑肌组成，外层为纵行肌，其中大弯和小弯部分较发达；中层为环形肌，在贲门和幽门处变得很厚，形成贲门括约肌和幽门括约肌；内层为斜行肌，由贲门左侧沿胃底向胃体方向行进，然后渐渐分散变薄，直到不见。在环形肌与纵行肌之间，含有肌层神经丛。胃的各种生理运动主要靠肌层来完成。

（四）浆膜层

胃壁的浆膜层是胃的外膜，实际上是腹膜覆盖在胃表面的部分。其覆盖主要是在胃的前上面和后下面，并在胃小弯和胃大弯处分别组成小网膜和大网膜。

四、胃的血管

（一）胃的动脉

胃的动脉均为腹腔干的分支，在胃的大、小弯形成两个动脉弓。在胃小弯的小网膜内由胃左动脉和胃右动脉吻合构成，在胃大弯的胃结肠韧带内由胃网膜左、右动脉吻合构成，胃底部由胃短动脉供给。上述各动脉发出的胃支穿肌层入于黏膜下组织，吻合成丰富的血管网。

（二）胃的静脉

胃的静脉汇成胃左、右静脉，胃网膜左、右静脉和胃短静脉，与同名动脉伴行。前两者直接汇入门静脉，后三者分别经肠系膜上静脉和脾静脉间接汇入门静脉。其中，胃左静脉在贲门处接收食管静脉支的汇入，由于该支与奇静脉的食管支都起源于食管下段黏膜下层的食管静脉丛，因此是门、上腔静脉间重要的侧副循环路径。

（三）胃的淋巴管和淋巴结

胃的淋巴管丰富，各层内的毛细淋巴管网直接或互相吻合后汇入附近的淋巴结群。由于相互间的吻合密切，因而胃壁某一部位的癌症可累及各局部淋巴结群。胃的淋巴引流及淋巴结分群与血管走行大体相一致。

1. 胃左、右淋巴结

胃左、右淋巴结（left and right gastric lymph nodes）位于小网膜内，沿胃小弯排列于胃左、右动脉和贲门周围，收纳小弯侧胃体、胃底右侧部、贲门和食管腹段的淋巴管，其输出管注入腹腔淋巴结。

2. 胃网膜左、右淋巴结

胃网膜左、右淋巴结（left and right gastroomental lymph nodes）位于胃结肠韧带内，沿胃网膜左、右动脉排列，收纳胃体大弯侧的淋巴管，其输出管汇入幽门淋巴结或腹腔淋巴结。

3. 幽门淋巴结

幽门淋巴结（pyloric lymph nodes）位于十二指肠上部上方胃右动脉起始部的周围、十二指肠上部与降部的夹角以及胃十二指肠动脉的分叉处，可分为幽门上、下、后3组，收纳胃幽门部、十二指肠上部和胰头的淋巴管，其输出管汇入腹腔淋巴结。

4.脾淋巴结

脾淋巴结（splenic lymph nodes）位于脾门处，胃底的大部及胃体大弯侧的上1/3部的淋巴管汇入，其输出管汇入腹腔淋巴结。

胃的淋巴管与邻近器官如食管、十二指肠、肝、胰和横结肠等的淋巴管存在着广泛的吻合，因此胃癌易向这些器官转移。此外，也可通过胸导管或沿食管淋巴管转移到左锁骨上淋巴结。

五、胃的神经

胃的运动神经为交感和副交感神经。交感神经来自脊髓第6～9胸节，经内脏大神经至腹腔神经节，由节细胞发出的节后纤维经腹腔丛随血管分支分布于胃壁（血管壁、平滑肌、腺体）；其作用是使胃蠕动减慢，胃液分泌减少，括约肌紧张，血管舒张。副交感神经来自左、右迷走神经，在第4胸椎水平以下，在食管壁形成食管丛，然后又重新组合成前干（以左迷走神经纤维为主）和后干（以右迷走神经纤维为主），经食管裂孔随食管进入腹腔。前干行于食管腹段的右前方，位于浆膜和肌膜间，在贲门附近分为胃前支和肝支。胃前支伴胃左动脉沿胃小弯走行，沿途分出5～6个小支与胃左动脉的胃支相伴到胃前壁，在角切迹附近以鸦爪形的分支分布于幽门窦和幽门管的前壁。肝支经小网膜右行参加肝丛的构成。后干行于食管的右后方，在贲门附近分为腹腔支和胃后支。腹腔支沿腹膜后胃左动脉干右行，参加腹腔丛的构成。胃后支在胃前支深面沿胃小弯走行，沿途发出小支至胃后壁，在角切迹附近以鸦爪形的分支分布于幽门窦和幽门管的后壁。副交感神经使胃蠕动加强，胃腺分泌增加，括约肌开放。

交感神经与副交感神经在肌层间和黏膜下层分别形成肌间神经丛（Auerbach神经丛）和黏膜下神经丛（Meissner神经丛），副交感神经在此二丛的神经内换神经元后，发出的节后纤维与交感神经节后纤维共同支配平滑肌、腺体等效应器官。临床上胃、十二指肠溃疡时采用选择性迷走神经切断术，即选择性切断迷走神经的胃前、后支，保留肝支和腹腔支，以减少胃的分泌和蠕动，但术后可能出现胃排空障碍。

第二节　胃液的构成

胃液是指胃腺内多种细胞所分泌的混合液，其中包括盐酸（胃酸）、钠和钾的氯化物、黏液、消化酶、内因子、血型物质及非壁细胞来源的碱性溶液，含水量占91%～97%。胃液中的盐酸能杀灭随食物进入胃中的细菌。盐酸进入小肠后，可刺激肠液、胰液、胆汁的分泌；盐酸又能提供胃蛋白酶发挥作用的酸性环境，使胃蛋白酶原转变成胃蛋白酶，初步消化食物中的蛋白质。当盐酸即胃酸分泌不足时，胃蛋白酶的消化作用将受到影响。

壁细胞负责分泌胃酸，有助于食物初步消化、矿物质的吸收和有害细菌的控制。然而，胃酸需要在壁细胞介导的酸分泌的激活剂和抑制剂之间保持良好的平衡，以确保食物的正常消化，同时防止对胃和十二指肠黏膜造成损伤。因此，壁细胞分泌通过多种机制受到高度精确的调节，包括迷走神经、胃泌素、组胺、饥饿素、生长抑素、胰高血糖素样肽-1（GLP-1）以及其他激动剂和拮抗剂。壁细胞的严格调控保证了胃酸的正常分泌。壁细胞中表达的H^+/K^+ ATPase调节胞质H^+同胞外K^+的交换，H^+/K^+ ATPase分泌到胃腔中的H^+与腔内Cl^-结合形成胃酸。抑制H^+/K^+ ATPase是防止胃酸分泌过多的最有效方法。质子泵抑制剂和钾离子竞争性酸阻断剂被广泛用于治疗以抑制酸分泌。H^+/K^+ ATPase受刺激被递送至壁细胞顶面需要细胞内管状囊泡与上覆分泌小管融合，这一过程代表了顶膜再循环的最突出实例。壁细胞除了具有独特的分泌胃酸的能力外，还通过分泌多种生长因子在胃黏膜稳态中发挥重要作用。因此，胃壁细胞在胃液分泌和胃黏膜保护以及生理修复的协调中发挥多重作用。

1823年，一位化学家明确地表示胃液的高腐蚀性是由HCl引起的。对HCl的这种认识引发了对神经元和体液调节因子如何控制壁细胞分泌酸的研究。同样，将酸分泌理解为溃疡疾病原因的驱动力导致了始于19世纪晚期的广泛生理学研究，人的胃被分成3个解剖区域：贲门、胃体和胃窦。胃体代表胃的最大部分，由泌酸腺体构成。泌酸腺体含有大量分泌酸的壁细胞和靠近腺体顶部1/4的峡部前细胞区，还显示出表达黏糖蛋白-6的颈黏液细胞，其向基底部迁移，随后再分化为分泌胃蛋白酶原的主细胞。祖细胞区在管腔附近的位置是不同胚胎系的结果。因此，向管腔迁移的表面黏液细胞存活5～7天，相比之下，向基底部迁移的壁细胞和主细胞谱系存活90～120天。泌酸腺还被特别定义为存在饥饿素-硒-克汀病肠内分泌细胞和藏匿组胺-分泌肠嗜铬样（ECL）细胞、生长抑素-分泌D细胞及一些5-羟色胺（5-HT）-分泌肠嗜铬细胞（EC）的腺体结构。

人的胃由3个不同的区域组成：贲门、胃体和胃窦。胃贲门位于人胃的最近端。胃体含有泌酸腺，其具有峡部前区，并含有大部分分泌胃酸的壁细胞和分泌胃蛋白酶原的主细胞。胃体腺体含有独特的分泌生长激素释放肽的X细胞。胃窦或幽门腺含有小凹表面黏液细胞和表达黏糖蛋白-6的深层黏液细胞，胃窦腺体主要是分泌黏液的腺体，并且独特地含有表达胃泌素的G细胞，并且这些腺体还显示D细胞和一些EC细胞。值得注意的是，尽管在啮齿动物胃中泌酸腺体与分泌黏液的胃窦腺体的分离界限非常清晰，但是人胃窦通常含有泌酸腺和胃窦腺腺体的混合物，而且与胃体腺体相比，胃窦中的泌酸型腺体的主细胞和壁细胞显著减少。尚不清楚人胃窦壁细胞的存在是否对十二指肠溃疡疾病的患病率有影响。

贲门腺体的特征是缺乏壁细胞和主细胞，并且具有更类似于胃窦腺的整体特征。所有研究的哺乳动物都有一个独特的第一腺体，直接位于鳞状-柱状连接处，具有独有的特征，包括*Lgr5*阳性干细胞、内分泌细胞或壁细胞普遍缺乏以及含有大量感觉毛簇细胞。哺乳动物中较大数量的贲门腺是否代表从第一个腺体开始的腺体群体的扩张，这仍然是有争议的。值得注意的是，啮齿动物没有真正的贲门，而是拥有一个大的鳞状上皮内衬前胃。然而，它们在鳞状-柱状连接处仍显示出特征性的第一腺体。胃壁细胞分泌的盐酸生成胃腔的强酸性环境（$pH<2$），杀死食物源性细菌，促进食物消化，并促进矿物质（包括磷酸盐、钙和铁）的吸收。高水平的胃酸分泌也代表了对胃黏膜完整性的潜在危害，因此胃黏膜必须保持酸分泌和黏膜保护机制之间的平衡。胃受外源性和内源性神经内分泌系统平衡激动剂和拮抗剂的影响，以维持酸分泌的安全范围。

胃泌素基因于1982年从猪胃窦克隆，1983年从人胃窦克隆。研究者首次在豚鼠胃窦中鉴定出产生胃泌素的内分泌细胞（G细胞），该细胞具有可直接进入管腔的顶端刷状边界。贝尔松（Berson）等人开发了一种具有高度特异性人胃泌素抗血清的放射免疫测定法，并显示在恶性贫血（自身免疫性胃炎）患者中，这些患者有高胃泌素血症，胃内HCl会在几分钟内降低血浆胃泌素水平。G细胞是第一个在生理学和组织学上鉴定出的肠内分泌细胞，并启发将其他肠内分泌细胞群进一步定性为肠道营养传感器细胞。生物活性酰胺化胃泌素有两种主要形式，即G-34（大胃泌素）和G-17（小胃泌素），它们共享羧基末端多肽，并在餐后释放到人体血液循环中。G-34具有更长的半衰期并引起持久的酸刺激，提示其加工机制可以调节胃泌素。人胃窦中储存最多的胃泌素是G-17。

胃泌素受体被国际基础和临床药理学联合会、英国药理学学会命名为“CCK_2R”，在人及其他多种动物中被克隆为胃和脑中的识别受体。在人胃中，CCK_2R免疫反应定位于大多数壁细胞和一些含嗜铬粒蛋白A的ECL细胞的基底外侧膜上。组胺H_2受体拮抗剂（histamine 2 receptor antagonist，H_2RA）在体内和壁细胞中抑制CCK_2R激活的酸分泌，表明胃泌素通过从ECL细胞释放组胺间接刺激胃酸分泌。尽管CCK_2R存在于壁细胞上，但胃泌素对人类胃酸分泌的直接影响可能很小。

组胺是一种生物活性胺和强酸促分泌素，由ECL细胞和胃体腺肥大细胞中的组氨酸脱羧酶（histidine decarboxylase，HDC）产生。ECL细胞常发现于壁细胞旁，与胃腔无直接接触。组胺释放由循环胃泌素通过神经元垂体腺苷酸环化酶激活肽（pituitary adenylate cyclase-activing peptide，PACAP）直接激活。

在质子泵抑制剂开发之前，合成H_2RA是消化性溃疡和糜烂性食管炎的第一种靶向治疗剂。壁细胞表达Gs偶联的H_2受体，其增加细胞内环磷酸腺苷（cAMP）以直接刺激酸分泌并增强Ca^{2+}诱导的酸分泌，在分离的壁细胞中诱导cAMP积累并激活cAMP依赖性蛋白激酶。H_2受体激活的cAMP的产生是酸分泌的关键和限速触发因素。

消化酶中最重要的是蛋白酶，它能使蛋白质水解成胨和其他短肽链，便于吸收。胃液中的内因子可与饮食中的维生素B_1结合成复合体在末端回肠吸收，胃液中的黏液可以保护胃黏膜免受机械性的损害。

第三节 胃的生理

胃具有运动和分泌两大功能，通过接纳、储藏食物，将食物与胃液研磨、搅拌、混匀，初步消化，形成食糜并逐步分次排入十二指肠为其主要的生理功能。此外，胃黏膜还有吸收某些物质的功能。

一、胃的运动

食物在胃内的储藏、混合、搅拌及食物有规律地排空主要由胃的肌肉运动参与完成。胃的蠕动波起自胃体，通过幽门，胃窦部肌层较厚，增强了远端胃的收缩能力，幽门发挥括约肌作用，调控食糜进入十二指肠。胃的电起搏点位于胃底近大弯侧的肌层，有规律地发出频率约为3次/分的脉冲信号（起搏电位），该信号沿胃的纵肌层传向幽门。虽然不是每次脉冲都引起肌肉蠕动收缩，但脉冲信号决定了胃蠕动收缩的最高频率。随着起搏电位的到来，每次收缩都引起胃内层环状肌的去极化。

食糜进入漏斗状的胃窦腔，胃窦的收缩蠕动较胃体更快而有力，每次蠕动后食糜进入十二指肠的量取决于蠕动的强度与幽门的开闭情况。幽门关闭时，食物在胃内往返运动；幽门开放时，每次胃的蠕动将5～15 mL食糜送入十二指肠。空胃腔的容量仅为50 mL，但在容受性舒张状态下，可以承受1000 mL而无胃内压增高。容受性舒张是迷走神经感觉纤维介导的主动过程。进食后的扩张刺激引发蠕动，若干因素影响到胃蠕动的强度、频率及胃排空的速度。胃的迷走反射加速胃蠕动，进食的量与质对于排空亦起调节作用：小颗粒食物因需要较少研磨，所以比大颗粒食物排空快；十二指肠壁的受体能够感受食糜的渗透浓度与化学成分，当渗透压大于200 mmol/L时，肠胃的迷走反射被激活，胃排空延迟。不少胃肠道激素能够对胃的运动进行精细调节，促胃液素能延迟胃的排空。

对胃动力和胃排空生理学各个方面的理解最近有了许多进展。胃具有显著的能力来调节摄入食物成分的排空时间和速率以及潜在的活动。最近的研究表明，胃抑制性迷走神经运动回路（gastric inhibitory vagal motor circuit，GIVMC）和胃兴奋性迷走神经运动回路（gastric excitatory vagal motor circuit，GEVMC）这两个平行的神经回路介导胃抑制和兴奋，从而调节胃排空率。GIVMC包括迷走神经背核（dorsal motor nucleus of the vagus，DMV）中的节前胆碱能神经元和肌间神经丛中的节后抑制神经元，它们通过释放一氧化氮、三磷酸腺苷（adenosine triphosphate，ATP）和血管活性肠肽（vasoactive intestinal peptide，VIP）而起作用。GEVMC包括DMV中独特的胃兴奋性节前胆碱能神经元和肌间神经丛中独特的兴奋性节后胆碱能神经元，平滑肌是这些回路的最终目标。

上述两个运动回路由孤束核和迷走神经传入中的不同组的神经元进行差异调节。在消化期，胆囊收缩素（cholecystokinin，CCK）和胰高血糖素样肽-1（GLP-1）等多种激素通过GIVMC抑制胃排空；在消化间期，生长素和胃动素通过刺激GEVMC加速胃排空。GIVMC和GEVMC分别与致厌食和致食欲神经通路相连，识别胃排空控制回路可更好地描述胃排空异常的病理生理学及其与饱腹信号和食物摄入的关系。

胃排空率是衡量胃内容物进入十二指肠的速度的指标。待输送的胃内容物包括液体、可消化的固体和不可消化的食物残留物。多年来，无创技术的发展促进了对胃排空不同生理成分的理解。对胃生物力学的理解有助于理解胃动力与胃排空的关系，这些进展始于认识到排空是由食物的物理和化学性质通过神经激素控制机制调节的。最近正在进行的研究表明，位于孤束核的抑制性和兴奋性迷走神经运动回路及其调节神经元负责胃排空的精确控制，孤束核神经元与中枢神经系统其他部位的神经元有广泛的联系。从肠和胰腺释放的胃抑制和胃兴奋激素也主动调节胃排空，许多激素还参与即刻的排空信号、长期的食物摄入、能量代谢等代谢变化，从而将这些代谢变化与胃排空联系起来。

食糜胃排空率的精确调控（部分消化食物的半流质）进入十二指肠是小肠进一步消化和吸收的关键，这种调节是由肠道通过各种胃肠激素的反馈提供的。碳水化合物和糖的胃排空率是餐后血糖高低的一个特别重要的决定因素：胃排空慢可能导致餐后低血糖，而胃排空快不但可能导致餐后高血糖，而且胃排空过快会扰乱肠激素的释放，对葡萄糖稳态有复杂的影响。目前，胃排空过快被认为是餐后高血糖以及糖尿病（diabetes mellitus，DM）发病机制和治疗中的一个主要因素。在人类中，胃在短期内可膨胀至其空态容积的5～10倍，而胃内压力无显著增加（称为调节），水可能会迅速离开胃。可消化的固体在被粉碎形成食糜后会被排空，食糜中含有小于2～3 mm大小的颗粒。液体和可消化的固体在餐后持续2～3 h的消化期被排空，然而胃中会保留较大的食物颗粒，这些颗粒会在消化期间摆脱绞碎，然后在消化间期被完全压入小肠。

有学者在20世纪50年代至20世纪60年代初的研究也表明，消化期的胃排空率高度依赖于食物的体积、渗透压、化学成分和热量密度。平均胃排空速率为1～4 kcal/min。随着食物被摄入并充满胃，胃底顺应性增加，可容纳大量食物而不会增加压力。在充盈期，压力泵和蠕动泵保持受抑制状态，且无收缩表现；充盈期后为泵吸期，与胃底缓慢强直性收缩和胃中蠕动收缩增加有关，这使得摄入的食物与胃酸和胃蛋白酶混合，并转移到幽门。蠕动泵还接收未经过适当粉碎的食物进行回收。在食物开始进入十二指肠之前，胃窦会充盈到一定程度，这反映为整个胃排空曲线上的滞后期。

软化的食物通过胃窦内的有力收缩被推进幽门研磨机，幽门放松以接收来自近端胃窦的食物。幽门收缩产生一股强大的食物逆行射流逃逸粉碎，并顺行喷射食糜进入十二指肠。在腔内测压法中，这些事件与胃窦压力波相对应，胃窦压力波与进入十二指肠的脉动流和“筛分功能”密切相关。

压力泵舒张增强或减弱分别导致胃排空减慢或加快。蠕动泵收缩强度或组织的丧失会导致混合不良和胃排空减慢，而蠕动收缩强度的增加会导致可消化的固体的胃排空加快。幽门括约肌和十二指肠以协调的方式调节胃排空。由于幽门复合体既是研磨机又是可变过滤器，因此可促进或抑制消化期的气体排空。十二指肠在胃窦收缩时会放松，这种现象被称为“胃窦十二指肠协调”。接受食糜注射后，十二指肠球部收缩，将食糜以稳定的流量排出，进入十二指肠的第二部分。研究表明，高脂肪试验餐胃排空缓慢与胃窦收缩减少和十二指肠收缩活动增加有关。此外，十二指肠收缩可能导致幽门括约肌关闭，这反过来又与腔内测压法中的孤立幽门压力波相对应。

在消化间期（空腹），胃动力旨在清除胃中的不可消化的残留物。现在普遍认为自主神经调节气体动力。传统认为，副交感神经和交感神经分别对胃产生兴奋和抑制作用。然而，研究表明，交感神经在胃动力的生理调节中并不具有重要作用，而迷走神经通过胃抑制性迷走神经运动回路（GIVMC）和胃兴奋性迷走神经回路（GEVMC）对胃发挥抑制和兴奋作用。

此外，GIVMC和GEVMC受其他相连神经元的调节，分别构成胃抑制性迷走神经回路（GIVC）和胃兴奋性迷走神经回路（GEVC）。到达胃不同区域的迷走神经运动纤维在迷走神经的不同分支中聚集，迷走神经对胃腔、胃体、胃窦和幽门括约肌进行神经支配。

为治疗消化性溃疡疾病而进行的各种类型的迷走神经切断术提供了关于迷走神经控制胃不同部分运动的重要信息。近端胃迷走神经切断术导致胃底和近端胃体迷走神经切断，并损害胃底的放松和调节。这些变化会增加胃底张力并导致液体快速排空。因为近端迷走神经切断术可省去远端胃，所以可保留捣碎、过筛和固体排空的常规模式。一方面，迷走神经干切断术和选择性迷走神经切断术可使包括幽门在内的大部分胃失去神经，幽门的去神经支配会导致顺应性降低和松弛丧失，从而导致幽门梗阻和胃瘀滞；另一方面，刺激迷走神经运动纤维已被证明可降低幽门阻力。临床上，在消化性溃疡的外科治疗中，迷走神经干切断术或选择性迷走神经切断术总是与幽门成形术相结合，以防止胃瘀滞。

胃的主要功能是将摄入的食物制备成食糜，并提供调节输送食糜进入小肠的胃排空。早期研究已经确定了胃排空的两个显著特征：①具有调节不同物理成分的摄入食物的排空时间和速率的能力；②具有基于食物的热量密度调节排空的能力。对胃束带生物力学的研究表明，吻合口不同解剖部位的活动被整合，形成功能性“压力”和“蠕动”泵以及在胃排空中发挥明确作用的研磨过滤器，蠕动泵主要用于胃中的固体排空。胃排空的模式和速率已显示受两个并联回路调节，即胃抑制性迷走神经运动回路（GIVMC）和胃兴奋性迷走神经运动回路（GEVMC），它们分别介导胃抑制和胃兴奋。胃的不同部分的回路是不同的，因此胃的不同部分可以受到不同调节。目前，正在进行的研究也表明，消化过程中释放的一些内分泌和胰腺激素通过刺激GIVC和抑制GEVC来抑制胃动力。在消化间期，激素如饥饿素和胃动素通过刺激胃泵和抑制幽门收缩起作用。研究还表明，GIVC与NTS和下丘脑中的致厌食神经元有关，而GEVC可能与致食欲信号有关。因此，在糖尿病的发病机制和治疗中，神经激素控制将胃排空障碍与饱腹信号、食物摄入、能量代谢以及餐后高血糖联系起来。

二、胃液分泌

胃腺分泌胃液，正常成人每日分泌量为1500～2500 mL，胃液的主要成分为胃酸、胃酶、电解质、黏液和水。壁细胞分泌盐酸，而非壁细胞的分泌成分类似细胞外液，略呈碱性，其中钠是主要的阳离子。胃液的酸度取决于上述两种成分的配合比例，并和分泌速度、胃黏膜血液流速有关。

胃液分泌分为基础分泌（消化间期分泌）和餐后分泌（消化期分泌）。基础分泌是指不受食物刺激时的自然胃液分泌，其量较小。餐后胃液分泌明显增加，食物是胃液分泌的自然刺激物，餐后分泌可分为3个时相：迷走相（头相）、胃相、肠相。

迷走相指食物经视觉、味觉、嗅觉等刺激兴奋神经中枢，兴奋经迷走神经下传至壁细胞、主细胞、黏液细胞，使其分泌胃酸、胃蛋白酶原和黏液。迷走神经兴奋还使G细胞分泌促胃液素，刺激胃黏膜肥大细胞分泌组胺，进而促进胃酸分泌。这一时相的作用时间较短，分泌酸量仅占消化期分泌酸量的20%～30%。

胃相指食物进入胃以后引起的胃酸分泌，包括食物对胃壁的物理刺激（扩张）引起的迷走长反射和食物成分对胃黏膜的化学刺激造成的胃壁的胆碱反射通路。在胃相的胃酸分泌中，促胃液素介导的由食物成分刺激引起的胃酸分泌占主要部分，当胃窦部的pH<2.5时，促胃液素释放受抑制；当pH达到1.2时，促胃液素的分泌完全停止，对胃酸及促胃液素的分泌起负反馈调节作用。胃窦细胞分泌的生长抑素也抑制促胃液素的释放。如果手术使得正常的壁细胞黏膜与胃窦黏膜的关系改变，酸性胃液不流经生成促胃液素的部位，血中促胃液素可增加很多，促使胃酸分泌，伴明显酸刺激。

肠相指食物进入小肠后引起的胃酸分泌，占消化期胃酸分泌量的5%～10%，包括小肠膨胀及食物中某些化学成分刺激十二指肠和近端空肠产生促胃液素，促进胃酸分泌。进入小肠的酸性食糜能够刺激促胰液素、胆囊收缩素、抑胃肽等的分泌。小肠内的脂肪能抑制促胃液素的产生，使胃液分泌减少。消化期胃酸分泌有着复杂而精确的调控机制，维持胃酸分泌的相对稳定。

胃分泌的一种重要激素是饥饿素，由胃中的内分泌细胞产生，通过穿过血脑屏障与下丘脑细胞上的受体结合以及通过迷走神经传入神经纤维发出信号来调节食欲。饥饿素在食物摄入的短期调节中起主要作用，外源性给药可刺激人和啮齿动物的食欲。已经有研究表明，这种系统的拮抗作用可作为肥胖症的潜在治疗方法，但是迄今为止，结果尚未被证实。使用饥饿素相关分子治疗癌症等疾病的可能性也正在研究中。虽然瘦素的主要来源是脂肪组织，但胃也产生少量的厌食激素瘦素。目前，尚未发现生长激素释放肽-瘦素系统的治疗性操作在常规临床实践中发挥作用。

胃产生的另一种主要激素是胃泌素，鉴于其与各种胃肠疾病的相关性，胃泌素仍然是当前临床胃肠专家研究的主要相关激素。胃泌素由G细胞分泌，G细胞主要位于胃窦。胃泌素在调节胃酸分泌方面具有重要的作用。胃泌素是对食物摄入作出反应而分泌的，与胃肠嗜铬样细胞上的CCK_2受体结合，刺激它们释放组胺，而组胺又与壁细胞上的H_2受体结合，刺激它们分泌盐酸。胃泌素的分泌受到生长抑素的抑制，生长抑素由胃和肠内的D细胞分泌。有证据表明，胃泌素还调节胃中其他重要的细胞途径，包括细胞增殖、迁移、侵袭和凋亡等。最近的体外研究表明，胃泌素在维持胃干细胞活动中起关键作用。这些效应中的一些是由于调节组织重塑的蛋白质（包括基质金属蛋白酶的成员）的表达改变而产生的。

空腹血清胃泌素浓度升高可能是由于机体对胃低氯酸血症的适当生理反应所致，也可能由自身免疫性或幽门螺杆菌诱导的慢性萎缩性胃炎、胃酸分泌的药理学抑制或异位来源（如胃泌素瘤）引起，后一种情况会导致佐林格-埃利森综合征，其特征是胃酸分泌增加导致消化性溃疡和腹泻。然而，与胃酸过少状态相关的高胃泌素血症的严重程度是可变的，例如，许多服用常规PPIs患者的空腹血清胃泌素浓度正常，而其他患者则出现高胃泌素血症，后一组包括伴有萎缩性胃炎和（或）胃排空障碍的患者。胃微生物群的组分可能还会影响空腹血清胃泌素浓度，并且这些细菌可能与高胃泌素血症一起作为辅助因素，影响胃中肿瘤发展的易感性。

高胃泌素血症与胃肿瘤的发生有关。有研究显示，随着年龄的增长，转基因高胃泌素小鼠会自发性地发生胃腺癌，而这一过程可能与H.pylori感染和胃微生物群的其他组分有关。前体激素-前胃泌素也可能通过增加CCK_2受体阳性的胃窦干细胞来影响胃窦肿瘤的发生。虽然H.pylori感染诱发的慢性萎缩性胃炎是胃癌发生的先兆，与高胃泌素血症有关，然而胃泌素或其前体在人胃腺癌发展中起主要、直接作用的证据仍存在争议。结合胃蛋白酶原Ⅰ/胃蛋白酶原Ⅱ比值测量空腹血清胃泌素浓度已被提议作为检测慢性萎缩性胃炎的非侵入性筛查工具，但最近的一份报告质疑了该方法的准确性。

然而，有强有力的证据表明，胃泌素对Ⅰ型和Ⅱ型胃神经内分泌肿瘤（NETs）的发生起主要的刺激作用。Ⅰ型胃NETs出现在自身免疫性萎缩性胃炎和恶性贫血的背景下，而Ⅱ型胃NETs通常出现在1型多发性内分泌肿瘤的背景下。高胃泌素血症在导致这些疾病中的至关重要性具有重要的治疗意义。胃窦切除术或胃泌素瘤切除术可以消除高胃泌素血症的来源，口服生物可利用的CCK_2受体拮抗剂药物可以治疗某些Ⅰ型胃NETs。CCK_2受体拮抗剂药物在与高胃泌素血症相关的各种其他疾病中的治疗作用值得进一步研究。

三、神经胃生理学

胃动力改变和对机械扩张的敏感性增加与胃症状的产生有关，尤其是在功能性消化不良（functional dyspepsia，FD）和胃轻瘫患者中。胃敏感性胃肠道通过机械敏感和营养传感途径向大脑传递信息，两者都可能诱发知觉。传统上，感知营养物质的存在被认为是胃的容积感知和肠的营养感知，这一概念意味着机械感受器在胃营养感知中起主导作用，而胃感觉在食物相关的意识感知中不起作用。此外，胃并不完全缺乏胆碱能感知能力：胃管腔中存在氨基酸和蛋白胨，通过G细胞释放的促胃液素增加刺激胃酸分泌，G细胞表达对pH敏感和蛋白胨激活的钙敏感受体。到目前为止，这种途径尚未涉及人的胃充盈知觉或饱食信号的产生。

在消化间期，上消化道运动性的特征是移行性运动的反复收缩模式，即移行性复合运动（migrating motor complex，MMC）。这一模式尽管在所有哺乳动物物种中保存完好，但MMC的作用机制仍不清楚。

在人类中，胃动素而不是饥饿素被确定为胃液分泌肠相和饥饿增加相关的引发剂。控制胃动素从十二指肠释放的时钟或腔内传感机制仍有待确定。胃调节是近端胃的放松，由营养物质到达口、咽、胃或十二指肠触发，允许储存摄入的食物。“胃调节功能可防止食物摄入期间胃内压（intragastric pressure，IGP）升高”这一经典概念最近受到了挑战。在人体研究中，营养素摄入引起IGP初始下降，随后逐渐恢复压力，直到产生最大饱腹感。IGP下降由一氧化氮介导，并导致胃营养容量耐受，而IGP自最低点的上升决定饱食。这些变化对许多机械和药物干预措施敏感，表明可能存在以控制进食量为目标的治疗干预措施。

四、胃动力障碍

既往的研究表明，胃排空延迟被认为是FD和胃轻瘫症状的主要潜在机制。近期对糖尿病和特发性胃轻瘫的研究表明，症状的类型和严重程度与胃排空延迟的严重程度相关性较差，对特发性和糖尿病性胃轻瘫促动力治疗试验的综合统计分析证实了这一点。对特发性和糖尿病性胃轻瘫的研究发现，内脏高敏感性和胃调节受损等其他机制是症状模式和严重程度的更强决定因素。

五、胃机械感受器的识别

胃充盈和其伴随的压力变化可能在胃充盈信号和对充盈的敏感性中起主要作用。在人类中，近端胃的低容量扩张会引起饱胀感，高容量扩张会导致恶心和疼痛等不适。调节受损在消化不良和胃食管反流病（gastroesophageal reflux disease，GERD）中具有重叠的作用。在健康和疾病方面，短暂的食管下括约肌松弛（transient lower esophageal sphincter relaxations，TLESR）是反流事件的主要潜在机制。TLESR主要发生在餐后阶段，由胃扩张触发，可激活近端胃的机械感受器。胃调节是对餐后胃胀的生理反应，因此已在健康人群和GERD患者中研究了其与TLESR和反流事件的关系。使用IGP作为胃调节的标志物时，发现餐后诱导的调节与餐后第一小时发生的TLESR和反流事件之间存在显著的负相关。这种机制表明，调节和TLESR密切相关，可能是由于激活了对张力敏感的机械感受器，这些感受器也触发TLESR，这可能有助于解释消化不良和GERD之间的频繁重叠。此外，针对调节受损的治疗可能不仅对FD患者有益，对GERD患者也有益。

六、胃在食欲控制和肥胖中的作用

迷走神经支配参与卡路里摄入、饱食和消化的胃肠道区域，它是大脑、脑干和肠道之间的重要纽带。腹部迷走神经干腹侧和背侧的传入纤维参与介导饱食，并因此调节食欲。食物通过胃肠道引起的内脏张力变化刺激迷走神经传入，迷走神经也由机械和化学刺激激活的激素介质形成。在胃中，生长激素释放肽的分泌会抑制迷走神经纤维的传入以增加食欲（食欲亢进），而胃中分泌的瘦素会刺激迷走神经纤维并诱导饱腹感——一种厌食效应。其他厌食激素，如CCK或GLP-1，在小肠中释放。传出迷走神经神经元纤维控制食物消化中涉及的许多消化道运动和分泌吸收功能。

迷走神经发挥双重作用，与肥胖中出现的异常生成和食欲生成途径相互作用，并且可以有助于体重和血糖控制。减肥手术的效果也说明了近端胃和饥饿素在食欲控制中的作用。因此，Roux-en-Y胃旁路术后，隔离贲门或胃底并将远端胃与摄入的食物隔离，可能会最初通过诱导恶心（很少呕吐）来限制热量摄入，从而阻止过量进食。

第四节　胃炎的病理

一、胃病流行病学的变化

疾病的发生受环境风险因素的影响，这些因素可能随时间、地理位置或人口统计学而变化。幽门螺杆菌感染是胃癌、胃溃疡和十二指肠溃疡的主要决定因素，吸烟也是导致这三种疾病的风险因素，饮食中盐消耗增加是胃癌和胃溃疡的危险因素，阿司匹林和其他非甾体抗炎药是胃和十二指肠溃疡的危险因素。然而，在人群水平上，与H.pylori相比，所有这些影响都微不足道，胃癌和消化性溃疡的所有主要流行病学趋势主要反映了H.pylori感染的趋势。

胃癌、胃溃疡和十二指肠溃疡同样受到H.pylori感染的影响，也表现出相似的流行病学模式。尽管H.pylori感染通常是在儿童时期获得的，但这三种疾病主要影响成年人。因此，胃癌和消化性溃疡的流行病学模式反映的是儿童期获得时的环境条件，而不是患病时的环境条件。在欧美，H.pylori感染在19世纪所有工业化国家都有所增加，然后在20世纪有所下降。尚无法准确解释这一现象的发生，但城市化早期，拥挤的生活条件和恶劣的卫生条件可能加速了这种增长，而20世纪的这种下降可能得益于生活的日益富裕和卫生标准的提高。与儿童时期幽门螺杆菌感染的时间变化趋势一致，胃癌、胃溃疡和十二指肠溃疡的发生率在连续的出生队列中上升，即在整个19世纪出生的几代人中上升，在世纪之交出生的人中达到峰值，然后在20世纪出生的所有后续世代中下降。所有健康统计数据（包括发病率、患病率、医生访视、住院治疗、病理和死亡率）均可辨别出这种出生队列模式。胃癌和消化性溃疡的出生队列模式同样影响两种性别、不同族裔群体以及来自不同地区（如欧洲和北美）和国家（如日本和澳大利亚）的人群。

二、非甾体抗炎药和抗血小板药物的作用

尽管非甾体抗炎药（NSAIDs）使用量的增加并未影响消化性溃疡的长期趋势，但毫无疑问，NSAIDs会导致溃疡出血、穿孔等的亚临床发病率上升。此类不良事件的发生主要取决于药物类型及其剂量，例如，非诺洛芬、双氯芬酸和舒林酸的风险相对较低，二氟尼柳、萘普生和吲哚美辛与中度风险有关，吡罗昔康和酮洛芬与相对高的风险有关。NSAIDs诱导的不良事件在有溃疡病史的患者中的发生率是健康者的2.5倍，老年、吸烟和饮酒会将风险增加2～4倍，抗血小板药物与NSAIDs联用会将风险增加4～7倍，而同时使用选择性5-羟色胺再摄取抑制剂、醛固酮拮抗剂或口服激素（皮质类固醇）甚至会将风险增加7～13倍。幽门螺杆菌和非甾体抗炎药协同作用于胃黏膜，在开始NSAIDs治疗前根除幽门螺杆菌感染可降低随后发生胃和十二指肠溃疡的风险。除了对胃黏膜的不良影响外，NSAIDs对前列腺素（prostaglandins，PGs）合成的长期抑制也可对上消化道腺癌的发生产生影响。

三、幽门螺杆菌和胃内微生物群的作用

在H.pylori相关性胃炎中，萎缩性改变较早发生在咽的移行黏膜，随后累及远端胃（胃窦萎缩性胃炎），然后扩散至近端胃黏膜（多灶性萎缩性胃炎或萎缩性泛胃炎）。非萎缩性炎性疾病需要数年时间才能进展至萎缩的对侧部分，随后随着年龄的增长，萎缩性胃炎的患病率也随之上升。萎缩性改变的远端至近端扩散也可以假定为萎缩性疾病逐步进展的指标。

化生或萎缩腺体在生物学上“不稳定”，易于进一步去分化。这导致“新上皮细胞”出现，其具有肿瘤细胞的大部分生物学特征，但这些已经肿瘤化的上皮细胞缺乏侵袭能力，在拓扑上局限于腺结构的基膜内（腺内新增生，或上皮内瘤形成，或非侵袭性瘤形成，以前称为发育异常）。分子紊乱的进一步发展与增殖优势、细胞间黏附和侵袭性的丧失有关，最终导致（早期）侵袭性腺癌。这种致癌过程被称为Correa级联反应，为胃癌的有效二级预防策略提供了生物学依据。

胃炎的另一种分类是自身免疫性胃炎。自身免疫性胃炎的病因尚不清楚，但与幽门螺杆菌性胃炎的不同之处在于胃窦保留、成人发病，更快导致泌酸腺完全萎缩，导致胃酸过多和明显的继发性高胃泌素血症。幽门螺杆菌性胃炎起始于胃窦并经口传播，通常不影响整个泌酸黏膜。因此，幽门螺杆菌胃炎患者可能不完全是消化不良，因而具有不太明显的高胃泌素血症，这也可能是由于胃窦炎削弱了G细胞的胃泌素释放。自身免疫性胃炎尤其导致ECL细胞衍生的神经内分泌肿瘤而更少见的是胃癌，而幽门螺杆菌胃炎导致的结果正好相反，其中胃腺癌是更常见的结果而胃NETs并不常见。

萎缩性嗜酸细胞性胃炎导致胃癌发生的机制可能是胃酸缺乏或高胃泌素血症导致共生细菌在胃中定植的扩展。泌酸黏膜萎缩在贲门癌的发病机制中似乎起着不太重要的作用，共生细菌似乎不太可能在一般胃癌发生中起重要作用。然而，如上所述，自身免疫性胃炎不仅引起ECL细胞网，而且引起源自ECL细胞的神经内分泌癌，到目前为止，可能经常被分类为腺癌。胃泌素具有营养作用，特别是对ECL细胞，对泌酸黏膜中的其他类型细胞也具有一般且不太明显的效应，大概是通过对干细胞的作用产生的。一般效应可能是胃泌素的直接效应，也可能继发于ECL细胞（最可能的是REG蛋白）分泌的介质的效应。与胃泌素对ECL细胞的刺激作用相比，REG蛋白对诱导干细胞生长的刺激作用较弱，这可以解释H.pylori胃炎更容易倾向于潜伏时间更长的腺癌。此外，似乎已确定数十年前记录的老年人胃酸分泌的减少不是衰老本身的结果，而是因

为H.pylori诱导的泌酸黏膜萎缩的进展。

在发现H.pylori之前，尚未认识到胃免疫学的复杂性，也未对其进行详细研究。已经出现的是对调节宿主和胃微生物群的多种相互作用的认识，包括遗传、饮食和环境因素。特别值得关注的是，免疫-上皮细胞相互作用的密切性，这种相互作用会影响大多数与定居环境相关的主要疾病。作用同样明显的是，其他因素包括肥胖及其对微生物群和局部代谢的相关影响，将影响胃十二指肠疾病的发作。此外，H.pylori与可能影响自身免疫性胃炎的其他微生物触发因素之间的相互作用也被广泛关注。

酸抑制治疗所致的胃酸过少与胃亚硝酸盐水平升高和罹患胃癌风险增加有关。慢性H_2RA疗法或萎缩性胃炎会增加亚硝化细菌的生长，亚硝化细菌可根据胃液的pH值、亚硝酸盐和其他氮化合物进行转化，产生致癌的N-亚硝基化合物。当pH>4时，通过降低维生素C（一种强有力的亚硝化抑制剂）的抗氧化活性，亚硝酸盐得以持续存在，这些反应更受到学界的关注。PPIs能比H_2RA更大程度地升高胃内pH值。有研究报告称，胃液pH值与胃液中细菌计数的中位值之间存在对数关系。在未感染幽门螺杆菌的胃酸缺乏的胃中，微生物群中可充分聚集产生脲酶的细菌，从而导致尿素呼气试验（urea breath test，UBT）假阳性。

胃微生物群可能反映了来自口腔和食管的瞬时细菌。在没有幽门螺杆菌的情况下，虽然报告的远端食管微生物群的结构和组成可能最具代表性，但由于变形菌的组成存在独特差异，并且幽门螺杆菌对胃微生物群的影响尚未完全了解，因此胃微生物群的构成还存在很多的研究空白。H.pylori的密度随着胃炎的发作而增加，其可以反映胃微生态的变化。

一旦在胃中确定了幽门螺杆菌永久性感染，可能会发生一些胃-十二指肠并发症，如慢性胃炎、消化性溃疡疾病、胃癌和MALT淋巴瘤。然而，患者出现严重并发症的频率非常低。据估计，在每10000名感染H.pylori的患者中，分别少于1、10～300和100～1000名患者发生MALT淋巴瘤、胃癌和消化性溃疡疾病。研究发现，约70%的胃溃疡和高达80%的十二指肠溃疡是由H.pylori感染引起的，H.pylori是引起非医源性消化性溃疡疾病的重要因素。

与未感染个体相比，即使在成功根除H.pylori之后，消化性溃疡发生的风险也随着既往幽门螺杆菌感染史而增加；然而，研究表明，与未治愈的患者相比，随着幽门螺杆菌感染的成功根除，消化性溃疡疾病的复发率降低。关于溃疡疾病复发与幽门螺杆菌根除状态之间关系的研究结果发现，成功治愈患者的胃溃疡和消化性溃疡复发率分别为4%和6%，而未治愈患者这两种疾病的复发率分别为59%和67%。然而，消化性溃疡和胃癌等胃并发症的发生是一个可能需要数十年的长期过程，是受胃环境、宿主遗传和细菌毒力因子影响的多因素过程。因此，幽门螺杆菌和胃中的相关变化改变了胃微生物群所居住的生态位，而胃微生物群也与幽门螺杆菌竞争胃生态位，并可能在疾病进展中发挥重要作用。

四、胃炎的病理诊断

目前正在临床使用的两种胃炎分期系统为胃炎评估操作链接（operative link on gastritis assessment，OLGA）和胃黏膜肠化评价体系（operative link for gastric intestinal metaplasia，OLGIM），两者都区分与进行性增加的胃癌风险相关的胃炎的4个阶段（阶段0～Ⅳ）。在2005年出版的OLGA系统中，通过组合对远端胃和近端胃黏膜获得的萎缩评分对胃炎进行分期。该分期指示恶性肿瘤形成的个体可能性，大多数癌症病例发生在Ⅲ期和Ⅳ期患者中。器质性病变的分期与“功能性”胃黏膜参数和血清胃蛋白酶原尤其相关，“器质性”和“功能性”胃病之间的这种联系可能成为血清学鉴定萎缩患者的基础，在所述萎缩患者中可以进行内窥镜检查或活组织检查，目的是二级预防胃癌的发生（见表3-1）。

表3-1 胃炎分期——OLGA系统

胃窦(含胃角)萎缩评分	胃体萎缩评分			
	无	轻度	中度	重度
无	0	Ⅰ	Ⅱ	Ⅱ
轻度	Ⅰ	Ⅰ	Ⅱ	Ⅲ
中度	Ⅱ	Ⅱ	Ⅲ	Ⅳ
重度	Ⅲ	Ⅲ	Ⅳ	Ⅳ

注：萎缩被定义为适当的腺体丧失（有或没有化生）。根据休斯敦更新的悉尼系统的视觉模拟评分，在每个隔室（即分泌黏液的胃窦和泌酸或胃体黏膜）中，萎缩以四级评分（0～3）进行评分。在所考虑的两个黏膜隔室中，评估了合并萎缩性改变的阶段结果。

引自国家消化系疾病临床医学研究中心（上海）、国家消化道早癌防治中心联盟、中华医学会消化病学分会幽门螺杆菌学组等：《中国胃黏膜癌前状态和癌前病变的处理策略专家共识》(2020年)，《中华消化杂志》2020年第11期，第731-741页。

简化的OLGIM系统仅关注胃窦和胃体黏膜的IM评分或分布。虽然关于哪种分期方法更有效仍有争议，但两者都符合按癌症风险对胃炎患者进行分层的临床优先顺序。两种系统均将Ⅲ期和Ⅳ期患者确定为风险较高，并建议仅对这一受限人群进行特定的内镜或活检监测。胃炎分期的预后价值已经得到了广泛的认可。

基于悉尼系统组织学部门的开创性经验，微观胃炎表型需要对炎症或萎缩变化进行基于胃黏膜萎缩地形图的评估。因此，应从胃腔多个区域采集活检标本，三份来自胃窦（包括胃角），两份来自胃体。慢性萎缩性胃炎（CAG）是炎症过程的最终结果，最终导致适当的黏膜腺体的丧失，这种组织学改变可能是由于一种针对壁细胞或其成分介导的自身免疫反应，或者可能与幽门螺杆菌感染有关。目前尚无普遍接受的标准来定义自身免疫性胃炎并明确区分其与幽门螺杆菌驱动的慢性多灶性萎缩性胃炎。传统上用这两种疾病病因的特征来区分，如内在因子和壁细胞抗体的阳性、肠嗜铬样细胞的存在，以及幽门螺杆菌感染的缺乏，但是其在局限性萎缩性胃炎（自身免疫性胃炎的经典组织学特征）和胃窦及体部萎缩性胃炎（常归因于幽门螺杆菌感染）患者中所占比例相似，因此自身免疫性胃炎的具体特征还远未明确。

五、胃炎和胃炎相关的癌变

术语“胃炎”定义了任何经组织学证实的胃黏膜炎症，通常分为急性和慢性，这种临床区别并不意味着炎性细胞群的特征不同。大多数胃黏膜炎症是自限性的（临床上为急性），不会引起永久性的解剖改变。慢性胃炎不是自限性胃炎，它有不同的病因，但其全球流行病学与幽门螺杆菌感染有关。

组织学可区分胃炎的两种主要表型：非萎缩性和萎缩性。胃黏膜萎缩被定义为“适当”腺体的丧失，并且一直被认为是非遗传（所谓的“流行”）肠型胃腺癌的“癌变场”。长期（幽门螺杆菌相关）的黏膜炎症导致各种结构变化，包括常驻腺体的“绝对”损失（“胃黏膜荒漠化”）和（或）被不适当的（化生）腺体单位替代，这两种情况都与目前胃黏膜萎缩的定义相一致。萎缩的化生变体有两种主要表型：假性幽门化生和肠化生（IM）。根据定义，假性幽门化生也被称为解痉多肽表达化生（spasmolytic polypeptide expressing metaplasia，SPEM），仅影响胃体或胃底。在这里，天然的泌酸腺体被胃窦状黏液分泌所取代。相比之下，IM可影响原发性胃窦（分泌黏液）和SPEM（假性胃窦化）泌酸上皮。IM的组织学诊断依赖于产黏蛋白的杯状细胞和（或）帕内特（Paneth）细胞的检测。复杂的组织化学反应和（或）免疫组织化学染色可进一步对所有这些化生变量进行分类，但此类方法耗时且昂贵，最重要的是，在常规诊断实践中的影响可忽略不计（见图3-1）。

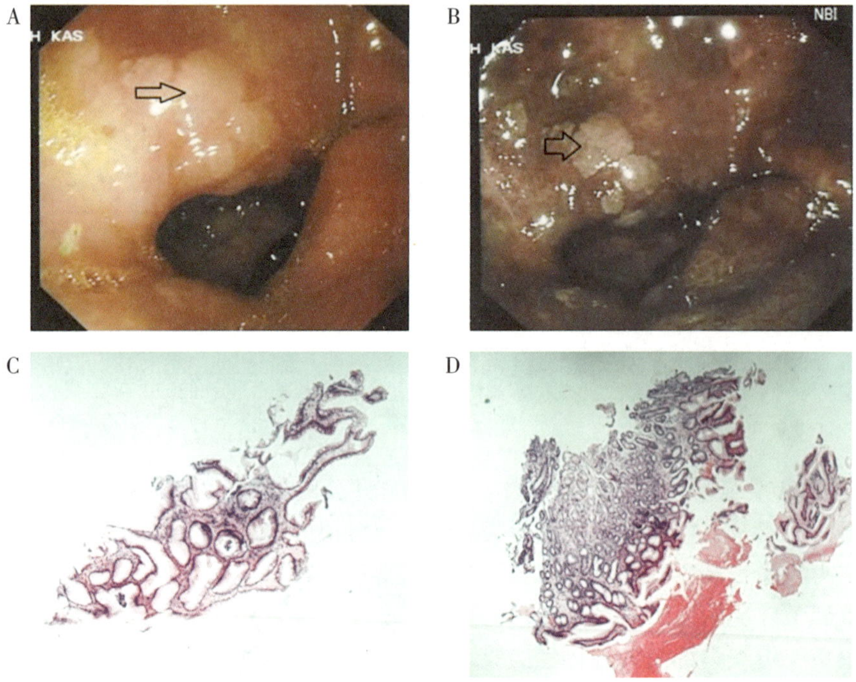

注：A.残胃部分有白色黏膜斑块；B.窄带成像；C.活检A（HE，×50）显示轻度慢性炎症细胞浸润伴广泛肠化生；D.活检B（HE，×50）显示轻度慢性炎症细胞浸润，幽门螺杆菌阳性，无肠化生。

图3-1 既往胃部手术老年患者胃肠上皮化生

（资料来源：兰州大学第二医院）

有两种主要的方法来评估这种情况，即使用胃功能标志物（胃蛋白酶原Ⅰ或胃蛋白酶原Ⅰ/胃蛋白酶原Ⅱ比值，无论是否加入胃泌素-17和抗幽门螺杆菌抗体）或需要对食管胃十二指肠镜检查过程中所取活检样本进行组织学分析的侵入性研究，后者是确定诊断的金标准。

（郝晋雍）

参考文献

[1] HUNT R H, CAMILLERI M, CROWE S E, et al. The stomach in health and disease [J]. Gut, 2015,64(10): 1650-1668.

[2] ENGEVIK A C, KAJI I, GOLDENRING J R. The physiology of the gastric parietal cell [J]. Physiological Reviews, 2020,100(2): 573-602.

[3] O'NEIL A, PETERSEN C P, CHOI E, et al. Unique cellular lineage composition of the first gland of the mouse gastric corpus [J]. Journal of Histochemistry & Cytochemistry, 2017,65(1): 47-58.

[4] GOYAL R K, GUO Y, MASHIMO H. Advances in the physiology of gastric emptying [J]. Neurogastroenterology & Motility, 2019,31(4): e13546.

[5] TRAVAGLI R A, ANSELMI L. Vagal neurocircuitry and its influence on gastric motility [J].

Nature Reviews Gastroenterology & Hepatology, 2016,13(7): 389-401.

[6] HINSHAW L, SCHIAVON M, MALLAD A, et al. Effects of delayed gastric emptying on postprandial glucose kinetics, insulin sensitivity, and β-cell function [J]. American Journal of Physiology: Endocrinology and Metabolism, 2014, 307(6): E494-502.

[7] MIYANO Y, SAKATA I, KURODA K,et al. The role of the vagus nerve in the migrating motor complex and ghrelin-and motilin-induced gastric contraction in suncus [J]. PLoS One, 2013, 8 (5): e64777.

[8] LEMBO A, CAMILLERI M, MCCALLUM R W, et al. 929a A phase 2, randomized, double-blind, placebo-controlled study to evaluate the safety and efficacy of RM-131 in patients with diabetic gastroparesis [J]. Gastroenterology, 2014,146(1): S158-S159.

[9] BARTFELD S, BAYRAM T, VAN DE WETERING M, et al. In vitro expansion of human gastric epithelial stem cells and their responses to bacterial infection [J].Gastroenterology, 2015,148(1): 126-136.

[10] TACK J, DELOOSE E, ANG D, et al. Motilin-induced gastric contractions signal hunger in man[J]. Gut, 2016,65(2): 214-224.

[11] MASCLEE G M, VALKHOFF V E, COLOMA P M, et al. Risk of upper gastrointestinal bleeding from different drug combinations [J]. Gastroenterology, 2014,147(4): 784-792.

[12] AMIEVA M, PEEK R JR. Pathobiology of Helicobacter pylori-induced gastric cancer [J]. Gastroenterology, 2016,150(1): 64-78.

[13] MINALYAN A, GABRIELYAN L, SCOTT D, et al. The gastric and intestinal Microbiome: role of Proton pump inhibitors [J]. Current Gastroenterology Reports, 2017,19(8): 42.

第四章
胃炎的病因

第一节 幽门螺杆菌感染

幽门螺杆菌（H.pylori）是胃炎的病因之一。在世界范围内，慢性胃炎最常见的病因是幽门螺杆菌感染。H.pylori是一种长约3 μm、直径约0.5 μm的革兰氏阴性菌，是微需氧、螺旋形细菌，通常存在于胃及十二指肠。世界上超过50%的人口感染了幽门螺杆菌，国家与国家之间的流行率差异很大，如发达国家美国感染率为30%；在发展中国家，幽门螺杆菌感染更为常见，伊朗甚至达到90%。然而，由于某些国家（例如日本）近年来对幽门螺杆菌的重视及清除，幽门螺杆菌定植率有所下降。

幽门螺杆菌具有传染性，但确切的传播途径尚不清楚，最有可能通过口-口或粪-口途径进行人际传播。幽门螺杆菌已从一些感染者的粪便、唾液和牙菌斑中分离出来。研究结果表明，幽门螺杆菌容易通过唾液传播，传播主要发生在家庭及社区，也可能通过受污染的供水的环境传播，因此改善卫生环境有助于降低幽门螺杆菌感染的风险。大约80%的幽门螺杆菌感染者不会出现任何症状，大约75%的幽门螺杆菌感染者会发展为胃炎。因此，幽门螺杆菌感染的后果通常是慢性无症状胃炎。有10%～15%的感染者发展为严重的胃十二指肠疾病，如消化性溃疡、胃癌和黏膜相关淋巴组织淋巴瘤。幽门螺杆菌被列为Ⅰ类致癌物。还有研究人员认为，幽门螺杆菌会引起其他一些疾病，例如特发性血小板减少性紫癜、缺铁性贫血、动脉粥样硬化、阿尔茨海默病、多发性硬化症、冠状动脉疾病、牙周炎、帕金森病、红斑痤疮、牛皮癣、慢性荨麻疹、斑秃、各种自身免疫性皮肤病、过敏性紫癜、自身免疫性中性粒细胞减少症、抗磷脂综合征、反应性关节炎、中心性浆液性脉络膜视网膜炎、开角青光眼、睑缘炎、糖尿病、代谢综合征、各种过敏、非酒精性脂肪肝、肝纤维化和肝癌等。有些研究者还提出，幽门螺杆菌感染对其宿主具有保护作用，使其免受其他病原体的感染，避免哮喘、肥胖症、乳糜泻、炎症性肠病、鼻炎、特应性皮炎、胃食管反流病、食管癌等。然而，对于幽门螺杆菌感染后对机体的保护作用目前仍存在争议，未来还需要进一步研究。一些研究表明，幽门螺杆菌在胃的自然生态中起着重要作用，例如通过影响在胃肠道中的细菌类型，幽门螺杆菌的非致病菌株可能对胃酸分泌正常化起到有益作用。

胃炎的定义是与黏膜损伤相关的胃壁炎症。黏膜炎症的持续时间可以被用来区分急性胃炎和慢性活动性胃炎。幽门螺杆菌感染是与胃炎有关的最常见的传染病，大多数感染幽门螺杆菌的患者会发展成急性胃炎，而急性胃炎可自行消退。幽门螺杆菌引起急性胃炎的能力在有意感染健康志愿者的研究中得到了最好的证明。这种急性感染的发生与胃活检时出现次氯酸钠和中性粒细胞浸润有关，发生急性幽门螺杆菌感染后，大部分急性胃炎发展为慢性活动性胃炎，其组织学特征为单核细胞，主要为淋巴细胞、浆细胞和巨噬细胞。带有生发中心的淋巴滤泡是幽门螺杆菌感染的常见特征。幽门螺杆菌引起胃黏膜的进行性损伤，目前已被认为是十二指肠溃疡、胃溃疡、胃腺癌和胃黏膜相关淋巴组织（MALT）淋巴瘤等多种疾病的病因。幽门螺杆菌引起的胃炎被认为是消化性溃疡及其并发症以及胃癌最重要的危险因素。正常情况下，胃自身有一套保护机制，能抵御病原微生物的侵袭，自从在胃中发现了幽门螺杆菌后，研究者发现其能破坏并穿透正常的胃黏膜屏障。

幽门螺杆菌通常在儿童时期感染，如果当时没有除菌治疗，这种感染可能将持续终身。幽门螺杆菌拥有多种致病基因，不只能够适应人类胃部的恶劣环境，而且成为适应能力较强的人类病原体，能够维持极其高效的持续感染。首先，幽门螺杆菌通过脲酶和多个鞭毛使细菌能够向胃上皮细胞移动，从而抵抗胃酸；其次，幽门螺杆菌需要在胃黏膜建立永久性定植，这是通过外膜蛋白（outer membrane protien，Omp）和黏附素的作用完成的，它们使幽门螺杆菌在胃上皮细胞黏附；最后，幽门螺杆菌拥有一个毒性基因库，可以编码效应蛋白，直接损害胃上皮。幽门螺杆菌损伤胃黏膜引发胃炎与以下因素相关：①使幽门螺杆菌穿透黏液层在胃上皮细胞表面定居的因素；②对胃上皮细胞等起破坏作用的毒素因子；③免疫反应及各种炎症细胞、炎症介质。

一、使幽门螺杆菌穿透黏液层在胃上皮细胞表面定居的因素

（一）鞭毛及黏附蛋白

胃内的胃液是含有盐酸的强酸环境，一直以来科学家认为这种环境中是没有细菌生长繁殖的。幽门螺杆菌为了避开胃腔内的酸性环境，利用其鞭毛钻入胃的黏液内层，到达下方酸性较低的上皮细胞，即幽门螺杆菌能够感知黏液中的pH梯度并移向酸性较低的区域，这是其趋化性。幽门螺杆菌存在于黏液中、上皮内表面，偶尔也存在于上皮细胞内部。当然，幽门螺杆菌也可以通过改变鞭毛蛋白的氨基酸序列来避开机体的先天性免疫反应。同时，幽门螺杆菌有黏附胃上皮的能力，这是通过一系列外膜蛋白受体介导的黏附实现的，这些蛋白包括黏附脂蛋白A和B（AlpA/B）、血型抗原结合黏附素（BabA）、外膜炎症蛋白A（outer inflammatory protein A，OipA）和唾液酸结合黏附素（SabA）。幽门螺杆菌通过产生黏附素黏附在上皮细胞上，黏附素与上皮细胞膜中的脂质和碳水化合物结合。其中一种黏附素BabA与胃上皮细胞表面的LewisB抗原结合，这种结合对酸敏感，使得幽门螺杆菌有效地逃离对生物体有害的低pH环境，另一种黏附素SabA与胃黏膜上表达的唾液酸-Lewis X抗原水平结合。黏附蛋白使得幽门螺杆菌黏附于上皮。

（二）脲酶及精氨酸酶

除了利用趋化性来避开低pH值区域外，幽门螺杆菌还通过产生大量脲酶来中和环境中的酸。脲酶将胃中存在的尿素分解成二氧化碳和氨，它们与环境中的强酸反应，在幽门螺杆菌周围产生一个中和区域。脲酶不仅是幽门螺杆菌初始定植所必需的，还是维持慢性感染所必需的。幽门螺杆菌的精氨酸酶是脲水解酶家族的成员，催化L-精氨酸转化为L-鸟氨酸和尿素，其中鸟氨酸进一步转化为多胺，在幽门螺杆菌致病中起到重要作用；同时，幽门螺杆菌的精氨酸酶也与幽门螺杆菌在宿主免疫系统中发挥作用有关，精氨酸酶与宿主诱导的一氧化氮（NO）合酶竞争共同底物L-精氨酸，从而减少NO合成。NO是先天免疫的重要组成部分，是一种能够直接杀死入侵病原体的有效抗菌剂。如此，使得宿主对幽门螺杆菌感染的免疫反应失调，幽门螺杆菌逃避宿主的免疫反应。

二、对胃上皮细胞等起破坏作用的毒素因子

在过去的几十年里，蛋白质组学和转录组学方法的应用，以及越来越多的幽门螺杆菌部分和完整基因组的出现，极大地增强了人们对幽门螺杆菌复杂基因调控网络的认识。虽然幽门螺杆菌感染导致严重临床后果的确切分子机制尚未明确，但被认为涉及多种因素，包括宿主遗传和环境因素，以及某些细菌毒力基因，其中毒力基因起到重要作用。细胞损伤主要是通过两个基因的作用实现的：细胞毒素相关基因A（*CagA*）和空泡细胞毒素A（*VacA*）。

（一）细胞毒素相关基因A

CagA蛋白是高度免疫原性的*CagA*基因编码的蛋白质，这个基因存在于50%～70%的幽门螺杆菌菌株。高毒力的幽门螺杆菌菌株含有细胞毒素相关基因致病岛（*CagPAI*），这是一个40 kb的区域，包含31个基因，编码Ⅳ型分泌系统的组成部分，参与*CagA*易位和宿主炎症反应。*CagA*是迄今为止被广泛研究的幽门螺杆菌毒力基因，它位于*CagPAI*末端，编码120～145 kDa的免疫显性蛋白CagA。幽门螺杆菌分离株可分为CagA阴性和CagA阳性两组。在感染过程中，CagA被定位在质膜上，在那里它被宿主Src和Abl激酶在特定的Glu-Pro-Ile-Tyr-Ala（EPIYA）基元上磷酸化。迄今为止，已经描述了4个不同的段，即A、B、C和D段。CagA的生物学活性取决于C末端EPIYA基序的数量和类型。18个Cag致病岛编码的蛋白质作为构建Ⅳ型分泌装置的基本模块，形成了一个类似注射器的结构，能够穿透胃黏膜上皮细胞和促进CagA蛋白易位。易位后，CagA与多个宿主细胞分子相互作用，导致胃上皮细胞稳态信号转导失调，诱导促炎反应，导致胃黏膜慢性炎症，通过调节细胞凋亡、破坏细胞极性和促进遗传不稳定性来诱导癌变。因此，由于其致癌特性，CagA被指定为第一个细菌癌蛋白。

（二）空泡细胞毒素A

空泡细胞毒素A（*VacA*）得名于其在真核细胞中诱导液泡形成的能力。迄今为止，已经描述了*VacA*的其他一些可能影响宿主细胞死亡的细胞功能，包括破坏内吞运输、释放有机阴离子和HCO_3^-、通过抑制各种免疫细胞促进免疫耐受和慢性感染、激活丝裂原活化的蛋白激酶、调节自噬。所有幽门螺杆菌菌株都携带*VacA*基因，但其空泡能力不同，其变异表现在5个*VacA*区域，即s区（s1和s2）、i区（i1、i2和i3）、m区（m1和m2）、d区（d1和d2）以及最近发现的区域c区（c1和c2）。*VacA* s2变种被认为比s1的致病性低，因为*VacA* s2毒素的产生和分泌速率较低，也不能形成细胞膜通道，通过它*VacA* s1诱导细胞空泡化。与*VacA* i2相比，*VacA* i1也与活性增加有关。与*VacA* m2不同，*VacA* m1可诱导细胞内谷胱甘肽水平的降低和氧化应激的增加，导致宿主细胞自噬和凋亡。

（三）具有其他功能的毒力基因

十二指肠溃疡促进基因（Duodenal溃疡促进基因*dupA*）包含*jhp0917*和*jhp0918*，位于幽门螺杆菌基因组的可塑性区域。由于与virB4因子高度同源，*dupA*可能与*vir*基因共同形成Ⅳ型分泌系统，尽管其确切功能尚不完全清楚。*dupA*基因的检测与胃上皮细胞白细胞介素（interleukin，IL）-8的增加相关。胃窦IL-8分泌增加，从而导致以胃窦性胃炎为主的疾病的发展，胃窦性胃炎是十二指肠溃疡的特征。

（四）编码外膜蛋白的基因

如前所述，外膜蛋白是一大类蛋白质，通过与宿主受体的特定相互作用，使幽门螺杆菌持久

定植。据估计，大约4%的幽门螺杆菌基因组编码外显子，这表明这些蛋白质对细菌生命周期至关重要，目前的研究集中在*BabA2*、*OipA*、*HomB*和*SabA*基因。

三、免疫反应及各种炎症细胞、炎症介质

幽门螺杆菌在进化过程中，已经发展出成熟的机制来逃避机体在感染幽门螺杆菌后产生的强烈的先天性免疫反应及适应性免疫反应。幽门螺杆菌破坏和操纵宿主的免疫系统，使其在胃黏膜上皮细胞中持续存在。胃上皮细胞和多种免疫细胞参与机体对幽门螺杆菌复杂的免疫反应。

（一）避免Toll样受体的识别

先天免疫反应被认为是机体抵抗病原体的第一道防线。先天免疫反应强烈依赖于宿主对病原体相关分子模式（pathogen-associated molecular patterns，PAMPs）的识别，如脂多糖（lipopolysaccharide，LPS）、脂磷壁酸（lipoteichoic acid）、鞭毛蛋白（flagellin）、双链RNA等。PAMPs被模式识别受体（pattern recognition receptors，PRRs）特异性识别。Toll样受体（Toll-like receptors，TLRs）是模式识别受体的成员，识别幽门螺杆菌的PAMPs。目前，研究者在小鼠体内发现了11个TLRs家族成员（TLRs 1-9，TLR 11，TLR 13），其中TLR 1、TLR 2、TLRs 4-6、TLR 11在细胞膜表面表达，而TLR 3、TLRs 7-9在细胞内表达，TLR 13主要在巨噬细胞、树突状细胞和胃黏膜上皮细胞等细胞内表达。不同的TLRs识别不同的病原体相关分子模式，如：TLR 2识别脂蛋白、脂磷壁酸、酵素，TLR 3识别双链RNA病毒，TLR 4识别脂多糖（LPS），TLR 5识别鞭毛蛋白，TLR 9识别非甲基化CpG DNA（unmethylated CpG DNA）。

1.TLR 4

脂多糖（LPS）是革兰氏阴性菌外壁的成分，由脂质A、核心寡糖和O抗原组成。据研究，幽门螺杆菌的抗原性比典型革兰氏阴性菌大肠杆菌（E. coli）弱1000倍，TLRs识别LPS仍是一个有争议的问题。多数研究认为，TLR 4是主要识别LPS的TLR。幽门螺杆菌脂类A的四酰化、去磷酸化以及O抗原上Lewis（Le）抗原的变异和表达有利于幽门螺杆菌逃避TLRs对其的识别。幽门螺杆菌O抗原模拟宿主Lewis，帮助幽门螺杆菌逃避宿主免疫监测。

2.TLR 2和TLR 9

有些研究提示主要是TLR 2，而不是TLR 4参与胃上皮细胞识别幽门螺杆菌的LPS，并且诱导NF-κB活化，引起较弱的炎症反应，导致胃上皮慢性炎症。研究发现，TLR 2识别幽门螺杆菌的HpaA，并产生干扰素（interferon，IFN）-γ，此过程依赖MyD 88，当抑制TLR 2的活性或抑制MyD 88同源二聚p38丝裂原活化蛋白激酶（mitogen-activated protein kinase，MAPK）时，IFN-γ的产生明显减少。TLR 2是TLR 1和TLR 6的共同激活体，激活TLR 2-TLR 1或TLR 2-TLR 6复合物，可诱导抗炎细胞因子IL-10的产生，并帮助调节T细胞反应，促进病原体的存活。幽门螺杆菌也激活TLR 2/NLRP 3/caspase-1/IL-18轴促进调节性T细胞（regulatory T cells，Tregs）的产生。研究人员发现，感染了幽门螺杆菌近亲H.felis的Tlr2-/-小鼠比野生型小鼠可以更有效地控制感染，并且TLR 2缺陷小鼠相对正常小鼠有更强的能力清除幽门螺杆菌。也就是说，幽门螺杆菌激活TLR 2信号可以诱导促炎细胞因子产生，但其作用弱于TLR 4，同时TLR 2参与较强的抗炎反应。TLR 9在B细胞、树突状细胞、巨噬细胞等的胞内表达，主要识别未甲基化的CpG DNA或独特序列的DNA。TLR 9的激活会增加促炎细胞因子和Ⅰ型干扰素的产生。表达TLR 9跨膜突变体的小鼠4周内死于炎症和贫血。TLR 9通过产生逆向调节、抗炎作用，在保护肠道稳态中发挥不可或缺的作用。TLR 9信号通路的激活在幽门螺杆菌感染的早期阶段有抗炎作用。

3.TLR 5

幽门螺杆菌的鞭毛帮助其穿过黏液层到达胃上皮细胞，在胃黏膜定植和逃避胃腔的酸性环境

中发挥重要作用。幽门螺杆菌的鞭毛包括主要鞭毛蛋白和次要鞭毛蛋白。虽然鞭毛蛋白主要由D 0–D 3结构域组成，可以被宿主的TLR 5检测，特别是D 1结构域极其保守的N端，TLR 5识别鞭毛蛋白后诱导先天免疫反应，但幽门螺杆菌的鞭毛蛋白不能激活TLR 5，促使其逃脱TLR 5介导的免疫监视。鞭毛89–96氨基酸序列上的D 0–D 1域的突变降低了TLR 5的激活能力，当这种氨基酸突变发生在感染沙门氏菌的伤寒鼠的细菌鞭毛蛋白FliC中时，其激活TLR 5的能力也显著降低。有学者认为，鞭毛蛋白主要通过改变TLR 5激活相对应的残基来逃避TLR 5监测，如*R89T*、*E114D*、*L93K*等突变。最近的一项研究表明，D 0结构域在TLR 5的逃逸中发挥作用。D 0结构域的几个氨基酸残基的异常有助于幽门螺杆菌的免疫逃逸。

（二）Hp逃避吞噬细胞吞噬

针对细菌病原体，活化的粒细胞和巨噬细胞在炎症反应中起着核心作用。作为一种细胞外的细菌病原体，Hp被证明被专业的吞噬细胞吞噬，巨噬细胞在Hp感染的黏膜免疫应答中发挥重要作用。据报道，含有CagPAI并分泌VacA的Ⅰ型幽门螺杆菌菌株的吞噬作用延迟，吞噬体成熟受阻，在巨噬细胞中存活时间延长，而缺乏CagPAI且不产生VacA的Ⅱ型菌株则没有这种现象。空泡细胞毒素A（VacA）是由幽门螺杆菌产生的一种强效细胞毒素，被认为是一种免疫调节剂。除了VacA阻断T细胞激活的两条独立通路，研究发现，VacA通过抑制整合素连接激酶（integrin-linked kinase，ILK）表达逃避宿主免疫反应，缺乏VacA的幽门螺杆菌似乎上调ILK的表达，从而调节诱导型一氧化氮合酶（inducible nitric oxide synthase，iNOS）的表达，进而刺激活性氧（reactive oxygen species，ROS）的产生。伴随着活性氧生成的氧化爆发是巨噬细胞消除内在病原体的重要中介。对于病原体来说，重要的是要避免先天性免疫反应效应细胞的快速攻击，特别是被吞噬细胞吞噬和被活性氧破坏，VacA通过抑制ILK的表达来阻止这一过程，帮助幽门螺杆菌逃避宿主的免疫反应。

（三）T辅助细胞免疫在幽门螺杆菌诱导慢性炎症中的作用

机体对幽门螺杆菌的适应性免疫反应的特点是招募CD 4+效应T细胞，特别是辅助性T细胞1型（helper T cell 1，Th1）和Th17亚型，然而幽门螺杆菌发展出了直接操纵和控制的机制来抑制T细胞，使其反应迟钝；VacA是影响有效T细胞的主要细菌毒力因子，其他细菌因素如精氨酸酶和CagPAI也有助于抑制T细胞的增殖和功能。VacA可以破坏T细胞的活化和增殖，干扰T细胞受体（T cell receptor，TCR）il-2信号通路。幽门螺杆菌GGT也干扰T细胞增殖，使得IL-2、CD 25、效应细胞因子IFN-γ和IL-17的表达降低，幽门螺杆菌抑制有效的效应T细胞反应，从而导致幽门螺杆菌免疫逃逸。

（四）Hp的多样性与免疫逃逸

幽门螺杆菌具有丰富的遗传多样性和多变性，细菌基因突变和细菌内部及细菌之间的重组都可引起幽门螺杆菌基因组的变异。对代表性菌株的DNA序列分析表明，细菌间基因重组是遗传多样性的主要来源。幽门螺杆菌的平均遗传多样性显著高于大多数细菌。幽门螺杆菌有较强的DNA摄取能力，基因重组使得物种内不同适应性的遗传变化快速出现、扩散，重组也导致所谓的遗传同源性，即在具有不同祖先的生物体中出现相同的等位基因变异。在幽门螺杆菌的基因组中，同源是极其常见的，并被认为是频繁的基因重组的结果和主要证据。除了同源重组外，不同谱系中独立发生的聚合性相同突变也可以产生遗传同源性。通过高水平的同源性和非同源性聚合，幽门螺杆菌保持了广泛的基因组多样性，这种细菌的遗传多样性和多态性有助于幽门螺杆菌在恶劣的胃环境中生存。

幽门螺杆菌是一种高度异质性的细菌，有约1600个基因。幽门螺杆菌具有很强的吸收环境DNA和其他幽门螺杆菌菌株DNA的能力。除了基因重组外，细菌突变也可能在持续感染中产生高度变异的菌株，似乎幽门螺杆菌更倾向于利用DNA突变作为一种策略来适应变化的环境，这一策略的一个重要例子是抗生素耐药性的发展。幽门螺杆菌存在错配修复系统的缺陷，使得遗传变异的频率增加，促进遗传多样性的产生。幽门螺杆菌终身在胃中生存，发生基因组的不断重组和基因改变，然后它通过自然选择，选择最适合的生物体来适应和生活。这种适应也为幽门螺杆菌参与免疫逃逸提供有利条件。幽门螺杆菌的黏附分子不仅存在于不同的等位基因中，还可以通过开或关机制进行调节，并在成功定植后被关闭，并被其他黏附素取代。这些黏附素也通过不同基因组位点之间的重组进行调节。通过这种调节，幽门螺杆菌避免了免疫识别重要的黏附素。保护性免疫反应导致表位快速变化或选择不显示特定表位的亚种。随着时间的推移，识别能力较弱的子菌株被选择。

总之，幽门螺杆菌感染的发病机制和疾病结局被认为是由宿主、环境和细菌毒力因素之间复杂的相互作用介导的。幽门螺杆菌通过拥有各种毒力基因，能够在酸性环境中生存，向胃上皮细胞移动，并附着在胃上皮细胞上，从而适应人类胃的恶劣环境。这些毒力因子使幽门螺杆菌在胃黏膜成功定植，并维持幽门螺杆菌感染，引起慢性炎症和组织损伤，最终可能导致消化性溃疡和胃癌的发展。

第二节 胃酸分泌

一、胃酸分泌

胃酸（gastric acid）指胃液中分泌的盐酸。胃酸通过激活胃蛋白酶原，在蛋白质的消化中发挥关键作用。胃酸的分泌受到机体的调节。

胃酸的活性成分是盐酸，由胃腺中的壁细胞产生。胃酸分泌是一个复杂且耗能的过程。胃液中的H^+浓度比血液中的高三四百万倍，壁细胞分泌H^+的过程必然是逆浓度差的主动转运过程。壁细胞含有广泛的分泌网络（称为小管），“盐酸”从该网络分泌到胃腔中。人胃腔中胃酸的pH值为1.5～3.5，这是由质子泵H^+/K^+ ATPase维持的水平。壁细胞在此过程中将碳酸氢盐释放到血液中，这会导致血液中的pH值暂时升高，称为碱性潮。

氯离子和氢离子分别从壁细胞的细胞质中分泌出来，并在小管中混合，然后分泌到胃腺腔中，并逐渐到达主胃腔。分泌的酸到达胃腔的确切方式是有争议的，因为酸必须首先穿过pH值相对中性的胃黏液层。氯离子和钠离子从壁细胞的细胞质主动分泌到小管腔中，这会在壁细胞膜上产生-70～-40 mV的负电位，导致钾离子和少量钠离子从细胞质扩散到壁细胞小管中。碳酸酐酶催化二氧化碳和水之间的反应形成碳酸，这种酸立即分解成氢离子和碳酸氢根离子，氢离子通过H^+/K^+ ATPase逆向转运泵离开细胞，同时钠离子被主动重吸收。这意味着大部分分泌的K^+和Na^+返回细胞质。在小管中，分泌的氢离子和氯离子混合并分泌到泌酸腺的腔中。胃酸在胃中达到的最高浓度是在小管中的160 mM，这大约是动脉血的300万倍，但与其他体液几乎完全等渗。分泌酸的最低pH值为0.8，但酸的pH值在胃腔中被稀释至1～3。两餐之间有少量持续的基础胃酸分泌，通常分泌水平较低。

胃酸的分泌分为3个阶段：头期、胃期和肠期。胃酸分泌的头期是由对食物的想法、视觉、嗅觉或味道所刺激的迷走神经兴奋所介导的。迷走神经兴奋引起乙酰胆碱的释放，乙酰胆碱分别刺激黏膜壁细胞和主细胞分泌胃酸和胃蛋白酶。胃酸分泌的胃期是由食物进入胃腔介导的。大多数胃酸的释放发生在这个阶段，胃窦扩张导致G细胞释放胃泌素，胃底膨胀通过局部胆碱能途径增加胃泌素和组胺的作用，腔内酸抑制G细胞释放胃泌素。胃酸分泌的肠期从食物进入十二指肠开始。在这一阶段，胃酸的释放量是最少的，十二指肠黏膜中也有产生胃泌素的G细胞，十二指肠内酸通过十二指肠胃泌素抑制胃酸分泌。

胃酸的产生受自主神经系统和几种激素的调节。副交感神经系统通过迷走神经和激素胃泌素刺激壁细胞产生胃酸，既直接作用于壁细胞，又通过刺激肠嗜铬样细胞（ECL）分泌激素组胺发挥间接作用。血管活性肠肽、胆囊收缩素和促胰液素都抑制胃酸产生。胃酸的分泌受到精密的调控，如正调节和负反馈机制的严格调节，该过程涉及4种类型的细胞：壁细胞、G细胞、D细胞和肠嗜铬样细胞。除此之外，迷走神经的末端和消化道的壁内神经丛对分泌有显著影响。胃中的神经末梢分泌两种刺激性神经递质：乙酰胆碱和胃泌素释放肽。它们既直接作用于壁细胞，又通过G细胞分泌胃泌素和肠嗜铬样细胞分泌组胺介导发挥间接作用。胃泌素也通过刺激组胺的释放直接和间接地作用于壁细胞。组胺的释放是胃内胃酸分泌最重要的正向调节机制，它的释放受到胃泌素和乙酰胆碱的刺激，并受到生长抑素的抑制。

虽然胃酸可以损伤胃黏膜，但是胃存在一套防御系统，黏液在胃和十二指肠黏膜上形成一层保护层。黏液由胃颈黏液细胞、黏液表面细胞和十二指肠布路纳氏（Brunner）腺的胞吐作用释放。黏液主要含有水、少量的电解质和黏液蛋白糖蛋白，黏液蛋白糖蛋白使黏液变成黏性凝胶。分泌黏液的主要生理刺激是乙酰胆碱，分泌素也刺激黏液分泌，前列腺素增加黏液黏度和黏液蛋白糖蛋白含量。黏液减缓胃酸从胃腔扩散到胃黏膜的速度。黏液含有碳酸氢盐（HCO_3^-），可让黏膜表面维持接近正常的pH值，还可为食物的通过提供润滑作用，从而保护黏膜免受机械压力。黏液虽然不被胃酸分解，但被胃蛋白酶和N-乙酰半胱氨酸溶解，容易被胆盐、乙醇（俗称“酒精”）、NSAIDs渗透，导致黏膜损伤。黏膜损伤是由攻击性物质或防御能力下降引起的。

二、胃酸分泌与胃炎

胃酸的主要作用是帮助机体消化，虽然有助于蛋白质消化，促进非血红素铁、钙和维生素B_{12}的吸收，同时抑制有害细菌在胃内生长，但是当胃酸分泌过多，当酸和胃蛋白酶水平超过黏膜防御机制水平时，会损伤胃黏膜，引起胃炎、胃溃疡或十二指肠溃疡等疾病。当壁细胞总数增多，壁细胞对刺激物敏感性增强，胃酸分泌的正常反馈抑制机制发生缺陷时，胃酸可能分泌过多，损伤胃黏膜。

当机体首次感染幽门螺杆菌时，会出现伴有胃酸减少的急性泛胃炎。虽然目前还不完全清楚造成胃酸缺乏的原因，但这种现象可以持续数月甚至数年。

幽门螺杆菌急性感染通过干扰壁细胞质子泵表达直接抑制酸分泌，间接通过产生细胞因子如IL-1β，通过细菌脲酶从尿素中产生氨，通过α-碳酸酐酶将二氧化碳转化为碳酸氢盐，激活神经通路，刺激生长抑素，抑制组胺和酸的分泌。神经通路的激活可能解释了幽门螺杆菌最初在浅表黏膜的斑片定植是如何强烈抑制酸分泌的，这种情况有利于细菌的生存和胃的感染。随着时间的推移，急性炎症逐渐稳定下来，并被长期幽门螺杆菌感染患者所见的典型的慢性感染所取代。随着急性炎症的消失，胃又开始分泌酸。根据感染部位的不同，慢性感染可导致低酸或高酸。胃窦显性感染与胃窦生长抑素和胃泌素含量下降及胃酸分泌增加有关，幽门螺杆菌抑制生长抑素的合成和释放，导致高胃泌素血症，这类患者易患十二指肠溃疡。由于胃中的生长抑素抑制胃泌素的释放，生长抑素减少导致胃泌素释放失去旁分泌控制，从而导致高胃泌素血症。虽然高胃泌素血症与幽门螺杆菌感染的酸性高分泌之间的联系在早期的幽门螺杆菌研究活动中就已被探索，但神经通路的意义是后来才被认识到的。幽门螺杆菌感染导致正常的胃窦-胃底连接中断，而胃窦-胃底连接有助于控制酸的分泌。神经轴通过抑制反射机制控制酸的分泌，胃窦炎症使其受损，从而导致酸的分泌增加，幽门螺杆菌根除后，高胃泌素血症和酸性高分泌较前缓解。随着时间的推移，大多数患者表现为慢性胃炎，产生的酸少于正常量。酸分泌减少最初是由于细菌的产物抑制壁细胞 H^+/K^+ ATPase的表达以及炎症浸润。随后，不同程度的萎缩性胃炎导致壁细胞缺失和多灶肠化生，这样的患者容易患胃癌。

胃分泌的酸的多少决定了胃炎的类型，即整个胃都会发炎（泛胃炎）还是炎症会局限于胃窦。如果酸分泌量高，则炎症减轻，壁细胞分泌更多的酸。此外，胃窦炎症会影响分泌胃泌素和生长抑素的细胞（这些细胞负责控制胃泌素的分泌量），其效果是过度刺激壁细胞。因此，胃窦为主的胃炎与高酸分泌有关，而泛胃炎或体部为主的胃炎与低酸分泌有关。有胃窦性胃炎者有发生十二指肠溃疡的倾向，其他有胃体性胃炎者可发展为胃溃疡。这些差异的长期影响甚至更深远，因为在那些胃窦性为主的胃炎患者中，萎缩和肠化生仅限于胃窦区域，那里没有酸分泌细胞。然而，体内长期的炎症会导致萎缩、肠化生，影响壁细胞，导致酸分泌进一步减少。

总而言之，胃酸分泌过多损伤胃黏膜，引起胃炎，胃炎发生后又会影响胃酸的分泌；不同类型的胃炎胃酸分泌量不同，同时胃分泌的酸的多少决定了胃炎的类型。

第三节　非甾体抗炎药

一、非甾体抗炎药

非甾体抗炎药（NSAIDs）是一类不含有甾体结构的抗炎药，可分为非选择性环氧合酶（cyclooxygenase，COX）抑制剂（可抑制COX-1和COX-2）和COX-2选择性抑制剂。COX负责从花生四烯酸（arachidonic acid，AA或ARA）中生物合成前列腺素和血栓烷（thromboxane，TX）。机体存在两种COX同工酶，即COX-1和COX-2，分别由基因*PTGS1*和*PTGS2*编码，COX-1产生的前列腺素在维持或调节胃保护功能方面至关重要。常见的NSAIDs是非选择性COX抑制剂，抑制两种同工酶（COX-1和COX-2）。COX-2选择性抑制剂旨在帮助减轻NSAIDs的胃肠道不良反应，同时保持抗炎和镇痛活性。抑制COX-2是NSAIDs的理想治疗目标。常见的NSAIDs有阿司匹林、布洛芬、吲哚美辛、对乙酰氨基酚、塞来昔布、双氯芬酸等，该类药物具有抗炎、抗风湿、止痛、退热和抗凝血等作用，在临床上广泛用于骨关节炎、类风湿性关节炎、多种发热和疼痛的治疗。

二、非甾体抗炎药引起胃炎的机制

研究发现，服用非甾体抗炎药后，会引起胃十二指肠黏膜的损伤，长期服用NSAIDs会引起胃、十二指肠溃疡，严重时引起上消化道出血。临床中常见口服NSAIDs的患者，胃镜见黏膜糜烂、多发出血点。基本上，NSAIDs通过抑制PGs生成的COX同工酶，从而减少炎症。在正常情况下，胃黏膜维持稳态，当胃黏膜的稳态被打破时，会导致胃肠道损伤。胃保护因子包括胃上皮细胞和疏水黏液-碳酸氢盐双分子层，细胞修复、重塑、恢复和充足的血液供应，所有这些都是PGs调节的。非甾体抗炎药诱导的胃肠道损伤的发病机制复杂且多因素，可分为局部机制（直接损伤胃肠道黏膜）和系统机制（COX抑制剂介导）。

（一）非甾体抗炎药的直接损伤作用

非甾体抗炎药最初可通过侵袭损伤胃上皮，导致胃黏膜上皮代谢紊乱。非甾体抗炎药的毒性取决于其理化性质。非甾体抗炎药呈弱酸性，与胃黏膜上皮表面膜磷脂相互作用，降低其疏水性，破坏黏膜屏障，使黏膜暴露于腔内侵袭性因素（包括胃酸），从而引起黏膜损伤。这使得NSAIDs从管腔（低pH值）进入上皮细胞（中性pH值），使得细胞代谢通路的启动中断，最终导致细胞功能障碍、细胞毒性事件和凋亡通路激活。一项研究表明，当同时给予阿司匹林与磷脂时，胃损伤会减少。NSAIDs可穿过黏膜上皮细胞膜进入细胞内，细胞内较高的pH值环境使药物离子化而在细胞内积聚，细胞内高浓度的NSAIDs可以产生毒性作用，从而损伤细胞膜，增加氢离子反弥散，进一步损伤细胞，使更多的药物进入细胞内，从而造成恶性循环，进一步损伤胃黏膜，同时NSAIDs还能阻止受损黏膜层的再上皮化。

（二）环氧合酶与前列腺素

如前所述，NSAIDs的作用是通过抑制环氧合酶（COX）从而影响花生四烯酸的代谢，COX和5-脂氧合酶主要催化花生四烯酸生成白三烯和前列腺素（PGs）的过程，NSAIDs抑制COX，使前列腺素的合成减少，进一步减轻疼痛、发热和炎症反应。PGs广泛地分布于身体各组织器官和体液中，其中胃肠黏膜内含有丰富的内源性PGs及合成PGs所必需的环氧合酶（COX），花生四烯酸转化为前列腺素的速率取决于两种环氧合酶COX-1和COX-2的有效性。COX-1将花生四烯酸转化为前列腺素。PGs是有效的血管扩张剂，调控胃黏膜防御和愈合。抑制COX-1和PGs合成已被证明会导致严重的胃肠道损伤，损伤原因是上皮黏液分泌、黏膜血流、上皮细胞增殖、碳酸氢盐分泌减少了，且黏膜对损伤的抵抗力降低了。有研究称，非甾体抗炎药在大鼠中的胃肠道毒性是由抑制COX-1和刺激胃黏膜损伤中COX-2产生的组合造成的。此外，COX-2基因表达的增加通常与炎症反应相关。虽然COX-2在正常的胃中低水平表达，但可被COX-1抑制剂或炎症、损伤等迅速诱导。一些细胞因子如IL-1和激素也会促进COX-2的产生，对胃肠道的细胞屏障有一定的破坏作用，促进胃炎的发生。

（三）胃黏膜氧化损伤及炎症

非选择性非甾体抗炎药可以诱导ROS的生成，诱导炎症分子COX-2、胞浆磷脂酶A2（cPLA2）、白三烯B4（LTB4）、5-脂氧合酶（5-LOX）、PGE_2、肿瘤坏死因子-α（tumor necrosis factor-α，TNF-α）、IL-1β和IL-6的产生，增加脂质过氧化物（LPO）、黄嘌呤氧化酶以及DNA损伤（8-OHdG的产生），并且增加体内抗氧化酶包括谷胱甘肽过氧化物酶（GPx）、谷胱甘肽还原酶（GR）、谷胱甘肽S-转移酶（GST）、过氧化氢酶（catalase，CAT）、超氧化物歧化酶（superoxide dismutase，SOD）、血红素加氧酶-1（HO-1）等的抑制。此外，ROS还可能对生物大分子造成氧化损伤，并与蛋白质、脂质、线粒体DNA发生反应，通过影响胃肠道内各种凋亡通路导致细胞死亡。有报道称，胃溃疡等与黏膜的脂质过氧化和氧化损伤有关。降低胃肠道溃疡中活性氧（ROS）的水平是很重要的，因为活性氧可以导致生物大分子如脂质、DNA和蛋白质的氧化损伤。非甾体抗炎药诱导的脂质过氧化和氧化应激也可能引起胃肠道黏膜的损伤。有报道指出，口服非甾体抗炎药可通过增加体内乳酸脱氢酶（lactate dehydrogenase，LDH）渗漏、黏膜脂质过氧化、DNA损伤和胃黏液分泌减少等途径引起胃肠道氧化损伤。进一步的研究发现，抗氧化剂治疗可以改善NSAIDs造成的胃黏膜损伤，这表明氧化应激在NSAIDs造成的胃黏膜损伤的病理生理学中起着关键作用，非甾体抗炎药还可以在胃黏膜诱导产生众多促炎因子（TNF-α、NF-κB等），导致严重的炎症。最近，一种抗炎分子多聚脱氧核糖核苷酸（polydeoxyribonucleotide，

PDRN）被发现可通过MAPK或NF-κB信号通路减少促炎细胞因子和细胞凋亡，从而减少非甾体抗炎药诱导的胃病。

（四）多不饱和脂肪酸的环氧脂肪酸代谢途径

多不饱和脂肪酸（polyunsaturated fatty acid，PUFA）包括环氧化物修饰的ω-3和ω-6脂肪酸、一种关键的PUFA花生四烯酸（ARA），通过环氧合酶（COX）、脂氧合酶（lipoxygenase，LOX）、细胞色素P450环氧合酶或细胞色素P450羟化酶代谢成一系列不同的脂质信号分子。然而，大部分ARA通过细胞色素P450环氧合酶被代谢成抗炎环氧化物。ARA代谢的下游活性分子包括前列腺素（PGs）、白三烯、环氧二十碳三烯酸和羟基二十碳三烯酸。除了ARA，其他多不饱和脂肪酸（PUFA）包括二十碳五烯酸（eicosapentaenoic acid，EPA）和二十二碳六烯酸（docosahexaenoic acid，DHA）也是这些酶的底物。细胞色素P450环氧合酶的代谢物环氧二十碳三烯酸（epoxyeicosatrienoic acid，EET）在胃肠道上皮完整性和伤口愈合中发挥重要作用，是炎症的关键负性调节因子。EET是酶溶性环氧化物水解酶（soluble epoxide hydrolase，sEH）的底物，sEH能迅速将EET转化为二羟基二十碳三烯酸。EPA和ARA生成的环氧脂肪酸也具有生理活性，是sEH的底物。因此，通过发现sEH抑制剂，特别是与其他抑制剂联合作为多靶点治疗，sEH抑制作为一种增加抗炎EET寿命的机制已被广泛研究。在动物模型中，sEH抑制剂已被证明能显著降低sEH的活性，且毒性很小甚至没有毒性。此外，这些化合物已被证明能有效地减少非甾体抗炎药（NSAIDs）引起的胃肠道溃疡。ω-3PUFA能启动通道保护机制，能保护胃肠道免受NSAIDs诱导的细胞膜损伤，同时具有消炎、抗氧化作用。

总之，虽然非甾体抗炎药（NSAIDs）是最常用的处方药之一，但是非甾体抗炎药有明显的胃肠道副作用，能够引起胃炎、胃溃疡，甚至消化道出血、穿孔和梗阻。非甾体抗炎药相关胃肠道毒性的预防已成为一个重要的临床和公共卫生问题，现已有较多策略来预防及减轻其副作用，包括开发COX-2抑制剂和联合使用胃黏膜保护剂，如质子泵抑制剂、米索前列醇和组胺H_2受体拮抗剂。

第四节　应激反应

应激如严重创伤、严重烧伤、颅内损伤、手术、多器官功能衰竭、败血症、精神紧张等，可致胃黏膜微循环障碍、缺氧，黏液分泌减少，局部前列腺素合成不足，屏障功能损坏，也可使胃酸分泌增加、大量氢离子反渗，损伤血管和黏膜，引起糜烂、出血甚至溃疡，引起急性胃炎。

表现为应激性胃炎的患者通常近期经历了应激性生理事件，如严重的机动车碰撞或跌倒造成的多处骨折。应激性胃炎也可由严重疾病引起，如呼吸机依赖性肺炎或大面积心肌梗死。此外，患者在大手术后可能出现应激性胃炎。值得一提的是，某些形式的精神压力源，如严重的、未经治疗的抑郁症，可以导致应激性胃炎。具体机制如下：

一、应激反应导致酸分泌异常

研究发现，质子泵抑制剂、组胺H_2受体拮抗剂可以减少危重患者患应激相关性胃炎的风险。应激影响机体胃酸的分泌，诱发胃炎。胃酸是身体消化食物并将营养成分分解成可吸收的氨基酸、碳水化合物和脂肪所必需的。当胃的pH值刺激各种消化酶释放和活化时，会产生大部分酸。

胃是一个相对酸性的环境，pH值小于4.0，壁细胞内的pH值可低至2.0。壁细胞在胃底和胃体，并分泌氢离子。主要有以下3种物质刺激氢离子分泌：

神经递质乙酰胆碱（acetylcholine，ACH）通过磷脂酶途径刺激壁细胞分泌氢离子。磷脂酶在细胞壁上受到刺激，将PIP裂解为IP3和DAG，将钙离子释放到细胞质中，这些钙离子结合钙调蛋白并刺激蛋白激酶C，蛋白激酶C导致H^+/K^+ ATPase的磷酸化和活化，导致酸分泌。ACH来源于迷走神经。

胃泌素是一种已知通过与ACH相同的机制刺激氢离子分泌的激素，从而导致H^+/K^+ ATPase的激活。胃泌素主要通过位于胃窦部的G细胞分泌，胃腔中存在的氨基酸和ACH会刺激胃泌素。

组胺通过激活蛋白激酶A和H^+/K^+ ATPase刺激壁细胞通过cAMP途径分泌氢离子。组胺主要通过周围胃组织的肥大细胞分泌。

上述机制的失调可导致出血性或糜烂性胃病，也称为应激性胃炎。黏膜屏障破坏继发于急性疾病。pH值改变会破坏消化平衡状态，导致胃pH值失调。在临床环境中，这种失调通常是由于生理应激导致胃部出现炎症。在应激状态下，ACH和组胺水平的升高导致酸的产生增加，从而引起胃炎。

二、应激反应诱发氧化应激

应激性胃炎发生的第一步是毒性自由基引起黏膜抵抗力下降。机体的应激反应导致胃更新能力下降，导致胃黏膜萎缩，流向胃的血液减少，使胃更容易发生胃溃疡和高酸分泌。压力导致血管紧张素Ⅱ释放，减少了黏膜的血流量，这导致活性氧的形成，活性氧攻击DNA并导致8-羟基脱氧鸟苷的形成，导致氧化诱变副产物，随后产生黏膜氧化应激。此外，自然产生的一氧化氮被认为可以防止应激性胃炎，因为它能促进血管扩张。

在缺氧缺血条件下，活性氧（ROS）如超氧阴离子、过氧化氢和羟基自由基迅速连续产生。胃和十二指肠黏膜缺氧和缺血引起的氧化应激已被证明是上皮坏死和黏膜溃疡发生发展的重要因素。ROS的过量产生导致氧化损伤，包括脂质过氧化、蛋白质氧化和DNA损伤，可导致细胞死亡。此外，ROS被认为是激活氧化还原敏感信号转导级联反应的第二信使，包括丝裂原活化蛋白激酶（MAPKs）和下游转录因子，如NF-κB和AP-1。这些信号通路和转录因子调控大量促炎基因的表达，从而导致组织炎症和损伤的化学和体液介质的形成。p38 MAPK被认为是决定细胞适应性反应和细胞命运的重要因子。研究表明，ROS介导的p38 MAPK激活在应激诱导的大鼠冷制动应激模型中起重要作用，局部ROS生成可能是应激性胃黏膜损伤早期的起始或触发事件。

三、应激反应引起缺血再灌注损伤

应激相关的胃黏膜损伤可能与局部缺血有关，尽管发展到显著的黏膜损伤也需要酸。有研究显示，发展为急性胃黏膜病变（acute gastric mucosal lesion，AGML）的危重患者胃黏膜血容量明显低于对照组。对大鼠模型的研究显示，低血压期间的血压与胃黏膜血流量之间存在显著的相关性，用氢气清除技术测量的大鼠体、窦、十二指肠黏膜血流均与平均血压呈显著线性相关，随着血压下降，胃和十二指肠黏膜的血流量逐渐减少。显著的胃黏膜病变只发生在平均血压之后，因此黏膜血流量降低到低于基线值的40%，失血性休克和再输血诱导的大鼠胃损伤模型显示，即使在没有酸的情况下，组织黏膜损伤也会发生；与单纯缺血相比，缺血后再灌注增加了组织损伤发生的风险，尽管缺血时间的延长（从20分钟到30分钟）与类似的再灌注时间（缺血20分钟后10分钟）在相同程度上增加了胃组织病变。在无酸的情况下，胃大体病变的范围很小，涉及胃体的4%和胃窦表面的3%；然而，胃内灌注酸（0.1 mol/L HCl）以剂量依赖的方式显著增加了胃大体病变的范围，分别达到胃体和胃窦表面积的53%和45%。这些研究表明，胃酸存在时内脏灌注不足会导致应激相关的黏膜损伤，而抑制胃酸可以减少这种损伤，这就形成了使用抑酸剂作为应激相关黏膜损伤预防药物的基础。

四、应激反应引起胃黏膜血流异常

胃黏膜血流受神经及激素调节。迷走神经兴奋，通过乙酰胆碱的作用引起胃血管扩张和血液流量增加。组胺也会引起血管舒张。酸分泌的刺激与胃血流量的增加有关，内源性一氧化氮（NO）和前列腺素 E_2（PGE_2）可引起血管舒张，外源性肾上腺素、去甲肾上腺素（NE）和垂体后叶加压素导致胃血管收缩和血流量减少。失血性休克导致血流量减少，增加胃酸和胆盐对胃黏膜损伤的敏感性。衰老也与血液流动减少有关。增加胃血流量的药物对胃有保护作用。胃血流与黏膜损伤之间的关系与组织的酸碱平衡有关，充足的血流可防止组织酸中毒和黏膜损伤。自动调节机制使胃血流量保持恒定，血流量是胃黏膜防御的重要组成部分，它向黏膜细胞输送营养物质和氧气。当血流量为正常值的50%～75%时，可导致黏膜损伤。危重患者可通过全身低血压和内脏低灌注而出现胃黏膜血流量下降。在失血性休克的大鼠中，当血压降至基线的33%时，胃开始发生病变；当血压低于基线的80%时，26.8%的胃区域发生病变。与对照组相比，使用机械通气的血压正常的危重感染性患者的胃黏膜血流量减少了50%～60%，说明了危重患者机械通气的后果。机械通气患者内脏灌注不足是由心排血量减少、促炎细胞因子释放和交感系统激活引起的。

五、应激反应引起胃微循环障碍

胃微循环障碍参与应激性胃损伤的发病机制，然而引起这种血管不稳定的血管调节剂尚不完全清楚。NO（一种血管扩张剂）的减少和内皮素-1（一种有效的血管收缩剂）水平的升高似乎与黏膜血流受损有关。此外，NO在胃肠道上皮细胞功能的调节中发挥着重要作用。诱导型一氧化氮合酶（iNOS）基因表达在缺血/再灌注后显著上调，同时黏膜NO的含量显著增加。内源性NO在缺血/再灌注诱导的胃损伤中具有双重作用，组成型NO合酶/NO具有保护作用，而诱导型NO合酶/NO在缺血/再灌注过程中具有促溃疡作用。组成型NO合酶/NO通过调节黏液分泌、碳酸氢盐分泌和黏膜血流等多种功能来维持黏膜的完整性，而黏膜炎症与各种炎症细胞的招募以及iNOS、细胞因子和黏附分子的上调有关。在应激条件下，iNOS产生的NO与中性粒细胞产生的 O_2^- 反应形成过氧亚硝酸盐，这些来自NO的活性化合物有助于胃黏膜和十二指肠的硝化和氧化应激产生。因此，NO功能的双重性依赖于黏膜和黏膜下组织的血管和代谢的完整性以及炎症是否存在，同样，危重患者血浆和损伤黏膜的内皮素-1水平升高，提示内源性内皮素-1（ET-1）可能在应激性溃疡的局部发病中发挥重要作用。

总之，应激反应引起胃黏膜损伤、胃炎及胃溃疡由多重因素决定，如胃酸分泌异常、氧化应激、缺血和再灌注损伤、黏膜血流减少、胃微循环障碍等。当应激反应引起胃黏膜完整性受损时，胃黏膜的保护元素受到损害或破坏，与应激相关的黏膜损伤就会发生。

第五节　自身免疫因素

自身免疫性胃炎（AIG）是一种慢性进行性炎症，可导致壁细胞被萎缩性和化生性黏膜取代。自身免疫胃体腺壁细胞除分泌盐酸外，还分泌一种蛋白，称为内因子，它能与食物中的维生素 B_{12}（外因子）结合形成复合物使之不被酶消化，到达回肠后，维生素 B_{12} 得以吸收。当体内出现针对壁细胞或内因子的自身抗体时，自身免疫性的炎症反应导致壁细胞总数减少、泌酸腺萎缩，导致酸的产生减少或缺失（次氯酸钠或氯酸钠）和内因子的丧失。胃pH值的升高会使细菌在胃内定植（通常细菌被较低的生理pH值所杀死），从而可能产生亚硝酸盐并促进癌变，这会干扰某些必需物质（如铁和维生素B_{12}）的吸收，通过持续刺激胃窦分泌胃泌素的细胞，诱导体内类似内分泌的细胞增殖，这可能会导致神经内分泌肿瘤（以前称为类癌）。长期幽门螺杆菌感染的结果之一是胃壁细胞团块的选择性丢失，胃结构在整个胃中以散在的斑块形式逐渐消失，被称为多灶性萎缩性胃炎，取而代之的是萎缩和间变性黏膜。虽然自身免疫性胃炎的最终病因尚不清楚，但我们知道它是由一系列自身免疫现象引起的（其中一些可能由未知的环境因素触发），并经常与其他原发性自身免疫疾病有关。自身免疫性胃炎以未知的速度从胃体的轻度慢性炎症发展到晚期，并伴有严重的维生素B_{12}缺乏性贫血，称为恶性贫血，本病在北欧发病率较高。从临床角度来看，除了维生素B_{12}吸收障碍最终导致恶性贫血外，AIG还与两种不同肿瘤的风险增加有关：胃神经内分泌肿瘤（以前称为胃类癌）和腺癌。

AIG是一种慢性胃炎，最终表现为黏膜萎缩。值得注意的是，慢性萎缩性胃炎并不等同于AIG。黏膜萎缩是一种慢性炎症性疾病的最终结果，而这种慢性炎症性疾病主要是幽门螺杆菌性胃炎或AIG。自身免疫性胃炎受遗传、环境和激素因素的重叠影响。

与幽门螺杆菌、应激或药物引起的胃炎不同，AIG的炎症和持续萎缩仅限于胃体和胃底，这是由于AIG的自身免疫反应以壁细胞为靶点。壁细胞是位于胃体和胃底腺体内而不在胃窦内的上皮细胞，产生盐酸和内因子。胃的酸化主要由胃H^+/K^+ ATPase控制，胃H^+/K^+ ATPase是质子泵，是致病的自身抗原，被$CD4^+$ T细胞识别。慢性炎症导致黏膜萎缩，随着疾病进展，壁细胞减少并最终全部消失，这导致胃的pH值增加和由壁细胞产生的内因子的损失。维生素B_{12}的摄取需要内在因素，而维生素B_{12}缺乏（恶性贫血）是AIG的一个已知后果。

人类自身免疫性胃炎的病因和发病机制现仍不清楚。自身免疫性胃炎是宿主相关因素（遗传易感性）和环境因素（内源性和外源性）复杂的相互作用的结果，由此产生的免疫失调涉及致敏T淋巴细胞和抗壁细胞质子泵的自身抗体，以及内在因素。自身免疫性胃炎发病机制的分子基础，特别是引发自身免疫反应的初始事件，尚未完全阐明。由于选择性靶向H^+/K^+ ATPase质子泵导致抗体介导的壁细胞破坏，导致组织损伤，这种非自我限制的过程也会导致酶原主细胞的逐渐丧失，这可能是由致敏的淋巴细胞介导的。最终，消失的泌酸黏膜细胞被萎缩和化生腺（包括肠型和假幽门型）所取代。在疾病的晚期，胃体黏膜完全被萎缩性和化生上皮所取代，没有泌酸腺残留，因此可能完全缺乏酸的产生。已有多项研究探讨了幽门螺杆菌感染在AIG发病中的作用，并有确凿证据支持幽门螺杆菌抗原与质子泵之间的分子模拟机制。流行病学研究表明，相当数量的自身免疫性胃炎患者曾有或仍有幽门螺杆菌感染，而在幽门螺杆菌感染患者中，质子泵自身抗体一直被证实是存在的。健康个体可能有H^+/K^+ ATPase-自体反应性$CD4^+$T细胞，这些T细胞逃过了负性胸腺的负性选择。在特定的人类白细胞抗原（human leucocyte antigen，HLA）背景下（HLA-dr2/HLA-dr4或HLADR4/HLADR5），幽门螺杆菌感染可能会破坏$CD4^+$、$CD25^+$调节性T细胞，这些细胞通常会抑制自身抗原呈递的树突状细胞的活化。日本科学家强烈支持这样的理论，即在没有触发幽门螺杆菌感染的情况下，自身免疫性胃炎永远不会发生，但这一信念与在无幽门螺杆菌感染患者中也发生自身免疫性胃炎的良好证据是不一致的。对9684例患者（53%的幽门螺杆菌阳性患者和55%的女性）的研究表明，年龄依赖的自身抗壁细胞抗体仅在幽门螺杆菌阴性受试者中检测到；更重要的是，在幽门螺杆菌阴性人群中，自身抗壁细胞抗体与萎缩性胃炎的相关性更强，显著高于幽门螺杆菌阳性患者。

自身免疫性胃炎受遗传和环境因素相互作用的影响。在双胞胎研究中，AIG的家族聚集性和一致性支持AIG的遗传易感性，类似于其他自身免疫性疾病。壁细胞含有胃质子泵H^+/K^+ATPase，是胃酸产生和分泌的主要来源，壁细胞也分泌内因子。壁细胞抗体（PCA）通常（但不总是）出现在AIG患者中，但似乎在AIG的发病机制和特征性壁细胞块的丢失中没有很强的直接作用。相反，自身反应性T细胞识别壁细胞上的H^+/K^+ ATPase，这导致T细胞依赖的B细胞激活和随后的壁细胞抗体（PCA）产生。为此，辅助性T细胞和细胞毒性T细胞似乎是AIG发病的主要参与者。关于幽门螺杆菌感染是否可能是AIG的触发因素这个问题存在一些争议，而且可能与遗传易感性有关。幽门螺杆菌脂多糖和胃黏膜有一些相同的蛋白质结构，这一发现支持了一个假设，如前所述，即某些幽门螺杆菌抗原和壁细胞的H^+/K^+ ATPase之间存在分子模拟，这可能反过来刺激PCA的产生。有趣的是，最近的一项蛋白质组学研究发现，AIG患者和胃癌患者胃体活检的蛋白质组学特征存在重叠，两者与有胃癌家族史的健康对照组相比存在这些蛋白组学表达的变化的显著差异，也在那些只有幽门螺杆菌感染的患者中发现，这表明可能存在共同通路。具有一定Toll样受体（TLRs）多态性的个体在幽门螺杆菌感染后可能比没有这些多态性的个体更容易患AIG，这也表明宿主基因的作用。

第六节 年 龄

专门针对年龄对胃的影响的研究是有限的。随着年龄的增长，人类胃黏膜保护减少、胃血流量和修复机制受影响，都可能影响胃肠道功能，引起胃炎发生。

随着年龄的增长，整个胃肠道的运动能力会受到影响。在上消化道，胃的转运时间延迟，胃运动发生障碍。随着年龄的增长，胃分泌黏液的细胞和壁细胞团会减少，最终这些组织学改变会导致胃萎缩。当然胃黏膜萎缩也与幽门螺杆菌感染有关，在西方国家，幽门螺杆菌感染在老年人群中发病率很高。无症状人群胃黏膜幽门螺杆菌定植率随年龄增长而增加，在发达国家50岁时达到40%。早前研究者认为，年龄对胃酸分泌有独立正向作用，而幽门螺杆菌对胃酸分泌有独立负向作用，衰老与人类胃酸分泌增加有关，尤其在男性。后来研究者发现，随着幽门螺杆菌感染对胃十二指肠功能影响的重要性被认识到，衰老与人类胃酸分泌的关系被重新考虑，萎缩性胃炎是唯一对胃酸分泌有独立负面影响的因素。在没有萎缩性胃炎的健康男性中，胃酸分泌随年龄增长而保持，与幽门螺杆菌状态无关。萎缩与幽门螺杆菌感染密切相关，与酸分泌减少有关。基础血清胃泌素升高与萎缩和幽门螺杆菌感染有关，而与衰老本身无关。在人类胃中，侵袭性因素和黏膜保护机制之间存在着一种平衡。胃酸和胃蛋白酶不会随着年龄的增加而增加，而黏膜保护机制随着年龄增加而受损。

老年人胃黏膜自我保护能力减弱，服用非甾体抗炎药（NSAIDs）等药物产生不良反应，使得黏膜保护机制受损。任何药物导致的胃肠黏膜进一步损耗都会使胃肠道黏膜更容易受到损害，因为保护或修复自身的能力降低了。胃腔内黏液通过减少氢离子向上皮表面的扩散，帮助维持细胞表面的中性pH值，阻碍毒素的扩散和药物的吸收，年龄越大，分泌黏液的细胞越少，感染幽门螺杆菌的人上消化道黏液的厚度越低。随着年龄增加，胃液的质量则越差。胃黏膜表面疏水层是胃黏膜表面磷脂吸附层产生的一种特殊疏水层。幽门螺杆菌胃炎和非甾体抗炎药均可损伤胃黏膜表面疏水层，随着年龄增长，胃黏膜表面疏水层的生理作用减弱，这可能会增加老年人发生溃疡的风险，并可能与幽门螺杆菌和（或）非甾体抗炎药协同作用，减弱黏膜的防御功能。碳酸氢盐通过增加胃酸pH值使胃蛋白酶失活。随着年龄增加，碳酸氢盐分泌减少，促进胃酸对胃黏膜的损伤；且随着年龄增加，胃黏膜修复能力下降，同时损伤引起的胃血流量增加幅度也减小。以上多种因素共同作用引起胃黏膜损伤，进而引起胃炎。

第七节　十二指肠胃反流

十二指肠胃反流（duodenogastric reflux，DGR）与各种原因引起的胃肠道动力异常、肝胆道疾病及远端消化道梗阻有关，长期反流可导致胃黏膜慢性炎症。十二指肠胃反流是一种非酸性反流，十二指肠内容物（十二指肠黏膜分泌物、胆红素、胆盐和胰腺酶）逆行通过幽门进入胃。这种反流在生理上是短暂的，特别是在餐后和躺下时，发作时机体完全无症状。无论是自发的DGR（原发性DGR），还是十二指肠胃术后的DGR（继发性DGR），当十二指肠胃反流量及持续时间增加时，会引起胃痛、恶心、呕吐等症状，引起胃黏膜损伤。继发性RDG已被明确认定为胃炎、胃溃疡、胃癌的诱发因素。

十二指肠胃反流明显者上消化道疾病的患病率明显增高，约为无十二指肠胃反流者的两倍。一个多世纪以来，十二指肠胃反流一直被认为是原发性或继发性碱性胃炎的主要病因。十二指肠胃反流量过多与胃窦性胃炎、胃溃疡、碱性食管炎、食管或胃腺癌、胃黏膜肠化有关，胃黏膜损伤引起肥大细胞脱颗粒和释放血管活性介质，如组胺，导致血管充血和固有层水肿。

动物实验证明，十二指肠液可引起胃黏膜炎症细胞增多、壁细胞减少、黏液细胞增生和腺体形态改变。原则上胃窦可以保护胃黏膜免受十二指肠胃反流的毒性作用。研究者发现，在内镜下萎缩性胃炎在严重十二指肠胃反流的患者中非常常见，没有发现十二指肠胃反流与萎缩性胃炎在组织病理学上有明显的差异。

由于切除幽门后存在十二指肠内容物和胆汁反流，因此残胃处于持续的碱性反流中。此外，胰蛋白酶等消化胃液，所有这些因素共同作用使胃黏膜屏障退化，促进慢性萎缩性胃炎的发生。胆汁酸显示出致癌作用，胆汁酸的存在可能引起黏膜损伤、胃炎，最终导致残胃癌变。胆汁反流是残胃反流性胃炎的主要致病因素，内镜下表现为黏膜红斑，据报道与碱性反流有关。由于碱性反流，酸的分泌明显减少，细菌可以自由定植，这些细菌不仅能将胆汁酸降解为致癌物质，还能将硝酸盐转化为亚硝酸盐，诱发残胃癌形成。许多实验研究集中在胆汁酸上，胆汁酸是胃癌发生过程中十二指肠液中起主要作用的成分。慢性十二指肠胃反流引起残胃不同的组织学改变，如肠化生、异型增生、腺瘤等，幽门螺杆菌感染和胆汁反流似乎对残胃细胞增殖有协同作用，这可能是胃部分切除术后癌症风险增加的原因。

胆汁及其他十二指肠反流内容物引起胃黏膜损伤的确切机制尚不清楚。反流胆汁经幽门反流至胃或食管腔，并黏附于黏膜表面，可直接损伤黏膜上皮细胞，使这些细胞之间紧密连接，可引起整个黏膜层和黏膜下层的炎症反应。此外，反流胆汁可能通过改变黏膜表面的化学环境，影响胃酸、幽门螺杆菌等其他损伤因子的致病模式，增强这些因子的作用。因此，胆汁反流对全胃黏膜产生有害影响。既往的研究表明，胆汁反流与胆汁反流性食管炎的胃黏膜近端损害（包括贲门癌、贲门黏膜肠化）及黏膜病变有关。

（丁霏霏）

参考文献

[1] SIAO D, SOMSOUK M. Helicobacter pylori: evidence-based review with a focus on immigrant

populations [J]. Journal of General Internal Medicine, 2014, 29(3): 520-528.

[2] KALALI B, MEJíAS-LUQUE R, JAVAHERI A, et al. H.pylori virulence factors: influence on immune system and pathology [J]. Mediators Inflammation, 2014, 2014(4): 426309.

[3] WATARI J, CHEN N, AMENTA P S, et al. Helicobacter pylori associated chronic gastritis, clinical syndromes, precancerous lesions, and pathogenesis of gastric cancer development [J]. World Journal o f Gastroenterology, 2014, 20(18): 5461-5473.

[4] KAO C Y, SHEU B S, WU J J. Helicobacter pylori infection: An overview of bacterial virulence factors and pathogenesis [J]. Biomedical Journal, 2016, 39(1): 14-23.

[5] GEORGE G, KOMBRABAIL M, RANINGA N, et al. Arginase of Helicobacter gastric pathogens uses a unique set of non-catalytic residues for catalysis [J]. Biophysical Journal, 2017, 112(6): 1120-1134.

[6] BACKERT S, BLASER M J. The role of CagA in the gastric biology of Helicobacter pylori [J]. Cancer Research, 2016, 76(14): 4028-4031.

第五章 胃炎的发病机制

第一节　急性胃炎的发病机制

急性胃炎是一种临床常见病和多发病，是由多种病因引起的急性胃黏膜炎症。临床上分为急性单纯性胃炎、急性糜烂出血性胃炎、急性腐蚀性胃炎、急性化脓性胃炎。病因主要包括物理因素（饮食过热或过冷、物理制剂、辐射等）、化学因素（酒精、腐蚀剂、药物、有毒化学物质等）、生物因素（细菌、病毒、应激、过敏等），其中细菌感染起着重要作用，尤其是幽门螺杆菌感染。幽门螺杆菌被认为是人类胃炎的主要病原体。研究发现，幽门螺杆菌与消化性溃疡疾病、胃癌和MALT淋巴瘤的发病有关。目前已经证实的幽门螺杆菌的传播途径主要有粪口途径，其他传播方式仍不清楚。只有了解急性胃炎的病因，才会更好地治疗该疾病，缓解患者病情。

一、急性幽门螺杆菌感染引起的急性胃炎

有研究发现，患者发生急性幽门螺杆菌感染后的临床症状、内镜检查及胃黏膜组织活检均表现为急性胃炎的特征。因为急性幽门螺杆菌感染后的临床表现不典型，包括一过性的上腹部不适、腹胀等非特异性表现，患者常拒绝胃镜及进一步检查，因此临床上诊断幽门螺杆菌感染引起的急性胃炎就有一定难度。患者感染幽门螺杆菌后，如若不积极治疗，幽门螺杆菌将长期存在并刺激机体产生慢性炎症反应，最终发展成为慢性胃炎。幽门螺杆菌胃炎最终归因于抗原呈递细胞（antigen presenting cell，APC）、胃上皮细胞和中性粒细胞上模式识别受体（PRRs）的激活，胃上皮细胞、先天性免疫反应和获得性免疫反应之间复杂的多边串扰允许幽门螺杆菌持续定植。在免疫反应和细胞因子的作用下，炎症和免疫之间存在着动态平衡，幽门螺杆菌的持续存在提供持续的刺激，这种动态平衡逐渐向更新、更严重的平衡发展，这种平衡是通过白细胞的促炎和抗炎细胞因子实现的。这进一步表明，通过增加或减少一种特定的细胞因子来打破这种平衡来减轻或加重炎症，可能有助于根除幽门螺杆菌，这也解释了为什么在根除幽门螺杆菌的治疗中加入维生素C（具有抗氧化和抗炎作用，以打破平衡）可能会提高根除率，然而还需要进一步的研究。

二、除幽门螺杆菌之外的其他病原体感染及（或）其毒素引起的急性胃炎

患者食用被微生物及（或）其毒素污染的不洁食物后，会引起腹泻、腹痛、恶心、呕吐等一系列病理反应，也会引起急性胃炎。常见的致病菌包括沙门氏菌、致病性大肠杆菌、副溶血性弧菌等。沙门氏菌感染对象无宿主特异性，它可以侵害人及各种动物。在感染沙门氏菌的早期阶

段，机体会产生大量的细胞因子，引起胃肠道、肝脏和脾脏组织多位点的病理变化；致病性大肠杆菌的特点是能够分泌两种肠毒素中的一种或两种，称为不耐热（LT）肠毒素和耐热（ST）肠毒素，继而引发一系列胃肠道反应；副溶血性弧菌是一类生活在高盐度环境中的细菌，最初发现副溶血性弧菌（当时称为副溶血性巴氏杆菌）是日本“夏季腹泻”的原因，现在普遍认为副溶血性弧菌是胃肠炎的病因的一类。最常见的急性胃炎的感染毒素有金黄色葡萄球菌，其包含的超抗原的葡萄球菌肠毒素会引起一系列严重胃肠道疾病。急性病毒性胃炎大多由轮状病毒、巨细胞病毒、诺沃克病毒等引起。轮状病毒主要以粪口途径传播，并且稳定性较强，可以在外界环境中存活较长时间；巨细胞病毒是疱疹病毒科的一种双链DNA病毒，可以感染整个消化道，最常见的是结肠，胃部受累也较为常见；诺沃克病毒有较强的抵抗力，患者感染后呕吐物污染环境可形成气溶胶传播。通常来说，虽然因为胃内胃酸的存在会抑制病原体，起到一定的杀菌作用，除一些特定的耐酸细菌如幽门螺杆菌外，其他细菌很难在胃内存活并感染胃黏膜，因此一般人很少患除幽门螺杆菌胃炎之外的感染性胃炎，但是当机体因为患病或者其他一些原因导致免疫力下降时，机会致病菌（细菌、真菌、病毒等）会大量繁殖导致急性感染性胃炎。

三、急性糜烂出血性胃炎

急性糜烂出血性胃炎是一种由各种病因引起的、以胃黏膜多发性糜烂为主要特征的急性胃黏膜出血，又称急性胃黏膜病变或者急性糜烂性胃炎。急性糜烂出血性胃炎常常伴有胃黏膜出血，少数患者可伴有一过性浅表溃疡，胃黏膜炎症相对较轻。该病可由药物、应激反应、乙醇等引发。

（一）药物

常见的可引起急性糜烂出血性胃炎的药物：非甾体抗炎药（NSAIDs）、激素（糖皮质激素）、某些化疗药物（顺铂等）、部分抗生素类药物、碘剂、洋地黄、抗结核药物、铁剂、口服氯化钾等。引起急性糜烂出血性胃炎的可能机制：非甾体抗炎药呈酸性，可以刺激局部胃黏膜；氢离子逆弥散，导致黏膜固有层肥大细胞释放组胺；血管通透性增加，在胃酸、胃蛋白酶的作用下胃黏膜受到损伤。近来有研究表明，白三烯和氧自由基参与具有相关性的黏膜毒性，也可以损伤胃黏膜。同时，非甾体抗炎药（包括阿司匹林、吲哚美辛等）可以抑制COX-1，阻断了前列腺素的合成（前列腺素可以维持胃黏膜血流，保障胃黏膜的完整性），血小板中的血栓素（thromboxane，TXA）生成减少，降低血小板黏聚，黏膜受损易出血。例如，阿司匹林增加了氢离子的逆向扩散，可以破坏胃壁黏膜，因为胃黏膜易通过脂溶性物质，而水溶性物质不易通过，所以非离子型的阿司匹林可以通过胃壁并损伤胃黏膜，这一过程并不依赖胃内的pH值。另一种非甾体抗炎药吲哚美辛，一方面对胃及小肠均有损害作用，研究发现，无论口服还是直肠栓剂给药都会引起黏膜损伤；另一方面，会抑制黏膜细胞合成黏膜组织，造成胃运动亢进，黏膜血流减少，进一步影响机体的防御功能。激素类药物如氢化可的松，可以使胃内黏液分泌减少，抑制胃黏膜上皮增殖，进一步导致胃酸损伤胃内黏膜，导致出血或者溃疡形成。抗生素类药物如四环素，对胃黏膜的作用与服用药物的方法有关，当卧姿服用药物或者不用水冲服药物时，药物易停留在上消化道，遇水溶解后导致局部药物浓度过高，溶解后产生的酸性物质对局部黏膜产生刺激，最终导致急性胃黏膜损伤。一般情况下，虽然胃对于外来食物或者药物等具有较强的适应性，但当胃内胃酸、胃蛋白酶过度分泌时，容易损伤胃黏膜，导致急性胃损伤。

（二）应激反应

引起应激反应的原因有严重感染、严重创伤、休克、大手术、大面积烧伤、颅内病变、败血症和其他严重脏器病变或者多器官功能衰竭等，由上述应激源引起的急性胃黏膜损害被称为应激性溃疡。继发于颅脑病因的急性胃黏膜糜烂以著名的神经外科医生哈维·库欣（Harvey Cushing）的名字命名为Cushing溃疡，另一种烧伤引起的急性胃黏膜糜烂称为柯林（Curling）溃疡。应激性胃黏膜损伤可能有以下原因：

1. 胃黏膜氧自由基的变化

在患者应激状态下，一方面，应激反应导致胃黏膜的血流减少，导致胃黏膜萎缩，使胃更容易发生胃溃疡和高酸分泌，酸分泌增加导致糜烂的发展，从而导致胃出血，虽然这些出血最初可能不会危及生命，但它们可能在早期阶段引起患者不适或黑色大便，并在4～5天后引起严重出血；另一方面，生物体内氧自由基增加后攻击细胞膜上的多聚不饱和脂肪酸，经过一系列的连锁反应后，形成了脂质过氧化产物及其降解产物丙二醛，在此过程中，脂质过氧化产物引起细胞膜的通透性增高、流动性降低，细胞体内线粒体肿胀、溶酶体损伤导致溶酶体酶释放，最终因为机体组织损伤导致炎症反应的进一步加重。在此过程中，我们认为氧自由基可能是应激性胃黏膜损伤的一个重要原因。

2. 胃黏膜内源性保护因子的变化

一氧化氮是由L-精氨酸在一氧化氮合酶催化下产生的具有扩张血管、调节免疫应答、作为神经递质等作用的多功能介质分子。研究发现，一氧化氮是一种重要的胃黏膜保护因子，一氧化氮合酶主要分为两类，即结构型和诱生型，其活性的变化与胃黏膜损伤的发生有密切关系。在应激情况下发生胃黏膜损伤时，胃黏膜结构型一氧化氮合酶活性减低，而结构型一氧化氮合酶抑制剂增加胃酸分泌，加重应激状态下胃黏膜损伤。另外，研究发现抑制前列腺素合成可导致胃黏膜损伤，由此可知，前列腺素具有保护胃黏膜的作用，其主要机制与扩张血管和抗自由基作用有关。环氧合酶是体内一种重要的酶类，主要负责形成重要的生物调节剂，包括前列腺素、前列环素和血栓素。一般情况下，虽然体内的血小板、内皮细胞、胃黏膜、肾脏等部位的COX-1被激活，合成血栓素A_2、前列环素、前列腺素E_2等，起保护胃肠道黏膜、维持正常的肾脏灌流、调节血管张力及血小板凝集等作用，但是应激状态下可产生环氧合酶抑制剂，它会阻断环氧合酶进一步合成血栓素A_2、前列环素、前列腺素E_2，这会导致胃黏膜损伤。

（三）乙醇

乙醇是一种具有亲酯性和溶脂能力的液体。当服用低剂量的乙醇后，胃内产生的组胺或胃泌素刺激胃内胃酸分泌，当胃酸分泌过多时会破坏胃黏膜屏障，进一步造成胃黏膜的出血坏死；当饮用高剂量的乙醇后，乙醇破坏胃黏膜导致胃酸分泌减少，导致氢离子向胃壁扩散。浓度大于20%的乙醇可迅速破坏胃黏液-碳酸氢盐层，其可抑制胃酸对胃黏膜的损伤。乙醇消耗胃黏膜中的巯基化合物，然而这些巯基可能是稳定细胞膜以及结合自由基所必需的。因此，乙醇对胃黏膜的损伤主要有三方面：乙醇可以直接损伤胃黏膜细胞；乙醇可以损伤胃黏膜下的血管内皮，造成血管扩张、小血管破裂、血浆外渗，进一步破坏胃黏膜；乙醇可以损伤黏膜上皮及血管内皮，导致大量炎性介质释放，随后局部细胞损伤加重。

四、急性腐蚀性胃炎

急性腐蚀性胃炎是一种由于自服或者误服强酸（盐酸、硫酸、硝酸等）或者强碱（氢氧化钾、氢氧化钠等）等腐蚀剂后引起胃黏膜发生变性、坏死、脱落等一系列严重并发症的胃炎。急性腐蚀性胃炎的损伤程度主要与患者服用腐蚀剂的类别、剂量、浓度、性质、在消化道停留时间的长短有关。当服用强酸类的腐蚀剂后，强酸与胃内黏膜上的蛋白质发生反应，随后出现接触部位的蛋白质和角质的溶解、凝固，在整个上消化道与酸接触的部位出现明显的凝固性坏死与焦痂，当侵蚀部位到达肌层时，甚至可能出现继发的消化道穿孔、腹膜炎，严重影响患者生命健康；当强碱与消化道接触时，强碱随即吸收该部位的水分，随后与蛋白质接触形成胶胨样物质，与黏膜部位的脂肪酸形成皂样物质，对消化道造成严重损伤，常常导致食管壁与胃壁的全层损伤，严重者可出现消化道出血或者穿孔。急性腐蚀性胃炎最终都会形成瘢痕组织，有些可以造成消化道的狭窄。

第二节 慢性胃炎的发病机制

一、幽门螺杆菌感染

一般情况下，当细菌进入胃内时，虽然细菌会因为胃酸的存在通常无法存活，但幽门螺杆菌比较特殊，它可以在胃内存活。幽门螺杆菌主要分布于胃黏膜上皮表面和胃黏液的底层，并且幽门螺杆菌产生的一些毒素和酶均能损伤患者的胃黏膜。幽门螺杆菌对机体造成的损伤主要与IgE有关，因为幽门螺杆菌的代谢产物、毒素、酶都会引起机体的炎症反应。一方面，幽门螺杆菌会刺激机体产生过多的胃泌素，会加强幽门括约肌的收缩，从而导致胆汁反流，进一步损伤胃黏膜；另一方面，当胃内存在幽门螺杆菌时，胃内酸性环境会改变，造成pH值升高，导致一些细菌存活，而这些细菌会使硝酸盐降解为亚硝酸盐，再形成亚硝胺，可发生致癌效应，导致胃癌。

所有感染幽门螺杆菌的患者都会发生慢性胃炎，但这种情况通常是无症状的。我们现在知道，根除幽门螺杆菌的治疗可以治愈溃疡。因此，在任何人群中，幽门螺杆菌都是导致胃溃疡和十二指肠溃疡的主要原因。现在有广泛的证据表明，幽门螺杆菌与慢性浅表性胃炎的发病机制有关。既往有志愿者自愿感染这种细菌，导致了急性或慢性胃炎，最终通过抗菌治疗根除幽门螺杆菌可治愈胃炎。几乎每个感染幽门螺杆菌的未经治疗的人都显示出对这种细菌持续的免疫反应。根除幽门螺杆菌后，幽门螺杆菌特异性抗体的效价通常会下降。有研究表明，幽门螺杆菌表现出组织受累的特异性，它只与胃黏膜细胞有关，与小肠或胃肠化生的肠上皮无关；幽门螺杆菌仅见于十二指肠球部，与胃化生有关。在梅克尔（Meckel）憩室异位胃黏膜患者和直肠患者中发现了这种细菌。此外，幽门螺杆菌与特定的胃十二指肠病变有关。具体来说，幽门螺杆菌的存在与慢性浅表性胃炎和B型萎缩性胃炎有关，与A型、胆汁反流或继发性胃炎无关。幽门螺杆菌主要与慢性浅表性胃炎有关，主要特点是单核细胞炎性细胞浸润伴上皮中性粒细胞浸润，与化生改变、肉芽肿形成或眼底腺萎缩无特殊关系。炎症的程度可能是高度不同的，如从腺体结构完整的固有层的微小渗透到伴有微小脓肿形成和反应性上皮异型性的严重致密炎症，伴随而来的是表面上皮细胞的退行性改变，包括黏蛋白耗竭、细胞质空泡化和黏膜腺组织紊乱。在用抗菌剂根除幽门螺杆菌感染后，这些特征中的大多数迅速消失；然而，单核细胞可能会持续几个月。

幽门螺杆菌可能的致病决定因素可分为两大类：毒力因子和维持因子。毒力因子有助于细菌的致病作用，维持因子允许细菌在宿主内定居和停留。这里将讨论毒力因子，因为它们参与了幽门螺杆菌的3个主要致病效应：胃炎症、胃黏膜屏障破坏和胃生理改变。在体内，可能有许多幽门螺杆菌因子同时作为毒力和维持因子发挥作用。浅表性胃炎以胃黏膜多形核白细胞和（或）单核细胞浸润为特征，在感染幽门螺杆菌的患者体内总是存在，这表明炎症可能对幽门螺杆菌在体内的生存至关重要。

二、环境和饮食因素

研究表明，当患者长期存在幽门螺杆菌感染时，部分患者可出现胃黏膜的萎缩和肠上皮化生，最终发展成为慢性多灶性萎缩性胃炎。不同区域或不同国家、不同环境情况下，幽门螺杆菌感染后发生胃黏膜萎缩和肠上皮化生的概率也各不相同。有研究发现，虽然非洲以及一些东南亚国家的人群幽门螺杆菌感染率比日本、韩国等国家高，但是胃黏膜萎缩和肠化生的发生率却不高于后者。在全球范围内显示，胃黏膜和肠化生发生率和胃癌发生率几乎相平行，这表示慢性萎缩性胃炎的发生还可能涉及其他一些相关因素。研究发现，食用较少新鲜蔬菜和高盐饮食与胃黏膜萎缩、肠化生以及胃癌的发生密切相关，长期食用或饮用刺激性食物或者饮品也会导致胃内肠上皮萎缩和化生，如长期饮烈酒、浓茶、咖啡，食用过冷、过热或者粗糙的食物等，都会对胃黏膜造成损伤。

三、药物因素

常见的一些药物不仅可以引起急性胃炎，还可以引起慢性胃炎，如非甾体抗炎药（阿司匹林、吲哚美辛等）、糖皮质激素、抗肿瘤药物、抗结核药物、口服铁剂、口服氯化钾、某些抗生素等，长期服用这些药物可以导致慢性药物性胃炎，具体机制与药物导致急性药物性胃炎相同。

四、胆汁反流

胆汁反流性胃炎（也称为“十二指肠胃反流”“胆汁性胃炎”或“碱性反流性胃炎”）发生时，胆汁逆行进入胃内，导致出现临床症状、内镜改变和化学性（反应性）胃炎的组织学特征。胆汁反流性胃炎可由十二指肠胆汁过多、幽门缺乏和（或）胃和十二指肠顺行蠕动减弱引起，这可发生在胃或胆道手术后，或为原发性胆道反流。最常见的易出现该病的手术是那些切除、破坏或绕过幽门，导致十二指肠内容物无反流的手术。在不做胃手术的情况下，会发生原发性胆汁反流，危险因素包括胆囊功能障碍和胃或十二指肠功能障碍。由于失去了胆汁储存库，胆囊切除术易导致胆汁反流，胆道括约肌切开术导致胆汁通过Oddi括约肌的流量增加。胃十二指肠运动的第三时相（MMC）在防止十二指肠胃反流和清除胃窦部反流物质方面起着重要作用。胆汁反流性胃炎患者的MMC的频率降低，提示胃炎可能与黏膜在胆汁中长期暴露有关，胃黏膜反复过度暴露于胆汁反流物可导致有症状或无症状的胃镜和组织学改变。虽然胆汁反流性胃炎患者的症状是模糊和多变的，但它们可以包括腹痛、消化不良、恶心并伴有胆汁性呕吐、体重减轻。内窥镜检查最常见的结果包括胃黏膜红斑和胃内胆汁；组织学检查显示化学性胃炎的特征，包括小凹增生、水肿、固有层的平滑肌纤维，以及急性或慢性炎症细胞稀少。胆汁反流导致炎症反应的可能因素如下：

（一）幽门括约肌松弛

某些肥胖患者或者爱好饮用咖啡的患者易导致幽门括约肌的松弛，当腹内压升高时，十二指肠内的胆汁反流入胃，反流的胆汁包含胆酸等一些碱性物质对胃黏膜造成损伤，形成慢性炎症。

（二）胃术后

多见于一些行毕氏Ⅱ型手术后的患者。当患者行毕氏Ⅱ型手术后，胃内幽门功能丧失，胃内功能紊乱，致使胃泌素分泌减少，胃内碳酸氢盐屏障破坏，胃酸损伤胃黏膜层，形成炎症。

（三）胆囊切除术后

当患者行胆囊切除术后，患者不再具有储存胆汁的胆囊，随后Oddi括约肌持续开放，十二指肠蠕动不够时，胆汁可以持续不断流入胃内，导致胆汁性胃炎。

（四）慢性肝病

部分患者有肝硬化时导致门静脉高压，引发门静脉高压性胃病，进一步导致胃黏膜损伤，导致慢性胃炎。

（五）胃运动功能障碍

有研究发现，胆汁反流性胃炎患者空腹及餐后均有严重的胃运动功能障碍。胃运动功能障碍会导致胃炎。

（六）吸烟饮酒

研究表明，当患者大量饮酒后可发生呕吐，导致幽门功能紊乱，甚至可能导致贲门撕裂，引发消化道出血；吸烟可以导致胃黏膜细胞胞浆脱水样沉淀而损伤胃黏膜，引发慢性胃炎。

五、免疫因素

自身免疫性胃炎（AIG）是一种由$CD4^{+}$T细胞介导的免疫性疾病，是以胃底、胃体黏膜萎缩以及血清中存在壁细胞抗体和内因子抗体（intrinsic factor antibody，IFA）为特点，后期可引起维生素B_{12}缺乏和恶性贫血的一种胃炎。虽然胃窦和胃体都可能受累，但只有当萎缩影响后者时，才会出现明显的功能和临床后果。壁细胞的减少或消失会导致产酸减少或缺失和内在因子的丧失。胃液的酸碱度升高使细菌（通常被低生理酸碱度阻止）在胃部定植，从而产生亚硝酸盐并促进致癌，这干扰某些必不可少的物质（如铁和维生素B_{12}）的吸收，并通过持续刺激胃窦的胃泌素分泌细胞，诱导体内内分泌细胞的增殖，这可能会引起神经内分泌肿瘤（以前称为类癌）。

多灶性萎缩性胃炎是幽门螺杆菌长期感染的结果之一，其结果是胃内分散的斑块内天然的胃结构逐渐改变。虽然这种疾病的最终病因尚不清楚，但我们知道它是一系列自身免疫现象作用的结果（其中一些可能由未知的环境因素引发），并经常与其他原发性自身免疫性疾病有关，因此它被称为自身免疫性化生性萎缩性胃炎。萎缩性胃炎（AG）是一种癌前状态，在慢性炎症的背景下，以结缔组织（非化生萎缩）或不同的非天然上皮（化生萎缩）取代适当的胃腺结构。AG被认为是多步癌前级联反应的第一步，更晚期的阶段包括胃肠化生、异型增生，最终导致胃腺癌。AG的两个最常见的病因是慢性幽门螺杆菌感染和自身免疫，前者被认为是主导病因。AG的发病机制涉及环境和遗传因素之间的相互作用，不同程度地取决于主要触发因素，即幽门螺杆菌感染和自身免疫。在某些人中，慢性幽门螺杆菌胃炎可进展为萎缩（胃腺丧失），可有或没有化生上皮替代。在AIG中，抗壁细胞和内在因子的自身抗体以及T细胞介导的破坏胃含氧黏膜导致以胃体为主的萎缩和胃窦保留的特征性模式，是AIG与幽门螺杆菌感染的AG的区别。尽管如此，这些表型之间存在重叠，两者都与发病机制（例如，幽门螺杆菌抗原和胃H^{+}/K^{+} ATPase之间的分子模型被认为是AIG的触发因素）和临床考虑有关。无论病因如何，AG的诊断都应该通过组织病理学来确认。

六、其他因素

慢性胃炎与年龄有关，随着年龄的增加，慢性胃炎的发病率逐渐增高。生理情况下，随着年龄的增长，胃黏膜发生萎缩的比例就越大。慢性胃炎与其他系统的疾病有关，如慢性心功能不全、肾功能不全、糖尿病等。

第三节　特殊类型胃炎的发病机制

一、痘疹状胃炎

痘疹状胃炎是一种具有特征性病理改变的胃炎，又称作疣状胃炎、息肉样胃炎。此种胃炎在内镜下呈圆形的隆起性病变，中心呈脐样凹陷。内镜下据其演变过程可分为3种形态：①皱襞局限膨隆，上有小点状糜烂；②皱襞局限膨隆，上有小点状充血凹陷；③皱襞局限膨隆，上有小点状小凹陷。本病的病因和发病机制尚未完全明确，目前的观点是本病的胃窦型大多与消化性溃疡有关，即大多伴发十二指肠溃疡、胃溃疡或复合性溃疡，而本病的弥漫型则与局部组织Ⅰ型变态反应有关，因此型患者的胃黏膜层可有嗜酸性粒细胞浸润。本病的胃酸过度分泌，推测是痘疹状病变使胃黏膜屏障受到损害，胃腔内氢离子逆弥散进入胃壁，刺激肥大细胞释放组胺，后者刺激壁细胞的受体所致。

二、巨大胃黏膜肥厚症

巨大胃黏膜肥厚症病因未明，男性多于女性，其特点是胃黏膜肥厚，呈脑回状，低胃酸分泌，经胃丧失的蛋白增多，患者出现水肿及体重减轻。本病的病理生理改变特点为血浆蛋白质可从增生的胃黏膜渗入胃腔而从肠道丧失，使血浆蛋白质的半衰期缩短、周转率加快，肝脏代偿能力不足以抵消蛋白质的丧失，导致低蛋白血症。本病易与卓-艾综合征、浸润型胃癌、淋巴瘤以及淀粉样变性等有胃黏膜皱襞肥厚的疾病相混淆，在诊断时应注意鉴别。

三、嗜酸细胞性胃肠炎

嗜酸细胞性胃肠炎是以嗜酸细胞对胃肠道的浸润可累及胃和肠道、伴有外周血的嗜酸性粒细胞升高为特征。嗜酸性粒细胞常侵犯胃全层，胃黏膜浸润可引起黏膜溃疡、结节和皱襞隆起。研究人员推测，该病与某些特殊食物致敏有关。具体的发病机理尚不清楚，推测与过敏和免疫因素有关，存在着IgE介导和IgE直接起作用的机制。

（王芳）

参考文献

[1] ITO T, SHIROMIZU T, OHNISHI S, et al. Potential role of extracellular vesicle-mediated antigen presentation in Helicobacter pylori hypersensitivity during eradication therapy [J]. Journal of Allergy and Clinical Immunology, 2018, 142(2): 672-676.

[2] CASTAÑO-RODRÍGUEZ N, KAAKOUSH N O, MITCHELL H M. Pattern-recognition receptors and gastric cancer [J]. Frontiers in Immunology, 2014, 22(5): 336.

[3] HU Y Y, WANG J, CHEN S, et al. Non-typhoidal salmonella invasive infections in China [J]. Lancet Infective Diseases, 2022, 22(7): 939.

[4] LÓPEZ-VÉLEZ R, LEBENS M, BUNDY L, et al. Bacterial travellers' diarrhoea: A narrative

review of literature published over the past 10 years [J]. Travel Medicine and Infectious Disease, 2022, 47: 102293.

[5] MONEDERO V, COLLADO M C, RODRÍGUEZ-DÍAZ J. Therapeutic opportunities in intestinal microbiota-virus Interactions [J]. Trends Biotechnology, 2018, 36(7): 645-648.

[6] YEH P J, WU R C, CHIU C T, et al. Cytomegalovirus Diseases of the gastrointestinal tract [J]. Viruses, 2022, 14(2): 352.

[7] BÁNYAI K, ESTES M K, MARTELLA V, et al. Viral gastroenteritis [J]. Lancet, 2018, 392 (10142): 175-186.

[8] HIJOS-MALLADA G, SOSTRES C, GOMOLLÓN F. NSAIDs, gastrointestinal toxicity and inflammatory bowel disease [J]. Gastroenterologia Y Hepatologia, 2022, 45(3): 215-222.

[9] XIE X, GENG C, LI X, et al. Roles of gastrointestinal polypeptides in intestinal barrier regulation [J]. Peptides, 2022, 151: 170753.

[10] DAĞ M S, ÖZTÜRK Z A, AKıN I, et al. Drug-induced esophageal ulcers: case series and the review of the literature [J]. The Turkish Journal of Gastroenterology: The Official Journal of Turkish Society of Gastroenterology, 2014, 25(2): 180-184.

[11] LIU J N, GUO M, FAN X T, et al. Ethanol induces necroptosis in gastric epithelial cells in vitro [J]. Journal of Food Biochemistry, 2021, 45(4): e13692.

[12] MOYAT M, VELIN D. Immune responses to Helicobacter pylori infection [J]. World Journal of Gastroenterology, 2014, 20(19): 5583-5593.

[13] MCCABE M E, DILLY C K. New causes for the old problem of bile reflux gastritis [J]. Clinical Gastroenterology and Hepatology: The Official Clinical Practice Journal of the American Gastroenterological Association, 2018, 16(9): 1389-1392.

[14] ZHAO A H, WANG S L, CHEN W L, et al. Increased levels of conjugated bile acids are associated with human bile reflux gastritis [J]. Scientific Reports, 2020, 10(1): 11601.

[15] YANG D, HE L, TONG W H, et al. Randomized controlled trial of uncut Roux-en-Y vs Billroth Ⅱ reconstruction after distal gastrectomy for gastric cancer: Which technique is better for avoiding biliary reflux and gastritis? [J]. World Journal of Gastroenterology, 2017, 23(34): 6350-6356.

[16] NEUMANN W L, COSS E, RUGGE M, et al. Autoimmune atrophic gastritis-pathogenesis, pathology and management [J]. Nature Reviews Gastroenterology & Hepatology, 2013, 10(9): 529-541.

[17] GOBERT A P, WILSON K T. Induction and regulation of the innate immune response in Helicobacter pylori infection [J]. Cellular and Molecular Gastroenterology and Hepatology, 2022, 13(5): 1347-1363.

[18] ZAVROS Y, MERCHANT J L. The immune microenvironment in gastric adenocarcinoma [J]. Nature Reviews Gastroenterology & Hepatology, 2022, 19(7): 451-467.

[19] KAMADA T, MARUYAMA Y, MONOBE Y, et al. Endoscopic features and clinical importance of autoimmune gastritis [J]. Digestive Endoscopy, 2022, 34(4): 700-713.

[20] LAPIDOT Y, RESHEF L, COHEN D, et al. Helicobacter pylori and the intestinal microbiome among healthy school-age children [J]. Helicobacter, 2021, 26(6): e12854.

[21] ZENG C J, BASTARACHE L A, TAO R, et al. Association of pathogenic variants in hereditary cancer genes with multiple Diseases [J]. JAMA Oncology, 2022, 8(6): 835-844.

[22] YORULMAZ A, EMIROĞLU H H, GÜMÜŞ M D, et al. The relationship between helicobacter pylori infection and nodular antral gastritis in pediatric patients [J]. Journal of National Medicine

Association, 2022, 114(4): 440–450.

[23] ROTHENBERG M E, HOTTINGER S K B, GONSALVES N, et al. Impressions and aspirations from the FDA GREAT Ⅵ Workshop on eosinophilic gastrointestinal disorders beyond eosinophilic esophagitis and perspectives for Progress in the field [J].The Journal of Allergy and Clinical Immunology, 2022, 149(3): 844–853.

[24] DELLON E S, GONSALVES N, ABONIA J P, et al. International consensus recommendations for eosinophilic gastrointestinal disease nomenclature [J]. Clinical Gastroenterology and Hepatology: The Official Clinical Practice Journal of the American Gastroenterological Association, 2022,20(11): 2474–2484.

第六章 胃炎的检查方法

第一节 电子胃镜

早在19世纪，一名叫库斯莫尔（Kussmaul）的德国人将发明的一根末端装有镜子的长金属管用于食管及胃的检查，它便是最早的胃镜的雏形，但由于其对食管及胃的损伤极高，未被广泛使用。直至20世纪50年代，日本出现了最早的软式胃镜，当时被称为胃内照相机，自此便逐渐形成了现今应用的软式胃镜的雏形。1950年，我国时任兰州大学医学院附属医院院长的杨英福首次用半屈式金属胃镜完成了首例胃镜检查，开创了国内内镜事业的先河。

目前，电子胃镜在临床上被广泛应用，它包括镜身、主机、显示器等部件，可以通过硬度可调的软式镜身将图像投屏至显示器上，完成拍照、录像、存储等一系列功能。相比早期的硬质食管镜、半屈式胃镜等仪器，电子胃镜具有镜身柔软安全、360°无死角观察、图像清晰、操作灵敏、方便存储等优点，并且除白光内镜外，还具有电子染色、化学染色等技术，对内镜下诊断具有更高的灵敏度及特异度。

一、电子胃镜检查的适应证和禁忌证

（一）适应证

随着内镜安全性的提高和成本的降低，原则上一切考虑食管、胃病变的情况均须完善胃镜检查。具体包括：

①出现胸骨后烧灼、胸骨后疼痛、上腹胀痛等上消化道症状者；

②出现消瘦、纳差、黑便、粪便潜血阳性等消化道出血、消化道肿瘤高危因素者；

③影像学检查提示消化道疾病需要胃镜检查进一步明确诊断者；

④高龄、食管胃癌高发区、消化道肿瘤家族史人群的常规筛查；

⑤消化道疾病治疗后的随诊观察；

⑥查出消化道疾病需要行胃镜下治疗者。

（二）禁忌证

普通的胃镜检查需要患者配合，且检查过程中会对呼吸、血液循环造成一定的刺激。因此，胃镜检查存在一些检查禁忌，包括绝对禁忌和相对禁忌。

1.绝对禁忌

①咽部溃疡或狭窄导致胃镜镜身无法通过者；

②失血性休克、精神疾患、昏迷而无法配合内镜检查者；

③腐蚀性食管炎急性期、消化道穿孔等经胃镜检查会加重病情者；

④胸腹主动脉夹层、动脉瘤、急性脑出血等严重血管疾病的患者。

2.相对禁忌

①血流动力学不稳定且缺乏高级生命支持者；

②心肺功能不全且缺乏监护及抢救措施者；

③高血压、凝血功能障碍者；

④脊柱疾患、外伤而无法左侧卧位者等。

然而，在镇静、麻醉、ICU高级生命支持的情况下，为挽救患者生命，许多内镜禁忌也可根据临床情况适当放宽。

二、电子胃镜检查前后的注意事项

（一）检查前的注意事项

检查前2天应适当减少进食量和停止一切经口药物；检查前1天禁食牛奶，最好进食软质流食；检查当天早晨要做到禁食、禁水、禁一切药物和禁烟，如近日有发热、咳嗽、鼻塞、流涕应暂缓检查。检查前应告知医生既往病史及药物过敏史。

为消除患者的紧张情绪，减少胃液分泌及胃蠕动，驱除胃内的泡沫，使图像更清晰，必要时医生在检查前20～30 min给患者服用镇静剂、解痉剂和去泡剂。对此，患者应给予配合。

为了使胃镜能顺利地通过咽部，做胃镜检查前一般要用咽部麻醉药，用药时患者应按医生的要求进行。第1天禁止吸烟，以免检查时因咳嗽影响插管；禁烟还可减少胃酸分泌，便于医生观察。

检查前患者至少要空腹6 h。如当日上午检查，前1日晚餐后要禁食，当日不要吃早餐；如当日下午检查，早餐可吃清淡半流质食物，中午禁食。重症及体质虚弱禁食后体力难以支持者，检查前应静脉注射高渗葡萄糖液。

患者与医生要合作，检查前患者先去小便排空膀胱，进入检查室后，让患者松开领口及裤带，取下假牙及眼镜，取左侧卧位，或根据需要改用其他体位。入镜后，不能用牙齿咬镜，以防咬破镜身的塑管；身体及头部不能转动，以防损坏镜子并伤害内脏。如有不适情况，患者忍耐一段时间，实在不能忍受，可用手势向施术者（医生或护士）示意，以便采取必要措施。

（二）检查后的注意事项

检查后，患者应被监护至清醒后方可离开内镜中心；不要立即进食、进水，避免因咽部麻醉导致的呛咳及误吸，一般在检查后4 h开始饮水及进食流质饮食。

检查后48 h内，避免辛辣刺激饮食及进食干硬食物，避免烟酒、浓茶，以防出现消化道出血；避免高强度工作及熬夜、驾驶等情况；如发现黑便、眩晕、呕血等情况，应及时就医。

三、电子胃镜的规范化操作

胃镜的规范化操作需要注意以下几点：

（一）检查前准备

再次向患者确认心肺疾病史、服用抗凝药物情况。让患者松开皮带，取下假牙，取左侧卧位，铺治疗巾，戴好牙垫。

（二）胃镜插入

检查者站于患者对侧，左手调节大小旋钮，右手持镜身，对准患者舌根部缓慢进镜，咽部暴露后逐渐送镜至左侧梨状窝，左手大旋钮DOWN并配合右手右旋镜身缓慢进入食管腔，必要时可让患者做吞咽动作。

（三）观察内容

进入食管后，应进行食管的观察，一般需要对食管的上、中、下段分别观察和摄片。发现可疑病灶时，应对病灶的范围、形态、大小、边界进行细致的观察和描述，必要时行NBI电子染色、醋酸染色、碘染色等电子化学染色；需要确定病灶性质时，应行活检检查。

进入胃腔后，应观察液体及食物潴留的情况并记录，在观察胃黏膜前需对部分潴留液进行吸引，对黏液及气泡进行冲洗后观察。一般需要正镜及倒镜观察胃底及胃体，充气吸气观察胃内皱襞的柔软度。发现可疑病灶时，应对病灶的范围、形态、大小、边界进行细致的观察和描述，必要时行NBI电子染色、靛胭脂染色；需要确定病灶性质时，应行活检检查。

十二指肠的停留及观察相对困难，分为十二指肠球部、球降交界及降部的观察，在镜头到达十二指肠上角时配合大旋钮UP+镜身右旋动作缓慢进入降部观察。发现可疑病灶时，应对病灶的范围、形态、大小、边界进行细致的观察和描述，必要时行活检检查。

（四）规范胃镜活检

胃镜检查过程中遇到可疑病灶时，需要行活组织检查。活检过程需要助手配合，取材后应及时固定并规范填写活检单，填写内容包括患者信息，病灶在胃镜下的位置、大小及表现，取材及固定时间等。取材的顺序应该先低后高。

四、电子胃镜下的胃炎表现

胃炎会出现各种原因导致的上皮损伤、黏膜炎性细胞浸润和上皮再生，在慢性胃炎中多伴淋巴细胞浸润、黏膜固有腺体的萎缩和化生。慢性胃炎的分类多按照新悉尼分类系统，而其内镜表现多分为萎缩性和非萎缩性胃炎，伴或不伴糜烂、出血、黏膜粗大及胆汁反流。2013年后，日本提出了“京都胃炎分类”，对Hp阴性、Hp现症感染、Hp既往感染胃炎的内镜下表现做了详细描述。

（一）Hp阴性胃炎

所见胃黏膜光滑，表面黏液较少，皱襞大小适中、直线走行，延展性良好，伴或不伴条状发红及陈旧性出血斑，胃体及近端胃窦可见上皮下小的集合静脉规整排列，呈现规整微小红点即RAC。

（二）Hp现症感染胃炎（慢性活动性胃炎）

全胃黏膜肿胀，胃内皱襞异常改变（皱襞肿大僵硬、迂曲走行），胃底体出血黏膜点片状或者弥漫性发红，以上都是Hp现症感染胃炎的常见表现。除此之外，胃增生性息肉、黏膜鸡皮样改变、胃内黏液增多呈白色黏稠状等也是Hp现症感染胃炎的表现。皱襞改变、黏膜萎缩和化生者要注意肿瘤的发生。

（三）Hp既往感染胃炎

Hp感染除菌后或黏膜严重萎缩以至于Hp无法定植的患者具有特定的内镜下表现：胃底体出现斑块及地图样发红，胃体黏膜呈铺路石样改变，胃黏膜的光泽、萎缩线消失等。如结合既往胃镜检查出现相应黏膜表现的变化则能更好地体现Hp感染除菌后的特征。

胃镜检查除了对胃炎的诊断具有一定意义外，对于上消化道肿瘤、反流性食管炎、消化性溃疡等上消化道疾病的诊断也具有重要意义。随着近年内镜事业的发展，内镜下治疗的范畴也在逐步扩展，内镜下黏膜切除术（endoscopic mucosal resection，EMR）、内镜下黏膜剥离术（ESD）、内镜下上消化道异物取出、超声内镜下穿刺活检等技术已在基层医疗机构被逐步应用，胃镜下射频消融治疗、胃镜下胃底折叠术等新型内镜下治疗术式也在临床上被逐步应用。

第二节　磁控胶囊胃镜

胶囊内镜最早由以色列科学家发明，最初只用于小肠检查，包括可拍摄胃肠道图像的胶囊和信号接收设备两部分。近年来，其适用范围逐步扩展到结肠、食管和胃。由我国上海安翰医疗公司研制的磁控胶囊胃镜系统能够在磁力控制下完成类似于电子胃镜的检查工作，该系统检查前须提前喝水充盈胃腔，后将胶囊在磁力控制下在胃内移动，完成食管、胃的拍摄和检查工作，过程中可实时采集图像。

一、磁控胶囊胃镜检查的适应证和禁忌证

（一）适应证

磁控胶囊胃镜检查的适应证与电子胃镜类似，对于存在内镜检查适应证而不愿或不能耐受胃镜检查者均可进行磁控胶囊胃镜检查。具体如下：

①出现胸骨后烧灼、胸骨后疼痛、上腹胀痛等上消化道症状者；

②出现消瘦、纳差、黑便、粪便潜血阳性等消化道出血、消化道肿瘤高危因素者；

③影像学检查提示消化道疾病需要胃镜检查进一步明确诊断者；

④高龄、食管胃癌高发区、消化道肿瘤家族史人群的常规筛查；

⑤消化道疾病治疗后的随诊观察。

（二）禁忌证

1.绝对禁忌

①咽部溃疡或狭窄导致胶囊无法通过者；

②失血性休克、精神疾患、昏迷而无法配合内镜检查者；

③各种原因导致无条件外科手术者及不愿意接受因胶囊滞留而行腹部手术者；

④体内留置磁性金属异物导致无法接触磁控系统者。

2.相对禁忌

考虑有梗阻、狭窄者。

二、磁控胶囊胃镜检查前后的注意事项

（一）检查前的注意事项

检查前的注意事项：①检查前3天不能行钡剂造影检查；②检查前1天开始流质饮食，避免吸烟和饮酒，避免吃辛辣刺激、干硬及不易消化的食物；③检查前1天20点后开始禁食禁水；④检查当天早上饮用500～800 mL清水，并于检查前半小时服用去泡剂，去除身上所有金属物品并穿好检查服，饮用清水500～1500 mL至上腹饱胀感。

（二）检查后的注意事项

检查后的注意事项：①胶囊胃镜检查完成后即可正常饮食，应注意胶囊排出情况；②胶囊排出前不能行核磁相关检查；③如胶囊长时间未排出，须行腹部平片或CT检查排查胶囊未排出原因，必要时行内镜或外科手术取出。

三、磁控胶囊胃镜检查的规范化操作流程

磁控胶囊胃镜的检查过程需要受检者配合改变体位，以达到最佳观察效果。常用体位有左侧卧位、仰卧位和右侧卧位。建议受检者采取左侧卧位，分次少量清水吞服胶囊胃镜，以便有效地观察食管全段和齿状线。

磁控胶囊胃镜检查的观察顺序及流程与普通电子胃镜类似，但其操作方法完全不同。由于磁控胶囊基本处于水中观察，因此检查过程中需患者不断补充水分及变换体位。最初需患者少量饮水并吞服胶囊，以便胶囊缓慢通过食管，全程对食管进行全面观察并着重对齿状线进行观察。

在胶囊进入胃腔后，依照下列顺序观察胃腔：

①胃底：患者取左侧卧位，控制磁球将胶囊停留在胃体上部，旋转观察胃底及底体交界黏膜色泽、皱襞的情况。②贲门：患者取左侧卧位，控制磁球将胶囊垂直于贲门，观察贲门远景情况；患者取仰卧位，当胶囊靠近贲门后，控制磁球，逐步观察贲门近景情况。③胃体后壁：患者取仰卧位，控制磁球使得胶囊垂直向下，观察胃体后壁黏膜情况。④胃体大小弯：患者取仰卧位，控制磁球使得胶囊于45°水平旋转1圈，观察胃体大小弯黏膜情况。⑤胃体前壁：患者取仰卧位，控制磁球使得胶囊垂直向上，观察胃体前壁黏膜情况。⑥胃角：患者取仰卧位，控制磁球将胶囊转移至远端胃，调整胶囊角度，观察胃角黏膜情况。⑦胃窦：患者取右侧卧位，控制磁球将胶囊在胃窦区域旋转360°，观察胃窦和窦体交界处黏膜情况。⑧幽门：患者取右侧卧位，控制磁球将胶囊在胃窦区域朝向幽门，观察幽门周围黏膜情况。⑨十二指肠球部：患者取右侧卧位，控制磁球将胶囊位于幽门处，通过磁力辅助胶囊通过幽门后在十二指肠球部旋转360°，观察十二指肠球部黏膜情况。

胶囊通过十二指肠球部可结束检查，或穿检查服离开，进入小肠图像采集模式。

四、磁控胶囊胃镜下的胃炎表现

磁控胶囊胃镜的胃炎分类及表现与经口常规胃镜检查相同。Hp阴性胃炎的胃黏膜光滑，表面黏液较少，皱襞大小适中、直线走行，延展性良好，胃体及近端胃窦可见上皮下小的集合静脉规整排列，呈现规整微小红点即RAC。Hp现症感染者可表现为：全胃黏膜肿胀，胃内皱襞异常改变（皱襞肿大僵硬、迂曲走行），胃底体出血黏膜点片状或者弥漫性发红，胃增生性息肉，黏膜鸡皮样改变，胃内黏液增多呈白色黏稠状等。Hp感染除菌后胃底出现斑块及地图样发红，胃体黏膜呈铺路石样改变，胃黏膜的光泽、萎缩线消失。

五、磁控胶囊胃镜检查的优点、安全性和局限性

磁控胶囊胃镜较传统胃镜简便舒适，对于不能或不接受普通胃镜检查的患者是一个更好的选择；弊端主要是对腹部区域的观察不如传统胃镜，且镜下无法进行充气吸气观察，无法行相关的化学染色，也不能取活检，因而对病灶性质的判断具有一定的局限性。除此之外，更让人们关心的是胶囊滞留问题。胶囊在体内停留2周以上称为胶囊滞留，由于缺乏大量数据的研究，虽然磁控胶囊胃镜的胶囊滞留率暂无明确数据，但可参照胶囊小肠镜（1.4%～2.6%）。胶囊滞留的常见原因有小肠狭窄、占位、肠憩室等。一旦发生胶囊滞留，则须通过影像学检查明确，必要时行小肠镜、结肠镜检查取出或外科手术取出。

目前，磁控胶囊胃镜已在临床上被广泛应用，成为普通电子胃镜检查的有效补充手段，其安全、无须麻醉、舒适、无交叉感染风险等优点使得人群接受度越来越高，今后有望成为胃镜筛查的最主要方式。

第三节　组织病理学标本检查

胃炎是指胃黏膜对各种损伤的炎症反应过程，通常包括上皮损伤、黏膜炎症反应和上皮细胞再生3个过程。急性胃炎以中性粒细胞浸润为主，慢性胃炎以淋巴细胞浸润为主。内镜检查和组织病理学检查是诊断胃炎的两项重要检查。

一、急性胃炎的组织病理学检查

急性胃炎是各种明确的损伤因素导致的胃黏膜损伤继发的炎症，包括急性刺激性、出血性、腐蚀性、感染性胃炎等，内镜表现多为一过性的急性黏膜水肿、出血、糜烂，组织学特点为以中性粒细胞浸润为主的黏膜固有层炎症反应。急性胃炎的活检取材依据病变部位及内镜特点决定。

（一）急性刺激性胃炎

急性刺激性胃炎多由不当饮食导致，如暴饮暴食、辛辣刺激饮食、大量酗酒等；内镜下常表现为黏膜面大量黏液附着、黏膜水肿发红，甚至出现黏膜糜烂及一过性渗血；病理学表现以胃黏膜固有层见中性粒细胞浸润为主。

（二）急性出血性胃炎

急性出血性胃炎多由应激事件、创伤、手术、饮酒等导致；内镜下表现较刺激性胃炎重，多伴有大面积的糜烂及小溃疡出血；病理学表现以胃黏膜固有层见中性粒细胞浸润为主，部分区域可见炎性渗出物及坏死组织。

（三）急性腐蚀性胃炎

急性腐蚀性胃炎常因误食腐蚀性化学制品导致黏膜层的溶解坏死，严重者可累及固有肌层及浆膜层，更重者有穿孔风险；内镜下常表现为弥漫性黏膜水肿、溃疡形成伴或不伴广泛的出血；病理学上主要表现为不同程度的黏膜缺损、炎性细胞聚集及溃疡。

（四）急性感染性胃炎

感染所致的急性胃炎相对少见，分为两种情况，一种是创伤后的继发感染，另一种是免疫力低下时出现的金黄色葡萄球菌、链球菌等细菌感染；内镜下常表现为不同程度的糜烂、化脓、溃疡等。

二、慢性胃炎的组织病理学检查

慢性胃炎是慢性持续性因素导致的黏膜慢性炎症，以淋巴细胞浸润为主要特点。根据不同的组织学表现分为以下几种类型，下面分别介绍不同类型慢性胃炎的特点。

（一）慢性浅表性胃炎

慢性浅表性胃炎是常见的慢性胃炎之一，检出率为20%～40%，内镜下多见胃底体黏膜光滑，可有部分黏液附着，无明确萎缩线，胃窦及窦体交界处可见多发灶状或点片状糜烂，可伴弥漫性黏膜水肿及黄白色黏液附着。组织学多见黏膜上1/3脱落缺失、黏膜固有层淋巴细胞及浆细胞浸润。

（二）慢性萎缩性胃炎

慢性萎缩性胃炎是最常见的慢性胃炎类型，其主要特点是黏膜层萎缩变薄，黏膜固有层的腺体缺失和减少。内镜下表现主要是黏膜变薄、光整，色泽变淡，呈淡红色及淡黄色相间的花斑样改变，严重者可出现皱襞的变浅及消失。在萎缩黏膜和非萎缩黏膜之间常存在萎缩线，根据萎缩面积的不同有不同的胃镜下分型。另外，在胃窦及窦体交界处常出现灰白色的肠化生黏膜。组织学上慢性萎缩性胃炎具有以下特点：①黏膜层变薄，固有腺体减少，胃小凹缩短；②黏膜固有层常有大量淋巴细胞浸润及少量的浆细胞浸润；③黏膜层可出现少量的纤维增生；④胃窦上皮常可见不同程度及类别的肠上皮化生，在化生的肠上皮中可见分泌黏液的杯状细胞及帕内特细胞等。

（三）慢性肥厚性胃炎

慢性肥厚性胃炎相对少见，它是指所见胃黏膜增生、肥厚，黏膜皱襞宽大，黏膜表面粗糙呈颗粒状改变的胃炎类型。内镜下表现为以胃底和胃体为主的黏膜肥厚、皱襞宽大、皱襞表面粗糙，有时伴有裂纹；充分注气后皱襞难以展平，黏膜表面分泌黏液增多。组织学上表现为黏膜层增厚，固有腺体扩张增生，有时出现固有腺体向黏膜肌层穿行的现象。较其他慢性胃炎不同的是，该类型的胃炎较少出现淋巴细胞及浆细胞的浸润。

（四）疣状胃炎

疣状胃炎是一种表现为胃窦多发疣状增生的慢性胃炎，内镜下多表现为胃窦多发增生隆起，隆起中央常有点状凹陷。组织学可见隆起中央黏膜上皮坏死脱落和缺失，周围黏膜出现反应性增生改变。

三、慢性胃炎活检取材的要求与病理诊断

（一）活检取材的要求

由于慢性胃炎在胃内不同区域的严重程度不同，因而在慢性胃炎取材的过程中应该注意多点取材，一般需要在胃底、胃底体大小弯、胃角及胃窦同时取材；同时，规范取材有一定的要求，

由于一个胃小区的宽度及深度约为1.5 mm，因而要求每块取材的直径应大于2 mm。取材后先将标本放置于滤纸上，然后快速放置于10%的甲醛中固定，避免标本干燥。取材后应完整填写病理记录单，详细描述患者的基本情况、取材部位、取材位置的内镜下表现等。病理科医师在接到标本后应先判断标本的表面及深面，垂直包埋后取材，确保取材后能够看到黏膜全层，进行有效的病理评估。

（二）新悉尼系统病理诊断和标准

新悉尼系统（updated Sydney system）对胃炎的组织学诊断分了5个项目和4个等级。5个项目分别为有无Hp感染、有无单核细胞浸润、有无中性粒细胞浸润、有无腺体的萎缩、有无肠化生。在这5个项目中，根据其严重程度分为无、轻度、中度、重度4个等级，以此来全面评估慢性胃炎的组织学严重程度。

第四节　粪潜血试验

多数胃炎会伴有不同程度的黏膜渗血或出血，临床上通过对消化道出血的检测可间接进行胃炎的诊断。根据出血量的不同，将消化道出血分为显性出血和隐性出血。当出血量小于5 mL/24 h时称为隐性出血，此时无黑便、血便等消化道出血表现，需借助实验室检查判断出血情况，而临床最常用的消化道出血相关的实验室检查便是粪潜血试验（fecal occult blood test，FOBT）。FOBT能够有效地检测出消化道隐性出血，常用的有荧光法、化学法、单一免疫法及联合免疫法4种检测方法。

一、粪潜血试验

（一）荧光法

荧光法的主要靶点为铁卟啉，也称为卟啉试验。虽然这种方法的灵敏度较高，但荧光显色的操作复杂，目前临床上已经很少应用。

（二）化学法

自19世纪中后期开始，各种化学显色法逐渐出现，其原理多为通过血红蛋白代谢产物的氧化还原特性进行特定的显色。先后出现过匹拉米洞法、邻甲苯胺法、孔雀绿法等方法。其中邻甲苯胺法为国内推荐，它是利用血红蛋白中的亚铁血红素催化过氧化氢，从而释放出能够产生化学显色的新生态氧的原理进行的；检测过程容易受标本量、标本存储时间、口服药物、食用动物内脏等因素的影响，从而产生假阳性和假阴性的结果。下述情况可出现假阴性结果，如服用维生素C等还原性药物、出血时间长导致血红蛋白在肠道被降解等；可能出现假阳性的原因为食用动物血、口服铁剂、口服含叶绿素的物质等。

（三）单一免疫法

免疫法主要是根据血液中的特定抗原做检测的，其灵敏度和特异度都较高，根据检测方法的不同分为单一免疫和联合免疫两种。单一免疫最常用的就是胶体金法，它是采用血红蛋白中亚铁血红素的特异性抗原的抗体进行检测的。虽然其特异性较高，但一旦血红蛋白在肠道中被分解，就会出现假阴性的结果。出血量较大时，会出现抗原抗体反应的后带现象，偶尔也会因患者血红蛋白中的抗原与单克隆抗体不匹配出现假阴性的结果。

（四）联合免疫法

为了克服化学法的假阳性率高、单一免疫法会出现假阴性的问题，临床探索了一种联合免疫的方法，它可以同时检测血红蛋白抗原和转铁蛋白抗原。转铁蛋白是一种出血相关的蛋白，消化道出血时会大量出现，而在健康人的血液中很少出现。虽然通过联合免疫的方法大大提高了隐血试验的灵敏度和特异度，但它的价格相对较高，临床广泛应用存在一定难度。

二、粪潜血试验与胃炎诊断

在上消化道出血性疾病如静脉曲张出血、溃疡出血、肿瘤出血中，多可见呕血或者黑便。针对药物相关急慢性炎症、急性黏膜损伤、应激性黏膜病变等疾病，FOBT多可起到筛查的目的。对于FOBT阳性伴或不伴有上消化道症状的患者，进一步胃镜检查有助于胃炎的诊断及其他上消化道出血性疾病等的诊断。

第五节 幽门螺杆菌检测

幽门螺杆菌（Hp）是胃内的一种革兰氏阴性杆菌。虽然多数Hp感染者并无特异性症状，但Hp感染与胃溃疡的患病及胃癌的出现存在相关性，且几乎所有Hp感染者都存在慢性活动性胃炎。自从Hp被发现以来，Hp的检测方法也越来越多，而且每一种检测方法都有各自的优缺点。

一、幽门螺杆菌检测的适应证

符合Hp根除指征的患者均有Hp检测的适应证，包括：消化性溃疡、胃癌家族史或胃癌个人史、MALT淋巴瘤、伴有消化道症状的慢性胃炎、伴有胃黏膜萎缩的慢性胃炎、长期服用PPIs制剂、缺铁性贫血、胃增生性息肉、特发性血小板减少性紫癜患者以及要求筛查Hp感染的体检者。

二、幽门螺杆菌常用的检测方法

目前，国内外临床应用的Hp检测的方法包括侵入性检测和非侵入性检测两大类。侵入性检测需要行胃镜检查及胃黏膜活检，包括快速尿素酶试验（rapid urease test，RUT）、胃黏膜镜检、胃黏膜细菌培养、PCR检测等；而非侵入性检测则不需要进行内镜检查，如$^{13}C/^{14}C$呼气试验、血清Hp抗体及粪便Hp抗原检测等。

（一）尿素呼气试验

$^{13}C/^{14}C$呼气试验是临床上最常用的检测Hp的方法，其原理是由于Hp分泌的尿酸氧化酶可将$^{13}C/^{14}C$标记的尿酸分解代谢，因而在人体呼出的CO_2中会含有$^{13}C/^{14}C$标记的部分，通过检测呼出气体的$^{13}C/^{14}C$含量即可推测人体是否存在Hp感染。这种方法方便、快捷，灵敏度及特异度较高。做该检测要求患者前2周不得服用抑酸相关药物，前4周不得服用抗生素，否则会影响结果的准确性。

（二）粪便Hp抗原检测

粪便Hp抗原检测是另一种Hp感染检测的非侵入性方法，其检测的灵敏度及特异度均>90%。虽然其操作简便，但临床上该项检测患者的依从性不高，而且检测的结果受标本留取的量、标本的保存及运送方式、抗菌药物、消化道出血等情况的影响比较大。相比之下，$^{13}C/^{14}C$呼气试验的临床实用性更强。

（三）血清学检测

Hp现症感染者及既往感染者的血清中存在抗Hp的抗体，而血清的抗体检测方便、快捷、经济、依从性高，而且其检测的结果不受药物、饮食、胃内疾病的影响，具有很高的灵敏度和特异度，相比其他检测方法具有自身的优势。然而，该抗体在血清中存在的时间较长，因而其检测结果无法说明是现症感染还是既往感染，也不能用于Hp根除后的复查。

（四）聚合酶链反应

聚合酶链反应（PCR）检测通过检测Hp特有的核酸片段协助Hp感染的诊断，其检测的标本可以是胃内的活检标本、胃液、粪便等。由于PCR所需要的样本量较少，而且很少受药物、消化道出血等因素的影响，其灵敏度和特异度较其他检测方法高；而且在检测Hp感染的同时，还可以检测治疗Hp相关抗生素的耐药基因，如*CagA*、*23S rRNA*、*gyrA*、*16S rRNA*、*rpoB*、*pbp-1a*、*rdxA*、*frxA*等，对于指导制订抗Hp的方案有一定的优势。虽然有以上优势，但由于技术、设备、成本的原因，PCR检测在Hp感染的检测中仍未能成为主流方案。

（五）快速尿素酶试验

快速尿素酶试验是利用Hp产生的尿酸氧化酶能够将特定试剂分解产生氨的特性，改变试剂的pH值，最终通过比色法判断Hp的感染情况。虽然该方法方便、快捷、价格低廉，但需要获取胃内活检标本，而且受标本大小、活检部位、消化道出血、PPIs用药及抗生素用药、结果读取时间的影响较大，有一定的假阴性率。除此之外，该方法在儿童Hp检测的灵敏度和特异度方面还存在争议。

（六）细菌培养

细菌培养是检测Hp最可靠的方法，它不仅可以用于Hp的诊断，可以用于Hp表型、基因组学和蛋白组学的研究，而且其后续的药敏试验还可以指导难治性Hp感染患者的治疗。然而，Hp的分类和培养是一项非常艰辛的工作，一般要求要有足够的胃内活检标本，且对培养患者的要求较高。胃炎的严重程度、消化道出血、PPIs和抗菌药物的应用、吸烟饮酒等都对抽样的结果有一定的影响。

（七）组织学检查

组织学检查并非Hp感染的常规检查项目，尽管在镜下观察到革兰氏阴性螺杆菌可进行Hp感染的诊断，但受活检标本量少、胃炎、消化道出血、药物等因素的影响，不仅其组织学检查的灵敏度较低，而且胃内还存在其他螺杆菌，因而其特异度也有待提高。因此，它作为一种侵入性的检测方法，并未被临床广泛应用。

（八）内镜检查

Hp感染患者存在特定的内镜下表现。一般Hp现症感染的患者存在以下表现：全胃黏膜肿胀，胃内皱襞异常改变（皱襞肿大僵硬、迂曲走行），胃底体出血黏膜点片状或者弥漫性发红。除此之外，胃增生性息肉、黏膜鸡皮样改变、胃内黏液增多呈白色黏稠状等也是幽门螺杆菌现症感染的表现。这些表现一般不作为Hp感染的确诊依据，Hp的临床诊断依然依赖后续的$^{13}C/^{14}C$呼气试验和快速尿素酶试验。

总而言之，虽然细菌培养是目前Hp感染最可靠的检测方法，但其过程技术要求及成本较高，临床应用存在一定的限制。组织学检查灵敏度较低，血清学检测无法鉴别既往感染，粪便抗原检测依从性差。$^{13}C/^{14}C$呼气试验和快速尿素酶试验是非侵入性和侵入性检测方法中最常用的两个，其检测的灵敏度和特异度也较高，具有良好的临床应用价值 。

第六节　血清胃功能检测

胃黏膜腺体丰富，包括消化腺和部分内分泌腺体，消化腺包括贲门腺、泌酸腺和幽门腺。其中，贲门腺位于贲门环周区域，由黏液腺组成，主要分泌黏液；泌酸腺分布于胃底体的大部分区域，主要由壁细胞、黏液细胞和主细胞组成，分别分泌盐酸、黏液和胃蛋白酶原；幽门腺主要分布在胃窦和幽门部位，是一个分支较多且弯曲的管状黏液腺，幽门腺内有很多内分泌细胞，主要分泌黏液（主要为碱性）和促胃液素。内分泌腺体分散存在于广泛的胃黏膜中，主要包括G细胞、D细胞，分别分泌胃泌素和生长抑素。胃蛋白酶原、胃泌素常被作为胃血清标志物，其血清含量检测也被应用于临床。

一、胃蛋白酶原与胃泌素

胃蛋白酶原（PG）是胃蛋白酶的前体，主要由壁细胞分泌。它分为PGⅠ和PGⅡ，其中PGⅠ完全由胃底腺的主细胞分泌，而PGⅡ可由贲门、胃底和幽门腺共同分泌；尽管PGⅠ的浓度高，但是PGⅡ的分泌范围更广。

胃泌素是由幽门腺中的G细胞分泌的，其生理作用主要是刺激胃酸分泌，帮助消化。胃泌素分为G-17和G-34两种成分，前者清除较快，主要反映进食后胃泌素的分泌情况；而后者清除较慢，能够反映G细胞长期分泌情况的平均水平，对反映胃窦的萎缩、异常增生情况很有帮助。此外，胃泌素的异常分泌还与胃腺癌、神经内分泌瘤的发生相关，血清G-17分泌水平升高预示着胃腺癌发生的风险升高。

二、血清胃功能的检测方法

血清胃功能的检测方法很多，常见的有酶联免疫吸附法（ELISA）、化学发光法、快速免疫荧光法，临床上最常用的方法是ELISA，下面做该方法的详细介绍。

（一）标本采集

取患者静脉血2～5 mL（质子泵抑制剂及非甾体抗炎药停药2周以上，空腹10 h，儿童可适当放宽）。

（二）样本检测时间及保存条件

一般要求在采集后4 h内检测，超出检测时间的需要在样本中加入稳定剂。样本在2～8 ℃可保存72 h，-20 ℃可保存两个月，-70 ℃以下可长期保存。

（三）样本检测

将样本按规定浓度分别吸收后放置于采样板中，最后用酶标仪进行检测。

（四）相关指标正常参考值

PGⅠ 70～165 ug/L；PGⅡ 3～15 ug/L；PGⅠ/Ⅱ 7～20；G-17（餐前）2～15 pmol/L，G-17（餐后）5～30 pmol/L。

三、血清胃功能检测的临床意义解读

（一）胃泌素17和胃蛋白酶原Ⅰ均升高

胃泌素17和胃蛋白酶原Ⅰ二者均升高提示胃底体主细胞及胃窦G细胞分泌功能增强，考虑全胃炎症及药物影响可能，必要时需要完善胃镜检查。

（二）胃泌素17升高而胃蛋白酶原Ⅰ降低

胃泌素17升高而胃蛋白酶原Ⅰ降低则说明胃底体主细胞分泌功能减弱，考虑胃底体萎缩性胃炎可能；此时，胃泌素17升高高度提示胃腺癌可能，须完善胃镜检查。

（三）胃泌素17降低而胃蛋白酶原Ⅰ升高

胃泌素17降低而胃蛋白酶原Ⅰ升高常提示胃内的高酸环境或者胃窦严重萎缩，可给予对症治疗，或完善胃镜检查。

（四）胃泌素17和胃蛋白酶原Ⅰ同时降低

胃泌素17和胃蛋白酶原Ⅰ同时降低常提示全胃萎缩，如二者水平持续低于低限（G-17≤1 pmol/L、PGⅠ≤70 ug/L、PGⅠ/PGⅡ≤7）则提示胃早癌的发生风险较高，应定时完善胃镜检查。

（五）胃泌素17降低而胃蛋白酶原Ⅰ正常

胃泌素17降低而胃蛋白酶Ⅰ正常提示胃内高酸环境或者胃窦严重萎缩，此时患者患胃食管反流病的风险较高。

（六）胃泌素17升高而胃蛋白酶原Ⅰ正常

胃泌素17升高而胃蛋白酶原Ⅰ正常提示高胃泌素血症，此情况可出现在长期服用PPIs制剂、胃体萎缩、消化道溃疡或出血等患者中。此时，患者胃黏膜容易受损伤。

（七）胃蛋白酶原Ⅰ降低而胃泌素17正常

胃蛋白酶原Ⅰ降低而胃泌素17正常提示胃体萎缩，下降的程度与萎缩的程度明显相关，轻度的降低可由生理性萎缩导致。PGⅠ≤30 ug/L、PGⅠ/PGⅡ≤3是胃体萎缩性胃炎的征兆，必要时需要完善胃镜检查。

（八）胃蛋白酶原Ⅱ升高

分泌胃蛋白酶原Ⅱ的区域比较广泛。胃蛋白酶原Ⅱ的升高常提示胃炎的可能，应完善胃镜检查。

（九）胃泌素17降低而胃蛋白酶原Ⅰ和Ⅱ均升高

胃泌素17降低而胃蛋白酶原Ⅰ和Ⅱ均升高提示胃内高酸环境或者存在胃窦的萎缩且存在全胃的炎症，须完善胃镜检查进一步明确。

（十）胃泌素17降低且胃蛋白酶原Ⅰ和Ⅱ都降低

胃泌素17降低且胃蛋白酶原Ⅰ和Ⅱ都降低提示全胃萎缩可能，如出现持续明确降低则提示存在早癌风险，建议完善胃镜检查。

（十一）胃泌素17升高且胃蛋白酶原Ⅱ也升高

胃泌素17升高且胃蛋白酶原Ⅱ也升高提示全胃炎症或者近期口服过PPIs制剂，必要时需要完善胃镜检查。

（十二）胃蛋白酶原Ⅰ和Ⅱ都升高

胃蛋白酶原Ⅰ和Ⅱ都升高时，还需要根据二者的比例确定临床意义，比例正常说明胃炎可能性大或者服用过PPIs制剂，如果PGⅠ/PGⅡ降低则提示胃体萎缩可能。

目前，应用于临床的外周血分子标志物主要为胃蛋白酶原及胃泌素，这二者的检测有利于不同类型胃炎的辅助诊断。更多反映胃的内外分泌功能的靶点有待进一步探索。

第七节　血清学内因子、壁细胞抗体及维生素B_{12}水平测定

自身免疫性胃炎（AIG）是针对胃的脏器相关的自身免疫性疾病，也称作A型胃炎，主要表现为针对胃壁细胞的特异性抗体形成，从而导致胃壁细胞团被萎缩和化生的黏膜替代。这些抗体包括针对胃壁细胞的抗体即壁细胞抗体（PCA）以及针对内因子的抗体即内因子抗体（IFA），这些抗体的最终生物学结局导致维生素B_{12}的代谢受损，由此产生维生素B_{12}缺乏症，主要表现为恶性贫血的神经和全身症状。PCA和IFA是诊断自身免疫性胃炎的血清标志物，其中PCA是AIG最敏感的血清生物标志物，IFA的灵敏度较低，但特异度高，并且在病程较晚时呈现阳性。PCA和IFA的灵敏度和特异度分别为81%和90%、27%和100%。因此，血清学检查对于辅助诊断AIG至关重要。

一、内因子及内因子抗体

内因子的成分是一种糖蛋白，主要由分布于胃底体的壁细胞分泌，具有促进维生素B_{12}吸收的作用，这种作用有赖于内因子内的两个活性部位。第一个活性部位可以与维生素B_{12}结合，避免维生素B_{12}在小肠内被水解；另一个活性部位可以与远端的回肠黏膜上特定的靶点结合，促进

维生素B_{12}在这些部位被吸收。IFA是针对内因子的一种自身抗体，是由胃壁细胞产生的一种免疫球蛋白IgG。目前，研究发现有两种针对内因子的循环抗体，包括阻断抗体（I型）和结合抗体（Ⅱ型）。阻断抗体在维生素B_{12}远端结合，结合抗体在维生素B_{12}结合位点远端与内源性因子B_{12}结合，从而阻止内源性因子B_{12}复合物附着到特定末端的回肠受体上。由于内因子丧失或内因子抗体的作用，导致维生素B_{12}的吸收产生障碍，最终导致恶性贫血。在缺乏内因子的情况下，只有不到1%的膳食维生素B_{12}被吸收。IFA在50%～70%的患者中可检测到。血清中的内因子抗体测定是一种间接检测恶性贫血的方法，因其高特异性，长期以来，内因子抗体是临床医师诊断恶性贫血的重要指标。虽然抗内因子抗体水平与疾病的严重程度无关，但抗体的存在可在症状出现前检测到。

二、壁细胞抗体

壁细胞抗体（PCA）在1962年被首次发现，抗原定位于壁细胞质微小分泌管微绒毛上，是自身抗体家族的重要成员，是机体免疫功能紊乱后B淋巴细胞针对胃壁细胞表面的H^+/K^+ ATPase α和β亚基产生的一类免疫球蛋白。该抗体的形成导致维生素B_{12}等多种营养物质吸收障碍，引起消化不良、营养不良、胃炎等多种病症。PCA虽然无种属特异性，但具有器官特异性，胃液中IgA的含量较血液中高，血液中为IgG、IgM、IgA 3种的混合物。在90%的自身免疫性胃炎患者中可见PCA。目前，无症状的自身免疫性胃炎是由壁细胞抗体来明确的。壁细胞抗体不仅是自身免疫性胃炎的诊断标志物，而且是胃黏膜萎缩及血液学表现的预测标志物。

三、维生素B_{12}

自身免疫性胃炎作为器官特异性疾病，是恶性贫血的潜在病理原因，而维生素B_{12}缺乏是恶性贫血的最常见原因。维生素B_{12}是甲基转移酶的辅因子，是甲基化过程及氧化还原反应过程的重要辅助因子，参与体内各种物质的新陈代谢。维生素B_{12}的吸收主要在回肠，需要内因子的参与，吸收主要有两种机制：被动扩散和受体介导的过程。目前，对于维生素B_{12}的正常摄入量仍旧存在争议，欧盟推荐成年人每日摄入量为4 ug。维生素B_{12}缺乏在素食主义者中很常见，也可能是由于自身免疫性疾病、寄生虫病、药物、胃肠手术、吸收不良和遗传缺陷等原因。由于自身免疫条件或相关的抗神经自身抗体的影响，导致维生素B_{12}缺乏的原因不同（营养缺乏或自身免疫），因此可能具有不同的临床、实验室和预后特征。由于血清维生素B_{12}检测的灵敏度和特异度较低，因此根据临床表现早期识别维生素B_{12}缺乏、避免并发症的发生至关重要。

综上所述，内因子抗体和壁细胞抗体测定是辅助诊断自身免疫性胃炎的重要指标，在自身免疫性胃炎的诊断中有一定的临床意义。此外，自身免疫性胃炎的胃肠道症状不典型，多由维生素B_{12}缺乏引发的相应症状继发诊断，因此要及时关注患者的临床症状，并制订合理的诊疗方案，做到早发现、早诊断、早治疗。

第八节　胃电图检查

胃电图（electrogastrography，EGG）是通过体表相应位点描记相应胃内电信号的幅度和频率，进而对相应的胃内疾病进行诊断和随诊的一种方法。因其有无创、无痛、简单、客观的特征，逐渐成为临床上检测胃动力的新兴方式。

一、正常胃电图的表现及相关参数

（一）正常胃电图的表现

正常的胃肌电活动包括慢波和峰电位。胃慢波起源细胞（间质卡哈尔细胞）以递增的速度和幅度向幽门侧传导，产生胃电活动，决定胃收缩的最大频率和传播方向。当慢波去极化为峰电位时，开始产生胃窦的蠕动，该峰电位的水平和持续的时间与胃窦的蠕动呈正相关，代表着胃内的蠕动水平。虽然健康人的胃电图比较规整，但其实际波形则因记录仪器的通频带宽窄的不同而呈光滑程度不同的类正弦波。

空腹胃电图频率在3 cpm左右，波幅均值为130～250 uv；餐后胃电图频率及波幅经历一个变化的过程，其变化与食物的性质及数量有关。在混合食物（肉包子75 g、40 ℃温水200 mL，5 min完成）试验餐后5～20 min，胃电图频率无明显改变，而波幅则明显升高至250～430 uv，其后波幅降低，经1 h左右恢复至餐前水平。健康人的胃电图频率及波幅的变异系数较小，频率的变异系数多在20%以下，波幅的变异系数则在35%以下，且有较好的可重复性；2周内在相同条件下记录的胃电图，其频率与波幅无显著差异。

（二）相关参数

所有临床受检者均须记录分析以下胃电图检查参数。

1.主频率

主频率（dominant frequency，DF）是评价胃基本电节律的主要胃电参数，其反映了慢波的频率，正常慢波频率处于2.4～3.7 cpm。从较多研究来看，主频率是一个可重复性、可操控性较好的指标，胃电信号记录分析上表现为DF异常的情况主要是胃动过缓和胃动过速。

2.主功率

主频率处的振幅值称为胃电分析的主功率（dominant power，DP），DP与胃收缩强度及波幅有关。

3.主频率均值及主功率均值

每个光谱被平均，并计算平均DF和DP。

4.不稳定系数

不稳定系数（instability coefficient，IC）指定了胃电活动峰值的稳定性，也称胃电图DF的稳定性，包括主频率不稳定系数（IC-DF）、主功率不稳定系数（IC-DP），它们的计算方法分别是平均主频率标准差与平均主频率之比、平均主功率标准差与平均主功率之比。

5.主频率百分比

主频率百分比这一参数可能在正常、过缓或过速的范围内。当主导频率为2.4～3.7 cpm时，被认为是正常的，称为正常慢波频率百分比；当主导频率<2.4 cpm时，被认为出现了胃动过缓；当运动谱3.7～9.0 cpm的频率占主导时，被认为出现了胃动过速。胃动过速通常是由于异位起搏点导致，而此时胃通常是松弛的。当记录到的运动谱主导频率处于9～12 cpm时，通常为呼吸运动和十二指肠运动干扰所致。

6.主功率百分比

主功率百分比为运动频谱主导峰处的总的功率值占总功率的百分比，正常功率百分比为运动谱上频率在2.4～3.7 cpm的主导峰功率值占总功率的百分比。此参数反映胃电功率强度随频率分布的集中程度，数值越大时功率越集中，胃电节律的整齐程度与功率集中程度呈正相关。

7.餐后餐前功率比

由于胃电功率的绝对值受很多因素（皮肤电导、电极与胃壁之间的距离、胃的可变的形状等）的影响，因此胃电功率对进餐的反应以一个相对变化的比值来评估，即餐后功率与餐前功率的比值（post-prandial power radio，PR）。正常情况下，标准试验餐餐后功率明显高于餐前功率，餐后主功率下降可能提示餐后胃动力紊乱，即PR≤1代表进食后远端胃运动功能受损。

8.其他参数

应用多导电极记录时，可以测算胃电偶联百分比，也有人提出用不同频率段的累计功率百分比来表达。

二、胃电图的异常类型

胃电图的异常类型有以下几种情况：

根据胃电频率可分为：胃电节律过缓、胃电节律过速、混合性胃电节律紊乱（指有过速和过缓）、无胃电节律。

根据胃电节律紊乱发生的时间，又可以分为：餐前、餐后胃电节律均正常，餐前胃电节律紊乱、餐后胃电节律正常，餐前胃电节律正常、餐后胃电节律紊乱，餐前、餐后胃电节律均紊乱。

根据胃电功率可分为：餐后胃电功率增加、餐后胃电功率无变化、餐后胃电功率降低。

三、适应证及禁忌证

（一）适应证

①功能性消化不良；
②不能解释的恶心和呕吐；
③ 怀疑有胃动力紊乱；
④观察药物（止呕药、促胃肠动力药）或手术对胃肌电活动的影响；
⑤检测有胃肠道其他部位症状的患者是否也存在胃运动功能异常；
⑥检查慢性便秘患者有无其他部位受累；
⑦检查胃轻瘫是否是导致GERD的原因之一；
⑧预测尼森（Nissen）胃底折叠术预后；
⑨评价胃底折叠术后恶心、呕吐的患者。

（二）禁忌证

①患有严重心功能疾病、肺部疾病或其他疾病而不能长时间静卧者；
②各种原因造成的全身高度水肿者；
③局部皮肤敏感者。

四、检查方法

（一）检查前准备

检查前的准备有如下几个方面：①禁食一夜后于次日清晨进行检查；②术前48 h停用会影响胃肌电活动的药物；③向患者解释检查全过程，取得合作并签署知情同意书；④嘱患者注意电极及其他无线电波的干扰（移动电话等）。

（二）检查过程

1.仪器准备

胃肠电图仪、皮肤摩擦剂、EGG电极及电极片、导电糊、电脑、分析软件。

2.具体检查过程

检测前受检者须空腹8 h，一般选取检查日上午进行胃电图数据记录。具体步骤如下：①患者取仰卧位，剃去放置电极部位的体毛，用摩擦剂清洁该部位皮肤；②放置一次性电极，电极中央放导电糊，晾1 min，擦去电极外多余的导电糊；③沿胃窦轴线方向放置检测电极，一电极置于腹部正中线上、剑突与脐连线中点处，另一检测电极置于其左上方45°角5 cm处，参考电极置于右腹部与正中电极同一水平10～15 cm处；④用欧姆计检测电极阻抗，阻抗小于5K则可进行EGG检查，否则应重新进行皮肤准备或更换新电极；⑤进食试验餐前即空腹时，记录胃电图变化30 min；⑥之后进食标准餐（如一桶方便面加一根火腿肠，或鸡蛋三明治加200 mL水），进餐时间控制在10 min内，随后取仰卧位记录进食标准餐后胃电图30 min（所有受试者在一个安静的环境中进行胃电图记录，并被告知在记录过程中避免说话、阅读、随意改变体位）；⑦检查结束后，移去检测电极。

五、数据分析

检查完的数据分析包含以下几个方面：①餐后胃电信号功率或幅度常增加；②正常情况下餐后、餐前胃电主功率比大于1，否则提示餐后胃动力低下或空腹情况下存在胃过度扩张，而致餐后胃不能进一步扩张；③正常胃电主频率为2.4～3.7 cpm，餐后应占75%以上；④胃窦动力低下时，亦可见胃动过速（大于4 cpm）或胃动过缓（小于2 cpm）；⑤可出现各种胃电节律失常（胃动过缓、胃动过速、混合性胃电节律紊乱、胃电节律消失等）的疾病包括特发性胃轻瘫、糖尿病胃轻瘫、妊娠呕吐、晕动病、不明原因恶心、呕吐伴消化不良（但无胃排空障碍）等。

六、注意事项

注意事项包含以下几点：①应用胃电图仪器时需要正确滤过低频（<1次/分）、呼吸和心跳频率（>15次/分）；②记录胃电图时，应在一个安静的环境内进行，受检者应静卧不动，减少运动所致误差；③按标准电极位置放置双电极，即在剑突和脐部中点45°向左、右各旁开3 cm和2 cm，体型可能造成胃电图参数改变，对于十分消瘦、肥胖或估计有明显的低张胃或牛角胃者，应参考X线或超声检查确定胃在体表的投影位置；④检查时间过短可能会漏诊短暂的胃电节律失常；⑤电极部位的皮肤须认真清洗，去除污垢及表皮老化细胞，涂上导电糊，以降低局部皮肤的阻抗，增加信噪比；⑥运动可导致胃电节律失常样误差；⑦记录到结肠电信号；⑧与十二指肠电节律重叠（10～12 cpm）；⑨皮肤准备不足可能会放大运动或其他电波（例如蜂窝式电话）干扰所致的误差。

七、慢性胃炎胃电图表现

慢性胃炎胃电图表现为餐前和餐后波幅升高或降低，幅值在100 uv左右，频率在3次/分以下，波形以低幅波为主，但频率、幅值基本均在同一范围内，且胃电图表现与病变部位基本相一致。慢性胃炎出现胃电图异常可能与胃部自主神经脱髓鞘病变、间质卡哈尔细胞受损、胃电节律传递减弱、胃动素等激素水平低下影响胃电起搏和节律等多种因素有关。

第九节　胃超声造影检查

一、胃超声造影简介

传统的超声检查常用于实质性脏器的评估，对于空腔脏器的评估往往存在信息获取困难及诊断不准确的问题，其原因如下：①胃肠道常处于蠕动状态，定位困难且图像质量欠佳；②胃肠道中潴留的空气及食物残渣影响超声下的诊断和判断；③部分区域超声下难以探查，如胃穹隆、胃后壁等；④胃内不同部位的表现不同，对操作者的技术及经验要求很高。所以在超声检查被应用于临床的很长一段时间，胃超声检查并未被纳入超声检查的常规检查项目。然而，随着超声在临床应用范围的逐渐拓展以及临床经验的积累，从空腹胃超声到胃窗超声，从超声内镜到胃肠超声造影，超声在胃肠道检查和疾病诊断中的地位日益凸显。由于超声技术有方便、快捷、无创、无电离辐射、患者容易接受以及性价比高等优点，目前已成为多种胃肠道疾病初筛及随访的首选影像学方法。通过口服胃超声造影剂能够减少胃内气体的影响，从而改善声像图的显示效果。

二、口服造影剂简介

胃内填充造影剂是胃超声造影检查的前提之一，它排除了食物残渣及其他因素对超声检查的影响，可以将胃壁的情况清晰地显示。随着实时超声诊断仪的改进，胃壁相关疾病的声像图可以更加清晰地显示，对于肿瘤、炎症、溃疡性疾病的诊断的灵敏度和特异度也有了进一步提高。此外，胃超声造影检查还有价格低廉、相对无创、安全可靠等优点，目前正在临床上被广泛应用。造影剂根据成分不同，分为以下4种：水型造影剂、中药型造影剂、食物型造影剂和其他造影剂。其中，水型造影剂的主要作用是排除空气的干扰，对中等回声和高回声伪影的干扰排除作用较弱，排空较快；中药型造影剂虽然与水型造影剂的优缺点类似，但它有一定的中药保健功能；食物型造影剂可弥补水型造影剂的不足，虽然对中高回声伪影的干扰有很好的排除作用，提高了中等以下强度病变诊断的灵敏度，且排空时间较长，但该类造影剂需要高温冲调，操作步骤复杂。

三、适应证与禁忌证

（一）适应证

胃疾病筛查、有消化道症状时的常规检查、溃疡病变的随诊等。

（二）禁忌证

怀疑有胃肠穿孔及梗阻者、消化道急性炎症或出血者。

四、胃超声造影检查

在检查前，受检者需要有一段空腹的时间，通常是禁食禁水6～8 h。在做超声造影检查前须配置口服造影剂，成人口服500～800 mL（至患者有一定的饱腹感），儿童根据情况酌情减量。口服造影剂后患者取仰卧或侧卧位进行不同方向的超声扫查，超声检查过程中发现病变后应尽量多角度对病灶进行全面的评估。

（一）具体步骤和扫查技巧

1. 贲门

超声探头置于剑突偏向左侧位置，向左后方扫查可得到贲门长轴的图像，随后进行十字交换，可获得贲门短轴方向的图像。

2. 胃底

超声探头放置于左季肋区，向后上方扫查，可获得胃底的声像图。

3. 胃体

超声探头置于左上腹，探头横向扫查可得到胃体短轴的图像，纵向扫查可得到胃体长轴的图像。

4. 胃角

超声探头置于脐上4～5 cm处，上下横向扫查可得到胃角声像图以及胃体侧和胃窦侧的声像图。

5. 胃窦

超声探头置于脐周偏右侧位置，上下扫查直至发现胃窦的最长轴，确定胃窦长轴的图像，在此基础上进行十字交叉扫查确定胃窦短轴的图像。

6. 胃冠状切面

超声探头置于脐偏左侧位置，向右前方移动扫查，可得到胃冠状切面图。

（二）观察内容及正常声像图

1. 贲门

正常贲门括约肌活动自如，造影剂通过顺利，管壁光滑，无增厚及狭窄。

2. 胃壁与胃腔

胃底和胃体大小弯的观察须结合体位的变化观察。通常胃底体壁光滑，胃体大弯侧常可见黏膜皱襞隆起，胃壁从内到外的黏膜层、黏膜下层、固有肌层和浆膜层分别为低回声、高回声、低回声、高回声，层次清晰，胃角处由于胃壁折叠，常可看到“双环征”。

3. 胃窦

胃窦大小弯及前后壁光滑，厚度均匀，无充盈缺损，偶见类似于胃体大弯的黏膜隆起。胃腔内造影剂填充，随胃窦蠕动，胃腔形态有所改变。

4. 胃蠕动

实时超声检测可以清晰观察到胃蠕动。正常的胃蠕动特点是：起始于胃体，以1 cm/min左右的速度向胃窦移动，移动过程中左右对称无中断，造影剂可顺利通过幽门。

五、胃超声造影新进展

近年来，口服超声造影检查在临床被逐步应用并积累了丰富的临床经验。随着超声事业的发展，经静脉的胃肠超声造影也被逐步应用于临床。这种造影方法在原有胃超声造影检查的基础上可以获得有关胃壁的血流灌注情况的信息，有助于判别病灶的良恶性。恶性肿瘤的微血管灌注显著增加，对于病变大小和浸润范围显示得更为清晰，其临床意义值得今后进一步研究。

第十节　胃排空检查

胃排空是评价消化道功能的重要指标之一，在多种疾病如胃食管反流病、胃炎、消化性溃疡、胃轻瘫以及肝硬化、尿毒症等中表现为胃排空功能下降。目前检测胃排空的方法包括侵入法和非侵入法两种（如图6-1所示），但由于胃排空的机制复杂，目前还没有有效检测胃排空功能的方法。

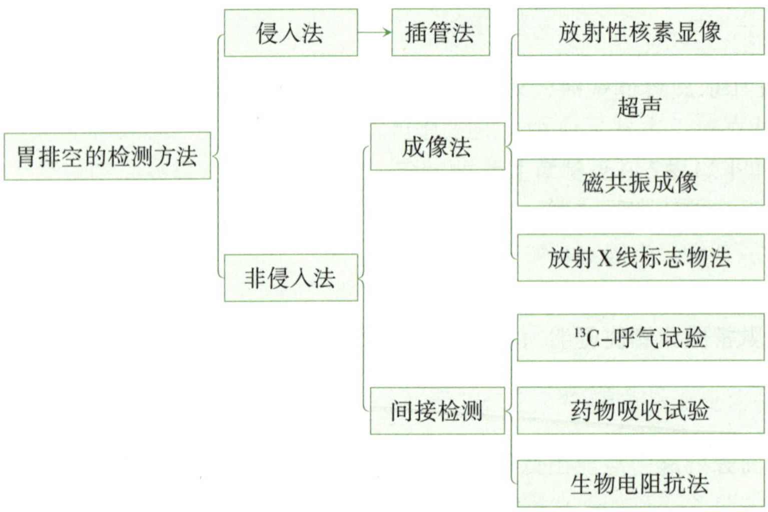

图6-1　胃排空的检测方法（原创）

一、插管法

插管法检测胃排空主要包括抽水法、染料稀释法和测压法。抽水法的操作方法是：嘱受试者进食适当体积的试验餐，进餐后抽取适当胃液（样本1），再注入样本1两倍体积的标志物，嘱患者变换体位将浓缩标志物与胃液混匀，混匀后抽取与样本1体积相同的样本2，然后根据二者标志物浓度的不同推算出胃内参与液体量，最后在所需的时间点重复上述检查即可推断出胃排空的情况。染料稀释法与抽水法类似，即将不被吸收的染料酚红加入胃内，也可同时计算出胃内容物的体积。测压法是通过测压传感仪器或者液压传导系统测量胃肠道的压力变化，从而反映胃肠蠕动情况的方法。虽然插管法是最早用于胃排空情况检测的方法，但由于是一种侵入性检测的方法，且过程烦琐、患者接受程度低，所以在放射性核素显像、超声及核磁等无创性检测方法出现后在临床上的应用越来越少。

二、放射性核素显像

放射性核素显像检查是一种很好的评估胃排空的无创检查方法，其原理是通过患者进食含有不被吸收的放射显影剂的食物后，采用单光子发射计算机断层仪或者γ照相机对胃肠道进行连续扫描，以获得完整的胃的形态、食物的分布、胃的收缩图像，依此判断胃排空功能情况并进行诊断。临床常用的胃排空示踪剂有^{99m}Tc-DTPA、^{99m}Tc-硫胶体、^{99m}Tc-白蛋白胶体等。反映胃排空的主要指标是胃半排空时间（$GET_{1/2}$），即一半体积食物经胃排空所需要的时间。该无创检查方法具有简单易行、灵敏度及特异度高、可重复性好、患者接受度高等优点，几近成为评估胃排空的“金标准”检查。即便如此，仍有部分患者会出现恶心呕吐等反应，该类患者可考虑其他的胃排空评估方法。

三、超声

胃超声检查及超声造影检查在临床应用的时间并不长，除评估一些胃壁的病变外，该类检查还可用于胃内容积相关的评估，进而能够在一定程度上评估胃排空功能。超声评估胃排空的方法包括全胃体积法、胃窦单切面积法、胃窦体积法3种。其中操作最简便的方法是胃窦单切面积法，该方法可从侧面反映胃内容积情况，而且可以评估胃内容物的性质（固体、液体、半流质等），缺点是不适用于肥胖、胃内气体较多者，而且诊断的准确性与操作者的熟练程度相关。

四、磁共振成像

胃排空磁共振检测法的原理与放射性核素检测的原理相类似，需要患者在摄入造影剂（Gd-DOTA）后行核磁检查。检查时需要患者仰卧位。核磁扫描不仅能够发现胃内轮廓情况及随时间推移出现的胃容积变化，而且还能够发现胃肠道及其周围脏器的解剖情况，如发现胃排空异常，对于导致胃排空异常的解剖学病因有辅助诊断的作用。它的优点是图像清晰、准确性高，缺点是需要患者呼吸配合、仰卧位观察，且价格昂贵，临床应用存在一定的局限性。

五、放射X线标志物法

放射X线标志物法检查将不透X光的物质（如硫酸钡）制成胶囊或颗粒，在检查前让患者服下，患者服用后的不同时间点（1 h、2 h、4 h、8 h等）行腹部立位片检查，通过观察胃内残余不透X光物质的数量和比例来判断胃排空的情况。该方法可以用于结肠传输时间的检测。虽然放射X线标志物法有操作简便、价格比较经济、易被受检者接受等优点，但该检查具有放射性，而且造影剂钡的排空方式与食物不同，使测定胃排空的准确性受到限制。

六、^{13}C-呼气试验

^{13}C-呼气试验与Hp检测时的方法不同，此处该试验是将^{13}C与肠道可吸收的营养素（如蓝藻、辛酸、螺旋藻等）相结合后让受试者服用，十二指肠吸收上述营养素后经过肝脏代谢成为含有^{13}C的$^{13}CO_2$，代谢后经口呼出。从营养素的吸收到形成$^{13}CO_2$的过程所需要的时间基本恒定，该过程的限速步骤是胃排空的情况，因而通过质谱仪检测特定时间呼出气体中^{13}C的浓度就可以反映胃排空的速度。虽然其结果的灵敏度高且可重复性强，但检测结果可能受到饮食、体育活动、并发疾病、药物等因素的影响。^{13}C-呼气试验对正常人或轻度胃排空异常的患者来说准确性较高，而对重度胃排空异常的患者可靠性不高，目前也缺乏权威的分析方法。

七、药物吸收试验

药物吸收试验是通过检测受试者服用一些药物（如对乙酰氨基酚、葡萄糖等）后机体的吸收情况，来反映胃对液体的排空能力。其中最常用的药物是对乙酰氨基酚。由于对乙酰氨基酚可以在小肠被完全迅速吸收，因此胃排空是对乙酰氨基酚的限速步骤。受试者服用含对乙酰氨基酚的液体后，按一定时间间隔多次测定血浆中对乙酰氨基酚的浓度，以此来间接判断胃排空情况。药物吸收试验为非侵入性检查，方法简单，易被受检者接受，同时对设备要求不高。此方法不足之处在于：只能检测胃对液体的排空能力；只能间接反映胃排空情况；试验中需要反复多次抽取血标本；若患者同时在服用其他药物，则可能影响试验结果；个体的首关效应的差异也会对试验结果造成影响。

八、生物电阻抗法

将电阻抗断层成像技术（electrical impedance tomography，EIT）应用于胃排空的检查是一种全新的检查方式。与以往的胃排空检查及胃电图检查不同，该方法通过生物阻抗技术和电子计算机相关技术检测胃内的动力信号，反映胃的蠕动功能和排空情况。由于其信号的收集和胃蠕动功能的耦合评估需实验数据进行反复的验证，因而目前仅用于实验研究，临床检查中很少用到。

第十一节　胃液检测

胃是消化道最膨大的部分，胃黏膜腺体丰富，包括消化腺和部分内分泌腺体。胃液中含有盐酸、胃蛋白酶、内因子等成分，对胃液成分的分析有助于了解胃黏膜分泌水平及消化功能，并且能反映某些特定的胃肠道疾病。胃液的分析包括基础胃液检测及进食后胃液检测两种。近年来，虽然内镜、胃肠电图以及胃肠道造影等检查大幅提升了对胃肠道疾病的检测能力，但胃液检测依然有着不可替代的地位。

一、胃液检测的适应证

随着内镜、胃肠电图以及胃肠道造影等检查的普及，虽然现在胃液检测的适应范围有所缩窄，但对于以下情况，仍有重要意义：①对于反复发展或迁延不愈的消化性溃疡，评估是否存在胃内高酸状态；②明确是否存在高胃泌素血症；③评估抑酸药物的疗效及难治性Hp病因的分析；④其他需要了解胃分泌及蠕动的情况。

二、胃液的抽取

（一）抽取前的准备

检查前72 h停抑酸药及其他影响胃内分泌功能的药物，有特定检测目的的情况除外；检查前1天避免进食辛辣刺激、干硬、团块食物，检查前禁食禁水12 h。

（二）刺激胃液分泌的方法

胃酸的检测包括检测基础胃酸分泌量（basal acid output，BAO）及最大胃酸分泌量（maximal acid output，MAO），而最大胃酸分泌量的检测需要相应的刺激因子。生理情况下，胃泌素是刺激胃酸分泌最主要的因子。进食刺激、迷走神经的激活等都会导致胃窦G细胞分泌胃泌素，胃泌素吸收入血经循环后可激活胃底体壁细胞分泌胃酸。五肽胃泌素是一种人工合成的胃泌素，对胃酸分泌具有极强的刺激作用，使其能够在短时间内达到最大分泌量。临床上常肌注或皮下注射6 pg/kg五肽胃泌素后1 h提取胃液，进行最大胃酸分泌量的检测。

（三）胃液的抽取

采用普通胃管插管至50～60 cm后充分抽取胃内潴留液做胃液性状、微生物学、形态学的检测，然后连续抽取胃液1 h做基础胃酸分泌量的检测。按要求肌注五肽胃泌素，注射后每隔15 min连续4次留取标本，用来检测最大胃酸分泌量与高峰胃酸分泌量（peak acid output，PAO）。胃液抽取前应排查患者是否存在肝硬化、食管胃底静脉曲张、腐蚀性食管炎及严重心肺疾病难以代偿等情况，如存在上述情况则不宜行胃管插管；在抽取过程中患者应尽量保持左侧卧位，避免恶心呕吐及体位变化。

三、胃液的检查

（一）一般性状检查

1.量

正常情况下，空腹12 h后的胃液残余量约为50 mL；若胃液量大于100 mL为胃液增多，多见于十二指肠溃疡、卓-艾综合征、胃蠕动功能减退及幽门梗阻；若胃液量小于10 mL为胃液减少，主要见于胃蠕动功能亢进、萎缩性胃炎等病症。

2.外观

正常空腹胃液为无色透明液体，不含血液与胆汁，无食物残渣。鲜红色血液多考虑胃管插管损伤。褐色残渣样外观提示胃内有大量陈旧性出血，常见于胃癌，可用隐血试验证实。插管时引起的恶心呕吐、幽门闭锁不全、十二指肠狭窄等情况均可引起胆汁逆流，胃液混有新鲜胆汁呈现黄色，放置后则呈现绿色。

3.味

正常胃液可嗅到盐酸气味，消化不良或食物滞留过久有发酵味，晚期胃癌有恶臭味。

4.酸碱度

正常胃液的pH值为0.9～1.5，pH值为3.5～7.0为低酸，pH值大于7.0为无酸。

5.分层

胃液长时间放置后可能出现分层现象：上层为黏液，下层为食物残渣，中间为胃液。正常情况下，上下两层均很薄，多为中间的胃液。胃液增多是慢性胃炎的常见表现。若有食物残渣等将出现底层，可见于胃癌、幽门梗阻等情况。

（二）化学检查

1.胃酸分析

（1）基础酸排量测定

基础酸分泌表示胃对神经、精神、体液等因素的内源性刺激的应答。在采集胃液时，患者应尽量保持在生理状况，周围环境应安静；患者要远离食物，保持情绪稳定。当抽完空腹胃液后，连续抽取胃液1 h，将标本全部送检，测定BAO。

（2）最大酸排量测定

最大酸排量指当在增大刺激物剂量、胃排出盐酸量无明显增加的情况下注射五肽胃泌素，15 min以后可达到的最大分泌量，且这个分泌量能维持30 min，60 min时可回到基础水平，可由MAO计算PAO。由MAO与PAO可以推算出壁细胞数量。据估计，每5000万个壁细胞1 h可以分泌盐酸1 mmol。假设PAO为20 mmol/h，估计壁细胞为10亿个。正常人壁细胞约为9.8亿个。

（3）参考值

BAO：3.9±1.98 mmol/h，很少超过5 mmol/h。

MAO：3～23 mmol/h，女性略低。

PAO：20.6±8.37 mmol/h。

BAO/MAO：0.2。

（4）临床意义

正常人的基础胃酸分泌量和最大胃酸分泌量相差的范围比较大，所以BAO和MAO的分界不是很清晰，但总体上可以分为胃酸分泌增加和胃酸分泌减少两种情况。这两种情况各有其自身的临床意义。

胃酸分泌增加：①胃泌素瘤常出现于十二指肠或者胰腺，可导致胃泌素的增加和基础酸分泌量的增加，此时BAO可以高达10～100 mmol/h且BAO/MAO大于0.6；②十二指肠溃疡时基础胃酸分泌量和最大胃酸分泌量都会升高，且胃液的分泌量也会增加，BAO超过40 mmol/h，胃液分泌量大于2000 mL对十二指肠溃疡有辅助诊断意义；③胃溃疡时偶有胃酸分泌增加，更多的情况是胃酸分泌正常和胃酸分泌减少。

胃酸分泌减少：①泌酸腺的减少是胃酸分泌减少常见的原因，胃底体萎缩时常出现泌酸腺的减少和胃壁细胞的减少，且萎缩程度和胃酸减少的程度呈正相关，严重时可出现无酸的情况；②胃癌和胃溃疡均可出现胃酸分泌的减少，但单纯从胃酸分泌情况上看难以鉴别，需要进一步完善胃镜及组织学检查；③恶性贫血时也可见胃酸的分泌减少。

2.乳酸测定

正常情况下胃内无乳酸产生，但当幽门梗阻、胃内大量食物潴留导致细菌滋生时，大量的细菌分解食物会产生乳酸。此外，胃恶性肿瘤时肿瘤细胞进行无糖酵解也会产生乳酸。乳酸阳性指的是乳酸大于5 g/L。

3.隐血试验

正常胃液中不含红细胞，但当出现急性胃炎、糜烂、胃溃疡等情况时会出现胃液隐血试验阳性。此外，牙龈出血、食管炎、贲门撕裂的情况也会出现胃液隐血试验阳性。应结合患者病史综合判断。

4.胆汁测定

正常胃液无胆汁，胃液呈淡黄色或黄色说明存在胆汁反流。少量胆汁反流可由插管时的恶心呕吐导致，大量的胆汁反流提示十二指肠高压、幽门关闭不全、十二指肠远端梗阻等情况，必要时需要完善内镜检查。

5.尿素测定

正常患者胃内无分解尿素的尿素酶，只有在Hp感染时才会有细菌分泌的尿素酶分解胃内的尿素，使得尿素含量下降。胃液尿素阴性或者浓度低于1 mmol/L提示Hp感染，可进一步完善呼气试验明确是否存在Hp感染。部分患者肾功能不全时会导致假阴性。

（三）显微镜检查

1.细胞

由于红细胞可被盐酸破坏，所以正常胃液中检不出红细胞。少量新鲜红细胞可由插管过程中的黏膜损伤导致，无明确临床意义；标本内有大量红细胞时，需要进一步排查胃溃疡、胃癌等相关疾病。

胃液内可见白细胞，多属中性粒细胞，正常空腹胃液其含量为100～1000个/毫升。胃炎时中性粒细胞可增多。

镜检时如发现核大、深染、形态欠规则的细胞则应考虑癌细胞，需要进一步完善内镜及组织学检查。

2.细菌

正常胃腔中由于高酸环境，无细菌生长。病理情况下可出现幽门螺杆菌、博奥杆菌、八叠球菌、酵母菌等。

随着科技的发展和胃癌普查的需要，胃液检测的内容也在不断被丰富。胃液中α1-抗胰蛋白酶、癌胚抗原（carcinoembryonic antigen，CEA）、CA199和CA724检测逐渐在临床中应用。虽然目前许多胃液检测内容被内镜检查和血清学检查所替代，但作为评估酸分泌情况的基础检查，在评价患者胃液分泌情况中仍具有较高的临床价值和意义。

（张德奎、杨一蕃）

参考文献

[1] 孟祥中.我国胃镜检查术的开拓者杨英福教授——纪念中国开展胃镜检查60周年[J].现代实用医学，2010，22(10):1087-1088.

[2] 中华医学会消化病学分会.中国慢性胃炎共识意见(2017年，上海)[J].胃肠病学，2017，22(11):670-687.

[3] SUGANO K, TACK J, KUIPERS E J, et al. Kyoto global consensus report on Helicobacter pylori gastritis[J].Gut, 2015,64(9): 1353-1367.

[4] 彭丽华，杨云生，万荣，等.MUSETM内镜下胃底折叠术治疗13例胃食管反流病的疗效分析[J].中华消化杂志，2018，38(10):657-663.

[5] 中国医师协会内镜医师分会消化内镜专业委员会，中国医师协会内镜医师分会消化内镜健康管理与体检专业委员会，中华医学会消化内镜分会胶囊内镜协作组，等.中国磁控胶囊胃镜临床应用专家共识(2017，上海)[J].中国实用内科杂志，2017，37(10):885-894.

[6] 国家消化系统疾病临床医学研究中心(上海)，国家消化内镜质控中心，中华医学会消化内镜学分会胶囊内镜协作组，等.中国磁控胶囊胃镜临床应用指南(精简版，2021年，上海)[J].中华消化杂志，2021，41(9):582-587.

[7] 朱佳慧，陈文晓，茹楠，等.磁控胶囊胃镜和传统胃镜诊断效能的Meta分析和系统回顾[J].中国实用内科杂志，2018，38(4):358-363.

[8] 姜佳丽，万晓萍.粪便潜血试验的临床应用[J].中华内科杂志，2012，51(2):93-94.

[9] 中华医学会消化病学分会幽门螺杆菌和消化性溃疡学组，全国幽门螺杆菌研究协作组，刘文忠，等.第五次全国幽门螺杆菌感染处理共识报告[J].中华消化杂志，2017，37(6):364-378.

[10] NEUMANN W L, COSS E, RUGGE M, et al. Autoimmune atrophic gastritis—pathogenesis, pathology and management [J].Nature Reviews Gastroenterology & Hepatology, 2013,10(9): 529-541.

[11] TOH B H. Diagnosis and classification of autoimmune gastritis [J]. Autoimmunity Reviews, 2014,13(4-5): 459-462.

[12] SHAH S C, PIAZUELO M B, KUIPERS E J, et al. AGA clinical practice update on the diagnosis and management of atrophic gastritis: expert review [J]. Gastroenterology, 2021,161(4): 1325-1332.

[13] KAMADA T, MARUYAMA Y, MONOBE Y, et al. Endoscopic features and clinical importance of autoimmune gastritis[J]. Digestive Endoscopy, 2022, 34(4): 700-713.

[14] TOH B H. Pathophysiology and laboratory diagnosis of pernicious anemia [J]. Immunology Research, 2017,65(1): 326-330.

[15] DEMIR A M, ATEŞ B B, HıZAL G, et al. Autoimmune atrophic gastritis: The role of Helicobacter pylori infection in children [J]. Helicobacter, 2020, 25(5): e12716.

[16] HALL S N, APPELMAN H . Autoimmune gastritis [J]. Archives of Pathology & Laboratory Medicine, 2019,143(11): 1327-1331.

[17] CHAN, J,CHAN H Y. Usefulness of thyrogastric immune features as predictors of pernicious anaemia that lacks intrinsic factor antibody [J]. International Journal of Laboratory Hematology, 2011,33 (4): 400-408.

[18] 郭亚平,张彦,刘欣,等.抗胃壁细胞抗体阳性人群临床特征分析[J].临床消化病杂志, 2021, 33(6): 403-406.

[19] SOBCZYNSKA-MALEFORA A, DELVIN E, MCCADDON A, et al.Vitamin B_{12} status in health and disease: a critical review. Diagnosis of deficiency and insufficiency-clinical and laboratory pitfalls [J]. Critical Reviews in Clinical Laboratory Sciences, 2021,58(6): 399-429.

[20] KALITA J, MISRA U K. Vitamin B_{12} deficiency neurological syndromes: correlation of clinical, MRI and cognitive evoked potential [J]. Journal of Neurology, 2008,255(3): 353-359.

[21] WONG C W. Vitamin B_{12} deficiency in the elderly: is it worth screening? [J]. Hong Kong Medicine Journal, 2015,21(2): 155-164.

[22] GHARIBANS A A, KIM S, KUNKEL D, et al. High-resolution electrogastrogram: a novel, noninvasive method for determining gastric slow-wave direction and speed [J]. IEEE Transactions on Biomedical Engineering, 2017,64(4): 807-815.

[23] GHARIBANS A A, COLEMAN T P, MOUSA H, et al. Spatial patterns from high-resolution electrogastrography correlate with severity of symptoms in patients with functional dyspepsia and gastroparesis [J]. Clinical Gastroenterology & Hepatology, 2019,17(13): 2668-2677.

[24] CALDER S, O'GRADY G, CHENG L K, et al. A simulated anatomically accurate investigation into the effects of biodiversity on electrogastrography [J]. IEEE Transactions on Biomedical Engineering, 2020,67(3): 868-875.

[25] LAMMERS W J. Arrhythmias in the gut [J]. Neurogastroenterology Motility, 2013,25(5): 353-357.

[26] 薛恒, 葛辉玉, 苗立英. 超声造影在胃肠道疾病中的应用价值[J]. 中华超声影像学杂志, 2015,24(1):88-90.

第七章
胃炎的分类

胃炎指胃黏膜对各种损伤的炎症反应过程，根据发病特点可分为急性胃炎和慢性胃炎两类。胃炎可以有多种分类方法，可以按病程急缓分类，按病因分类，按悉尼系统及新悉尼系统分类，按京都胃炎分类，按特殊类型分类等。

第一节　急慢性胃炎

一、急性胃炎

急性胃炎是一种由多种外部和内部原因所致的急性、局限性或广泛性胃黏膜炎症。急性胃炎的临床表现多种多样，源于病因多样，较为常见的有应激后损伤、各种原因导致的胃黏膜缺血、药物刺激及自身的胆汁反流和感染等。根据病因及病理类型的不同，急性胃炎分为急性单纯性胃炎、急性糜烂性胃炎、急性化脓性胃炎、急性腐蚀性胃炎。按病因分类又分为急性外因性胃炎及急性内因性胃炎。

（一）急性单纯性胃炎

急性单纯性胃炎又称急性浅表性胃炎或者急性非特异性胃炎，最常见的原因是微生物或者细菌毒素感染，也可由化学、物理等因素引起。

1.病因与发病机制

（1）微生物或细菌毒素感染

幽门螺杆菌、沙门菌属、嗜盐杆菌及某些病毒等微生物，或金黄色葡萄球菌毒素、肉毒杆菌毒素等细菌毒素污染食物，经人体进食后可导致急性胃炎。主要有下几种情况：①Hp主要存活于胃窦部黏液层与上皮之间，它能通过多种酶和毒素引起胃黏膜损伤；②沙门菌属多存在于家畜、家禽、鱼类等的肠腔及内脏中，可污染各种禽蛋，经口食入后可致病；③嗜盐杆菌存在于海水中，可污染各种海产品和腌渍食物，进而致病；④金黄色葡萄球菌最常见于乳品和肉类食物，在30 °C条件下，4～5 h可产生大量肠毒素，该毒素耐热性强，短时间内经高温煮沸不能完全杀灭，仍能致病；⑤急性病毒性胃肠炎大部分由轮状病毒及诺沃克病毒引起，这些病毒不能被胃酸破坏，而且其对各种理化因子有较强的抵抗力，感染者的吐泻物有传染性，吐泻物污染环境则可形成气溶胶，可经空气传播，粪-口途径为主要传播途径；⑥当患有全身感染性疾病时，病毒、细菌和（或）其毒素可通过血液循环进入胃组织而导致急性胃炎。

（2）化学因素

药物主要是NSAIDs，如水杨酸制剂、吲哚美辛、布洛芬等。这类药物削弱黏膜抵御损害因子的能力，碳酸氢盐的分泌和胃黏液的合成会被NSAIDs抑制。此外，NSAIDs能促进胃酸的分泌。洋地黄、利血平、金霉素、氯化铝及某些抗癌药物等均可刺激胃黏膜，损害胃黏膜屏障。

误食毒蕈、砷、汞、灭虫药、杀鼠药等化学物质，都可造成胃黏膜的损伤。

酒精、浓茶、咖啡等一些饮料也可引起急性胃炎。

（3）物理因素

过冷、过热或粗糙食物，或者胃内冷冻、放射治疗，均可损伤胃黏膜，引起炎症。

（4）其他因素

某些全身性疾病如尿毒症、肝硬化、慢性肺心病、呼吸衰竭及晚期肿瘤等均可作为内源性刺激因子，引起胃黏膜急性炎症。

2. 临床表现

一般起病急，数小时至24小时发病，症状轻重不一，较为典型的表现为中上腹不适、疼痛，腹部绞痛，厌食、恶心、呕吐，腹泻等。严重者可有发热、呕血、脱水、休克和酸中毒等症状。体格检查发现有上腹或脐周疼痛、肠鸣音亢进。轮状病毒性胃肠炎在5岁以下的儿童中最常见，最常见的症状是水样腹泻、呕吐、腹痛、发热，常伴有脱水，约1周可好转。

3. 辅助检查

（1）实验室检查

外周血白细胞计数一般轻度增高，中性粒细胞比例增高；伴肠炎者大便常规检查可见少量黏液及红、白细胞，大便培养可检出病原菌。

（2）内镜检查

虽然内镜检查可见胃黏膜明显充血、水肿，有时见糜烂及出血点，黏膜表面覆盖黏稠的炎性渗出物和黏液，但是内镜不必作为常规检查。

4. 治疗和预后

（1）治疗

根据不同的症状治疗。对有腹部疼痛的患者，可以进行局部热敷；若有剧烈腹痛，可以用解痉止痛药。若出现剧烈的呕吐，可以通过肌注甲氧氯普胺缓解。必要时可以口服H_2RA，也可以给予硫酸或黏膜保护剂，如铝碳酸镁片、硫糖铝等。

抗感染治疗。通常不需要抗感染治疗，如果是细菌导致的，特别是伴有腹泻症状，可以选择小檗碱、呋喃唑酮、磺胺类制剂等抗生素，须关注毒副作用。

维持水、电解质及酸碱平衡。由于腹泻、呕吐引起的水、电解质紊乱，在治疗原发病的基础上，可以采用口服补液的方法，严重的给予静脉补液。

（2）预后

常在数天内恢复。如致病因素持续存在，可发展为慢性浅表性胃炎，最终可导致胃腺体萎缩。

（二）急性糜烂性胃炎

急性糜烂性胃炎又叫急性糜烂出血性胃炎或急性胃黏膜病变（AGML），顾名思义，表现多为胃黏膜多发性糜烂、出血。

1. 病因

（1）多种外源性刺激因素

多种外源性刺激因素如化学物质、物理因素、微生物感染、细菌毒素等，会破坏胃黏膜屏障，从而造成胃黏膜的急性糜烂。

（2）各种应激状态

各种应激状态如休克、严重创伤、颅内病变、败血症、大面积烧伤、重要器官的功能衰竭等也是急性糜烂性胃炎的病因。

2. 临床表现

药物性胃炎由药物所致，发病前服用了NSAIDs等药物。有酗酒、烧伤、大手术、颅脑外伤、重要器官功能衰竭等应激状态史者，症状多为上腹部隐痛或剧痛，并伴恶心等症状。首先出现的症状多是胃肠道出血，主要表现为呕吐和（或）柏油样便，并且通常是间歇性的。

3. 诊断

因无特征性临床表现，诊断主要依靠病史及内镜检查。

（1）病史

患病前服用NSAIDs或者有酗酒、大手术、烧伤、创伤、重要器官功能衰竭等应激状态史，且患病前无消化性溃疡病史，会出现上消化道出血症状，并且出血前无明显上腹痛等症状者，应考虑本病的可能。

（2）急诊内镜检查

在出血后的24～48 h内做急诊内镜检查，可以确诊本病。超过48 h，病变可能减轻或痊愈。内镜下可以见到胃黏膜局限性或弥漫性充血、水肿，黏液分泌增多；胃黏膜常有点状或片状出血、血痂，严重者可见散在多发圆形或椭圆形糜烂，直径为1～2 mm，黏液湖可见新鲜和陈旧血液。

（3）X线检查

虽然胃肠钡餐造影是常用的检查手段之一，但此方法通常不能发现糜烂性病变，并且不适合于急性活动性出血的患者，因为钡餐可以涂布黏膜表面，导致短期内无法进行内镜或血管造影术。在急性出血时，如果出血速度较快，可通过肠系膜上动脉选择性血管造影术明确出血的位置，并进行止血，但在出血间歇期，该检查的结果通常是阴性的。

4. 治疗

（1）一般治疗

治疗原发病。卧床休息，禁食或流质饮食，保持安静。

（2）黏膜保护剂

可应用黏膜保护剂如硫糖铝混悬剂、铝碳酸镁。

（3）H_2RA

可口服H_2RA，如西咪替丁、雷尼替丁等。重者可静脉滴注用药。

（4）PPIs

PPIs抑酸作用要强于H_2RA，轻者可选用口服制剂，如奥美拉唑、兰索拉唑、泮托拉唑、雷贝拉唑、埃索美拉唑等。

（三）急性化脓性胃炎

急性化脓性胃炎较少见，也叫急性蜂窝织炎性胃炎，是胃壁受到细菌感染而引起的化脓性病变，也是败血症的并发症之一。

1. 病因

α溶血性链球菌最多见，也可由金黄色葡萄球菌、肺炎链球菌、大肠杆菌或产气荚膜杆菌等引起。本病常继发于身体其他部位的感染，化脓性细菌经血液循环或淋巴液传播，或在胃壁原有病变的基础上繁殖，进而导致急性化脓性胃炎。

2. 临床表现

发病凶险，多为突发性上腹部剧烈疼痛，患者取前倾坐位可使腹痛缓解为本病的特征，此时需要与急性胰腺炎（acute pancreatitis，AP）的症状相鉴别。其他症状有恶心、呕吐、呕血、黑便，也可伴有寒战高热。体格检查时，有明显的上腹部压痛，并有腹膜炎征象，如肌紧张、反跳痛。有时也可有脓性腹水形成。

3. 辅助检查

（1）三大常规检查

白细胞升高，以中性粒细胞为主，计数一般>10×10⁹/L；尿内可有蛋白及管型；大便潜血试验可呈阳性。

（2）呕吐物检查

可能有坏死黏膜混合脓性呕吐物。

（3）X线检查

腹部X线平片示胃扩张。

（4）内镜检查

不建议内镜检查，可能导致胃穿孔。

4. 治疗

及早确诊最关键，对于重症患者，应及早积极治疗，积极选择抗生素控制感染，早期纠正休克和水电解质紊乱。也可选用胃黏膜保护剂及抑酸剂治疗，如并发胃穿孔经抗生素积极治疗无效且全身一般情况尚好时，则可行外科手术治疗，可行胃壁脓肿切开引流或胃次全切除术。

（四）急性腐蚀性胃炎

急性腐蚀性胃炎是指因服用强酸（如硫酸、硝酸、盐酸等）、强碱（如氢氧化钠、氢氧化钾等）或其他腐蚀剂等而导致胃黏膜变性、糜烂、溃疡或坏死。早期可表现为口腔、咽喉、胸骨后和上腹部疼痛，患者常因疼痛而无法进食，严重时可引起出血或穿孔，后期可引起食道狭窄，需要做进一步治疗如扩张及外科手术治疗等。

1. 临床表现

在服用腐蚀剂后，口腔、食管及胃黏膜均出现不同程度的损伤。不同部位的损伤可引起不同的临床症状。口腔及咽喉部黏膜充血、水肿、糜烂，可导致疼痛、吞咽困难、呼吸困难。胃的主要症状是上腹痛、恶心、呕吐，呕吐物多为血性黏液，严重者可由于食管、胃的广泛腐蚀性坏死而出现休克，还有食管、胃的穿孔，胸膜炎、弥漫性腹膜炎，继发者有高热症状。口腔、嘴唇和咽喉黏膜的不同程度的灼伤可因腐蚀剂不同而产生不同颜色。

2. 诊断

早期绝对禁忌胃镜检查。晚期如患者可进食流质或半流质饮食，则可谨慎行胃镜检查以了解食管与胃的损伤及狭窄程度。如食管高度狭窄，胃镜不能通过时，不应硬性插入，以免发生穿孔。急性期一般不宜做上消化道钡剂造影检查，以免引起食管和胃穿孔，待急性期过后，可行钡剂造影检查以了解胃窦黏膜有无粗乱、胃腔有无变形、食管有无狭窄，也可了解胃窦狭窄或幽门梗阻的程度。晚期如患者只能吞咽流质饮食时，可行吞服碘水造影检查。

3. 治疗

（1）治疗原则

明确腐蚀药物的类型，及早给予足够的肠外营养，纠正电解质、酸碱平衡失调，保持呼吸道通畅。禁食，忌洗胃，如果发现食道或胃部穿孔征象，则要尽早行手术治疗。

（2）减轻腐蚀剂继发的损害

为了减轻黏膜灼伤程度、减少毒素的吸收，服用了强酸的患者可以先饮清水，然后口服氢氧化铝凝胶，或者尽快口服鸡蛋清、牛乳、植物油；服用了强碱的患者可以口服温水300～500 mL，然后口服食醋300～500 mL，接着服用少量鸡蛋清、牛乳、植物油。

（3）对症治疗

疼痛剧烈的患者可适当予以止痛剂；呼吸困难的患者可给予氧气吸入；对于已经出现严重呼吸阻塞、喉头水肿的患者，则应及早做气管切开术，并应用抗生素防止感染。早期可适当应用糖皮质激素（24 h内）以防止喉头水肿，并能减少胶原蛋白和纤维瘢痕的生成。

（4）并发症的治疗

对于合并食管狭窄或幽门梗阻的患者，应采用气囊扩张术。食管局部狭窄患者可采用支架置入，不适合扩张或支架的患者采用外科手术治疗。

二、慢性胃炎

（一）病因与发病机制

至今，慢性胃炎的原因还没有得到充分的解释。一般来说，长期反复的有害因素（物理性、化学性和生物性）作用于易感人群会导致胃黏膜的慢性炎症。引起这种疾病的原因有下列几种：

1. Hp感染

慢性胃炎患者的幽门螺杆菌检出率与胃炎是否活跃有关。Hp在不同位置的检出率也不一致，其中胃窦检出率最高，其次是胃体。目前已有的数据表明，慢性胃炎的临床表现与Hp感染并没有明显的相关性。大量研究表明，胃炎的病理表现与Hp感染的严重程度密切相关，特别是在活动性胃炎时，随着胃炎的加重，Hp的数量也会增加。

2. 免疫因素

免疫因子与慢性萎缩性胃炎有密切的相关性。在以胃体萎缩为主的慢性胃炎患者的血清中可发现自身抗体（壁细胞抗体和内因子抗体）在伴有恶性贫血的胃萎缩者中有较高的检出率。恶性贫血是自身免疫性疾病，它表现为胃黏膜的萎缩变薄，壁细胞明显减少或消失，黏膜固有层可见淋巴细胞浸润，而胃窦部黏膜病变较轻或基本正常。

3. 刺激性物质

长期使用水杨酸盐、保泰松等非甾体抗炎药，会导致胃黏膜的慢性损伤。食物过凉、过热、过辣、过酸、过咸或经常暴饮暴食，长期饮浓茶、咖啡及酗酒、吸烟等都会导致慢性胃炎。烟草酸可以直接影响胃黏膜，也可以引起胆汁的反流，从而导致胃黏膜损伤。酒精饮品会导致胃黏膜出现红斑及溃疡性损害。

4. 十二指肠液反流

十二指肠液中含有胆汁、肠液和胰液，其反流是由幽门括约肌功能紊乱引起的。胆盐可以降低胃黏膜屏障对离子的通透性，可以促进G细胞在胃窦处释放促胃液素，从而促进胃酸的分泌。H^+可透过受损的黏膜屏障，反弥散进入胃黏膜，造成炎症反应；H^+可刺激肥大细胞，促进组织胺的分泌，导致胃壁血管扩张、淤血、炎症渗出，从而导致慢性胃炎难以治疗。

5. 胃窦内容物潴留

如果胃窦内容物不能及时排出而长期滞留在胃中，可促进促胃液素的释放增多，导致胃窦部发生浅表性胃炎。

6. 细菌、病毒和（或）其毒素

急性胃炎后，胃黏膜的损伤会持续相当长的时间，如果反复发作，则会发展成慢性浅表性胃炎。慢性胃炎也有可能是由于吞入的口腔、齿龈、扁桃体、鼻窦等慢性感染灶的细菌或毒素长期刺激胃黏膜引发的。慢性肝病患者中慢性胃炎的临床症状也多见。

7. 年龄因素

慢性胃炎与年龄有很大的相关性。萎缩性胃炎及肠腺化生的发生随着年龄的增加而增加，且年龄越大病灶越严重、越广泛。

8. 遗传因素

患恶性贫血症家族的成员患有严重萎缩性胃炎的风险比随机群体高20倍，说明遗传因素也有一定的作用。

（二）临床表现

临床表现没有特异性，其表现的轻重和黏膜病变的严重程度常不一致。最主要的临床症状为上腹部疼痛和腹胀，腹痛没有明显的节律。此外，嗳气、早饱、反酸、上腹部不适、烧灼感等临床表现也较多见。慢性胃炎伴有胃黏膜糜烂的患者会有少量或大量的上消化道出血，主要症状是黑色的粪便，一般在3～4天后自行消失，此时须行胃镜检查明确出血原因。如果长期少量地出血，就会导致缺铁性贫血。

（三）诊断

主要根据患者的症状如饭后上腹部饱胀、疼痛等，怀疑是否有慢性胃炎，一般需要通过胃镜、胃黏膜活检等方法来确诊。诊断过程中应与消化性溃疡、胃肠神经症、慢性胆道病变等进行鉴别。

（四）实验室检查

1. 胃酸的测定

浅表性胃炎胃酸的分泌可以达到正常水平或有轻微下降，萎缩性胃炎的胃酸含量显著下降，因为其随着腺体萎缩和肠腺化生的加重，泌酸能力下降。

（1）五肽促胃液素胃酸分泌试验

皮下或肌内注射五肽促胃液素可引起胃的最大泌酸反应，由此可以估算出胃黏膜中的细胞数量。

（2）24 h胃内pH连续监测

采用胃内微电极对胃pH值进行连续测量，可以观察24 h胃pH值的变化。慢性胃炎患者的pH值>3.0的时间延长，以夜间为主；部分患者进餐后的pH值升高持续时间长，提示慢性胃炎患者的胃酸分泌功能下降。

2. 胃蛋白酶原的测定

萎缩性胃炎患者的胃蛋白酶原含量显著下降，其下降幅度与胃底腺萎缩的范围和程度呈正相关，故胃蛋白酶原活性的测定在临床上具有重要的应用价值。

3. 促胃液素的测定

促胃液素由胃窦G细胞及胰腺D细胞分泌，能最大限度刺激壁细胞分泌盐酸，改善胃黏膜血液循环，营养胃黏膜。萎缩性胃炎患者的血清促胃液素水平可在一定程度上反映胃窦部炎症的程度。

4. 内因子的测定

在慢性胃炎中，由于胃黏膜的损伤，胃酸的分泌会降低，但是内因子的分泌量仍然可以满足人体的需求。在恶性贫血的胃萎缩患者体内发现了抗内因子抗体，检测内因子在恶性贫血的诊断中有一定应用价值。

5. 自身抗体的检测

血清PCA及IFA可帮助诊断，其在胃体萎缩性胃炎患者中可呈阳性。

6. Hp的检测

Hp感染与慢性胃炎患者的胃炎类型和炎症活动度等病理变化密切相关，且随着Hp感染的阳性率升高，慢性胃炎的炎症活动度也逐渐升高。Hp的检测对慢性胃炎患者的临床治疗有指导意义。

7. 胃运动功能的检测

目前，常以胃排空率检查测定胃运动功能。排空率检查可通过进食标记食物，在餐后不同时间测定胃内标志物量而进行推算。

（五）X线钡剂造影检查

上消化道X线钡剂造影检查对慢性浅表性胃炎的诊断帮助不大，对临床上怀疑有慢性胃炎的患者不应将X线检查作为主要的筛查方法。

（六）内镜检查

慢性胃炎的内镜诊断系指肉眼或特殊成像方法所见的黏膜炎性变化，需要与病理检查结果结合作出最终判断。慢性胃炎的诊断包括内镜诊断和病理诊断，而普通白光内镜下判断的萎缩与病理诊断的符合率较低，确诊应以病理诊断为依据。电子染色放大内镜和共聚焦激光显微内镜对慢性胃炎的诊断和鉴别诊断有一定价值。

（七）治疗

慢性胃炎目前尚无特效疗法，通常认为无症状者无须进行治疗，有症状慢性胃炎患者的治疗一般包括饮食治疗、去除病因治疗及药物治疗三方面。

1. 饮食治疗

应避免过硬、过酸、过辣、过热、过分粗糙或刺激性的食物和饮料，包括烈性白酒、浓茶与咖啡。饮食应节制、少量多餐，食物应营养丰富、易消化，亦应考虑患者个人的饮食习惯及个人爱好，制订一套合情合理的食谱。

2. 去除病因治疗

避免服用能损伤胃黏膜的药物，对有慢性肝胆疾病、糖尿病或尿毒症等全身性疾病的患者，应针对原发病进行治疗。

3. 药物治疗

伴Hp感染的慢性胃炎患者应进行根除Hp治疗。目前治疗慢性胃炎的药物有很多，应根据患者的具体情况，一般选择以下1～2类药物。

（1）胃动力药物

胃动力药物通过促进胃排空及增加胃近端张力而提高胃肠运动功能，可减少胆汁反流，缓解恶心、嗳气、腹胀等症状。这类药物包括甲氧氯普胺、多潘立酮、西沙必利等。

（2）胃黏膜保护剂

胃黏膜保护剂可增强胃黏膜屏障，促进上皮生长。此类药物包括硫糖铝、前列腺素E、麦滋林-S等。

（3）抑酸剂

目前临床上应用最多的抑酸剂是H_2RA（如西咪替丁、雷尼替丁、法莫替丁等）和PPIs（如奥美拉唑、兰索拉唑等），这些抑制剂能抑制H^+反弥散，并能促进促胃液素的分泌，从而对胃黏膜的炎症修复起作用。

（4）其他药物

目前，我国采用中草药配方研制出多种治疗慢性胃炎的药物，在一定程度上起到了缓解胃炎的作用。另外，对于有缺铁性贫血的患者，应该补充铁剂，大细胞贫血患者必要时需要补充维生素B_{12}或叶酸。一般认为，慢性浅表性胃炎可以在一定程度上得到彻底的缓解，也可以在一定程度上改善胃黏膜的慢性炎症至完全消失。但对于慢性萎缩性胃炎，现有的治疗手段多为对症，一般很难逆转萎缩性病变。

此外，当慢性萎缩性胃炎伴有严重的不典型增生和严重的肠化时目前多采用内镜微创手术，无法内镜手术时则需要外科治疗，但是轻度的不典型增生是可逆的，可以不做手术。

第二节　悉尼系统及新悉尼系统分类

一、悉尼系统分类

1990年，在悉尼召开的第9届世界胃肠病学大会上提出了一种新的胃炎分类法，它由组织学和内镜两部分组成。组织学以病变部位为核心，确定了3种基本诊断：①急性胃炎；②慢性胃炎；③特殊类型胃炎。而以病因学和相关因素为前缀，形态学描述为后缀，对炎症、活动度、萎缩、肠化及Hp感染分别给予程度分级。内镜部分以肉眼所见的描述为主，并区分病变程度，确立了7种内镜下的胃炎诊断。此分类把病因相关的病原组织学及内镜均纳入诊断，不再将慢性胃炎分为萎缩性和浅表性，而是将腺体萎缩视为慢性胃炎的病理变化之一，使诊断更为全面完整，也有利于临床及病理研究的标准化。但悉尼系统分类中并没有包括非典型增生，而且在临床上也很难对其进行精确的病因诊断，因此需要进行更多的研究。

二、新悉尼系统分类

悉尼系统的胃炎分类强调部位、形态学和病因学三者的系统组合，以利于诊断的可重复性而为临床所实用。为了重新评价系统，1994年9月，20位各国胃肠病学家在休斯敦召开了会员专题研讨会，目的是：①建立统一的胃炎术语；②进一步明确定义，试图解决一些与悉尼系统相关的问题。研讨会对悉尼系统的原则和分级只稍作了修改，采用直观模拟评分来帮助分级；改进了分类术语，以强调萎缩胃和非萎缩胃之间的区别；选定病理学家和胃肠病学家普遍接受的疾病名称（见表7-1）。

表7-1　新悉尼系统的胃炎分类和分级

修订版本悉尼系统的胃炎分类		
胃炎分型	病因因子	胃炎同义词
非萎缩性	Hp	浅表性
	其他因子	弥漫性幽门窦部胃炎（DAG）
		慢性幽门窦部胃炎（CAG）
		间隙性、滤泡性
		高分泌性
		B型

续表7-1

修订版本悉尼系统的胃炎分类		
胃炎分型	病因因子	胃炎同义词
萎缩性		
自身免疫性	自身免疫	A型
		弥漫性胃体部胃炎
		恶性贫血相关性
多灶萎缩性	Hp	B型、AB型
	饮食	环境性
	环境	化生性
特殊性		
化学性	化学刺激	反应性
	胆汁	反流性
	NSAIDs	NSAIDs
	其他因子	C型
放射性	放射性损伤	
淋巴细胞性	特发性，免疫机制	胃镜显示的各种胃炎
	谷蛋白	Celiac病相关性
	药物	
	Hp	
非感染性	克罗恩病	
肉芽肿性	结节性	
	脉管炎	
	外源性物质	
	特发性	孤立性肉芽肿病
嗜酸粒细胞性	食物过敏	变应性
其他感染原	其他变应原	蜂窝织炎性
	Hp以外的	
	病毒	
	真菌	
	寄生虫	

第三节　京都胃炎分类

在第85届日本消化内镜学会上，设定了胃炎相关的两个主题，制定了京都胃炎分类的具体标准。目的是在现有胃炎分类的基础上，选取客观、诊断简便的胃炎表现，展示其典型表现，并评价胃癌风险。

慢性胃炎的主体是Hp感染所致的炎症与萎缩性改变，在此基础上，出现胃癌、消化性溃疡、胃MALT淋巴瘤、胃增生性息肉等胃内疾病及免疫性血小板减少性紫癜、缺铁性贫血、慢性荨麻疹等胃外疾病。人感染Hp后出现急性炎症与慢性炎症混杂的慢性胃炎状态，被称为慢性活动性胃炎，其组织学的胃黏膜慢性炎症状态被称为幽门螺杆菌感染胃炎，诊断有赖于上消化道内镜检查。消化道内镜检查诊断胃炎时，将Hp感染分为以下3个阶段，反映了这3个阶段的“京都胃炎分类”情况。

一、无Hp感染胃黏膜=正常胃

未感染Hp的胃黏膜是无萎缩、中性粒细胞浸润、肠上皮化生等组织学胃炎的状态。

二、Hp现症感染胃黏膜=慢性活动性胃炎

Hp现症感染胃黏膜同时可见单核细胞浸润与中性粒细胞浸润，而且可见到慢性变化导致的固有胃腺的萎缩及肠上皮化生。

（一）萎缩性胃炎、化生性胃炎

萎缩性胃炎的胃黏膜变薄，相应出现胃体小弯的皱襞消失，可见网状、树枝状血管，出现黏膜褪色表现，内镜下可辨认萎缩界限。化生性胃炎是指随着胃黏膜的萎缩性变化的进展，出现肠上皮化生的状态。形成这样的环境后，Hp本身不能增殖，无法检测出细菌。

（二）皱襞肿大型胃炎、鸡皮样胃炎

非肿瘤性皱襞肿大中的多数为Hp感染所致的所谓皱襞肿大型胃炎，胃体部可见炎症细胞浸润及上皮细胞增殖亢进或小凹上皮增生导致的黏膜肥厚。鸡皮样胃炎是指胃镜检查时可见胃黏膜如拔了毛的鸡皮一样出现密集、均一的颗粒状、结节状隆起。

三、Hp既往感染（除菌后或高度萎缩导致细菌自然消失）=慢性非活动性胃炎

除菌后虽然中性粒细胞浸润快速消失，但多残留单核细胞浸润。内镜下可见到萎缩黏膜、胃体至胃底部分布的点状红斑，弥漫性发红消失。

此外，一些药物可导致胃黏膜发生变化，代表性的有以阿司匹林为代表的抗血栓药、传统的非甾体抗炎药及质子泵抑制剂等。内镜下可出现斑状发红、凹陷性糜烂、点状出血、陈旧性出血斑等表现。

第四节 特殊类型的胃炎

一、慢性糜烂性胃炎

慢性糜烂性胃炎又称疣状胃炎或痘疹状胃炎，它常和消化性溃疡、浅表性或萎缩性胃炎并发，亦可单独发生。其形态特征是糜烂处有黏膜隆起，呈疣状外观，具有再发性或持续性多发糜烂的特点。

（一）病因与发病机制

目前，慢性糜烂性胃炎的病因及机理尚未明确，大部分患者的胃酸明显升高，有部分病例被认为高酸是其发生的原因。

（二）临床特征

多数表现为上腹部慢性不适、疼痛、反酸、嗳气，但也有可能没有其他症状。临床表现为症状反复发作或消退，但其严重程度与溃疡的严重程度无关。

（三）内镜诊断

慢性糜烂性胃炎的确诊主要依靠内镜检查辅以胃黏膜活检。由于病变具有特征性的顶部有脐状凹陷糜烂的隆起性病变，多呈圆形或类圆形，直径为0.5～1.5 cm，好发于胃窦部，其次为胃体部，胃底部较少见，因而内镜诊断一般不困难。

（四）治疗

慢性糜烂性胃炎的治疗原理与一般的慢性胃炎相同，主要是抑制胃酸分泌、保护胃黏膜、增强胃动力。因为大部分患者胃酸分泌过多，出现明显的上腹部不适，所以须行抑酸治疗。对于大部分患者，通过H_2RA或者PPIs进行治疗可缓解症状。

二、感染性胃炎

（一）细菌感染

1. 分枝杆菌相关疾病

（1）胃结核

由于胃酸有杀菌作用，且胃壁淋巴滤泡少，被吞咽的结核菌多随胃排空而至小肠，所以除非患者有胃黏膜损伤、糜烂或溃疡，胃酸低下、胃运动功能减弱或机体免疫功能低下，否则结核菌难以直接侵入胃黏膜引发结核。此外，结核菌亦可经血行播散、淋巴管逆行、邻近器官直接蔓延或经腹膜面感染而引发胃结核。胃结核据其病理形态学改变可分为5种类型：溃疡型、粟粒型、浸润型、壁内肿块型及胃外结核蔓延型。

胃结核临床罕见，其消化道症状多无特异性，可因病变部位、性质、大小及受累范围的不同而表现不一。溃疡型患者可出现上腹部疼痛或引起上消化道出血，浸润型常致胃运动减弱而出现胃潴留症状，肿块型患者上腹部常可扪及包块，若病变位于幽门附近可出现幽门梗阻症状。

胃结核的并发症以幽门梗阻最为常见。此外，还有上消化道出血、穿透性溃疡及慢性胃溃疡等。治疗有赖于多联、持续的抗结核药物。经正规的抗结核治疗，胃结核可痊愈。

（2）鸟-胞内分枝杆菌复合群感染

鸟-胞内分枝杆菌复合群（mycobacterium avium complex，MAC）是艾滋病（acquired immune deficiency syndrome，AIDS）患者中常见的机会感染菌，但很少累及胃。胃鸟-胞内分枝杆菌复合群感染患者常表现为发热、盗汗、体重减轻、腹泻、腹痛、乳糜样腹水，严重的还可致胃肠道出血或慢性溃疡。CT检查可见肠系膜淋巴结病变。内镜下表现为慢性溃疡。活检可见胃黏膜有大量泡沫细胞浸润，其中包含许多抗酸杆菌。抗溃疡药治疗无效，目前尚无有效的治疗方法。

2.放线菌病

放线菌是革兰氏阳性纤维样厌氧菌，正常定居于口腔中，当人体抵抗力下降或该细菌被其他细菌分泌的酶激活时侵入组织。原发性胃放线菌病少见，以慢性、进展性的多发脓肿、窦道为特征，常见症状是发热、上腹痛、腹壁脓肿伴窦道形成、上消化道出血。X线检查类似恶性肿瘤或溃疡，内镜下也有相似表现。活检可见多个脓肿和溃疡形成，无干酪样坏死，肉芽肿内见大量泡沫细胞，并可检测到放线菌。长时间（6～12个月）、大剂量的抗生素（青霉素、阿莫西林）治疗有效。

3. 胃梅毒

梅毒系性传播疾病，通常在感染梅毒螺旋体4～6年后出现内脏受累改变，病变侵入心血管、中枢神经系统、肺、胃肠道及泌尿系统，此时称Ⅲ期梅毒。在Ⅰ期或Ⅱ期梅毒，梅毒螺旋体即可侵入胃壁引发梅毒性胃炎，可出现弥漫性黏膜糜烂及溃疡。当发展为Ⅲ期梅毒时，可见有梅毒瘤形成，亦可出现大而浅的溃疡、严重狭窄的胃腔或皮革样胃改变。

胃梅毒的临床表现无特异性，可出现上腹疼痛、恶心、呕吐、嗳气、体重减轻等症状。梅毒早期X线检查即有表现，为不典型的胃炎征象；内镜检查显示黏膜充血水肿、皱襞增粗、弥漫性浅表糜烂以及大小不一的溃疡，黏膜脆弱易出血，胃壁僵硬，甚至可见结节状改变。如存在大的不规则、椭圆形溃疡，周围有青紫或棕红色的匐行性黏膜，对胃梅毒的诊断有高度提示性。性病研究实验室试验和螺旋体免疫荧光检查可为阳性。由于患者有未经治疗的梅毒病史，血及脑脊液康氏反应阳性，胃黏膜活检组织中可查见螺旋体，因此胃梅毒的诊断常不困难。青霉素治疗有效。对可疑患者如经非特异治疗无效，而抗梅毒治疗后能迅速恢复者可作出胃梅毒的临床诊断。通常经过抗梅毒治疗，胃黏膜的炎症、糜烂、溃疡、腺体破坏、梗阻等改变多能恢复正常，梅毒螺旋体亦可消失。

4. 胃蜂窝织炎性和气肿性胃炎

胃蜂窝织炎性和气肿性胃炎虽然非常少见，但往往是致命的疾病，多出现于体弱多病、伴有其他部位感染、乙醇中毒、免疫功能低下的患者。

胃蜂窝织炎性胃炎是由于化脓性细菌感染后侵入胃黏膜下层，之后逐渐感染各层而导致的胃组织坏疽。多数由α溶血性链球菌感染引起，其他微生物如大肠杆菌、金黄色葡萄球菌以及革兰氏阴性菌也可导致发病。患者通常出现急性上腹痛、腹膜炎、化脓性腹水、发热、低血压等病症。腹部平片、超声、CT、胃镜检查等有助于术前确诊。剖腹探查可见胃壁增厚、水肿扩张，黏膜层可有颗粒状暗红色物质渗出；如发生穿孔，可导致腹膜炎和脓性腹水。蜂窝织炎性胃炎易被误诊而错过治疗时机，死亡率达70%，一旦确诊须立即手术切除，并使用大剂量广谱抗生素。近年来死亡率已降至20%。

气肿性胃炎是更为少见的、特殊类型的胃蜂窝织炎性胃炎，主要由大肠杆菌、魏氏梭菌等产气细菌引起，诱发因素为胃部手术、腐蚀性物质的摄入、肠胃炎或绞窄性肠梗阻等。影像学检查如腹部平片或CT可见多样化气泡，尤其是斑点状影。

（二）病毒感染

1. 巨细胞病毒

胃肠道巨细胞病毒（cytomegalovirus，CMV）感染多见于免疫功能低下的患者，如患有恶性肿瘤、免疫抑制（尤其是使用类固醇治疗者）、AIDS等疾病者。CMV感染侵犯胃肠道可为原发性，此时常有胃肠道或其他器官的弥漫性受累；继发性侵犯常累及原已存在的溃疡周围或其基底部。患者可出现胃炎样或消化性溃疡样症状，常伴厌食或纳差，如有溃疡或糜烂可出现上消化道出血。X线钡剂造影检查可见胃窦僵硬、狭窄，提示胃窦有浸润性增生物。现在应用半定量PCR技术使诊断更准确。常规治疗可用更昔洛韦、膦甲酸钠静脉注射，但疗效不确定。

2. 其他疱疹病毒

水痘病毒、单纯疱疹病毒、带状疱疹病毒罕见。患者早年受感染，病毒在体内可一直保持静止状态直到被激活，激活因素包括放射治疗、化学治疗、肿瘤等。典型的免疫功能低下患者常有恶心、呕吐、发热、寒战、疲乏、咳嗽、体重下降等症状。X线气钡双重造影可见黏膜呈鹅卵石样、有轮廓粗糙的浅溃疡，充满了钡剂的裂隙相互交错。内镜下可见多个小的片状、线状溃疡或相互交错的浅表溃疡。细胞涂片和活检标本可见嗜酸性核内包涵体。治疗可用阿昔洛韦，但疗效不确定。

（三）真菌感染

胃肠道的真菌感染与全身或局部组织的免疫功能降低有关，多发生于老年人以及恶性肿瘤、长期应用激素或抗生素、糖尿病尤其是酮症酸中毒及结核等慢性消耗性疾病患者中。感染胃的真菌有念珠菌、组织胞浆菌、藻菌、曲菌及毛霉菌等，以白念珠菌最为多见。念珠菌可寄居于胃中，在pH值为1.36～7.05的环境中生长。

胃真菌感染可分为真菌性胃炎、真菌性溃疡、慢性消化性溃疡合并真菌感染及真菌性肉芽肿4种类型。真菌性胃炎多由播散性真菌病所致，胃黏膜可见大片坏死及广泛出血，念珠菌感染时可有鹅口疮样改变或不伴溃疡的结节状损害；组织胞浆菌感染可见胃皱襞肥厚；胃藻菌病则分为浸润性和非浸润性，前者以对胃壁深度浸润为特征并且累及血管，腹痛是最常见的症状之一，后者特点是藻菌群聚于浅表黏膜而不导致炎症反应。真菌性溃疡系真菌原发性感染胃黏膜，先产生浅表糜烂，继而发生溃疡。

胃真菌感染患者应接受抗真菌治疗。如念珠菌感染时可使用氟康唑，但其疗效未经证实；组织胞浆菌可使用两性霉素B。此外，亦应进行去除病因治疗，治疗原发病，增强机体免疫功能。

（四）寄生虫感染

胃的寄生虫感染罕见，病原虫可为日本血吸虫、隐孢子虫、粪类圆线虫、异尖线虫、钩虫、蛔虫等。

胃血吸虫病好发于幽门部。本病的主要病理改变为虫卵性肉芽肿，此系卵内毛蚴分泌的可溶性抗原刺激宿主产生相应抗体所致。胃血吸虫病患者的症状无特异性，轻者有上腹胀痛、嗳气、反酸，重者可见幽门梗阻或上消化道出血等症状。胃血吸虫病常可与胃癌并存，其发生率可高达64.2%，以分化型腺癌为主，这可能是由于虫卵沉积及毒素刺激引起炎症及结缔组织增生，产生肉芽肿或息肉，肉芽肿反复破坏及修复可引起黏膜内皮细胞的不典型增生，最终引发恶变。

隐孢子虫很少侵及胃，可致幽门狭窄，可见于AIDS患者，到目前尚没有有效的治疗手段。

粪类圆线虫感染引起的疾病是一种地方流行病，以美国多见。在免疫功能低下、免疫抑制治疗的患者（如AIDS患者，肝、骨髓、肾、心脏移植的患者）中，可以出现粪类圆线虫感染的流行。

异尖线虫是一种蛔虫样线虫，摄入生的或未煮熟的、被异尖线虫幼虫感染的鱼可引起胃尖线虫病。本病日本、美国有数百例报道，我国国内尚无报道。

三、胃克罗恩病

胃克罗恩病的病变可累及从口腔至肛门的整个消化道，以远端小肠最为常见。大部分胃克罗恩病先侵及回肠末端及结肠，胃和（或）十二指肠单独受累者少见。

胃克罗恩病的症状不典型，如恶心、呕吐、腹胀、间歇或持续性上腹部疼痛，多于进食后加重。胃克罗恩病除有上述症状外，还可出现皮肤溃疡、口眼干燥、贫血、关节炎、眼葡萄膜炎、营养不良及肝脏损害等胃肠道外改变。内镜检查对胃克罗恩病有重要的诊断价值。当胃部受累时，病变多见于幽门或胃窦处，胃克罗恩病多有十二指肠同时受累，以球部多见，出现狭窄或僵硬，但梗阻症状有时可不明显，形成瘘管者少。

治疗以PPIs为首选，糖皮质激素、免疫抑制剂、抗TNF-a药物如英夫利昔单抗等目前已广泛应用于临床。对经积极正规的内科治疗无效或局限的非活动性病变、有瘘管或梗阻者，应考虑外科手术治疗。

四、嗜酸性粒细胞性胃炎

嗜酸性粒细胞性胃炎的主要特点为末梢血中嗜酸性粒细胞增多，胃壁各层有嗜酸性粒细胞浸润。本病的病因尚未阐明，部分患者可能与过敏反应有关。病变常侵及胃窦部，可同时累及近侧小肠，此时被称为嗜酸性粒细胞性胃肠炎。

该病多见于20～50岁，其临床表现因病变部位、范围和受累程度而有所不同，可表现为自发性发作与缓解相交替，常出现上腹痛、恶心、呕吐、腹泻、体重下降、肠穿孔、幽门梗阻、渗出性腹水和贫血等症状。若同时有胃黏膜、肌层及浆膜层受累，病情常较严重，可引起组织坏死及肉芽组织增生，内有大量嗜酸性粒细胞浸润，引起严重梗阻及广泛粘连。胃黏膜活检发现大量嗜酸性粒细胞浸润，结合外周血嗜酸性粒细胞计数增高和近侧小肠也有病变等对本病的诊断有帮助。

本病常为自限性疾病，但部分患者的症状可持续存在。激素治疗常有效，对内科治疗无效或有梗阻者可行外科手术治疗。

（于忆、冯美蓉）

参考文献

[1] 邱懿雯，房静远. 胃炎分类的历史及研究进展[J]. 中华医学杂志，2017，97(38)：3038-3040.

[2] FORD A C, MARWAHA A, SOOD R, et al. Global prevalence of, and risk factors for, uninvestigated dyspepsia: a meta-analysis[J]. Gut, 2015,64(7): 1049-1057.

[3] RAMPHAL W, MUS M, NUYTINCK H K S, et al. Sepsis caused by acute phlegmonous gastritis based on a group A Streptococcus[J]. Journal of Surgery Case Reports, 2018,2018(8): rjy188.

[4] SIPPONEN P, MAAROOS H I. Chronic gastritis[J]. Scandinavian Journal of Gastroenterology, 2015,50(6): 657-667.

[5] SINGH M, SINGH V, SCHURMAN J V, et al. Mucosal Th17 cells are increased in pediatric functional dyspepsia associated with chronic gastritis[J]. Digestive Diseases and Sciences, 2020,65(11):

3184–3190.

[6] RAD N M, REZAEISHAHMIRZADI M, SHAKERI S, et al. Association of IL–1B+3954 and IL–1RN polymorphisms in chronic gastritis and peptic Ulcer[J]. Iranian Journal of Public Health, 2018, 47(9): 1364–1370.

[7] TSUBOI M, NIIKURA R, HAYAKAWA Y, et al. Distinct Features of autoimmune gastritis in patients with open-type chronic gastritis in Japan[J]. Biomedicines, 2020,8(10): 419.

[8] 房静远，杜奕奇，刘文忠，等．中国慢性胃炎共识意见(2017年，上海)[J]. 中华消化杂志，2017，37(11)：721–738.

[9] LI Z Y, TOGO R, OGAWA T, et al. Chronic gastritis classification using gastric X-ray images with a semi-supervised learning method based on tri-training[J]. Medical & Biological Engineering & Computing, 2020, 58(6): 1239–1250.

[10] 周怡，孟宪梅，武金宝，等．慢性萎缩性胃炎胃镜下不同病理改变与幽门螺杆菌感染的关系[J]. 临床医药文献杂志(电子版)，2017，4(72)：14092–14093.

[11] ZHU Y, WANG F, ZHOU Y, et al. Blue laser magnifying endoscopy in the diagnosis of chronic gastritis[J]. Experimental and Therapeutic Medicine, 2019,18(3): 1993–2000. .

[12] FANG J Y, DU Y Q, LIU W Z, et al. Chinese consensus on chronic gastritis (2017, Shanghai)[J]. Journal of Digestive Diseases, 2018,19(4): 182–203.

[13] QUAN P, YU L, YANG Z, et al. Development and validation of quality of life instruments for chronic diseases-Chronic gastritis version 2 (QLICD–CG V2.0)[J]. PLoS One, 2018,13(11): e0206280.

[14] XIONG M, LUO H, ZHU W Y, et al. Shengyang Yiwei Decoction for the treatment of chronic gastritis: A protocol for a systematic review and meta-analysis[J]. Medicine,2020,99(43): e22869.

[15] SOYOCAK A, ERGUN D D, KOC G, et al. Investigation of aryl hydrocarbon receptor, Zinc, and Vitamin B_{12} levels in chronic gastritis with Helicobacter pylori Infection[J]. Biology Trace Element Research, 2021,199(7): 2431–2437.

[16] LI L Q, KONG L, SONG H Q. The therapeutic effect of zerumbone on chronic gastritis via antioxidant mechanisms[J]. Experimental & Therapeutic Medicine, 2017,14(3): 2505–2510.

[17] GONZÁLEZ C A, AGUDO A. Carcinogenesis, prevention and early detection of gastric cancer: where we are and where we should go[J]. International Journal of Cancer, 2012,130(4): 745–753.

[18] SAULINO D, CHEN R, WANG K, et al. Characterization of chronic gastritis in Lynch Syndrome patients with gastric adenocarcinoma[J]. Gastroenterology Research, 2021,14(1): 13–20.

[19] CHITAPANARUX T, JESADAPORN P, CHITAPANARUX N, et al. Chronic gastritis according to age and Helicobacter pylori in Thailand: histopathological patterns[J]. Scandinavia Journal of Gastroenterology, 2021,56(3): 228–233.

[20] DURSUN N, HACıHASANOĞLU E, OKÇU O, et al. Epstein-Barr virus infection in patients with chronic gastritis without Helicobacter pylori infection[J]. Turkish Journal of Gastroenterology, 2020, 31(3): 205–210.

第八章
胃炎的鉴别诊断

胃炎是胃黏膜对各种刺激因素的炎症反应。胃炎按其病程长短可划分为急性胃炎与慢性胃炎，两种胃炎的症状有所不同，前者以食欲缺乏、胀满、上腹痛、恶心和呕吐为主，严重者可表现为黑便、呕吐甚至水电解质紊乱；后者大多数患者无明显症状，少数患者出现中上腹不适、钝痛、饱胀等，或呈食欲缺乏、反酸、嗳气、恶心等消化不良的症状。胃镜检查是确诊胃炎的关键。胃炎需与本章中提到的疾病鉴别。

第一节　与胃溃疡的鉴别诊断

胃溃疡是出现在胃黏膜上的一种炎症缺损，主要与胃酸和胃液的消化作用有关，病变可穿透黏膜肌层，或者达到更深层次。

一、临床表现

上腹痛是胃溃疡的典型症状，有以下几个特点：

（一）长期性

呈持续几年甚至十几年的慢性进程。

（二）反复性或周期性

由于溃疡可自行痊愈，但往往在痊愈后会复发，所以常表现为长期上腹部疼痛反复发作。其发病具有季节性，症状典型者多在季节更替时发作。

（三）节律性

溃疡痛与进食具有显著的关系，且具有节律性。一日之中，从凌晨3点到吃完早饭这段时间是胃酸分泌量最低的时段，在这段时间里，不会有明显疼痛；进食后，胃液分泌量增加，所以一般在进食后1 h内会有腹部疼痛，进食1～2 h后疼痛逐渐减轻，这样的节律会在下次进食时再次出现。

（四）用抑酸或抗酸药物可以减轻疼痛

部分患者还伴有上腹部胀痛、食欲减退、嗳气等消化不良的症状。还有一类病例以消化道出血、穿孔等并发症为首发症状，这类病例称为无症状性溃疡，在长期服用非甾体抗炎药（NSAIDs）患者及老年人中多见。胃溃疡与糜烂性胃炎较难鉴别，两者均有慢性上腹痛，两者区别在于胃溃疡的上腹痛呈现节律性、周期性，而糜烂性胃炎的疼痛很少有规律，并且消化不良症状明显。少数患者黏膜糜烂可发展为溃疡，应及时进行胃镜检查，以免延误诊治。

二、诊断

胃溃疡的诊断主要靠X线钡餐、胃镜、活检及超声内镜等检查。过去，钡餐造影因其经济方便而在临床上被广泛应用，龛影是X线钡餐造影检查诊断胃溃疡的直接征象。龛影是钡剂在溃疡凹陷处的填充显像，正面表现为圆形或椭圆形，边缘整齐，龛影口周有透明带，表现出“狭颈征”“日晕征”和“项圈征”等；切面可见其凸出胃壁之外，或可见1～2 mm的透光细线。但钡餐检查对间接征象的特异性不高，如激惹现象、局部痉挛、胃大弯侧痉挛性切迹等。目前，最常用、最直观且最可靠的胃溃疡诊断方法是电子胃镜检查。溃疡为圆形或椭圆形，边缘锐利，基底光滑，电子胃镜下可呈现出不同病程的表现。在活动期，溃疡略隆起，基底部光滑，可见灰白色或灰黄色的厚苔，周围黏膜充血、水肿；在愈合期，溃疡变浅、缩小，苔变薄，溃疡周边的肿胀消失，黏膜褶皱呈红色，且有毛细血管再生；在瘢痕期，溃疡白苔消失，呈白色或红色瘢痕。

胃镜的优点主要表现在：①可以直观地看到胃、十二指肠黏膜和病变部位；②在直视的条件下，可以取出损伤的组织，用组织形态学和H.pylori试验来判断溃疡的良恶性；③能检出在钡餐造影中不易检出的浅表、微小溃疡，具有更高的灵敏度和特异度；④与溃疡有关的合并症，例如溃疡出血，可以在发现的时候进行处理。

第二节 与胃癌的鉴别诊断

胃癌是指源于胃黏膜上皮细胞的恶性肿瘤，大部分是腺癌，好发部位为胃窦、贲门、胃体。国际癌症研究机构有数据显示，胃癌是第四大常见肿瘤和第二大与癌症相关死亡的肿瘤。全世界每年新增胃癌患者99万人，占全部肿瘤新增总数的7.8%，仅排在肺癌、乳腺癌和结直肠癌后。每年胃癌死亡病例约74万例，占癌症相关死亡的9.7%，仅次于肺癌。

一、临床表现

80%的早期胃癌是没有症状的，一些人可能有消化不良的表现；进展期的胃癌患者可表现为体重减轻、上腹痛、贫血、乏力等。因早期胃癌的临床表现不明显或不典型，单纯依靠临床表现难以与胃炎相区别，并呈现“慢性炎症—萎缩性胃炎—肠化生—不典型增生—胃癌”的渐进演化过程，故早发现、早诊断、早治疗对早期胃癌的意义重大。

二、诊断

（一）电子胃十二指肠镜检查联合胃黏膜活检

胃癌目前最可靠的诊断手段是电子胃十二指肠镜检查联合胃黏膜活检。内镜检查技术有普通白光内镜检查。早期胃癌在白光内镜下的表现没有显著的特征，需要与胃炎等良性病变进行区分。在进行检测的时候，要特别关注与周围黏膜有差异的区域黏膜的改变，比如：局部黏膜变红、发白或褪色；局部黏膜呈细颗粒状、小结节状，粗糙不平；局部黏膜呈隆起或凹陷，浅表有糜烂或溃疡；黏膜下血管网消失，黏膜的皱褶断裂或消失，黏膜组织质脆、易出血；胃壁局部僵硬或变形等。对疑似的早期胃癌病变进行组织病理检查，能明确诊断。

（二）化学染色内镜

对白光内镜下的黏膜的微小变化，使用化学染色内镜可有效辅助诊断。这种方法强调了黏膜表层的结构和颜色的差异，可以对早期胃癌的边缘和范围作出准确的判断，进而帮助提高活组织检查的阳性率。

（三）电子染色内镜

电子染色内镜可以提供黏膜表层结构和血管的显著差异的对比，还可以通过选择不同波长的光进行透射来展示黏膜的微细结构和表浅血管。

（四）放大内镜

放大内镜通过对胃黏膜的数十、数百倍放大，可以对胃腺表面的小凹结构和黏膜微血管网络进行形态学特征的研究。在早期的胃癌中，黏膜呈现出了一种形态、粗细不一和分布不规律的肿瘤新生血管，同时其表面的微结构也发生了变化。

（五）超声内镜

目前，超声内镜已经被公认为是最准确的、对胃肠道肿瘤进行局部分期的手段，这将对早期胃癌的EMR或ESD治疗有一定的指导意义。

第三节　与功能性消化不良的鉴别诊断

功能性消化不良（FD）是一种常见的功能性胃肠疾病，全球发病率为7%～45%。该病无器质性病变。罗马Ⅳ诊断标准将FD定义为：在过去的6个月内，持续性或反复消化不良超过3个月；内窥镜检查未显示任何器质性异常；没有迹象表明消化不良可以通过排便缓解且与大便不规则无关。

一、病因

FD的病因目前并不十分清楚，与胃肠运动异常、幽门螺杆菌感染、精神心理和社会、遗传、内脏高敏感、肠道微生态失衡、脑肠轴功能紊乱、十二指肠屏障破坏和微炎症等因素有很大关系。

二、临床表现

FD主要表现为上腹痛、上腹烧灼感、早饱、餐后饱胀等慢性消化不良的症状，它通常以一个或一组的症状为主导，且在病程中这些症状还会出现不同的改变；它的起病多是比较缓慢的，并且会出现持续性或反复发作的情况。临床上多见中上腹部疼痛，多与进食有关，以餐后疼痛为主，也可无规律，有的患者还有上腹部烧灼感。有些患者会出现早饱及餐后饱胀的症状，有些患者还会出现精神心理症状、睡眠障碍、工作效率下降等消化道外问题。

三、诊断及治疗

FD的诊断必须在全面采集病史和体格检查的基础上，来确定患者是否有“报警症状及体征”（预示器质性病变的存在），比如：高龄、体重异常减轻、贫血、黑便、吞咽困难、腹部肿块、黄疸等。如果出现了“报警症状及体征”，那么就需要进行全面的检测来查找病因；如果没有，就可以选择基本的实验室检查以及胃镜检查，或者进行2～4周的经验性治疗。临床上药物治疗主要分为以下4种：质子泵抑制剂治疗、根除幽门螺杆菌治疗、胃肠促动力剂治疗和抗抑郁药治疗。中药治疗也是FD的常规疗法，必要时可选择中西医结合联合心理治疗。

综上所述，胃炎与FD的临床症状较为相似，都主要表现为消化不良，但FD胃镜检查无任何器质性病变，这点即可将胃炎与FD相鉴别。

第四节　与急慢性胆道炎症的鉴别诊断

一、急性及慢性胆囊炎

胆囊炎常是胆囊结石的并发症，也可在无胆囊结石时发生。

（一）病理生理

急性胆囊炎胆囊壁出现水肿和急性炎症，严重者可有胆囊壁坏死和坏疽，胆汁呈黑褐色、脓性或血性。在急性胆囊炎发病的24 h之内，急性胆囊炎主要是由化学性炎症引起；24 h之后，细菌和其他的感染原会从胆道中逆行或者通过血液和淋巴结的途径进入到胆囊中，这时候，胆汁不能排出，就会导致感染的发生，严重时还会发展成化脓性胆囊炎。若梗阻持续未解除，胆囊内压升高，囊壁血管受压导致血供障碍，继而发展为坏疽性胆囊炎。超过90%的慢性胆囊炎患者伴有胆囊结石，炎症反复发作，胆囊与周边组织粘连，胆囊壁变厚并逐渐形成瘢痕，最终造成胆囊萎缩并丧失功能。

（二）临床表现及辅助检查

胆囊炎的临床表现一般与结石的大小、部位、是否合并感染及梗阻有关。大多数患者仅在进食后尤其是进食油腻食物后出现上腹痛、饱胀、嗳气等消化不良症状，易被误诊为“胃病”。急性胆囊炎表现为持续性右上腹痛，可放射至右肩及背部，可伴发热，体温多<38.5 ℃；查体上腹或右上腹紧张、墨菲征阳性或右上腹包块，实验室检查提示白细胞增多伴中性粒细胞比例增高，腹部超声检查一般可发现胆囊结石、胆囊壁水肿增厚。急性胆囊炎一般可在1周左右自行缓解，若发生胆囊坏疽、穿孔等严重并发症，可危及生命。慢性胆囊炎出现反复右上腹部不适、腹痛以及胆源性的消化不良，例如恶心、嗳气、泛酸、腹胀、烧心、便秘或便溏等，超声检查可见胆囊壁增厚、胆囊萎缩。

综上，胃炎与慢性胆囊炎均可有上腹痛、饱胀、嗳气等相似的非特异性症状，一般通过行腹部超声检查即可鉴别。

二、急性及慢性胆管炎

（一）病理生理

急性胆管炎是指肝内外胆管发生的一种急性炎症，主要病因为胆管结石、胆管吻合口梗阻和胆道支架闭塞引起的胆道内细菌明显增多，胆管内的压力升高，导致细菌、内毒素通过胆道静脉或淋巴回流，从而对患者造成伤害。在急性胆管炎的患者中，最主要的病理生理学改变就是内毒素血症，胆道梗阻导致胆管内的压力显著增加，导致胆管扩张，甚至发生胆管黏膜破裂，当毒素进入血液时，大量的炎性因子被激活，多种炎症介质释放，从而导致严重的脓毒血症。

（二）临床表现

急性胆管炎的病因以胆总管结石多见。胆总管结石导致的急性胆管炎患者的症状取决于结石是否造成胆道梗阻和感染。当结石未引起胆道梗阻时，患者可无任何症状；当结石阻塞胆管并继发感染时，则可出现腹痛、寒战高热和黄疸症状，称为查科三联征（Charcot triad）。腹痛一般出现在剑突下和右上腹部，多表现为绞痛，疼痛性质为阵发性的或者是持续性伴随有阵发性的加重，还会向右肩或背部放射，伴有恶心和呕吐，通常发生在进食油腻食物之后。胆道阻塞后常继发感染，细菌和毒素可经毛细胆管及肝窦逆流入血，发生胆源性肝脓肿、脓毒血症、感染性休克、弥散性血管内凝血（DIC）等，一般主要表现为弛张热，体温可高达39～40 ℃；结石阻塞胆管后，患者可出现尿色深黄及皮肤、巩膜黄染，部分患者可伴皮肤瘙痒，大部分结石梗阻部位以上胆管扩张，大结石可漂浮上移而缓解梗阻，小结石也可通过壶腹部排入十二指肠，症状可自行缓解。因此，肝外胆管结石引起的黄疸常呈现间歇性和波动性。如结石嵌顿没有解除，炎症进一步加重，患者可出现淡漠或昏迷以及血压下降等。在查科三联征的基础上出现神志障碍、休克则称为雷诺五联征（Reynolds pentad），这是一种非常危险的情况，需急诊胆道减压引流治疗，否则患者可在短期内死亡。急性胆管炎实验室检查可见白细胞总数及中性粒细胞比例增高、血清总胆红素及结合胆红素增高、血清转氨酶和碱性磷酸酶升高、尿中胆红素升高、尿胆原降低或消失、粪中尿胆原减少。腹部超声对该病的诊断性价比最高，磁共振胆胰管成像（MRCP）可诊断并治疗该病。因此，根据典型的症状体征、实验室检查及影像学检查，急性胆管炎与胃炎并不难鉴别。

慢性胆管炎肝细胞和（或）毛细胆管由于各种原因发生功能障碍，导致胆总管增宽、胆管壁增厚或粗糙。慢性胆管炎病因复杂，且大多机制不明。其主要症状是中上腹不适以及胀痛，偶尔呈绞痛。进食油腻食物后，上腹部的疼痛会加剧。通常情况下，发热及黄疸少见，也没有明显的腹部症状，只有轻微的上腹部压痛，无胆囊肿大。

第五节　与胰腺炎的鉴别诊断

根据症状的急缓程度，胰腺炎可以被划分成两种类型：急性胰腺炎（AP）和慢性胰腺炎（chronic pancreatitis，CP）。

一、病因

（一）AP的主要病因

1.胆道疾病

胆道疾病如胆石梗阻、胆道感染、Oddi括约肌损伤等造成胰管流出受阻，从而导致胰管内高压。

2.酒精

大量的酒精摄入导致胰液分泌增多，同时会增加肝脏乙醛的代谢，进一步破坏腺泡细胞，导致胰液渗出。

3.胰管阻塞、胰管内压力增加

胰管结石、狭窄、肿瘤及蛔虫等导致的胰管阻塞、胰管内压力增加会引起AP。

4.十二指肠降段溃疡穿孔或炎症

十二指肠降段溃疡穿孔或炎症可直接波及胰腺，诱发AP。

5.腹腔的手术操作、腹部钝挫伤、ERCP的不当操作

腹腔的手术操作、腹部钝挫伤、ERCP的不当操作等伤及胰腺组织，诱发AP。

6.代谢性疾病或代谢障碍

代谢性疾病或代谢障碍如高甘油三酯血症、肥胖等影响胰腺微循环及胰酶对甘油三酯的分解，可引起AP。

7.维生素D代谢紊乱等原因引起胰管钙化

维生素D代谢紊乱等原因引起胰管钙化，导致胰酶活化提前，以致AP被诱发。

8.应用噻嗪类利尿剂、硫唑嘌呤、糖皮质激素和磺胺类等药物

应用噻嗪类利尿剂、硫唑嘌呤、糖皮质激素和磺胺类等药物可导致AP的发生。

9.严重的感染或全身炎症反应

有时当发生严重的感染或全身炎症反应时，胰腺作为靶器官亦会受损。

10.过度进食

过度进食尤其进食大量油腻食物后，如胰液不能顺利经胰管流出排至十二指肠而引起胰管压力升高，亦会引发AP，但单纯进食过多一般不是AP的主要病因。

11.其他原因

还有一些可能是由自身免疫性炎症相关、解剖学改变等原因引起的AP，临床上常称为特发性胰腺炎。

（二）CP的主要病因

引起慢性胰腺炎的主要病因除了各类胆胰管疾病、酒精、特发性胰腺炎、自身免疫性胰腺炎、高钙血症等之外，还有B组柯萨奇病毒感染、遗传性胰腺炎及营养因素，如食物中的饱和脂肪酸及低蛋白饮食导致胰腺发生退行性变。

以上引起胰腺炎的病因，如酒精、应激、药物等也可引起急慢性胃炎，但两者的鉴别需要进一步完善相关检验和检查。

二、临床表现

（一）AP的临床表现

AP的临床表现根据病情程度，表现多样。

大多数患者的首发症状是急性腹部剧痛，尤其是中左上腹部多见，严重时波及全腹，有时还会伴有背部放射痛。除此之外，患者还会出现恶心、呕吐、腹胀、低热等症状，此时查体可见患者中上腹压痛、肠鸣音减少，甚至查见轻度脱水貌。胃炎患者尽管首发症状也以腹痛为主，但腹痛发作可呈急性或慢性长期性，疼痛多可忍受，部分患者以中左上腹隐痛为主；同时，患者可伴随食欲减退、恶心、呕吐等不适，少有发热、脱水等表现。

若患者这些症状持续存在，且腹痛无缓解，腹胀逐渐加剧，那么就有可能会继发多器官功能障碍。在发生重症急性胃炎时，还会有呕血、黑便、脱水、酸中毒，甚至发生休克的情况，此时需要注意与急性胰腺炎鉴别，但后者一般少见呕血、黑便。慢性胃炎患者极少出现多器官功能障碍的情况，因其病程较长，疼痛较轻，且炎症反应局限，故短期内一般不会引起全身多器官功能的障碍。反之，多器官功能障碍这种应激状态可能导致胃酸大量分泌，从而引起急性胃炎的发作。

病情持续发展，当出现胰液渗出、胰腺坏死、急性液体积聚时，患者腹痛、腹胀明显，可出现板状腹；当胰液进入胸腔时，患者会出现胸腔积液，这往往提示可能发展为重症急性胰腺炎；病情进展迅速时可出现休克、腹腔间隔室综合征；而当胰腺坏死仍伴随大量血性渗出时，在胰酶的作用下，血性腹腔积液会渗出至皮下，常出现在腹部两侧及脐周，临床称格雷-特纳征（Grey-Turner征）或卡伦征（Cullen征）。有时胰腺会出现假性囊肿。胃炎患者一般无上述症状，急性发作的重症胃炎患者可能出现上消化道出血、消化液外漏的情况，腹痛可能较剧烈，一般经胃镜可鉴别。

（二）CP的临床表现

CP患者腹痛常反复发作，初为间歇性，后呈持续性上腹疼痛，主要在摄入高脂饮食、酒精或饱食后诱发，腹痛程度不一，平卧位时疼痛明显，前屈、侧卧蜷曲等体位时减轻。急慢性胃炎时往往疼痛部位较固定，主要在中左上腹，疼痛不随体位的变化而改变，进食刺激性食物或应激状态后疼痛可加重。

患者多出现食欲减退、进食后饱胀不适、消瘦、营养不良、水肿及维生素A、D、E、K缺乏等胰腺外分泌功能不全的症状，部分患者还会出现脂肪泻。慢性胃炎患者由于长期处于炎症状态或由于自身免疫等原因，也可出现上述症状，但往往较轻，不会出现脂肪泻。

由于CP患者的胰岛细胞被破坏，后期往往会出现糖尿病等胰腺内分泌功能不全的表现。胃炎患者的糖尿病发生与否与是否患有胃炎无关。

三、诊断

（一）实验室检查

1. 淀粉酶

AP时，血清淀粉酶于起病后2～12 h内升高，48 h后开始下降，持续3～5天。当患者伴随腹痛等临床症状时，此指标更有意义。

2. 脂肪酶

AP时，血清脂肪酶于起病后24～72 h内开始升高，持续7～10天，其灵敏度与特异度均强于血清淀粉酶。需要注意的是，血清淀粉酶和脂肪酶的高低与病情严重程度无关。

3. 其他实验室检查

白细胞升高，C反应蛋白升高，血糖升高，总胆红素、谷丙转氨酶和谷草转氨酶升高，清蛋白降低，血钙<2 mmol/L，血甘油三酯升高，电解质紊乱。

4. 胰岛功能的检测

血糖检测、糖耐量试验、血胰岛素水平测定等均可判断胰岛功能。胃炎患者的实验室检验指标一般无特异性，可检测Hp是否阳性或检测血清抗壁细胞抗体、内因子抗体及维生素B_{12}，判断是否为免疫相关性胃炎。

（二）影像学检查

1.腹部超声和超声内镜

腹部超声和超声内镜可以初步筛查胰腺情况，可以观察胰腺实质回声有无增强，胆囊、胆管及主胰管有无结石或狭窄，有无假性胰腺囊肿，但由于胃肠积气经常影响检查结果的满意度，所以此项检查不适用于胃炎。

2.X线腹部平片

在部分CP患者中可能见到胰腺区域存在钙化灶、结石影，但无法看清胃部情况。

3.腹部CT

腹部CT有助于判断胰腺有无改变或胰腺周围有无渗出，有无腹腔或胸腔积液；增强CT有助于判断胰腺的坏死程度。但此项检查仍无法很好地判断胃炎的病变程度。

4.腹部MRI

核磁检查可以清晰显示胰腺、胰胆管的形态，对于判断胰腺炎的严重程度有很大帮助，也可以进一步明确部分胰腺炎的病因。

5.ERCP和MRCP

ERCP和MRCP可以清晰探及胰管的扩张程度及结石位置。

总体而言，胃炎与胰腺炎的鉴别是相对比较容易的。问诊时需要注意信息的采集，仔细询问病因、临床表现等问题，并全面认真查体，初步鉴别患者的疾病类型，后期选择适当的检验、检查方式明确诊断，再行下一步治疗。

（王祥、陈昊）

参考文献

[1] 房静远，杜奕奇，刘文忠，等. 中国慢性胃炎共识意见(2017年，上海)[J]. 中华消化杂志，2017，37(11)：721-738.

[2] VARBANOVA M, FRAUENSCHLÄGER K, MALFERTHEINER P. Chronic gastritis — An update[J]. Baillière's Best Practice & Research.Clinical Gastroenterology, 2014,28(6): 1031-1042.

[3] ANNIBALE B, ESPOSITO G, LAHNER E. A current clinical overview of atrophic gastritis[J]. Expert Review of Gastroenterology & Hepatology, 2020,14(2): 93-102.

[4] EL-ZIMAITY H, CHOI W T, LAUWERS G Y, et al. The differential diagnosis of Helicobacter pylori negative gastritis[J].Virchows Archive, 2018,473(5): 533-550.

[5] PUDERECKI M, WRONECKI L, CIĘSZCZYK K, et al. Lymphocytic gastritis[J].Polish Journal of Pathology, 2019,70(3): 155-161.

[6] PENNELLI G, GRILLO F, GALUPPINI F, et al. Gastritis: update on etiological features and histological practical approach[J]. Pathologica, 2020,112(3): 153-165.

[7] 中国医学会消化内镜学分会，中国抗癌协会肿瘤内镜学专业委员会. 中国早期胃癌筛查及内镜诊治共识意见(2014年4月·长沙)[J]. 胃肠病学，2014，19(7)：408-427.

[8] NAM Y, KWON S C, LEE Y J, et al. Relationship between job stress and functional dyspepsia in display manufacturing sector workers: a cross-sectional study[J]. Annals of Occupational & Environmen-

tal Medicine, 2018,19(30): 62.

[9] STANGHELLINI V, CHAN F K, HASLER W L, et al. Gastroduodenal Disorders [J]. Gastroenterology, 2016,150(6): 1380-1392.

[10] 许长起,武阿丽,张建雷,等. 血清降钙素原、C反应蛋白和血小板在急性胆管炎评估中的价值[J]. 中华肝胆外科杂志,2020,26(8):611-614.

第九章 胃炎的药物治疗

胃炎是由幽门螺杆菌感染、酒精、应激、药物等各种病因所致的胃黏膜急性或慢性炎症，这些病因引起胃黏膜屏障的防御因素与损害因素失衡，进而导致胃黏膜的急慢性损伤。

胃炎在临床上表现为不同程度的上腹不适或上腹痛、饱胀、嗳气、泛酸、恶心、呕吐和食欲缺乏等症状，病情变化可出现呕血或黑便等上消化道出血症状。目前，胃炎的分类基于其时间进程（急性与慢性）、病因、组织学特征、解剖分布和潜在的病理机制。因此，对于胃炎的治疗根据胃炎的发病缓急、病因、症状及发病机制等采取不同的治疗方式，主要包括一般治疗、去除病因治疗、对症治疗。常用药物包括抑酸药、胃黏膜保护剂、解痉药、消化酶制剂及中成药等。

第一节　抑酸药

在各种引起急慢性胃黏膜炎症损伤进而导致胃炎的机制中，胃酸、胃蛋白酶等发挥了侵袭作用。抑酸药可抑制损害因素，从而使胃黏膜损伤有一个适合修复的胃内环境及时间，而且黏膜修复与抑酸治疗的强度和时间成正比。

一、抑酸药物的作用机制

胃液（pH值在0.9～1.5）是胃对食物进行化学性消化的主要物质，其成分主要是胃酸（盐酸）、胃蛋白酶原、内因子、黏液、水和HCO_3^-等。胃酸分泌是胃体部的壁细胞的质子泵逆H^+浓度梯度的主动转运过程，受神经系统、体液等的调节，以适应人体的消化生理功能。胃酸分泌过多可损伤胃、十二指肠黏膜，导致胃炎、胃和十二指肠溃疡、胃食管反流病等胃酸相关性疾病。

胃酸分泌受迷走神经、体液（胃泌素、组胺、生长抑素）等多种机制的调节。食物等因素刺激胃酸分泌，胃内盐酸分泌过多致胃窦内pH值降至1.2～1.5时可反馈性抑制胃酸的分泌。胃壁细胞表面存在多种受体参与胃酸分泌的调节，包括组胺受体、胆碱能受体和促胃液素受体等兴奋性受体和生长抑素受体、前列腺素受体等抑制性受体。胃酸分泌主要受乙酰胆碱、胃泌素和组胺3种刺激因子调节。乙酰胆碱是调节酸分泌的主要神经递质，由迷走神经和副交感神经节细胞释放，主要作用于壁细胞膜上的胆碱能受体（M_3受体）。迷走神经纤维不仅对壁细胞有直接作用，也可刺激胃窦G细胞释放胃泌素，通过神经-体液调节方式引起胃酸分泌。胃泌素对壁细胞有直接的刺激作用，也刺激肠嗜铬样细胞（ECL）释放组胺。组胺通过旁分泌的方式激活壁细胞上的

H_2受体。通过激活M_3受体、CCK_2受体和H_2受体都可以激活H^+/K^+ ATPase，增加胃酸分泌；生长抑素受体、前列腺素受体的激活对胃酸的分泌起抑制作用。因此，抑制胃酸分泌的药物通过阻滞M_3受体、H_2受体，可直接抑制H^+/K^+ ATPase及钾离子竞争性酸阻滞剂（potassium ion competitive acid blocker，P-CAB）而抑制胃酸分泌，生长抑素类及前列腺素类药物等能通过相应机制抑制胃酸的分泌。

二、抑酸药物在胃炎中的应用

临床上常用的抑酸药物有质子泵抑制剂、钾离子竞争性酸阻滞剂、组胺H_2受体拮抗剂、前列腺素E_1衍生物及胃泌素受体拮抗剂。

（一）质子泵抑制剂

1.作用机制

质子泵抑制剂（PPIs）类药物为吡啶甲基磺酰胺苯并咪唑衍生物，吸收入血后进入到壁细胞酸分泌小管，在酸性环境下形成酸活化产物次磺酸和亚磺酰胺，这些酸活化产物与H^+/K^+ ATPase共价不可逆结合阻断其活性，抑制胃酸的分泌，能抑制基础的以及各种原因刺激导致的胃酸分泌，具有起效快、抑酸作用强而且持久、疗效显著、不良反应少等优点。不同的PPIs在疗效、药物相互作用等方面各有其特点，尤其在抑酸效应的维持时间上。

2.种类

PPIs类药物目前常用的有奥美拉唑、兰索拉唑、泮托拉唑、雷贝拉唑、艾司奥美拉唑及艾普拉唑，目前常作为首选药物用于胃酸相关疾病的预防和治疗。

3.特点

奥美拉唑是第一代PPIs，被美国食品和药物管理局（Food and Drug Administration，FDA）批准作为非处方（over the counter，OTC）药，用于无并发症的胃灼热。每天使用该药物，效果将在4天后达到稳定，主要在肝脏中通过细胞色素P450系统中的CYP2C19、CYP3A4同工酶代谢，会干扰其他经此途径代谢的药物如地西泮、华法林、苯妥英钠、双香豆素、硝苯地平等的代谢；可透过胎盘，FDA对本药的妊娠安全性分级为C级。兰索拉唑为第二代PPIs，口服易吸收，生物利用度约为85%，抑制酸作用强于奥美拉唑，50%以上经CYP2C19代谢，其次经CYP3A4、CYP1A2代谢。泮托拉唑在肝脏经CYP2C19代谢，但对于酶的亲和力弱于奥美拉唑和兰索拉唑。雷贝拉唑主要经烟酰胺腺嘌呤二核苷酸磷酸代谢，其次经CYP3A4、CYP2C19代谢，因此与地西泮、苯妥英钠、茶碱、华法林无相互作用，但与地高辛、酮康唑等仍然有相互作用。艾司奥美拉唑的药效学与奥美拉唑相似，其抑酸作用强，服药后的第5天，胃内pH>4的时间较其他PPIs延长约2 h，其50%以上经CYP2C19代谢，其次经CYP3A4、CYP1A2代谢。艾普拉唑的抑酸作用强于奥美拉唑且安全性相似，主要经CYP3A4代谢，由胆道排泄。

4.适应证及合理用药

PPIs类药物口服制剂的服用时间为餐前30～60 min。由于PPIs存在过度应用、超适应证用药及用药过程的相关风险，关于PPIs合理应用的共识指南不断推出，应在明确诊断的基础上按照适应证及权威指南选用药物，正确选择药物的剂量及剂型，合理用药，注意用药禁忌及不良反应（见表9-1及表9-2）。

表9-1 PPIs用药选择

质子泵抑制剂		适应证						
		GERD	消化性溃疡	NSAIDs相关性溃疡	卓-艾综合征	H.pylori感染根除	上消化道出血	预防应激性胃黏膜损伤
口服剂	奥美拉唑	+	+	+	+	+		
	兰索拉唑	+	+		+	+		
	泮托拉唑	+	+			+		
	雷贝拉唑	+	+		+	+		
	艾司奥美拉唑	+		+		+		
注射剂	奥美拉唑	+	+	+	+		+	+
	兰索拉唑		+				+	
	泮托拉唑	+	+				+	
	雷贝拉唑						+	
	艾司奥美拉唑	+					+	+
	艾普拉唑		+				+	

表9-2 不同PPIs药物的剂量及剂型

药品名称	规格				
	口服剂			注射剂	
	规格（毫克/片）	标准剂量（mg）	维持剂量（mg）	规格 mg	常规剂量 毫克/次
奥美拉唑	10或20	20	20	40	40
兰索拉唑	30	30	30	30	30
泮托拉唑	20	40	20	40	40
雷贝拉唑	10或20	20	10	20	20
艾司奥美拉唑	20或40	40	20	40	40
艾普拉唑	10	5～10	10	10	10（首剂加倍）

5. 在胃炎治疗中的应用

除奥美拉唑和艾司奥美拉唑的用药适应证上有预防应激性溃疡胃黏膜损伤和治疗NSAIDs相关性溃疡外，在药物使用说明书中的适应证上并没有明确说明PPIs适用于胃炎及相关疗程。但急性胃炎、慢性胃炎发病在于各种病因，包括H.pylori引起胃酸、胃蛋白酶的损伤作用与胃黏膜屏障保护作用的失衡，而PPIs具有较强的抑制胃酸分泌的作用，可降低或防止侵袭因素增强导致的胃黏膜急慢性损伤，以利于胃黏膜炎症损伤的修复，同时可缓解胃酸分泌过多所致的上腹部疼痛、烧灼感、泛酸等症状。

（1）在预防和治疗急性胃黏膜病变中的应用

急性胃黏膜病变（AGML）是急性胃炎中的一种类型，是胃黏膜接触有害物质或因各种急性应激状态引起黏膜血流明显减少、屏障防御功能失衡等变化而导致的胃黏膜损伤，发生出血性或多发浅表溃疡、糜烂性病变，也称为急性糜烂出血性胃炎、应激性溃疡。AGML的病因包括应激因素和非应激因素，应激因素主要有严重创伤、大手术、大面积烧伤、脑血管损伤和严重脏器功能衰竭、休克等，非应激因素包括酒精、药物（非甾体抗炎药、糖皮质激素等）、饮食因素及其他物理因素等。

抑酸治疗是预防和治疗AGML患者的基础。当AGML患者发生急性上消化道出血时，胃内凝血机制中血小板的聚集及血浆凝血功能所诱导的止血作用与维持止血的功能需要pH>6.0的环境，PPIs能高效快速抑制胃酸分泌、提高胃内pH值，且作用持久，当pH值>6.0的时间超过20 h，可使胃内pH值平稳>6.0。对于AGML的治疗视病情采用标准剂量PPIs，疗程为4～6周，合并出血者治疗上推荐经验性使用抑酸作用强、副作用少的PPIs针剂，病情稳定后口服标准剂量PPIs。对于AGML需要内镜检查者，在检查前静脉给予PPIs，可改善出血灶的内镜下表现；内镜检查后维持PPIs治疗，可巩固内镜下的治疗效果并降低再出血率和死亡率。此外，可以联合应用胃黏膜保护剂，减少胃酸对胃黏膜的损害。

PPIs预防AGML仅适用于高危人群，如危重症患者（有呼吸衰竭、凝血功能障碍、严重创伤、消化道出血史、ARDS、脓毒症、心脑血管意外、严重心理应激等一种或多种高危因素），胃内pH>4.0是预防AGML的目标pH值。在有发生应激相关的黏膜出血风险的危重患者中，与H_2RA相比，预防性使用PPIs可显著降低临床出血的发生率而不影响医院获得性肺炎的发生率或死亡率。

（2）在治疗慢性胃炎及根除H.pylori感染中的应用

我国《质子泵抑制剂优化应用专家共识》建议慢性胃炎有黏膜糜烂和（或）反酸相关症状者，可根据病情酌情选用PPIs，推荐常规剂量PPIs，每日给药1次，疗程为4～6周。PPIs也适用于老年慢性非萎缩性或慢性萎缩性胃炎伴糜烂患者。

H.pylori感染是胃黏膜炎症及萎缩伴或不伴肠化的主要因素，可表现为不同程度的慢性活动性胃炎。根除H.pylori治疗可逆转胃萎缩，可阻止部分萎缩性胃炎向胃癌的发展。以消化不良症状为主的H.pylori胃炎患者在根除H.pylori后，很多消化不良症状消失。

PPIs在根除H.pylori感染治疗中的作用主要是抑制胃酸分泌、提高胃内pH值，以提供抗生素发挥作用的胃内环境。PPIs能降低抗生素的最小抑菌浓度，增加抗生素的化学稳定性并提高胃液内的抗生素浓度。根除H.pylori感染要求抑酸药物使得每天胃内pH>5.0的时间超过18 h，需要口服加倍剂量的PPIs，即标准剂量2次/日。PPIs的抑酸作用受药物作用强度、宿主参与PPIs代谢的*CYP2C19*基因多态性等因素的影响，因此选择作用稳定、疗效高、受*CYP2C19*基因多态性影响较小的PPIs，如艾司奥美拉唑、雷贝拉唑，可提高根除率。

根除H.pylori感染目前推荐标准剂量PPI+铋剂+两种抗生素的四联方案，疗程为14天。其中标准剂量PPIs见表9-2，每日2次，饭前半小时服用。H.pylori根除治疗疗程结束4周后应常规行H.pylori复查，采用非侵入性评估方法如尿素（^{13}C/^{14}C）呼气试验评估根除治疗的效果，且评估前应停用PPIs至少2周，停用铋剂和其他抗生素不少于4周。

（3）在预防及治疗NSAIDs相关胃病中的应用

NSAIDs是目前应用最广泛的药物之一，其常见的消化道不良反应为消化不良或胃炎症状，最严重的不良事件为消化性溃疡伴出血。这类药物对胃十二指肠黏膜有直接损伤作用，通过环氧合酶（COX）途径发挥作用，主要抑制PG合成和COX。NSAIDs抑制COX-1导致对胃肠道黏膜起保护作用的PGE的合成减少，特别是PGE_1、PGE_2及PGI_2的合成减少，导致黏膜修复障碍，出现糜烂和出血。NSAIDs相关胃病的高危因素包括高龄，有消化性溃疡、肝硬化及心血管疾病病史。长期使用NSAIDs、饮酒、吸烟、H.pylori感染和同时使用其他药物可增加NSAIDs相关胃病发生的风险。

作为NSAIDs的阿司匹林在临床上被广泛使用，且被推荐用于40～70岁伴有动脉粥样硬化性心血管疾病但出血风险较低患者的一级预防及心血管事件发生后长期治疗的二级预防，也被推荐用于脑血管疾病的预防。其所致的胃黏膜损伤、出血等事件引起人们的关注。一项基于人群的队列研究显示，在接受基于阿司匹林的抗血小板治疗而未常规使用PPIs的患者中，中老年患者的长期大出血风险比年轻患者更高且更持续，有致残或致命的上消化道出血的巨大风险。服用阿司匹林可引起消化不良症状，可能伴有或不伴有溃疡和出血，这些情况有可能导致患者停止阿司匹林的治疗而增加发生心脑血管的风险。氯吡格雷是一种抗血小板药物，与阿司匹林联合使用以预防心血管（栓塞或血栓形成）事件的发生，联合使用与胃肠道出血事件的风险增加相关。对于所有接受氯吡格雷和阿司匹林双重抗血小板治疗的患者，共识指南推荐PPIs作为胃肠道不良事件的预防措施。有研究结果表明，PPIs降低了氯吡格雷和阿司匹林双重抗血小板治疗中的胃肠道出血性事件的发生率，而PPIs对血栓栓塞事件的影响较小。

亚太指南建议使用PPIs治疗NSAIDs引起的消化不良，H.pylori感染者应用NSAIDs治疗之前应进行根除H.pylori治疗以预防NSAIDs相关胃病的发生。在降低NSAIDs相关胃病发生的风险方面，不同的PPIs之间的有效性没有差异，而且在治疗上按照药物推荐剂量的疗效相似。纳入10个随机对照试验、503名参与者的研究结果显示，在预防及治疗阿司匹林引起的胃肠道损伤方面，奥美拉唑联合瑞巴派特疗法优于其他治疗方法。

6. 用药的注意事项

PPIs对妊娠期、哺乳期妇女及儿童的安全性尚未确立，妊娠期、哺乳期妇女及儿童不宜使用。妊娠期用药安全等级方面，奥美拉唑及艾司奥美拉唑为C级，兰索拉唑、泮托拉唑和雷贝拉唑为B级。老年人常存在多种基础疾病，且服用多种药物易与PPIs间发生相互作用，药物不良反应发生率增高，故老年患者应该合理应用PPIs。

PPIs口服剂型主要为肠溶片剂和胶囊，不可咀嚼、压碎或打开胶囊服用，每日给药1次，建议服用时间为早餐前0.5～1 h，每日2次则分别在早餐前和晚餐前0.5～1 h服用。静脉制剂需要注意甄别静脉注射和静脉滴注制剂，配制时使用0.9%氯化钠注射液作为溶剂时的稳定时间较长，配制后不宜保存过长时间。

对疑有恶性肿瘤伴发胃溃疡者，必须排除恶性病变后再用，以免误诊。肝、肾功能不全者慎用；严重肝功能损害者应减少剂量并定期测定肝酶谱的变化，并限定日剂量，也不推荐用于长期维持治疗。

7. 与其他药物的相互作用

PPIs主要通过肝脏细胞色素P450系统的CYP2C19和CYP3A4代谢，与其他经过此途径代谢的药物会产生竞争性抑制作用，应避免与其他经此途径代谢的药物同时使用。

（1）与抗凝药及血小板聚集抑制剂之间的相互作用

奥美拉唑、艾司奥美拉唑会使华法林清除率降低、凝血酶原国际标准化比值和凝血酶原时间增加，存在出血风险，二者合用时应监测国际标准化比值和凝血酶原时间。

抑制血小板聚集药物氯吡格雷通过肝脏P450系统的CYP2C19代谢后发挥作用，与奥美拉唑、艾司奥美拉唑联用可能产生竞争抑制而降低其疗效，使心血管事件的发生风险增加，需要进一步研究。如需要联合PPIs，可选择CYP2C19代谢依赖程度低的雷贝拉唑。

（2）与酪氨酸激酶抑制剂之间的相互作用

酪氨酸激酶抑制剂（tyrosine kinase inhibitors，TKIs）能抑制肿瘤细胞增殖和新生血管形成，作为靶向药物用于肿瘤的治疗，这类药物主要有吉非替尼、达沙替尼、厄洛替尼。部分TKIs的溶解为pH依赖性，与PPIs合用可能导致吸收减少，导致生物利用度降低，因此尽量避免与PPIs合用。

（3）与英夫利昔单抗之间的相互作用

一项随机对照研究的荟萃分析发现，服用PPIs的炎症性肠病患者在接受英夫利昔单抗时获得缓解的可能性较小。

（4）与甲氨蝶呤之间的相互作用

使用甲氨蝶呤的同时使用PPIs，可能会降低甲氨蝶呤的清除率，导致血清甲氨蝶呤和（或）其代谢物羟基甲氨蝶呤水平升高，从而导致甲氨蝶呤毒性。在一些病例报告中，当组胺H_2受体阻断剂替代PPIs时，没有发现甲氨蝶呤毒性。

8. 不良反应

一些研究表明，服用PPIs与许多严重的不良事件相关，包括心血管疾病、急性肾损伤（acute kidney injury，AKI）、慢性肾脏疾病（chronic kidney disease，CKD）、胃癌、肺炎、艰难梭菌感染、低镁血症、骨质疏松性骨折等，其中一些不良事件与死亡风险的增加有关。

（1）心血管系统及肾脏不良事件

有证据表明，服用PPIs与心血管疾病、急性肾损伤和慢性肾病的风险增加有关。系统评价表明，在使用PPIs的患者中，心血管疾病的发病率显著增加。PPIs抑制二甲基精氨酸二甲氨基水解酶的活性，使非对称性二甲基精氨酸增加，通过抑制内皮一氧化氮的合成增加血管炎症和血栓形成的风险。

一项美国FDA不良事件报告系统数据库的2004—2019年的数据中6种PPIs方案与急性肾损伤和慢性肾病的不良事件的报告研究表明，AKI或CKD事件与PPIs有显著相关性，其中右旋兰索拉唑比其他PPIs的相关性更强，从使用PPIs到事件发生的中位时间，AKI为23天，CKD为177天，且与PPIs的长期使用与药物累积有关。与PPIs相关的CKD相比，PPIs相关的AKI导致死亡、危及生命、住院和残疾事件的比例更大。

PPIs引起肾损伤的机制并不明确，可能与免疫损伤有关。其代谢产物沉积在肾小管及肾间质中，作为半抗原与肾小管基底膜的正常成分相结合，诱导针对该抗原的免疫反应，从而导致肾小管及间质的损伤。

（2）胃癌

长期应用PPIs会增加胃癌的风险。基于大规模人群的队列研究结果表明，与使用H_2RA相比，使用PPIs与胃癌的风险增加相关，尽管绝对风险仍然很低。其机制在于PPIs强效抑制胃酸分泌可引起高胃泌素血症，刺激肠嗜铬样细胞增生增加胃癌发生风险。此外，长期应用可引起胃内菌群失调从而增加胃癌风险。也有研究观察到，在胃癌高风险地区人群中使用PPIs与H_2RA长期治疗，没有显示出更高的胃癌风险。

（3）肺炎

长期使用PPIs会使得与其相关的肺炎发病率明显增加，PPIs抑酸治疗与医院获得性肺炎之间存在联系。其发生机制为PPIs降低上呼吸道、消化道的酸度，从而导致喉部、食道和肺部的细菌定植增加，可能导致肺炎的发病率增加；可能通过降低溶酶体酶的活性而降低抗细菌免疫力。

早期的观察性研究表明，使用PPIs可能与社区获得性肺炎的风险增加有关。近期的研究结果显示，PPIs的使用与社区获得性肺炎风险之间的关联可能完全是由于混杂因素所致。没有强有力的证据支持PPIs的使用与社区获得性肺炎风险的增加之间的联系，接受PPIs治疗的患者在接受PPIs处方前有发生社区获得性肺炎的潜在风险，而其中患者的共存病和胃食管反流病的严重程度可能是导致接受PPIs治疗的患者发生肺炎风险增加的主要原因。因此，关于PPIs治疗与社区获得性肺炎的风险之间的联系的证据仍然不确定。

（4）艰难梭菌感染

肠道内稳态是通过宿主防御机制来维持的，其中胃酸作为“杀菌屏障”发挥重要作用，而PPIs明显抑制胃酸的产生，影响肠道微生物群的组成和功能，导致机会性致病菌繁殖而引起肠道感染尤其是艰难梭菌感染的风险增加，引起腹泻的发生。纳入56项研究、356683名受试者的系统回顾评价分析发现，PPIs治疗与艰难梭菌感染风险之间存在显著相关，且发生艰难梭菌感染的风险显著增加。

（5）低镁血症

在长期应用PPIs的过程中可出现低镁血症的副作用，可引起多个系统的症状，其中一些可能是严重的，如疲乏、手足抽搐、谵妄、惊厥、头晕、癫痫和室性心律失常。PPIs影响肠道对镁的吸收，其机制尚未阐明，其作用机制涉及位于肠上皮细胞顶膜上的两个蛋白，即黑素样瞬时受体电位（transient receptor potential，TRP）M 6和TRPM 7，这些蛋白质对镁的吸收具有高亲和力，并在膳食镁摄入量少期间维持镁的平衡中发挥作用。TRPM的活性受到管腔内酸碱状态的调节，即酸性环境增加其活性。PPIs抑制胃酸分泌而降低了TRPM 6的活性，导致肠道对镁的吸收减少而引起低镁血症。低镁血症在补镁治疗及停用PPIs后得以改善。如需要长期应用PPIs治疗或合用其他导致低镁血症的药物时，应定期监测患者的血镁浓度。

（6）骨折

使用高剂量PPIs及长期用药（>1年）时可能增加髋部、腕部和脊柱骨折的风险，主要出现在老年人群或存在其他已知风险因素的患者中。

PPIs增加骨折风险可能的生物学机制：PPIs可抑制破骨细胞上的空泡型质子泵，影响破骨细胞，并通过减少骨吸收从而降低骨强度来影响破骨细胞的骨重塑；抑制胃酸分泌使胃内pH升高，从而导致钙的吸收减少，血钙浓度降低，可导致继发性甲状旁腺功能亢进，引起低钙高磷，导致骨质疏松的发生，增加骨折风险；PPIs抑制胃酸分泌，干扰（降低）叶酸和维生素B_{12}的吸收，导致同型半胱氨酸水平的改变，从而可能增加骨折风险；头晕等PPIs的不常见的副作用，可能会增加跌倒的可能性。

（二）钾离子竞争性酸阻滞剂

钾离子竞争性酸阻滞剂（P-CAB）与H^+/K^+ ATPase的K^+结合区结合，阻止K^+进入其结合位点，从而阻断了K^+对H^+/K^+ ATPase的激活，可快速、有效和可逆地抑制胃酸分泌。P-CAB与PPIs抑制胃酸分泌的程度相似，由于P-CAB具有可逆的钾离子竞争性质，P-CAB抑制酸分泌的持续时间取决于其在血液中的含量。PPIs需要重复一定剂量才能完全有效，而P-CAB在第一次使用一定剂量后完全有效。

富马酸伏诺拉生片（vonoprazan fumarate tablets）为伏诺拉生，可长时间停留于胃壁细胞部位而抑制胃酸的生成，可有效抑制胃肠道上部黏膜损伤的形成，用于反流性食管炎的治疗。目前在含有伏诺拉生根除H.pylori治疗的研究中与标准三联疗法相比，其H.pylori根除率> 90%。日本的一项多中心随机试验结果建议，将伏诺拉生和低剂量阿莫西林7天双重治疗作为H.pylori的一线治疗方法。

（三）组胺H_2受体拮抗剂

组胺H_2受体拮抗剂（H_2RA）能选择性地与胃黏膜壁细胞基底膜上的组胺H_2受体结合，竞争性地拮抗组胺H_2受体的作用，从而抑制胃酸分泌。H_2RA抑制24 h胃酸产生量约70%，对基础胃酸分泌及夜间胃酸分泌都有良好的抑制作用，对进食、迷走神经兴奋以及低血糖等诱导的胃酸分泌也有抑制作用，疗效可靠，不良反应少。不良反应通常轻微，包括腹泻、便秘、疲劳、嗜睡、头痛和肌肉疼痛。

H_2RA类药物有西咪替丁（cimetidine）、雷尼替丁（ranitidine）、法莫替丁（famotidine）、尼扎替丁（nizatidine）及拉呋替丁（lafutidine）。《中国慢性胃炎共识意见》（2017年）提出，对于服用引起胃黏膜损伤的药物如NSAIDs（包括阿司匹林）后出现的慢性胃炎症状，根据病情或症状严重程度选用PPIs、H_2RA。慢性胃炎有胃黏膜糜烂和（或）上腹痛、上腹烧灼感等症状，可根据病情或症状严重程度选用胃黏膜保护剂、抗酸剂、H_2RA或PPIs。

西咪替丁用于胃和十二指肠溃疡、胃食管反流、卓-艾综合征、上消化道出血的治疗，也可用于预防应激性溃疡。对于消化性溃疡活动期的治疗，可选择800 mg，睡前服，或选择400 mg，早晚各1次。较低的或间歇剂量通常用于治疗胃灼热和消化不良。其注射剂为200 mg（2 mL）。西咪替丁通过肝细胞色素P450系统代谢并能抑制多种亚型，如果与依赖这些微粒体酶代谢的药物（如苯二氮䓬类、地高辛、华法林、普萘洛尔、口服避孕药、异烟肼、茶碱和苯妥英钠等）一起服用，会导致显著的药物相互作用。

雷尼替丁的作用比西咪替丁强5～8倍，由肝脏细胞色素P450酶代谢，但对其活性的影响很小。用于胃和十二指肠溃疡、反流性食管炎、卓-艾综合征的治疗，也可用于预防NSAIDs引起的溃疡。用法用量：口服150 mg，2次/日；口服300 mg，睡前服，疗程为4～8周。

法莫替丁抑制胃酸的作用比西咪替丁强20～30倍，比雷尼替丁强6～8倍。它也可抑制胃蛋白酶的分泌，但不抑制肝脏药物代谢酶。用于胃和十二指肠溃疡、应激性溃疡、吻合口溃疡、急性胃黏膜出血、反流性食管炎及卓-艾综合征的治疗。口服剂型有10 mg、20 mg和40 mg片剂、胶囊或分散片，胃炎口服每次10 mg或20 mg，每日2次，疗程为2周。注射剂20 mg（2 mL），适用于上消化道出血等不能口服的患者，每次20 mg，每12 h 1次，一旦病情许可，应改为口服制剂。

尼扎替丁的作用比西咪替丁强5～10倍。适应证为胃、十二指肠溃疡及经内镜诊断的胃食管反流病及其引起的胃灼热（烧心）症状。用法用量：口服300 mg，1次/日，睡前服；口服150 mg，2次/日。

拉呋替丁是一种非竞争性组胺H_2受体拮抗药，能持续地抑制胃酸、胃蛋白酶的基础分泌、夜间分泌及四肽胃泌素等刺激因子引起的分泌，对胃酸的抑制作用与法莫替丁和西咪替丁相比，作用更有效、更持久。通过涉及辣椒素敏感地传入神经元的机制增加胃黏膜血流量，介导降钙素基因相关肽和一氧化氮的合成与释放，发挥保护黏膜、促进黏膜修复、增加黏膜血流量和增加黏液分泌的作用，抵御各种伤害性因子如盐酸、酒精、非甾体抗炎药、化疗药等对黏膜的损伤，可促进消化性溃疡愈合，提高黏膜愈合质量，防止溃疡复发。用于胃和十二指肠溃疡及吻合口溃疡、急性胃炎、慢性胃炎急性期等的治疗，成人口服10 mg，2次/日。

（四）前列腺素E_1衍生物

米索前列醇（misoprostol）为前列腺素E_1衍生物，能增加胃黏膜血流，防止溃疡形成并加速溃疡愈合，临床上更多的是作为胃黏膜保护剂应用。此外，还有抑制胃酸和胃蛋白酶的分泌、刺激黏液分泌、刺激十二指肠分泌碳酸氢盐协助中和胃酸等的作用，对NSAIDs引起的胃黏膜损伤有保护和防治作用。口服每次200 μg，每日4次，于餐前或睡前服，疗程为4～8周。不良反应可有轻微而短暂的腹泻或水样便，但不影响治疗，偶见恶心、头痛、眩晕及腹部不适等。孕妇及对其过敏者禁用，有脑血管病及冠心病的患者慎用。片剂为200微克/片。

（五）胃泌素受体拮抗剂

丙谷胺（proglumide）又叫丙谷酰胺，其功能基团酰胺基与胃泌素特异性地竞争壁细胞上的胃泌素受体，因而能明显抑制胃泌素引起的胃酸和胃蛋白酶的分泌，对组胺和迷走神经刺激引起的胃酸分泌作用不明显；能增加胃黏膜氨基己糖的含量，促进糖蛋白合成；对胃黏膜有保护和促进愈合作用，能改善消化性溃疡的症状和促使溃疡愈合。口服吸收迅速完全，吸收后主要分布于肝、肾和肠道。用于胃、十二指肠溃疡和胃炎的治疗。剂型为片剂，200毫克/片。口服成人每次400 mg，每日3～4次，饭前15 min服。不良反应偶见口干、失眠、腹胀、下肢酸胀，个别患者可有一过性氨基转移酶升高，继续用药可恢复正常。与H_2RA等抗溃疡药合用可增强抑酸作用而加速溃疡愈合。

第二节　胃黏膜保护剂

胃黏膜屏障能抵御理化及微生物等因素的损伤。各种病因导致胃黏膜屏障功能破坏而发生胃黏膜上皮细胞的损伤和炎症，胃黏膜保护剂可通过保护胃黏膜及增强胃黏膜屏障的功能而促进黏膜炎症及损伤的修复。根据药代动力学作用方式，胃黏膜保护剂分为外源性和内源性胃黏膜保护剂，前者通过稳定细胞膜、增加黏膜保护因子、增加黏膜血流、抗氧化等机制发挥胃黏膜保护作用，后者通过促进黏液分泌和增加碳酸氢盐含量起到胃黏膜保护作用；根据药物的结构和作用机制，胃黏膜保护剂主要分为硫氢键类、铝镁剂、铋剂类、柱状细胞稳定剂和胃肠激素类等。

一、外源性胃黏膜保护剂

外源性胃黏膜保护剂主要通过覆盖于胃黏膜上皮表面发挥局部作用，起到中和胃酸、降低胃蛋白酶活性和增强黏膜屏障的作用。这类药物主要有铝剂、铝镁剂、铋剂等。这类药物可中和胃酸，起效较快，可短暂缓解疼痛，但很难治愈溃疡。这类药物能促进前列腺素合成、增加黏膜血流量、刺激胃黏膜分泌HCO_3^-和黏液，加强胃黏膜保护治疗。主要的外源性胃黏膜保护剂有硫糖铝、枸橼酸铋钾等。

（一）铝剂及铝镁剂

临床上常用的有硫糖铝、磷酸铝凝胶、铝碳酸镁、氢氧化铝凝胶等。

1. 硫糖铝

硫糖铝（sucralfate）为硫氢键类代表药物，是蔗糖酯和氢氧化铝的复合物。

（1）作用机制

硫糖铝在酸性条件下解离为带负电荷的八硫酸蔗糖，与溃疡面上带正电荷的蛋白质结合，形成保护性屏障，吸附胆汁酸，阻止胃酸、胃蛋白酶的侵蚀；促进胃十二指肠黏膜合成PGE_2，增强胃黏液-黏膜屏障并改善黏膜血流，能增强表皮生长因子、碱性成纤维细胞生长因子的作用；抑制H.pylori，阻止其蛋白酶、脂酶对黏膜的破坏。

临床上用于治疗消化性溃疡、反流性食管炎、慢性糜烂性胃炎。

（2）用法用量

活动性胃及十二指肠溃疡：口服每次1 g，每天3～4次，用药4～6周。防治再灌注损伤和AGML，用药时间不少于2周。

（3）用药注意事项

应在餐前1 h空腹服用，不宜与抗酸药及抑制胃酸分泌的药物合用。可干扰脂溶性维生素

（维生素A、D、E和K）的吸收，可降低口服抗凝药（如华法林）、地高辛、喹诺酮类药（如环丙沙星、洛美沙星、诺氟沙星、司帕沙星）、苯妥英钠、布洛芬、吲哚美辛、氨茶碱、甲状腺素等药物的吸收。

2. 磷酸铝凝胶

磷酸铝凝胶（aluminium phosphate）为凝胶状活性磷酸铝，在胃酸中能强有力地附着在黏膜表面上形成膜性保护层，能促进溃疡面肉芽组织增生，促进溃疡愈合，可中和胃酸，降低胃蛋白酶活性。适应证为胃、十二指肠溃疡，胃酸过多及胃炎的治疗。本品将减少或延迟下列药物的吸收：四环素类抗生素、呋塞米、地高辛、异烟肼、抗胆碱能药、吲哚美辛。故应重视本品和这类药物的给药间隔，一般为2 h。与泼尼松龙、阿莫西林、丙吡胺及西咪替丁并用，可能引起相互作用。慢性肾功能衰竭患者禁用，高磷血症患者禁用。

3. 铝碳酸镁

铝碳酸镁（magnesium aluminium carbonate）的活性成分为水化碳酸氢氧化镁铝，具有特殊的层状网络结构，通过可逆性结合胆酸灭活胃蛋白酶和卵磷脂等有害物质来发挥作用。其作用机制为中和胃酸，且抗酸作用迅速、温和、持久。它可增加前列腺素E_2的合成，增强胃黏膜的屏障作用，还可促使胃黏膜内表皮生长因子释放，增加黏液下层疏水层内磷脂的含量，防止H^+反渗所引起的胃黏膜损害；可吸附和结合胃蛋白酶，直接抑制其活性，有利于溃疡面的修复，还可结合胆汁酸并吸附溶血磷脂酰胆碱，防止这些物质损伤和破坏胃黏膜。适用于胃、十二指肠溃疡以及胃酸过多症，因可中和胆汁可用于胆汁反流所致的胃炎。不良反应少。本药可影响或干扰抗凝药、H_2RA、四环素类、鹅去氧胆酸、阿奇霉素、头孢托仑匹酯、酮康唑、阿扎那韦、喹诺酮类、吩噻嗪类、阿替洛尔、地高辛、氯喹、异烟肼、伊班膦酸等药物的吸收，故与以上药物合用必须间隔1～4 h。

（二）铋剂

铋剂包括枸橼酸铋钾、胶体果胶铋等。这类药物分子量较大，在酸性溶液中呈胶体状，在溃疡表面或基底面形成坚固的氧化铋复合物，覆盖于溃疡表面，形成保护性薄膜，阻隔胃酸、胃蛋白酶对黏膜的损害；能与胃蛋白酶发生螯合作用使其失活，铋离子能促进黏液的分泌。铋剂可通过包裹H.pylori菌体，干扰H.pylori代谢，发挥杀菌作用，被推荐为根除H.pylori的四联药物治疗方案的主要成分之一。枸橼酸铋钾主要用于胃、十二指肠溃疡的治疗，胶体果胶铋除用于胃、十二指肠溃疡的治疗外，还适用于H.pylori相关性慢性浅表性胃炎、慢性萎缩性胃炎的治疗。服药期间大便可呈黑褐色。由于肾脏为铋剂的主要排泄器官，肾功能不全者应忌用铋剂，孕妇禁用。

二、内源性胃黏膜保护剂

内源性胃黏膜保护剂通过促进黏液分泌和增加碳酸氢盐含量起到保护胃黏膜作用，主要包括替普瑞酮、瑞巴派特、马来酸伊索拉定片、依卡倍特钠、胃肠激素类和氨基酸类药物等。内源性胃黏膜保护剂作用于黏膜屏障的不同靶点，多方位提供保护作用。

（一）替普瑞酮

替普瑞酮（teprenone）是一种萜类药物，为防御因子增强剂。其作用机制是通过促进胃黏膜微粒体中糖脂质中间体的生物合成，促使胃黏膜及胃黏液的主要防御因子高分子糖蛋白和磷脂增加，从而提高胃黏膜的防御功能，并能防止胃黏膜病变时黏膜增殖区细胞能力的下降，促进胃黏膜损伤的愈合。能提高正常大鼠胃体部和幽门部黏膜中PGE_2的合成能力。

替普瑞酮用于急性胃炎、慢性胃炎的急性加重及胃溃疡的治疗。该药物的剂型有胶囊剂50 mg、细粒剂100 mg。口服每次50 mg，每日3次，饭后30 min内服用。不良反应消化系统偶见便秘、腹胀、腹痛、口渴，谷丙转氨酶、谷草转氨酶轻度升高；神经系统可见头痛；偶见皮疹和胆固醇升高。妊娠期的安全性尚未确定，故孕妇不宜使用。

替普瑞酮可有效抑制慢性萎缩性胃炎大鼠胃黏膜组织COX-2的表达，改善其胃黏膜炎性病理损伤，修复其黏膜屏障。低质量的证据表明，替普瑞酮在长期服用NSAIDs的患者中在预防胃肠道损伤方面有益。

（二）瑞巴派特

在胃炎的发生发展中，包括一氧化氮在内的氧自由基已被发现在黏膜损伤和DNA损伤后的致癌过程中起着重要作用。瑞巴派特（rebamipide）具有体外自由基清除活性和抗氧化活性，通过诱导胃黏膜COX-2的表达增加胃黏膜前列腺素E_2的合成，同时能增加胃黏膜血流量和胃黏液分泌，促进胃黏膜上皮细胞生长因子基因的表达，达到预防溃疡发生和促进溃疡愈合的作用并促进炎症的改善，并且能改善胃黏膜的组织学变化。临床主要用于黏膜保护、胃和十二指肠溃疡病变以及急慢性胃炎的治疗，并且对NSAIDs相关性胃黏膜损伤具有预防作用。

对于急性胃炎、慢性胃炎急性加重期胃黏膜病变（糜烂、出血、充血、水肿）的改善，瑞巴派特成人1次1片（0.1 g），每日3次，口服。其严重不良反应主要有白细胞减少、肝功能障碍，一般不良反应有过敏、腹胀、便秘或腹泻、口渴、头晕、恶心、呕吐、烧心、喉部异物感、月经异常等。对于药物过敏者禁止服用。

胃体小弯侧的残留炎症是异时性胃癌发生的危险因素，根除H.pylori可显著改善胃黏膜的慢性炎症及黏膜萎缩，而H.pylori根除后用瑞巴派特治疗（1年）可以显著减轻胃体小弯侧的慢性炎症，有可能预防胃癌的发生。

（三）马来酸伊索拉定片

马来酸伊索拉定片（irsogladine maleate tablets）是一种胃黏膜保护因子的增强剂。它通过抑制磷酸二酯酶的活性来增加细胞内环磷酸腺苷（cAMP）的产生，可强化胃黏膜上皮细胞间的结合，增强黏膜本身的稳定性，以发挥细胞防御作用，具有增加胃黏膜血流、抗炎和维持黏膜疏水层发挥黏液保护的作用，可作为预防NSAIDs诱导的消化性溃疡和胃炎的保护剂。

适应证为胃溃疡，也可用于改善急性胃炎、慢性胃炎急性发作期的胃黏膜病变（糜烂、出血、充血、水肿）。成人每日2片（4 mg），分1～2次口服，或遵医嘱（应随年龄、症状适当增减）。老人服用注意事项：老年患者应从小剂量（2毫克/日）开始，根据反应情况适当调整剂量。不良反应主要有便秘、腹泻、恶心、呕吐、皮疹等，谷草转氨酶、谷丙转氨酶、碱性磷酸酶、乳酸脱氢酶值轻度上升。

（四）依卡倍特钠

依卡倍特钠（ecabet sodium）是一种胃黏液保护药物，在局部起抗溃疡作用，具有抗胃蛋白酶活性。其与胃黏膜病变部位的血浆蛋白结合成一种复合物，覆盖在胃黏膜上，保护胃黏膜，并发挥增加胃部内源性前列腺素水平的作用，增强黏膜防御因素，包括黏膜血流、黏膜黏液和黏膜碳酸氢盐分泌，促进胃黏膜愈合。在根除H.pylori治疗中联合应用依卡倍特钠可提高根除率，不会增加副作用。

依卡倍特钠适用于急性胃炎、慢性胃炎的急性发作期、胃溃疡及以糜烂、出血、红肿、水肿为表现的胃黏膜损伤。通常成人1次口服剂量为1袋，每日2次（早餐后、睡前），并根据患者的年龄及症状酌情增减剂量。

（五）胃肠激素类

胃肠激素类以前列腺素为代表，包括吉法酯片、索法酮等药物。

吉法酯片（gefarnate tablets）能够提高胃肠黏膜组织内的前列腺素水平，稳定胃肠黏膜细胞，促进黏膜血流量及新陈代谢，促进溃疡愈合。适应证为胃溃疡、十二指肠溃疡、急慢性胃炎、胃酸过多、胃灼热、腹胀、消化不良、空肠溃疡及痉挛。规格：50毫克/片。用法用量：成人每次口服2片，每日3次，一般疗程为1个月，病情严重者需要2～3个月；儿童用药每次口服1～2片，每日3次；维持性用药每次口服1～2片，每日3次；预防性用药每次口服1片，每日3次。不良反应偶见口干、恶心、心悸、便秘等，严重者应立即停止服用。孕妇慎用，有前列腺素类药物禁忌者如青光眼患者慎用。

索法酮（sofalcone）扩张胃黏膜血管，增加胃黏膜血流量和胃组织耗氧量，促进胃黏膜修复；还能抑制前列腺素分解酶，从而增加胃内前列腺素的含量。用于急性胃炎和慢性胃炎急性发作的治疗。规格：0.1克/袋。用法用量：把药粉倒入适量凉开水中，摇匀即可服下；每次1袋（0.1 g），每日3次。不良反应主要为口干、恶心、烧心、腹胀和便秘，严重不良反应为肝功能障碍、黄疸，其他不良反应有过敏、皮疹。

（六）氨基酸类药物

氨基酸类药物主要为谷氨酰胺，可通过促进黏液分泌和上皮细胞的增殖与修复，提供能量，对胃肠道黏膜尤其小肠黏膜有明显的保护作用，这类药物包括L–谷氨酰胺呱仑酸钠（麦滋林）、谷氨酰胺胶囊等。

麦滋林–S颗粒的主要成分为左旋谷酰胺和天蓝烃。左旋谷酰胺参与氨基己糖、黏多糖和黏蛋白的合成，天蓝烃主要通过局部作用抑制组胺的释放（不阻断H_2受体），并有刺激肉芽组织和上皮组织形成的作用，二者联合有利于溃疡组织的再生、修复和保护性因子的形成。用于胃和十二指肠溃疡、急性和慢性胃炎、其他疾病并发的胃炎的治疗。剂型为颗粒剂0.67克/袋。用法用量：口服成人每日1.5～2.0 g，分3～4次，餐后服用，疗程为4周。不良反应为少数患者会出现恶心、呕吐、便秘、腹泻、腹痛及饱胀感，有时会出现面部潮红等。

谷氨酰胺胶囊的主要成分为左旋谷氨酰胺，用于治疗胃、十二指肠球部溃疡病的治疗。用法用量：口服，1次2粒（0.5 g），每日3～4次。有时会出现便秘、腹泻、呕吐，偶尔有胃部不适等不良反应。

（七）其他药物

胸腺蛋白口服液又称欣洛维，是从健康乳猪新鲜胸腺中提取的具有较强生物活性的中分子蛋白类物质，能增强细胞膜Na^+/K^+ ATPase和胃黏膜细胞的活力，增强胃黏膜前列腺素合成剂降低血浆内皮素的水平，通过营养局部受损的黏膜，促进表皮细胞、成纤维细胞的修复和DNA的合成，促进溃疡愈合。适应证为胃和十二指肠溃疡、吻合口溃疡、慢性胃炎、急性胃黏膜病变、口腔溃疡及溃疡性结肠炎。用法用量：每次6 mL，每日2次，早晚餐后2～3 h服用。

总之，在胃炎的治疗中，治疗胃黏膜损伤除消除损害因素外，还应增强黏膜保护。在各种病因导致的糜烂性胃炎的治疗中，黏膜保护剂的疗效与PPIs相当；在缓解腹胀、嗳气等症状方面，黏膜保护剂的疗效优于PPIs。不同的黏膜保护剂可以联合应用，必要时可以与PPIs联合应用。加拿大胃肠病学会指出，具有很高风险的患者可同时使用两种保护药物。临床研究表明，替普瑞酮与其他不同机制的黏膜保护剂联用可更明显地改善胃黏膜炎症，且不良反应较少。

H.pylori一线根除方案包括含铋剂的四联疗法，且铋剂能够改善PPIs三联疗法根除H.pylori的效果。黏膜保护剂与PPIs联合使用时，应注意不良反应的发生。铝剂与其他药物（如布洛芬）联合使用时，会降低联合使用药物的生物利用度并影响其吸收效果。

第三节　解痉药

一、作用机制

M胆碱受体阻断药能阻碍乙酰胆碱或胆碱受体激动药与平滑肌、心肌、腺体、外周神经节和中枢神经系统的M胆碱受体结合，拮抗二者的拟胆碱作用，表现出胆碱能神经被阻断或抑制的效应，通常对N胆碱受体的兴奋作用影响较小。阿托品及其类似药物具有较强的拮抗M胆碱受体的活性，可干扰外周神经节或神经肌肉的传递。

二、常用药物

主要的解痉药有阿托品及其类似生物碱，包括阿托品、颠茄、氢溴酸山莨菪碱和丁溴东莨菪碱等。

（一）阿托品

阿托品（atropine）为M胆碱受体拮抗剂，具有抑制腺体分泌的作用，并对胃肠和支气管平滑肌痉挛有解痉作用，可抑制胃肠道平滑肌痉挛，降低蠕动的幅度和频率，缓解胃肠道绞痛。口服后迅速自胃肠道吸收并迅速分布于全身组织中。肌注Tmax为15～20 min，口服为1～2 h，作用维持4～6 h，主要通过肝酶代谢，有13%～50%在12 h内以原形随尿排出。阿托品具有抑制唾液腺分泌、抗迷走神经的作用，适应证为有机磷或毒蕈碱中毒和心动过缓。在胃炎中主要用于出现上腹绞痛（痉挛性疼痛）者，口服剂量每次0.3～0.6 mg，每日3次；肌注成人每次0.3～0.5 mg，每日0.3～3 mg。阿托品对组织器官的选择性不高，具有多种药理作用，临床上应用其中一种作用时，其他作用则成为副作用，不良反应常见口干、视力模糊、少汗、便秘、皮肤潮红及排尿困难，偶见眼压升高、过敏性皮疹及疱疹等，也可出现心率加快、烦躁、谵妄、惊厥等。注意：青光眼、前列腺肥大者禁用，脑损害、心脏病、反流性食管炎、溃疡性结肠炎等患者及孕妇慎用。与抗酸药、碳酸酐酶抑制剂及枸橼酸盐等配伍使本品排泄延缓，与金刚烷胺、吩噻嗪类药及其他抗胆碱药合用可使毒性增加，与单胺氧化酶抑制剂合用可增强其N胆碱副作用，与甲氧氯普胺配伍可互相拮抗。剂型和规格：片剂0.3毫克/片，注射剂0.5 mg/mL、1 mg/2 mL。

系统回顾研究对阿托品联合奥美拉唑治疗急性胃炎的临床疗效和安全性进行分析，纳入11篇文章，共1053名受试者。结果显示，阿托品联合奥美拉唑组与山莨菪碱联合奥美拉唑组（对照组）相比，前者显著改善急性胃炎患者的临床预后，不良反应较少。阿托品联合奥美拉唑治疗的有效率是对照组的1.21倍，不良反应发生率是对照组的0.41倍。阿托品联合奥美拉唑能明显缓解患者的临床症状。与对照组相比，总治疗时间缩短0.57天，腹痛持续时间缩短2.82天，腹泻持续时间缩短1.99天，恶心呕吐持续时间缩短2.68天。

（二）颠茄

颠茄（belladonna）作为抗胆碱能药，作用同阿托品，能解除胃肠平滑肌痉挛，可抑制腺体分泌，但药效比阿托品弱，用于胃、十二指肠溃疡及轻度胃肠绞痛的治疗。口服每次10～20 mg，每日3次，有口干、视力模糊、少汗等不良反应。注意青光眼、前列腺肥大者忌用。片剂每片含颠茄浸膏10 mg。

（三）氢溴酸山莨菪碱

氢溴酸山莨菪碱（anisodamine hydrobromide）的作用与阿托品相似，有明显的外周抗胆碱作用，能对抗乙酰胆碱使平滑肌松弛，解除血管痉挛，改善微循环。口服吸收差，静脉注射1～2 min起效，药物半衰期约为40 min，很快从尿中排出。口服成人每次5～10 mg，每日3次；肌注或静脉注射每次5～10 mg，每日1～2次。不良反应常见口干面红、视物模糊等，少见心率加快、排尿困难等。注意颅内压增高、脑出血急性期及青光眼等患者禁用。剂型和规格：片剂5毫克/片，注射剂10 mg/mL、20 mg/mL。

（四）丁溴东莨菪碱

丁溴东莨菪碱（scopolamine butylbromide）为外周抗胆碱药，其胃肠道平滑肌解痉作用比阿托品弱，尚有阻断神经节及神经肌肉接头的作用，可用于各种原因引起的胃肠道痉挛等的治疗。

（五）丙胺太林

丙胺太林（propantheline）为M胆碱受体拮抗剂，能选择性抑制胃肠平滑肌，也有不同程度抗分泌作用，使汗腺、唾液及胃液的分泌减少。用于胃、十二指肠溃疡的辅助治疗，也用于胃炎、胰腺炎、胆汁排泄障碍、多汗症、妊娠呕吐及遗尿等的治疗。

（六）季铵类抗胆碱能药

季铵类抗胆碱能药主要有合成的解痉药溴丙胺太林、溴甲东莨菪碱、格隆溴铵等。

1.溴丙胺太林

溴丙胺太林（propantheline bromide）对胃肠道M胆碱受体的选择性较高，治疗量可明显抑制胃肠道平滑肌，并能不同程度地减少胃酸分泌。在消化道疾病方面，用于胃、十二指肠溃疡的治疗，胃肠痉挛口服吸收不完全，食物可阻碍其吸收，故宜在饭前0.5～1 h服用，作用持续时间约为6 h。

2.溴甲东莨菪碱

溴甲东莨菪碱（scopolamine methylbromide）无东莨菪碱的中枢作用，主要用于胃肠道疾病的治疗。

3.格隆溴铵

格隆溴铵（glycopyrrolate）能选择性作用于消化道，有抑制胃液分泌及调节胃肠蠕动的作用，服后能迅速解痉、抑酸、止痛。可用于胃、十二指肠溃疡及慢性胃炎的治疗。

（七）叔胺类解痉药

叔胺类解痉药具有较强的非特异性直接松弛平滑肌的作用，在治疗剂量下能减轻胃肠道、胆道、输尿管和子宫平滑肌痉挛。其中双环维林主要用于平滑肌痉挛、肠蠕动亢进、消化性溃疡等的治疗；贝那替秦能缓解平滑肌痉挛，抑制胃酸分泌，具有中枢镇静作用，临床可用于胃痛、胆石绞痛、胃和十二指肠溃疡及胃酸过多症等的治疗，青光眼患者禁用。

（八）罂粟碱衍生物（维林类）

屈他维林为特异性平滑肌解痉药，对血管、支气管、胃肠道及胆道平滑肌等均有松弛作用，用于预防或解除功能性或神经性的平滑肌痉挛。规格：40毫克/片。用法用量：40～80 mg口服，每日3次。不良反应偶有恶心、呕吐、头晕、心悸和低血压。

阿尔维林为人工合成的罂粟碱衍生物，是一种选择性平滑肌松弛剂。可选择性作用于胃肠道、子宫、泌尿生殖器官的平滑肌，对平滑肌的解痉作用效果为罂粟碱的2.5～3倍。用法用量：60 mg口服，每日2～3次，饭前服。

（九）其他药物

马来酸曲美布汀（trimebutine maleate）能直接作用于消化道平滑肌，对胃肠道平滑肌有双向调节作用，可以调整运动节律，用于改善慢性胃炎伴随的腹胀、腹痛等消化系统症状，也用于肠易激综合征的治疗。用法用量：慢性胃炎0.1 g口服，每日3次。不良反应偶有口渴、口内麻木、腹鸣、腹泻、便秘、心动过速、困倦、眩晕、头痛、皮疹、谷草转氨酶和谷丙转氨酶升高等。

第四节 消化酶制剂

急慢性胃炎患者临床上可出现消化不良的症状，表现为上腹不适、饱胀、恶心、嗳气、食欲缺乏等。消化不良的病因复杂，其中常见的原因是消化酶分泌不足或功能下降。不论是功能性消化不良还是器质性消化不良，经验性治疗如补充消化酶制剂是重要且常用的治疗措施，可改善上腹饱胀、纳差等消化不良的症状。消化酶制剂有胃酶、胰酶、复合酶制剂等，常用的有胃蛋白酶、胰酶肠溶胶囊、多酶片、复方消化酶胶囊、复方阿嗪米特肠溶片和米曲菌胰酶片等。

一、胃酶制剂

胃蛋白酶来自动物（猪、牛或羊）的胃黏膜，为一种蛋白水解酶，在胃酸的作用下能使凝固的蛋白水解成小分子的脲及胨，但不能进一步分解成氨基酸，其作用在pH值为1.6～1.8时最强，在碱性环境中则被破坏失活，故多与稀盐酸合用制成胃蛋白酶合剂使用。用于食用蛋白质性食物过多所致的消化不良及各种病因所致的胃蛋白酶缺乏的治疗。胃蛋白酶合剂的用法为每次10 mL，每日3次，进餐时或餐后口服。注意不能与抗酸剂或硫糖铝等碱性药物配伍，以免降低疗效。

二、胰酶制剂

胰酶肠溶胶囊是一种胰酶替代剂，是从猪、羊或牛胰腺中提取的多种酶的混合物。规格为胶囊每粒0.15 g，相当于胰脂肪酶10000欧洲药典单位、胰淀粉酶8000欧洲药典单位、胰蛋白酶600欧洲药典单位。适应证为消化不良。用法用量：口服，成人1次2～6粒，每日3次，餐前半小时整粒服。其中，胰蛋白酶负责将食物中的蛋白类成分转化为蛋白胨，胰淀粉酶可将淀粉类食物转化为糊精与糖，而胰脂肪酶则使食物中的脂肪分解为甘油和脂肪酸。

三、复合酶制剂

（一）多酶片

多酶片每片含胰酶300 mg、胃蛋白酶13 mg，为肠溶衣与糖衣的双层包衣片，内层为胰酶，外层为胃蛋白酶。多酶片在我国用于治疗消化不良有数十年的历史，由于不耐酸、稳定性差、不能与食糜充分混合，疗效有限，但价格低廉，目前仍是我国基层医疗机构治疗消化不良的常用药物。服用注意事项：餐前半小时服药，不可嚼碎药片，不宜与铝制剂合用，否则会影响疗效。

（二）复方消化酶胶囊

复方消化酶胶囊内含3种成分不同、相互独立的膜衣片，分别含有木瓜蛋白酶50 mg、淀粉酶15 mg、熊去氧胆酸25 mg、胃蛋白酶25 mg、纤维素酶15 mg、胰酶50 mg、胰脂肪酶13 mg，可分别于胃底、胃窦及十二指肠3个不同部位（不同pH环境）中崩解释放并发挥作用。针对胃肠腔内不同部位的消化特点补充消化酶，可增强对摄入的蛋白质、脂肪、碳水化合物和纤维素的消化及吸收，缓解消化不良症状。由于该制剂含有人工合成的熊去氧胆酸，因此还有一定的促进胆汁、胰液分泌的作用，有利于消化不良的治疗。可用于治疗老年人功能性消化不良和无胆道梗阻的器质性消化不良，对缓解消化不良症状有良好疗效。服用注意事项：饭后服，服用时可将胶囊打开，但不可嚼碎。急性肝炎和胆道完全梗阻患者禁用。

（三）复方阿嗪米特肠溶片

复方阿嗪米特肠溶片是一种新型消化酶制剂，每片含阿嗪米特75 mg、胰酶100 mg（淀粉酶3000活力单位、蛋白酶150活力单位、脂肪酶3000活力单位）、二甲硅油50 mg及纤维素酶10 mg。阿嗪米特为一种强效促进胆汁分泌的药物，它不仅可以增加胆汁分泌量，而且可以增加胰酶的分泌量。二甲硅油可改变气体表面的张力，使气泡破裂融合，易于排出，以消除腹部胀气。该制剂具有促进胆汁分泌、补充多种消化酶、减少肠腔气体等多重作用，主要用于因胆汁分泌不足或消化酶缺乏而引起的消化不良的治疗，对各种消化不良症状的总有效率较高。服用注意事项：餐后半小时服用，不可嚼碎。肝功能障碍、急性肝炎、胆道梗阻及胆绞痛患者禁用。

（四）米曲菌胰酶片

米曲菌胰酶片每片含有胰酶220 mg、米曲菌酶提取物24 mg。该制剂在制作工艺上采用pH值敏感的复合包衣技术，确保胃酶和胰酶分别在胃和小肠准确定位释放。外层胃溶衣在胃内溶解，迅速释放出米曲菌酶，对胃内的蛋白质、淀粉和纤维素进行分解，从而有效改善上消化道的消化不良症状；内层肠溶衣可保护核心的胰酶免受胃液破坏，保证胰酶在肠道释放，发挥消化作用。多中心临床研究结果显示，米曲菌胰酶片对各种原因引起的消化不良症状的总有效率较高。服用注意事项：进餐时或进餐后立即服用，不可嚼碎。急性胰腺炎早期和慢性胰腺炎的急性发作期禁用。

（五）干酵母

干酵母（dried yeast）为麦酒酵母菌的干燥菌体，含有B族维生素B_1、B_2、B_3、B_6、B_9、B_{12}及肌醇、多种酶（转化酶和麦糖酶等）。用于食欲缺乏、消化不良及B族维生素缺乏症的辅助治疗。用法用量：每次500～3000 mg，每日3次，嚼碎服。

针对慢性胃炎与进食相关的中上腹饱胀、纳差等消化不良症状应用消化酶制剂，推荐患者餐中口服，其助消化作用优于餐前和餐后服用，目的在于在进食的同时提供充足的消化酶，以帮助营养物质的消化，缓解相应症状。

第五节 中成药

急性胃炎、慢性胃炎等出现以上腹部疼痛为主的症状，在中医上又称胃脘痛，是以上腹胃脘部经常发生疼痛为主的病证。急性胃炎多由外邪犯胃、情志不畅、饮食劳倦及脾胃虚寒等所致，治疗上重在调理脾胃，审证求因，辨证施治。慢性胃炎的病因虽有食积、湿热、瘀血阻胃，或肝气犯胃，或气虚、阴虚、阳虚，或胃失所养等不同，但终致胃之气机壅滞、胃失和降，不通则痛则是共同的病机，治疗上常以理气、和胃、止痛为基本原则。《中国慢性胃炎共识意见》提出，中医中药可用于慢性胃炎的治疗，多个中成药可缓解慢性胃炎的消化不良症状，甚至可能有助于改善胃黏膜的病理状况，如摩罗丹、胃复春、羔羊胃提取物维B_{12}胶囊等，部分中成药可辅助用于H.pylori的根除治疗。下面介绍部分常用的中成药及其临床作用。

一、摩罗丹

摩罗丹由百合、麦冬、石斛、玄参、蒲黄、三七、川芎、当归、地榆、泽泻、茵陈、茯苓、九节菖蒲、白术、白芍、延胡索、乌药、鸡内金组成，具有和胃降逆、健脾消胀、通络止痛的功效。用于慢性萎缩性胃炎的治疗，症见胃疼、胀满、痞闷、纳呆、嗳气等。用法用量：小蜜丸1次口服55～110粒，每日3次；大蜜丸1次1～2丸，每日3次；浓缩丸1次1～2袋，每日3次。

摩罗丹治疗慢性萎缩性胃炎的作用机制：萎缩性胃炎大鼠模型研究提示，摩罗丹可以通过减轻胃黏膜炎症，修复胃窦黏膜胃泌素分泌细胞（G细胞）和生长抑素分泌细胞（D细胞），控制和调节胃肠激素分泌，达到治疗萎缩性胃炎的效果。摩罗丹可以显著抑制萎缩性胃炎患者血清中表皮生长因子（epidermal growth factor，EGF）和表皮生长因子受体（epidermal growth factor receptor，EGFR）的表达，阻止EGF及EGFR通路的激活，进而抑制胃癌前病变进一步转化。

《中成药治疗慢性胃炎临床应用指南》（2020年）建议摩罗丹治疗胃癌前病变和胃癌前疾病（主要指萎缩、肠化生、异型增生），尤其是在治疗轻度异型增生的方面体现了一定的优势，可单独使用于临床。一项随机对照、多中心、双盲、双模拟临床试验研究评价摩罗丹治疗胃癌前病变和胃癌前疾病（萎缩、肠化生、轻度异型增生）6个月的疗效结果显示，摩罗丹治疗与异型增生评分下降相关，在纳入的196例患者中，24.6%的患者异型增生消失，叶酸组消失率为15.2%。关于摩罗丹治疗慢性萎缩性胃炎疗效的Meta分析中共纳入12项研究（包括1678例患者），结果显示，摩罗丹组与对照组相比，临床综合疗效、胃镜检查改善、胃黏膜组织病理总体改善、异型增生改善、症状改善方面显示出较好的疗效，但Hp转阴率两组之间的差异无统计学意义。

二、胃复春

胃复春由红参、香茶菜、麸炒枳壳组成，适用于脾胃气虚者，具有益气健脾、活血化瘀、改善病变局部血液循环状态、消除炎症、促进黏膜再生的作用，能减轻致癌物质对胃黏膜的损害，可改善胃黏膜病变；能使免疫功能低下者的症状得到改善，可使胃纳增加及神疲乏力好转。用于胃癌前病变及胃癌手术后的辅助治疗、慢性浅表性胃炎属脾胃虚弱证者。药品规格：片剂每片0.36 g。用法用量：成人1次4片，每日3次，温开水送服。

纳入14个研究（包括1508例患者）的关于胃复春治疗慢性萎缩性胃炎的Meta分析结果显示，与对照组相比，胃复春治疗慢性萎缩性胃炎在临床总有效率、胃镜检查改善情况、胃黏膜组织病理改变、Hp转阴率、单项症状改善情况、药物不良反应、血液指标改变情况方面均显示出较好的疗效，但还需要高质量的随机对照试验进一步验证支持。在H.pylori相关性慢性萎缩性胃炎的治疗上，胃复春联合H.pylori根除治疗可进一步提高H.pylori的根除率、总有效率，并减少不良反应的发生率，但需要大样本、多中心的随机对照试验进一步提供有效数据。

三、羔羊胃提取物维B_{12}胶囊

羔羊胃提取物维B_{12}胶囊是从羊胃内提取的、与人胃内类似的生物活性群，其主要成分是从新疆天山绵羊第四胃（皱胃）提取出的含凝乳酶、胃蛋白酶、黏多糖、胃膜素、双歧因子和多肽类等多种生物活性成分和维生素B_{12}。适应证为慢性胃炎所致的上腹部不适、胀满、食欲缺乏等，对婴儿吐奶和消化不良性腹泻有良好效果。用法用量：成人1次2～3粒，每日3次；婴幼儿只服内容物，用水冲服，1次1粒，每日3次。

主要作用机理：保护胃黏膜，加速体内凝乳和蛋白质分解，促进胃肠腺体分泌，增加胃肠蠕动，改善消化道血液循环，提高消化道的消化吸收能力，调节肠道菌群等。

国内多项研究表明，羔羊胃提取物维B_{12}胶囊对各种类型的胃炎所致的上腹不适、胀满、食欲缺乏等症状有较好的效果。动物实验研究显示，羔羊胃提取物维B_{12}胶囊可显著抑制大鼠胃黏膜癌前病变的进展。多项临床研究及羔羊胃提取物维B_{12}胶囊Ⅳ期临床试验结果和治疗前后组织病理学的评价结果证实，该药物能让胃黏膜细胞生长、增生，减轻萎缩性胃炎的黏膜萎缩并逆转肠化生。

四、三九胃泰颗粒

三九胃泰颗粒由三叉苦、九里香、两面针、木香、黄芩、茯苓、地黄、白芍组成。功能主治：清热燥湿、行气活血、柔肝止痛。适用于急性胃炎湿热中阻证，湿热内蕴、气滞血瘀或慢性胃炎肝胃湿热证所致胃痛，症状表现为上腹胃脘隐痛、饱胀、反酸、恶心呕吐、口干口苦、嘈杂纳减。用法用量：开水冲服，1次20 g，每日2次。胃寒者慎用，忌油腻、生冷难消化食物。

三九胃泰颗粒治疗实验性大鼠急性胃炎的药理研究表明，三九胃泰颗粒对急性胃炎胃黏膜的保护机制在于它可以使胃黏膜细胞PGE_2、NO的含量增高，并使升高的胃泌素水平下降至正常水平，使对胃黏膜有损伤作用的胃酸和胃蛋白酶原的过度分泌得以控制，并且对体外培养的H.pylori有抑制作用。此外，三九胃泰颗粒通过对胃黏膜损伤修复和细胞增殖活性的调控而促进急性胃黏膜损伤的修复。药物安全性方面，对大鼠的长期毒性试验结果显示，三九胃泰颗粒长期用药对大鼠无明显毒性。

《中成药治疗慢性胃炎临床应用指南》推荐三九胃泰颗粒可单独用于慢性胃炎伴胃黏膜红斑、糜烂、黏膜内出血和胆汁反流的治疗。三九胃泰颗粒与奥美拉唑联用治疗功能性消化不良的疗效和安全性的多中心、随机、双盲、双模拟、平行对照临床试验结果显示，临床症状显著改善，联合用药高于三九胃泰颗粒及奥美拉唑单药组，不良反应少，不良反应主要为头晕、嗜睡、烧心、腹痛、谷丙转氨酶升高等。

五、荆花胃康胶丸

荆花胃康胶丸的主要成分为土荆芥、水团花。功能主治：理气散寒、清热化瘀。用于寒热错杂证，气滞血瘀所致的胃脘胀闷及疼痛、嗳气、反酸、嘈杂、口苦；十二指肠溃疡见上述症候者。用法用量：饭前服，1次2粒，每日3次，4周为一个疗程。不良反应为少数患者出现恶心、

呕吐、腹痛、腹泻、胃脘不适等，一般可自行缓解，严重者可停药对症处理。

荆花胃康胶丸联合瑞巴派特片可提高慢性萎缩性胃炎的疗效，减轻胃黏膜炎性损伤，调节胃肠激素分泌。前瞻性多中心随机对照研究显示，荆花胃康胶丸联合铋剂四联同时服用H.pylori根除率较高，且症状改善明显优于铋剂四联。

六、养胃颗粒

养胃颗粒主要成分为炙黄芪、党参、陈皮、香附、白芍、山药、乌梅、甘草。具有养胃健脾、理气和中的作用。用于脾虚气滞所致的胃痛，症见胃脘不舒、胀满疼痛、嗳气食少；慢性萎缩性胃炎见上述证候者。用法用量：开水冲服，1次1袋，每日3次。

在养胃颗粒用药安全性及疗效学动物研究方面，大鼠长期用药毒性实验研究结果显示，未见明显毒性反应，提示长期服用安全。养胃颗粒能够明显促进慢性萎缩性胃炎大鼠的血清胃泌素、生长抑素和PGE_2的分泌，增强胃黏膜的防御机能。在临床应用方面，养胃颗粒经12周的治疗症状评分低于对照组，辅助治疗慢性萎缩性胃炎伴肠化的效果较好，可一定程度地逆转腺体萎缩和肠化。养胃颗粒联合抗Hp四联疗法治疗可以更快缓解慢性萎缩性胃炎伴Hp感染患者的临床症状，显著提高临床疗效和Hp根除率。养胃颗粒治疗慢性胃炎有效性和安全性的系统评价与Meta分析显示，养胃颗粒联合常规西药治疗慢性胃炎的临床疗效和Hp根除率均优于单纯常规西药组，并能有效改善慢性萎缩性胃炎患者的胃肠激素、血管活性肽和胃蛋白酶原水平，不增加不良反应。

七、养胃舒

养胃舒主要由党参、陈皮、黄精（蒸）、山药、玄参、乌梅、山楂、北沙参、干姜、菟丝子、白术（炒）组成。具有扶正固体、滋阴养胃、调理中焦、行气消导的作用，用于慢性胃炎，症见胃脘灼热、隐隐作痛。用法用量：口服，胶囊剂1次3粒，每日2次；颗粒剂1次1～2袋，每日2次。

温胃舒或养胃舒与标准三联疗法联合应用虽不能明显提高Hp根除率，但可增加慢性胃炎及消化性溃疡患者的症状缓解率及溃疡愈合率。

八、温胃舒

温胃舒主要由党参、附子（制）、黄芪（炙）、肉桂、山药、肉苁蓉（制）、白术（炒）、山楂（炒）、乌梅、砂仁、陈皮、补骨脂组成。用法用量：口服，胶囊剂1次3粒，每日2次；颗粒剂1次1～2袋，每日2次。功能主治：温胃止痛。用于慢性胃炎，症见胃脘冷痛、受寒痛甚。

温胃舒胶囊通过抑制胃组织NF-κB通路，降低血清炎症因子水平，减轻慢性胃炎大鼠胃黏膜损伤。

九、胃苏颗粒

胃苏颗粒主要由陈皮、佛手、香附、香橼、枳壳、紫苏梗组成。功能主治：理气消胀、和胃止痛。主治气滞型胃脘痛，症见胃脘胀痛，窜及两胁，得嗳气或矢气则舒，情绪郁怒则加重；胸闷食少、排便不畅及慢性胃炎见上述证候者。用法用量：用适量开水冲服，搅拌至全溶，若放置时间长且有少量沉淀，摇匀即可；1次1袋，每日3次，15天为一个疗程。

基于网络药理学方法分析发现，胃苏颗粒从预防胃黏膜上皮细胞癌变、调节胃黏膜上皮细胞凋亡、抑制胃黏膜上皮细胞炎症等多途径、多成分、多靶点、多通路改善慢性胃炎。

（王伟、李兴杰）

参考文献

[1] ENGEVIK A C, KAJI L, GOLDENRING J R. The physiology of the gastric parietal cell[J]. Physiological Reviews, 2020,100(2): 573-602.

[2] XIE D Y, LIU Z X, LI Y Q, et al. Effect of moluodan on gastric secretion in atrophic gastritis rats [J]. Zhonghua Yi Xue Za Zhi, 2016,96(34): 2729-2733.

[3] STRAND D S, KIM D, PEURA D A. 25 Years of proton pump inhibitors: a comprehensive review [J]. Gut Liver, 2017,11(1): 27-37.

[4] 中华人民共和国国家卫生健康委员会. 质子泵抑制剂临床应用指导原则(2020年版)[J]. 中国实用乡村医生杂志,2021,28(1):1-9.

[5] 中国药学会医院药学专业委员会,中华医学会临床药学分会,质子泵抑制剂优化应用专家共识写作组. 质子泵抑制剂优化应用专家共识[J]. 中国医院药学杂志,2020,40(21):2195-2213.

[6] SUGANO K, TACK J, KUIPERS E J, et al. Kyoto global consensus report on Helicobacter pylori gastritis[J]. Gut, 2015,64(9): 1353-1367.

[7] 中华医学会心血管病学分会,中国康复医学会心脏预防与康复专业委员会,中国老年学和老年医学会心脏专业委员会,等. 中国心血管病一级预防指南[J]. 中华心血管病杂志,2020,48(12):1000-1038.

[8] ARNETT D K, BLUMENTHAL R S, ALBERT M A, et al. 2019 ACC/AHA guideline on the primary prevention of cardiovascular disease: a report of the American college of cardiology/American Heart Association Task Force on clinical practice guidelines[J]. Circulation, 2019, 140(11):e596-e646.

[9] GULIZIA M M, COLIVICCHI F, ABRIGNANI M G, et al. Consensus document ANMCO/ANCE/ARCA/GICR-IACPR/GISE/SICOA: Long-term antiplatelet therapy in patients with coronary artery disease [J]. European Heart Journal of Supplements, 2018,20(F): F1-F74.

[10] LI L X, GERAGHTY O C, MEHTA Z, et al. Age-specific risks, severity, time course, and outcome of bleeding on long-term antiplatelet treatment after vascular events: a population-based cohort study[J]. Lancet, 2017,390(10093): 490-499.

[11] OTTO C M, NISHIMURA R A, BONOW R O, et al. 2020 ACC/AHA guideline for the management of patients With valvular heart disease: Executive Summary: a report of the American college of cardiology/American Heart Association joint committee on clinical practice guidelines[J]. Circulation, 2021, 143(5): e35-e71.

[12] SUZUKI Y, SUZUKI H, UMETSU R, et al. Analysis of the interaction between clopidogrel, aspirin, and proton pump inhibitors using the FDA adverse event reporting system database[J]. Biological & Pharmaceutical Bulletin, 2015,38(5): 680-686.

[13] SZETO C C, SUGANO K, WANG J G, et al. Non-steroidal anti-inflammatory drug (NSAID) therapy in patients with hypertension, cardiovascular, renal or gastrointestinal comorbidities: joint APAGE/APLAR/APSDE/APSH/APSN/PoA recommendations[J]. Gut, 2020, 69(4): 617-629.

[14] LU T X, DAPAS M, LIN E, et al. The influence of proton pump inhibitor therapy on the outcome of infliximab therapy in inflammatory bowel disease: a patient-level meta-analysis of randomised controlled studies[J]. Gut, 2021, 70(11): 2076-2084.

[15] LAZARUS B, CHEN Y, WILSON F P, et al. Proton pump inhibitor use and the risk of chronic kidney disease[J]. JAMA Internal Medicine, 2016, 176(2): 238-246.

[16] FREEDBERG D E, SALMASIAN H, ABRAMS J A, et al. Orders for intravenous proton pump inhibitors after implementation of an electronic alert[J]. JAMA Internal Medicine, 2015, 175(3): 452-454.

[17] SHIRAEV T P, BULLEN A. Proton pump inhibitors and cardiovascular events: a systematic review[J]. Heart Lung Circulation, 2018, 27(4): 443-450.

[18] GHEBREMARIAM Y T, LEPENDU P, LEE J C, et al. Unexpected effect of proton pump inhibitors: elevation of the cardiovascular risk factor asymmetric dimethylarginine[J]. Circulation, 2013, 128(8): 845-853.

[19] SEO S I, PARK C H, YOU S C, et al. Association between proton pump inhibitor use and gastric cancer: a population-based cohort study using two different types of nationwide databases in Korea[J]. Gut, 2021, 70(11): 2066-2075.

[20] WALDUM H L, FOSSMARK R. Proton pump inhibitors and gastric cancer: a long expected side effect finally reported also in man[J]. Gut, 2018, 67(1): 199-200.

[21] ZIRK-SADOWSKI J, MASOLI J A, DELGADO J, et al. Proton-pump inhibitors and long-term risk of community-acquired pneumonia in older adults[J]. Journal of the American Geriatrics Society, 2018, 66(7): 1332-1338.

[22] IMHANN F, BONDER M J, VICH VILA A, et al. Proton pump inhibitors affect the gut microbiome[J]. Gut, 2016, 65(5): 740-748.

[23] TRIFAN A, STANCIU C, GIRLEANU I, et al. Proton pump inhibitors therapy and risk of Clostridium difficile infection: Systematic review and meta-analysis [J]. World Journal of Gastroenterology, 2017, 23(35): 6500-6515.

[24] SRINUTTA T, CHEWCHARAT A, TAKKAVATAKARN K, et al. Proton pump inhibitors and hypomagnesemia: A meta-analysis of observational studies[J]. Medicine, 2019, 98(44): e17788.

[25] PERAZELLA M A. Proton pump inhibitors and hypomagnesemia: a rare but serious complication[J]. Kidney International, 2013. 83(4): 553-556.

[26] LUI R N, CHAN F K. Vonoprazan-containing therapy has an H pylori eradication rate >90% and increases eradication vs. standard triple therapy[J]. Annals of Internal Medicine, 2021, 174(10): JC117.

[27] SUZUKI S, GOTODA T, KUSANO C, et al. Seven-day vonoprazan and low-dose amoxicillin dual therapy as first-line Helicobacter pylori treatment: a multicentre randomised trial in Japan[J]. Gut, 2020, 69(6): 1019-1026.

[28] OTA K, TAKEUCHI T, KOJIMA Y, et al. Preventive effect of ecabet sodium on low-dose aspirin-induced small intestinal mucosal injury: a randomized, double-blind, pilot study [J]. BMC Gastroenterology, 2019, 19(1): 4.

[29] LIN X, CHEN H, LIN Y N. The clinical efficacy and safety of atropine combined with omeprazole in the treatment of patients with acute gastritis: a systematic review and meta-analysis[J]. Annals of Palliative Medicine, 2021, 10(9): 9535-9543.

第十章
根除幽门螺杆菌治疗进展

第一节　幽门螺杆菌的根除治疗

一、H.pylori的概述

H.pylori是一种古细菌，随着人类迁徙呈现全球性分布，直至1982年被沃伦（Warren）和马歇尔（Marshall）医生发现。H.pylori的全球感染率约达50%，其感染率在不同国家和不同地区存在显著差异性，发展中国家明显高于发达国家。我国H.pylori的感染率为40%～60%。

H.pylori不是人体共生菌和益生菌，对人体而言是有害菌。H.pylori定植于胃窦部黏液层与胃黏膜上皮细胞间，通过多种机制导致上皮细胞损伤致胃黏膜炎症，其致病性与H.pylori菌株的毒力、宿主因素及胃内微环境多因素有关，因此致病性存在显著差异。目前，已证实25%～30%的H.pylori感染者可出现不同程度的疾病及相关症状，也可能终身无症状。H.pylori与消化不良、慢性胃炎、消化性溃疡、消化道肿瘤等胃肠道疾病的发生发展密切相关，感染者可出现腹痛腹胀、恶心呕吐、反酸烧心、口腔异味等症状。此外，H.pylori感染也与多种胃肠外疾病有关，包括缺铁性贫血、特发性血小板减少性紫癜、皮肤病、自身免疫病、心脑血管疾病等。1994年，H.pylori被定义为胃癌的I类致癌因子，在肠型胃癌的发生发展中起着关键作用。肠型胃癌是常见的胃癌类型，其通过“浅表性胃炎—慢性萎缩性胃炎—肠化生—异型增生—胃癌”这一明确的级联步骤发生。根除H.pylori可以降低胃癌的发生风险，是目前预防胃癌发生最重要的可控因素，被列为胃癌的一级预防措施。

H.pylori感染危害人类健康，加重社会经济负担。全球范围内H.pylori感染率仍比较高，我们尚无法主动筛查所有H.pylori阳性者并进行根治。因此，制订H.pylori的根除指征，合理规范地预防及根治H.pylori感染，对于防治H.pylori相关疾病的发生进展至关重要。

二、H.pylori的根除指征

我国《第五次H.pylori感染处理共识报告》提出了H.pylori的根除指征（见表10-1）。所有H.pylori感染者几乎都存在慢性活动性胃炎，H.pylori胃炎是一种感染性疾病，可在人与人之间传播，主要传播途径为口-口、粪-口途径，因此H.pylori的根除治疗可扩展至无症状者。我国是H.pylori感染和胃癌发病的“双高”国家，在国内主动、全面筛查所有H.pylori感染者并治疗不太现实。因此，需要提出并掌握根除指征，以便对获益较大的个体进行主动检查和治疗。

表10-1　H.pylori的根除指征

H.pylori阳性	强烈推荐	推荐
消化性溃疡(不论是否活动和有无并发症史)	√	
胃MALT淋巴瘤	√	
慢性胃炎伴消化不良症状		√
慢性胃炎伴胃黏膜萎缩、糜烂		√
早期胃肿瘤已行内镜下切除或胃次全手术切除		√
长期服用质子泵抑制剂(PPI)		√
胃癌家族史		√
计划长期服用非甾体消炎药(NSAIDs)(包括低剂量阿司匹林)		√
不明原因的缺铁性贫血		√
特发性血小板减少性紫癜		√
其他H.pylori相关性疾病(如淋巴细胞性胃炎、增生性胃息肉、Ménétrier病)		√
证实有H.pylori感染		√

引自刘文忠、谢勇、陆红等：《第五次全国幽门螺杆菌感染处理共识报告》，《胃肠病学》2017年第6期，第346-360页。

三、根除H.pylori的获益

（一）消化性溃疡

消化性溃疡主要在十二指肠和胃部发生，是临床的常见病、多发病。H.pylori感染者中有15%～20%发生消化性溃疡，H.pylori感染是消化性溃疡的主要病因。因此，不管溃疡是否活动，以及是否存在并发症，均应该对H.pylori进行检测和治疗。根除H.pylori可促进消化性溃疡愈合，降低溃疡并发症的发生率，使溃疡年复发率低于5%。消化性溃疡可以被治愈。

NSAIDs以及H.pylori感染是消化性溃疡发生的独立危险因素，长期服用NSAIDs的H.pylori感染者可增加诱发消化性溃疡的风险，而在服药前根除H.pylori可降低溃疡发生的风险。

（二）胃MALT淋巴瘤

根除H.pylori是局部阶段（Lugano Ⅰ/Ⅱ期）胃MALT淋巴瘤的一线治疗方案，根除H.pylori可使60%～80%的患者的病情缓解。根除H.pylori后需要密切随访，如无应答或者发生进展，则需要进行化疗和（或）放疗。

（三）慢性胃炎

H.pylori感染可导致慢性活动性胃炎，与胃黏膜的萎缩、肠化生的发生发展密切相关。因此，根除H.pylori可不同程度减轻胃黏膜的炎性反应，并且延缓或阻止黏膜萎缩及肠化生的进展，部分逆转萎缩，有可能逆转肠化生，从而降低胃癌发生的风险。此外，对于消化不良的患者，建议进行H.pylori的检测和治疗；对于H.pylori感染伴消化不良者，根除H.pylori可改善消化不良等症状，是优先选择。

（四）胃癌

早期胃癌的治疗以内镜下切除及外科手术为主。研究发现，早期胃癌行内镜下黏膜剥离术（ESD）后，仍有部分患者在胃内其他部位发生新的胃癌，即异时性胃癌，可能原因为切除胃癌后胃内其他部位的癌前病变最终发展成胃癌，且早癌内镜治疗后原发部位仍有可能复发。H.pylori与病变复发存在密切关系，2018年的一项平均随访5.9年的研究发现，在内镜切除的早癌或高级别上皮内瘤变患者中，H.pylori根除组异时性胃癌的发生率为7.2%，显著低于安慰剂组（13.4%）。因此，针对内镜下治疗及手术治疗的早癌患者，建议尽早根除H.pylori，可积极预防异时性胃癌的发生和胃癌复发。

质子泵抑制剂可抑制胃酸的分泌，长期服用可使H.pylori的定植从胃窦部向胃体部转移，胃炎分布发生改变，增加胃体胃炎及黏膜萎缩的发生风险，显著增加胃癌的发生风险，根除H.pylori可降低这种风险。

H.pylori感染和有胃癌家族史是胃癌发生的高风险因素。1994年，世界卫生组织（WHO）将H.pylori定义为胃癌的Ⅰ类致癌因子；京都共识明确指出，根除H.pylori是胃癌发生的一级预防措施。多项研究表明，根除H.pylori可显著降低胃癌的发生风险。我国在福建长乐和山东临朐建立的胃癌干预现场也证实了根除H.pylori治疗对胃癌的预防效果，在健康人群可降低60%的胃癌发生风险，有胃癌发生风险的人群可降低73%的发生率。有胃癌家族史的H.pylori感染者胃癌的发生风险明显增加。一项来自韩国的大样本长时间随访的研究结果显示，接受H.pylori根除治疗的感染者胃癌的发生风险显著低于安慰剂组（1.2% vs 2.7%），并且仅有0.8%的H.pylori成功根除者发展成胃癌。

（五）H. pylori感染与胃肠外疾病

H.pylori感染与胃肠外疾病包括不明原因的缺铁性贫血、特发性血小板减少性紫癜等相关。根除H.pylori可提高血红蛋白水平，联合铁剂治疗对贫血患者疗效显著。此外，根除H.pylori可提高部分H.pylori阳性的特发性血小板减少性紫癜患者的血小板水平。因此，推荐这些疾病的患者应该检测并根除H.pylori。

（六）H. pylori胃炎

H.pylori胃炎是一种可传染的感染性疾病，证实有H.pylori感染者，应给予根除治疗，除非存在抗衡因素。根除H.pylori治疗的获益和风险在不同个体间存在差异，应对H.pylori感染者进行个体化评估和处理。

（七）其他H. pylori相关性疾病

其他H.pylori相关性疾病包括淋巴细胞性胃炎、胃增生性息肉、Ménétrier病，推荐根除H.pylori治疗。H.pylori治疗可以使胃增生性息肉减小或者消除。Meta分析显示，根除H.pylori治疗可将息肉消除率提高20倍，是胃增生性息肉的优选疗法。

四、根除H.pylori的不良事件

H.pylori根除治疗方案中包含铋剂、抗生素及PPIs，研究显示，服药期间的主要不良反应包括味觉减退（7%）、腹泻（7%）、恶心（6%）和腹痛（3%）。大多数不良反应为轻度（57%），6%为重度，仅有0.08%出现严重的不良反应，平均持续时间为7天，1.3%的患者因不良事件而中断治疗。治疗依从率为97%。较长的治疗时间与较高的不良事件发生率明显相关。H.pylori治

疗期间的不良反应通常较轻微且持续时间有限，并不明显干扰治疗的依从性。此外，根除方案中多种抗生素的联用可能导致不同程度的胃肠道菌群失衡、胃肠功能紊乱，益生菌制剂的联合使用可调节肠道菌群、减少不良反应，为H.pylori的根除治疗提供了新思路。

总体来看，H.pylori根除治疗的获益远大于负面作用，所以如果确诊H.pylori感染，应该早治疗、早获益。H.pylori感染是目前胃癌发生最重要的可控的危险因素，根除H.pylori治疗可减少传染源、消灭致癌原，是防治H.pylori相关疾病的优选疗法。

第二节　幽门螺杆菌根除治疗的用药方案

目前，国内外最新的指南和共识均推荐铋剂四联方案作为H.pylori感染的初治和补救治疗方案，该方案由铋剂+PPI+两种抗生素组成，用药方案需要根据当地的抗生素耐药情况、既往用药史、药物可获得性以及疗效、安全性和费用等因素进行选择。在抗生素的选择方面，推荐7种抗生素组合（见表10-2）。

表10-2　铋剂四联方案中的抗生素组合、剂量和用法

抗生素组合	抗生素1	抗生素2
1	阿莫西林1000 mg，2次/日	克拉霉素500 mg，2次/日
2	阿莫西林1000 mg，2次/日	左氧氟沙星500 mg，1次/日，或200 mg，2次/日
3	阿莫西林1000 mg，2次/日	甲硝唑400 mg，3次/日或4次/日
4	阿莫西林1000 mg，2次/日	四环素500 mg，3次/日或4次/日
5	阿莫西林1000 mg，2次/日	呋喃唑酮100 mg，2次/日
6	四环素500 mg，3次/日或4次/日	呋喃唑酮100 mg，2次/日
7	四环素500 mg，3次/日或4次/日	甲硝唑400 mg，3次/日或4次/日

注：抗生素为餐后30 min口服，PPIs、铋剂为餐前30 min口服。标准剂量PPIs为艾司奥美拉唑20 mg、雷贝拉唑10 mg（或20 mg）、奥美拉唑20 mg、兰索拉唑30 mg、泮托拉唑40 mg、艾普拉唑5 mg；标准剂量铋剂为枸橼酸铋钾220 mg（果胶铋标准剂量待确定）。

引自刘文忠、谢勇、陆红等：《第五次全国幽门螺杆菌感染处理共识报告》，《胃肠病学》2017年第6期，第346-360页。

一、抗生素的选择

近年来，H.pylori的根除率普遍下降，远低于预期，常用抗生素的耐药率增加是其中的一个重要原因。2017年，WHO将H.pylori列为“优先病原体”，预警H.pylori耐药问题严峻，尤其是甲硝唑、克拉霉素、左氧氟沙星的耐药率在大部分国家和地区普遍较高，多重耐药率也明显增加。

H.pylori耐药分为原发性耐药和继发性耐药，后者指治疗失败后发生耐药。我国最新的大规模多中心研究数据显示，常用抗生素的原发性耐药和继发性耐药分别为：克拉霉素37.00%和76.93%，左氧氟沙星34.21%和61.58%，甲硝唑87.87%和93.48%，阿莫西林2.20%和6.12%，呋喃唑酮1.61%和3.11%，四环素1.18%和3.31%。因此，克拉霉素、左氧氟沙星的耐药率高，不建

议经验性使用，除非进行个体化药敏试验证实其为敏感抗生素。此外，这两种抗生素的继发性耐药率明显增加，不建议重复使用。研究显示，硝基咪唑类用药史对铋剂四联方案的根除率无明显影响，甲硝唑给药剂量达到1600 mg/d（400 mg，4次/天）后，可一定程度克服耐药，使含甲硝唑的铋剂四联方案达到较好的疗效。H.pylori对阿莫西林、四环素和呋喃唑酮的耐药率相对较低，因此经验性初治方案中推荐这3种抗生素，并且这3种药物在应用后不易产生继发性耐药，治疗失败后可以重复使用。

不同国家和地区的耐药率及耐药模式存在差异，同一地区因时间推移可能发生明显变化。抗生素的选择要根据当地的耐药情况以及患者的用药史进行个体化选择，提高规范化治疗水平。

二、抑酸剂的选择

抑酸剂在H.pylori根除方案中起重要作用，主要是抑制胃酸分泌，提高胃内pH值，增强pH依赖性抗生素的抗菌活性。目前常用的抑酸剂为PPIs制剂，其抑酸作用受药物作用强度、宿主*CYP2C19*基因多态性的影响。因此，选择作用稳定、疗效高、受*CYP2C19*基因多态性影响较小的PPIs，可提高H.pylori的根除率。目前常用的PPIs制剂为艾司奥美拉唑。

此外，新的钾离子竞争性酸阻滞剂伏诺拉生已在国内上市，该药抑酸分泌作用更强，其不受*CYP2C19*基因多态性的影响。关于该药对于H.pylori感染的根除治疗的临床研究正在进行，有望进一步提高H.pylori的根除率。

三、H.pylori根除治疗常用的治疗方案

（一）铋剂四联方案

在抗生素高耐药的背景下，我国目前仍将疗程为14天的铋剂四联方案作为首选。经典的铋剂四联方案于1995年确立，由PPI+铋剂+四环素+甲硝唑组成，目前已有将铋剂、四环素和甲硝唑3种药物置于同一胶囊中的药物复方枸橼酸铋钾胶囊（Pylera），在全球推广使用。铋剂不耐药，短期使用不良反应少，能够额外提高30%～40%的耐药H.pylori菌株的根除率，除存在铋剂禁忌或者铋剂不可获得的情况外，首选经验性的治疗仍推荐铋剂四联方案。

我国在第四次全国H.pylori感染处理共识的基础上，又拓展了铋剂四联方案，在第五次共识中形成了我国特色的铋剂四联方案，包括PPI+阿莫西林+四环素+铋剂以及PPI+阿莫西林+甲硝唑+铋剂，获得了多伦多共识和Maastricht-5共识的推荐。除了含左氧氟沙星的方案不作为初治方案外，应尽可能地根据当地的H.pylori耐药情况、个人用药史，并权衡疗效和安全性、费用、可获得性，选择疗效高的方案作为一线方案。

左氧氟沙星为氟喹诺酮类药物，在临床中应用广泛，并且与其他同类抗生素之间存在交叉耐药，因此耐药率明显增加，可能降低首次根除成功率。因此，含左氧氟沙星的方案不建议初治使用，可以作为补救治疗的备选方案。如果初次治疗失败，可在其余方案中选择一种进行补救治疗，需要注意的是，既往有左氧氟沙星、甲硝唑和克拉霉素用药史的感染者可能存在耐药情况，不建议重复使用。

（二）非铋剂四联方案

非铋剂四联方案由PPIs和3种抗生素组合而成，根据服药方式，分为序贯疗法、伴同疗法和混合疗法。其中，序贯疗法指的是疗程的前5天或7天口服PPI+阿莫西林，而后5天或7天口服PPI+克拉霉素+甲硝唑；伴同疗法的服药方式是10天或14天全疗程内同时服用4种药物；混合疗法指的是前5天或7天与序贯疗法相同，而后5天或7天与伴同疗法相同。非铋剂四联方案使用3

种抗生素，伴同疗法用药最多，疗效也相对较高，可能达到与铋剂四联方案相当的疗效。但是，该方案治疗失败后的补救治疗可选择抗生素的余地更小，并且克拉霉素和甲硝唑的单药耐药率或两者的双重耐药率的形势严峻，明显降低H.pylori的根除率。如果出现双重耐药，该方案就相当于低剂量阿莫西林和PPIs二联方案的疗效，因此建议在双重耐药率超过15%的地区，不经验性使用含克拉霉素和甲硝唑的非铋剂四联方案。目前，我国大部分地区已超过这一阈值，不推荐经验性使用。

（三）大剂量二联方案

大剂量二联方案指的是双倍剂量PPIs联合每日≥3 g（分3次或3次以上给予）阿莫西林的方案，疗程为14天。多项国内外临床研究表明，艾司奥美拉唑联合阿莫西林的高剂量二联疗法与铋剂四联方案的根除率相当，部分地区甚至高达90%以上，而不良反应及药物成本更低。研究发现，疗程为14天的高剂量二联方案（艾司奥美拉唑20 mg+阿莫西林1000 mg，3次/日）作为一线根除方案，疗效显著高于疗程为10天的方案（艾司奥美拉唑20 mg+阿莫西林750 mg，4次/日），不良反应少且可耐受。除了PPIs制剂外，日本一项关于新的抑酸剂伏诺拉生联合阿莫西林二联方案的多中心临床研究显示，疗程为7天的该一线方案的根除率达到80%以上，不低于伏诺拉生三联方案的疗效，尤其在克拉霉素高耐药率地区。总体来说，大剂量二联方案的疗效和安全性得到了验证，是一种有前景的一线治疗方案。

（四）其他方案

H.pylori的根除率逐年下降，探索有效的新治疗方案一直是研究热点。近年来，微生态制剂、中药复方制剂、中西医结合方案在H.pylori的根除治疗中的临床疗效也得到了证实，但是临床研究结果存在争议，且药物的使用剂量、疗程等尚未进行标准化、规范化，因此目前仍以铋剂四联方案为主。H.pylori疫苗的研发一直是临床关注的热点问题，将有针对性的特效疫苗用于防控H.pylori感染是最佳选择。多年来的研发尝试虽取得了一定进展，但由于H.pylori的抗原制备和人体免疫反应的复杂性，H.pylori疫苗仍然处于实验室研发阶段，不适合大规模临床应用。

四、H.pylori根除治疗方案的应用

（一）H. pylori感染的补救治疗

近年来，H.pylori的根除率显著下降。经过初次治疗后，仍有约20%的人根除失败，需要进一步补救治疗。H.pylori根除失败的常见原因包括抗生素耐药、患者依从性不好、治疗不规范、H.pylori球形变、H.pylori内化、吸烟及酗酒等不良生活习惯。补救治疗的方案选择需要结合患者的既往用药史、当地的耐药率数据，有条件时行药敏试验进行个体化治疗。

经验性治疗推荐7种铋剂四联方案，初治方案可选择不含左氧氟沙星的6种方案。初治失败后，补救方案的选择原则上不重复原方案，尤其是方案中已使用过克拉霉素或左氧氟沙星，应避免再次使用，如果要选择使用，建议基于药敏试验的结果，如果药敏试验提示抗生素敏感，则可以个体化使用。补救治疗可选择含左氧氟沙星的铋剂四联方案，仍有6种方案可选。含甲硝唑的铋剂四联方案有两种，甲硝唑耐药率高，但是其耐药率和临床疗效不成比例，甲硝唑的重复使用需要注意优化剂量，如果初治中甲硝唑已使用全剂量（1600 mg/d）治疗，则不建议再次使用。此外，有条件的区域可以进行药物敏感性检测，在药敏试验指导下制订个体化的根除方案可明显提高H.pylori的根除率。

（二）难治性H. pylori感染的治疗

难治性H.pylori感染指的是用连续规范的不同药物组合方式根除H.pylori≥2次仍然失败，患者比例为5%～10%，主要原因为H.pylori耐药。难治性H.pylori感染的治疗仍然推荐铋剂四联方案，疗程为14天，建议患者不要连续服药，先停药3～6个月后再行根除治疗。在抗生素的选择方面，由于克拉霉素、左氧氟沙星耐药率较高，可进行药敏试验或者耐药基因位点突变的检测，如果存在耐药，不建议使用，可以选择阿莫西林、四环素、呋喃唑酮以及全剂量甲硝唑。此外，利福布汀、米诺环素可以作为备选。除了铋剂四联方案，还可以使用大剂量二联方案。选择耐药率低的阿莫西林，并加强抑酸，可能提高H.pylori的根除效果。

（三）家庭聚集性H. pylori感染的治疗

H.pylori是基于家庭和人群传播的疾病，有明显的家庭聚集性。2021年，我国发布了《中国居民家庭幽门螺杆菌感染的防控和管理专家共识》，提出了“以家庭为单位防控H.pylori感染”的新策略。H.pylori感染不经治疗很少能自动消除，被感染的家庭成员始终是潜在的传染源，可持续传播，家庭内传播也是儿童感染的主要途径。因此，对于家庭内的成年H.pylori感染者，应考虑根除治疗，除非存在抗衡因素；对于儿童和老年H.pylori感染者，应该根据具体情况评估获益-风险比及疾病状态，制订个体化处理方案。

国内外已有研究证实，被H.pylori感染的家庭成员共同治疗可以提高H.pylori的根除率，降低复发率，有效切断H.pylori的传播途径。此外，对于胃癌或胃黏膜癌前病变患者，应对其共同生活的家庭成员进行H.pylori筛查，阳性者应积极治疗。以家庭为单位进行H.pylori的防控，不仅可有效控制H.pylori的传播，而且可对家庭成员进行筛查、治疗及随访，预防家庭内新生的H.pylori感染，治疗已存在的H.pylori感染，减少感染者的复发风险，值得进一步推广。

（四）特殊人群H. pylori感染的治疗

目前，国内外对成人H.pylori感染的处理共识不断更新，已形成了很多重要的诊治指南和专家共识，而老年人、儿童以及妊娠期或哺乳期的妇女作为特殊群体，由于其自身生理情况、身体健康状况以及代谢特点的特殊性，成人H.pylori感染的诊疗指南并不完全适用于这些特殊人群。此外，由于阿莫西林作为经验性治疗方案中的主要抗生素，所以对青霉素过敏患者治疗方案的选择是我们面临的问题。目前，全球尚缺乏对特殊人群H.pylori感染的处理共识，在如何合理安全用药方面面临较大的挑战。对于特殊群体，必须给予个体化评估分析，谨慎治疗。

1.青霉素过敏感染者的治疗

针对青霉素过敏的感染者，可使用头孢呋辛或头孢克肟代替阿莫西林用于三联或四联方案，两者疗效相当，如组合头孢呋辛或头孢克肟+左氧氟沙星。更多的组合方式还需要通过临床研究去探索与评估。H.pylori对四环素耐药率整体较低，可以使用四环素代替阿莫西林，可用的抗生素组合为：四环素+甲硝唑、四环素+呋喃唑酮、四环素+左氧氟沙星。如果存在四环素禁忌或者难以获得四环素时，可使用如下组合方案：克拉霉素+甲硝唑、克拉霉素+呋喃唑酮、克拉霉素+左氧氟沙星。由于左氧氟沙星、克拉霉素、甲硝唑耐药率普遍很高，因此使用前须询问患者的既往用药史，有条件时行药敏检测，并尽可能延长疗程至14天。

2.老年感染者的治疗

老年感染者的脏器功能有所下降，基础疾病发生率较高，对H.pylori根除治疗的药物耐受性和依从性降低，根除H.pylori发生药物不良反应的风险增加，因此大部分临床医师对老年感染者的治疗趋向保守。此外，患有浅表性胃炎或萎缩性胃炎的老年感染者根除H.pylori预防胃癌的潜在获益下降。但是，老年人常合并其他心脑血管疾病，需要长期服用阿司匹林等NSAIDs，而且当出现维生素B_{12}吸收不良等疾病时就推荐根除H.pylori治疗，同时老年人根除H.pylori治疗可缓解胃肠道症状，如胃炎和消化性溃疡等疾病的相关症状。

老年人作为特殊群体，其肾功能有不同程度的降低，可能会出现较高的抗生素血药浓度和不良反应。肾功能受损严重的感染者，在治疗中应减少左氧氟沙星和克拉霉素的剂量，避免相应的胃肠道及神经系统的不良反应。研究显示，铋剂四联方案和克拉霉素三联方案用于根除H.pylori有较好的临床疗效，推荐作为首选方案。老年患者的疗程尚未明确，疗程越长，不良反应的发生风险会随之增加；但需要注意，10天或14天的疗程较7天的短疗程而言，根除成功率高。因此，要权衡不良反应的发生率和根除成功率。益生菌具有改善胃肠道微生态、缓解炎性反应的作用。益生菌辅助疗法逐渐成为热点，其在提高H.pylori根除率、减轻不良反应方面具有优势。针对老年人群，通过抗H.pylori治疗联合微生态制剂的治疗方案有望成为新途径。

老年患者合并用药情况及相应的不良反应显著增加，为确保用药安全性和合理性，应密切监测抗生素的不良反应、潜在的耐药性以及药物间相互作用，注意调整药物剂量以及疗程。老年患者的既往用药史相对复杂，更可能接受曾经使用过的抗生素治疗方案，从而因出现耐药性而显著降低疗效。因此，对老年感染者应尽可能详尽地追溯其用药史，尤其是耐药率高且常用的抗生素，谨慎选择药物，优化治疗方案，提高患者依从性和根除成功率。

老年人身体条件差异较大，根除H.pylori预防相关疾病的获益各不相同。因此，应对老年H.pylori感染者的治疗进行获益-风险比综合评估，个体化治疗才是关键。

3. 儿童感染者的治疗

H.pylori感染主要发生在儿童和青少年时期，且儿童的H.pylori感染率随着年龄的增长呈现上升的趋势，12岁儿童的H.pylori感染率接近成人水平。我国儿童的H.pylori感染率为25%～59%，平均感染率为41%，且每年呈逐步递增的趋势。某些发展中国家儿童的H.pylori感染率甚至高达87%，是受H.pylori侵袭的危险人群。家庭内传播是儿童感染H.pylori的主要途径，常见的包括共用餐具、不分餐、咀嚼喂食等。

与成人相比，儿童H.pylori感染者发生消化性溃疡、萎缩性胃炎、胃癌等严重疾病的风险较低，但是对根除方案的不良反应耐受性低，在方案的选择和耐受性上存在较大的局限性和特殊性。目前推荐可选择的抗生素仅有阿莫西林、甲硝唑、克拉霉素，且儿童对H.pylori有一定的自发清除率，感染根除后复发的概率也高于成人。因此，不推荐对14岁以下儿童行常规的H.pylori检测及治疗。

儿童感染H.pylori可能与慢性胃炎、反复性腹痛、消化性溃疡、胃部肿瘤等胃肠道及胃肠外多种疾病密切相关，可能影响儿童的营养健康与生长发育。当H.pylori根除治疗获益大于风险时，应当进行H.pylori的检测和治疗。推荐对消化性溃疡、慢性胃炎、腹痛、消化不良的儿童行H.pylori的检测和治疗。此外，确诊MALT淋巴瘤、特发性血小板减少性紫癜、缺铁性贫血等H.pylori相关疾病的患儿也要接受H.pylori的检测和治疗。

在克拉霉素低耐药地区，标准三联方案“PPI+阿莫西林+克拉霉素”目前是用于儿童感染者最佳的一线方案；而对青霉素过敏的患儿，建议使用“PPI+克拉霉素+甲硝唑”。此外，还有序贯疗法，即前5天使用PPI+阿莫西林，后5天用PPI+克拉霉素+甲硝唑。儿童感染者使用序贯疗法的H.pylori根除率高于标准三联方案，并且症状缓解最为显著，不良反应少。研究表明，疗程为14天的“PPI+阿莫西林+克拉霉素+甲硝唑”伴同疗法疗效较标准三联方案高，与序贯疗法相当，但是目前尚缺乏更多的临床研究。在克拉霉素高耐药率地区，首要推荐的方案是铋剂四联方案，在无铋剂的情况下，可以用序贯疗法或伴同疗法。《微生态制剂儿科应用专家共识》指出，抗H.pylori的三联或四联方案联合使用微生态制剂可以提高成人的H.pylori根除率，减少不良反应，儿童可以试用。目前，儿童H.pylori感染的其他治疗方案尚未获得大数据支持，还需要进一步研究。联合益生菌治疗和中药复方疗法具有优势，寻找更安全、有效的儿童抗H.pylori治疗方案可从中西医结合方面着手，提高H.pylori的根除率，改善临床症状。

4. 妊娠期或哺乳期感染者的治疗

妊娠剧吐主要表现为严重的恶心呕吐，可能导致孕妇出现脱水、电解质紊乱，可能出现早产儿、低体重儿、畸形儿等。研究显示，H.pylori感染与妊娠剧吐的风险增加有关。考虑到妊娠期及哺乳期的特殊性，如H.pylori感染者无症状，建议在产后及停止母乳喂养后再行根除H.pylori；如果出现妊娠剧吐，权衡感染者症状缓解获益与母婴损害风险，慎重评估，选择合适的方案在妊娠期间抗H.pylori治疗，以利于患者症状获得缓解、妊娠结局良好。

妊娠期或哺乳期感染者的治疗须结合治疗药物对胎儿或新生儿的毒性来选择适当的方案。在H.pylori根除治疗方案中，四环素类药物具有较高的致胎儿畸形的风险，可抑制骨骼生长，可使牙齿变色，因此四环素禁用。此外，也不推荐使用铋剂和左氧氟沙星，而其他药物包括PPIs制剂、阿莫西林、克拉霉素、甲硝唑在妊娠期使用是低危的，尤其在怀孕14周以后，阿莫西林在整个妊娠周期都可以使用。有研究显示，妊娠早期使用克拉霉素可能导致流产风险增加，但不会增加致畸风险，因此克拉霉素三联方案不推荐在妊娠早期使用。对于妊娠期妇女的治疗方案，目前首选“PPI+阿莫西林（1000 mg，2次/日）+甲硝唑（400 mg，3次/日或4次/日）或克拉霉素（500 mg，2次/日）”，疗程尽量缩短至7天或10天。对于母乳喂养期间需要根除H.pylori的感染者，不建议使用甲硝唑，推荐选择“PPI+阿莫西林+克拉霉素”三联方案进行H.pylori根治，通常安全性较好，同时需要密切监测婴儿的不良反应。

五、H.pylori感染的预防措施

H.pylori胃炎是一种感染性疾病，对于H.pylori的预防，应该用传染病的预防措施，即积极控制传染源、治疗感染者、加强保护易感人群，并阻断H.pylori的传播途径。共同生活的家庭成员习惯相似、密切接触、共用器具、共餐等可导致H.pylori的传播，因此家庭传播是H.pylori感染的主要方式之一，基于家庭的H.pylori感染防控至关重要。目前尚无有效的H.pylori疫苗，做好日常防护、切断H.pylori的传播途径才是预防H.pylori感染的关键。日常防护应注意：聚餐时倡导使用公筷、公勺；避免不洁饮食的摄入；婴儿可流质饮食，防止口对口喂食；饭前便后勤洗手；保持口腔卫生，定期更换牙具；家庭中一人感染，全家都要检测和治疗。医护人员做好宣教，提高公众对于H.pylori感染及其防控的知晓度，纠正不良的饮食及生活习惯，从而积极防控H.pylori感染，减少H.pylori相关疾病的发生发展。

第三节　根除幽门螺杆菌后的疗效评估及随访

一、根除幽门螺杆菌后的疗效评估

（一）H. pylori感染的检测方法

检测H.pylori感染的方法分为侵入性和非侵入性检测，区别就在于是否进行内镜检查及活检。侵入性检测方法包括内镜观察及活检，主要有内镜检测、快速尿素酶试验、组织学检测、细菌培

养等。侵入性检测方法不能检测全胃的情况，建议多部位多点活检提升检出水平。非侵入性检测方法包括 ^{13}C 尿素呼气试验或 ^{14}C 尿素呼气试验、H.pylori粪便抗原检测、H.pylori的血清学抗体检测等。此外，还有一些新型的检测方法，如新型内镜检测、分子生物学检测。除血清学检测、分子生物学检测方法外，用其他检测方法检测H.pylori感染之前，必须停用PPIs、H_2受体拮抗剂至少2周，停用铋剂、抗生素以及其他具有抗菌作用的中药至少4周。

1.尿素呼气试验

国内外多项重要共识均提出，尿素呼气试验是检测H.pylori现症感染最常用的方法，也是H.pylori根除治疗后评估根除结果的最佳方法，具有非侵入性、快速便捷、准确、特异性高的优点，准确率在95%以上。^{13}C 尿素呼气试验和 ^{14}C 尿素呼气试验的准确性无显著差别，但 ^{14}C 尿素呼气试验不推荐用于妊娠期和哺乳期。

尿素呼气试验的检测原理如图10-1所示，检测结果判定如下：^{13}C 尿素呼气试验以4.0为分界值，数值≥4.0为H.pylori阳性，<4.0为阴性；^{14}C 尿素呼气试验常用结果表示方法包括液体闪烁法、固体闪烁法和卡式法，样本DPM≥100为阳性，<100为阴性，卡式法CPM<50为阴性。当检测结果处于临界值，即 ^{13}C 尿素呼气试验结果为2～6，^{14}C 尿素呼气试验DPM为50～199或CPM为25～75时，结果的准确度难以鉴定，需结合其他检测方法，或者间隔2～3天后再次检测。影响尿素呼气试验检测结果准确性的因素包括：试剂剂型及剂量、饮食、药物、胃切除术后及上消化道急性出血等疾病影响、检测仪器及检测人员等。针对尿素呼气试验的质控应包括管理人员或检测人员的培训、试剂质量控制、检测设备质量控制、检测报告的正确解读等。

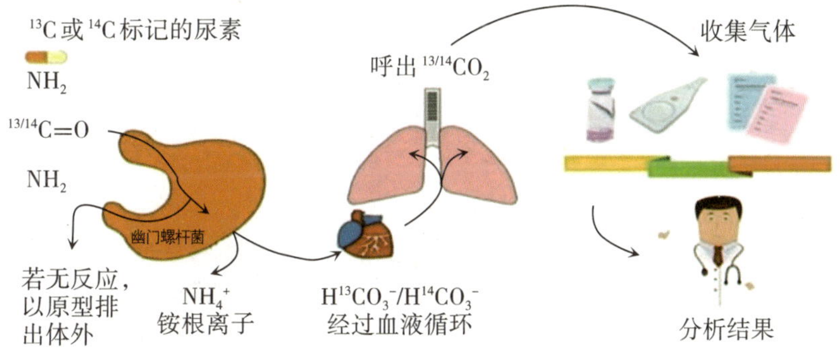

图10-1 尿素呼气试验的检测原理

引自国家消化系疾病临床医学研究中心、中华医学会健康管理学分会、中华医学会核医学分会：《幽门螺杆菌-尿素呼气试验临床应用专家共识》(2020年)，《中华健康管理学杂志》2020年第6期，第509-514页。

2.粪便抗原检测

H.pylori的粪便抗原检测也是一种高灵敏度和高特异度的非侵入性的H.pylori检测方法。近年来研发的Atlas H.pylori抗原检测是一种全新的单克隆免疫层析SAT，相较于之前的单克隆免疫层析SAT有更优秀的诊断性能。粪便抗原检测操作简单、无创，可作为尿素呼气试验的备选方案，用于H.pylori根除治疗后的疗效评估。

3.血清学抗体检测

常规的血清学试验作为一种常用的非侵入性检测手段，可以检测H.pylori抗体IgG。血清学抗体检测主要适用于流行病学调查，大部分体检中心通过此方法筛查H.pylori感染情况。由于感染后血清抗体长期存在，不能作为H.pylori现症感染的检测方法，也不能用于H.pylori根除治疗后的复查，因此临床应用受限。但是血清学抗体检测结果不受药物、消化道出血及胃黏膜病变、H.pylori菌量少等因素的影响。

4. 内镜检测

除了上述常用的非侵入性检测方法，也可以选择胃镜下检查。这种方法不仅可以观察胃黏膜病变情况，而且可以胃镜下取胃黏膜做快速尿素酶试验、组织镜检或特殊染色镜检，均可以诊断是否存在H.pylori感染。此外，新型内镜检测包括蓝光成像内镜、联动成像内镜、近焦高清内镜检测以及人工智能AI识别系统等为更准确地诊断H.pylori提供了新依据。新型的高清内镜检测特异度较高，但是灵敏度相对偏低，而且在内镜下无典型表现形态的H.pylori感染者易被遗漏，所以需要进一步结合细菌学的证据来补充诊断。

5. 快速尿素酶试验

患者无活组织检查禁忌证，内镜下检查并活检，推荐用快速尿素酶试验检测H.pylori感染。其优点为快速、准确度高、简便，完成胃镜活检后可以很快获取检测结果。因H.pylori在胃内呈现灶性分布，活检时建议从胃体和胃窦各取一块组织检测，多点活检提高检出率。快速尿素酶试验不推荐用于H.pylori根除治疗后的疗效评估，因为H.pylori根治后其密度减小，在胃内的分布发生变化，容易出现假阴性结果。

6. 组织学检测

组织学检测对H.pylori的诊断有一定的价值。内镜下胃黏膜多点活检通过常规HE染色、免疫组化染色或特殊染色镜检，不仅可以诊断H.pylori感染情况，而且可以观察胃黏膜炎症病变及癌前病变的程度。活动性炎性反应的存在提示很可能有H.pylori感染，有经验的病理医师通过HE染色即可诊断H.pylori感染，如果HE染色未发现H.pylori，建议行特殊染色镜检，包括免疫组化、Giemsa染色、银染法等。

7. 细菌培养

内镜下取胃黏膜活检进行体外分离培养H.pylori，是H.pylori感染诊断的“金标准”。细菌培养后可做体外药敏试验及细菌学研究，但是传统的细菌培养及药敏试验耗时、成本高、操作条件复杂，因此不适用于临床推广。

8. 分子生物学检测

H.pylori感染的分子生物学检测是目前的研究热点，通过侵入性或非侵入性方法进行检测，灵敏度和特异度高，不受药物等因素影响。其中，非侵入性途径即利用分子生物学的技术包括生物芯片、原位杂交、PCR等技术对非胃黏膜组织（如粪便或唾液）进行检测，为无创操作，患者更容易接受，检测方式也简便易行。同时，分子生物学技术可检测H.pylori对常用抗生素的耐药基因型，从而判定其耐药情况，有助于指导个体化诊疗，优于传统的细菌培养+药敏试验，具有较好的临床应用前景。目前已有的试剂盒价格昂贵、检测成本高，不作为常规推荐使用的检测方式。

（二）根除H. pylori后的疗效评估

所有的H.pylori感染者接受H.pylori根除治疗后，必须遵照医嘱进行复查，疗效评估应在治疗结束后4～8周进行，明确H.pylori是否被成功根除。根除治疗后的复查方法首选尿素呼气试验。患者服药疗程结束后停药至少4周再行复查，建议患者就诊于同一家医院，用同一台设备进行疗效评估，可减少结果误差。此外，基于单克隆抗体的粪便抗原检测H.pylori的准确性和尿素呼气试验相近，在尿素呼气试验过程中配合欠佳的人员（如儿童）可以采取粪便抗原检测。

根据相应的检测方法判断H.pylori的根除效果，如果结果显示阴性，说明根除成功；如果结果显示阳性，提示根除失败。但是需要注意，每种检测方法都不能排除存在假阴性的可能，因此可以间隔一段时间后再次检测，进一步确认H.pylori的根除情况，尤其是针对那些具有强烈H.pylori根除指征的H.pylori感染者，包括消化性溃疡和胃部肿瘤患者。

H.pylori 根除治疗后仍有复发的可能，不同国家和地区的复发率存在差异。研究显示，我国 H.pylori 根除后 1 年的复发率为 1.75%。全球 H.pylori 复发率的数据统计提示，中国 H.pylori 感染复发率为 2.2%，部分发展中国家因 H.pylori 的高感染率，导致年复发率高达 12%。复发包括两种机制：再燃和再感染。再燃是指根除治疗未彻底清除 H.pylori，只是暂时降低菌株的总量及其活性，使胃内 H.pylori 球形变或者使其分布发生改变，从而复查后显示阴性结果，停药后 H.pylori 菌株的活性恢复并增殖，随访时检测结果又呈阳性。而再感染则是指患者根除成功后，又被新的菌株类型或与原菌株同源的 H.pylori 感染，使检测结果呈阳性。可应用 DNA 指纹图谱技术鉴定 H.pylori 菌株，从而判断是再燃还是再感染，但该技术复杂，操作要求高，成本高昂，尚未在临床中广泛开展。可根据 H.pylori 复发的不同时间点，作出以下界定：根除成功后第一年内的复发多为再燃，1 年以上的复发则多为再感染。因此，根除 H.pylori 后及时进行疗效评估以及定期随访是十分必要的。

二、根除幽门螺杆菌后的随访

H.pylori 感染者根除治疗后可能复发，H.pylori 相关的胃肠道疾病或胃肠外疾病也会随之复发，应该定期随访。尤其是胃癌高风险人群，更应该定期检测 H.pylori 感染并复查胃镜，明确胃部病变情况。根除 H.pylori 后，首次随访在停药 4 周后，在 4～8 周内完成。复发后，如果界定为再感染，说明初次治疗成功，可以重复使用之前的治疗方案，但是再燃的患者建议更换治疗方案。后期的随访计划根据胃黏膜的病变情况来制订，可以每年随访 1 次，如无异常，可每 2～3 年随访 1 次。

胃黏膜癌前状态（萎缩和肠化生）和癌前病变（胃上皮内瘤变）均有发生胃癌的风险。慢性持续性 H.pylori 感染作为“启动子”，与胃黏膜的萎缩、肠化生、上皮内瘤变的发生及进展有关，最终可能进展为胃癌，因此需要定期随访 H.pylori 感染状态和胃黏膜病变情况。存在胃黏膜癌前状态和癌前病变的患者，检测 H.pylori 感染阳性者，则应该规范性根除 H.pylori，并定期复查。对于胃黏膜单一部位的肠化生患者，多数情况下无须进行监测，尤其是对于已排除严重萎缩性胃炎的患者；如果伴随有胃癌家族史或存在 H.pylori 感染，可考虑 3 年内复查胃镜；对于肠化生伴轻中度萎缩性胃炎患者，可每 2～3 年复查胃镜；对于重度萎缩性胃炎患者，可每 1～2 年复查胃镜。对于癌前病变患者，进行高清染色内镜下检查并活检，对于边界不清晰的低级别上皮内瘤变，建议每年复查；而边界清晰的低级别上皮内瘤变，则每半年复查 1 次胃镜。对于内镜下治疗的上皮内瘤变及早癌患者，建议术后 3～6 个月复查高清染色内镜，如未发现病变，可每年进行复查。

（张德奎、许慧梅）

参考文献

[1] XIE C, LU N H. Review: clinical management of Helicobacter pylori infection in China [J]. Helicobacter, 2015, 20 (1): 1-10.

[2] YAN L J, CHEN Y, CHEN F, et al. Effect of Helicobacter pylori eradication on gastric cancer prevention: updated report from a randomized Controlled trial with 26.5 years of follow-up [J]. Gastroenterology, 2022,163(1): 154-162.

[3] 国家消化系疾病临床医学研究中心(上海),国家消化道早癌防治中心联盟(GECA),中华医学会消化病学分会幽门螺杆菌学组,等.中国幽门螺杆菌根除与胃癌防控的专家共识意见(2019年,上海)[J].中华消化杂志,2019,39(5):310-316.

[4] O'CONNOR A, O'MORAIN C A, FORD A C. Population screening and treatment of Helico-

bacter pylori infection[J]. Nature Reviews Gastroenterology & Hepatology, 2017, 14 (4):230-240.

[5] LIU W Z, XIE Y, LU H, et al. Fifth Chinese national consensus report on the management of Helicobacter pylori infection [J]. Helicobacter, 2018, 23 (2):e12475.

[6] 吕农华,谢川. 我国幽门螺杆菌感染研究的回顾与展望[J]. 中华消化杂志,2021, 41(4):217-220.

[7] PIAZUELO M B, BRAVO L E, MERA R M, et al. The colombian chemoprevention trial: 20-Year follow-up of a cohort of patients with gastric precancerous lesions[J]. Gastroenterology, 2021, 160 (4):1106-1117.

[8] HWANG Y J, KIM N, LEE H S, et al. Reversibility of atrophic gastritis and intestinal metaplasia after Helicobacter pylori eradication — a prospective study for up to 10 years[J]. Alimentary Pharmacology & Therapeutics, 2018, 47 (3): 380-390.

[9] CHOI I J, KOOK M C, KIM Y I, et al. Helicobacter pylori Therapy for the prevention of metachronous gastric cancer[J]. New England Journal of Medicine, 2018, 378 (12): 1085-1095.

[10] 国家消化系疾病临床医学研究中心(上海), 国家消化道早癌防治中心联盟, 中华医学会消化病学分会幽门螺杆菌学组,等. 中国胃黏膜癌前状态和癌前病变的处理策略专家共识(2020年)[J]. 中华消化杂志,2020, 40 (11):731-741.

[11] WONG B C, LAM S K, WONG W M, et al. Helicobacter pylori eradication to prevent gastric cancer in a high-risk region of China: a randomized controlled trial[J]. JAMA, 2004, 291 (2): 187-194.

[12] CHOI I J, KIM C G, LEE J Y, et al. Family history of gastric cancer and Helicobacter pylori Treatment[J]. New England Journal of Medicine, 2020, 382 (5): 427-436.

[13] OUYANG Y, ZHANG W J, HUANG Y C, et al. Effect of Helicobacter pylori eradication on hyperplastic gastric polyps: A systematic review and meta-analysis [J]. Helicobacter, 2021, 26 (5): e12838.

[14] NYSSEN O P, PEREZ-AISA A, TEPES B, et al. Adverse event profile during the treatment of Helicobacter pylori: A real-world experience of 22,000 patients from the european registry on H.pylori Management (Hp-EuReg)[J]. The American Journal of Gastroenterology, 2021, 116 (6): 1220-1229.

[15] 廖晓敏, 卫金歧. 益生菌治疗幽门螺杆菌感染的研究进展[J]. 中国老年学杂志,2019, 34 (3):744-746.

[16] SITKIN S, LAZEBNIK L, AVALUEVA E, et al. Gastrointestinal microbiome and Helicobacter pylori: eradicate, leave it as it is, or take a personalized benefit-risk approach? [J]. World Journal of Gastroenterology, 2022, 28 (7): 766-774.

[17] ZHONG Z, ZHANG Z Y, WANG J, et al. A retrospective study of the antibiotic-resistant phenotypes and genotypes of Helicobacter pylori strains in China [J]. American Journal of Cancer Research, 2021, 11 (10): 5027-5037.

[18] NIE S S, SONG Z Q, SUO B J, et al. The exposure of antibiotics on the eradication of bismuth quadruple therapy in H.pylori infection[J]. Zhonghua Nei Ke Za Zhi, 2021, 60 (11): 977-981.

[19] MEGRAUD F, BRUYNDONCKX R, COENEN S, et al. Helicobacter pylori resistance to antibiotics in Europe in 2018 and its relationship to antibiotic consumption in the community[J]. Gut, 2021,70(10): 1815-1822.

[20] GRAHAM D Y, DORE M P. Helicobacter pylori therapy: a paradigm shift[J].Expert Review of Anti-infective Therapy, 2016, 14 (6): 577-585.

[21] DORE M P, LU H, GRAHAM D Y. Role of bismuth in improving Helicobacter pylori

eradication with triple therapy[J]. Gut, 2016, 65 (5): 870–878.

[22] FALLONE C A, CHIBA N, VAN ZANTEN S, et al. The Toronto Consensus for the treatment of Helicobacter pylori infection in adults[J]. Gastroenterology, 2016, 151 (1): 51–69.

[23] YANG J, ZHANG Y, FAN L, et al. Eradication efficacy of modified dual therapy compared with bismuth-containing quadruple therapy as a first-line treatment of Helicobacter pylori[J]. The American Journal of Gastroenterology, 2019, 114 (3): 437–445.

[24] ZULLO A, RIDOLA L, FRANCESCO V D, et al. High-dose esomeprazole and amoxicillin dual therapy for first-line Helicobacter pylori eradication: a proof of concept study [J]. Annals of Gastroenterology, 2015, 28 (4): 448–451.

[25] SUZUKI S, GOTODA T, KUSANO C, et al. Seven-day vonoprazan and low-dose amoxicillin dual therapy as first-line Helicobacter pylori treatment: a multicentre randomised trial in Japan[J]. Gut, 2020, 69 (6): 1019–1026.

[26] ZENG M, MAO X H, LI J X, et al. Efficacy, safety, and immunogenicity of an oral recombinant Helicobacter pylori vaccine in children in China: a randomised, double-blind, placebo-controlled, phase 3 trial[J]. Lancet, 2015, 386 (10002): 1457–1464.

[27] 国家消化系疾病临床医学研究中心(上海)，国家消化道早癌防治中心联盟，中华医学会消化病学分会幽门螺杆菌和消化性溃疡学组，等. 中国居民家庭幽门螺杆菌感染的防控和管理专家共识(2021年)[J]. 中华消化杂志，2021，41(4):221–233.

[28] FU W, SONG Z Q, ZHOU L Y, et al. Randomized clinical trial: esomeprazole, bismuth, levofloxacin, and amoxicillin or cefuroxime as first-line eradication regimens for Helicobacter pylori Infection[J]. Digestive Diseases and Sciences, 2017, 62 (6): 1580–1589.

[29] MATSUZAKI J, HAYASHI R, ARAKAWA T, et al. Questionnaire-based survey on diagnostic and therapeutic endoscopies and H. pylori eradication for elderly patients in East Asian countries [J]. Digestion, 2016, 93 (1): 93–102.

[30] NGUYEN C T, DAVIS K A, NISLY S A, et al. Treatment of Helicobacter pylori in special patient populations[J]. Pharmacotherapy, 2019, 39 (10): 1012–1022.

[31] DING S Z, DU Y Q, LU H, et al. Chinese consensus report on family-based Helicobacter pylori infection control and management (2021 Edition)[J]. Gut, 2022, 71 (2): 238–253.

[32] SUGANO K, TACK J, KUIPERS E J, et al. Kyoto global consensus report on Helicobacter pylori gastritis[J]. Gut, 2015, 64 (9): 1353–1367.

[33] QIU E, LI Z, HAN S. Methods for detection of Helicobacter pylori from stool sample: current options and developments[J]. Brazilian Journal of Microbiology, 2021, 52 (4): 2057–2062.

[34] UOTANI T, GRAHAM D Y. Diagnosis of Helicobacter pylori using the rapid urease test[J]. Annals of Translational Medicine, 2015, 3 (1): 9.

[35] HU Y, WAN J H, LI X Y, et al. Systematic review with meta-analysis: the global recurrence rate of Helicobacter pylori[J]. Alimentary Pharmacology & Therapeutics, 2017, 46 (9): 773–779.

[36] RAYMOND J, THIBERGE J M, DAUGA C. Diagnosis of Helicobacter pylori recurrence: relapse or reinfection? Usefulness of molecular tools[J]. Scandinavian Journal of Gastroenterology, 2016, 51 (6): 672–678.

第十一章 胃炎的生活疗法

慢性胃炎在发达国家和发展中国家仍然是一个社会和公共卫生问题。它是影响个人社会经济地位、健康行为和生活水平（如生活方式、生活条件、行为和习惯）的潜在原因。在全球范围内，发展中国家有约50.8%的人口有胃炎。发达国家因胃炎引起的健康问题的比例约为34.7%，低于发展中国家。与发展中国家相比，发达国家胃炎的患病率明显下降，然而它仍然是一个主要的健康问题。总体而言，男性的胃炎发生率高于女性。然而，在巴西进行的一项研究显示，67.8%的女性和32.2%的男性有慢性胃炎。此外，在到巴西公立医院就诊的患者中，35.4%的40岁以上的成人和24.7%的40岁以下的人群有胃炎。

萎缩性胃炎和无酸胃是目前已知的胃癌最重要的独立危险条件。据统计，萎缩性胃炎比单纯幽门螺杆菌感染的癌症风险更高。随着幽门螺杆菌胃炎从非萎缩性向萎缩性发展，胃癌伴胃炎的可能性呈指数级上升。

在幽门螺杆菌被发现之前，吸烟、饮酒和饮食习惯等因素已被报告为慢性胃炎的危险因素。1984年，幽门螺杆菌在人类胃中被发现后，它被证明是慢性胃炎的最重要的危险因素。然而，慢性胃炎的风险不能仅用幽门螺杆菌感染来解释。一些流行病学研究提示，不仅幽门螺杆菌感染，而且生活方式变量的差异似乎也作为慢性胃炎的危险因素发挥了重要作用。

确定包括健康在内的任何社会问题的特定相关危险因素是采取必要措施的关键。因此，区分胃炎的特定促发因素（急性或慢性）有助于理解这些因素的相对效应。综合这些研究有助于对不同程度胃炎的影响因素采取干预措施。既往的研究发现，性别、年龄、社会经济状况、生物学、环境和个人行为等因素与胃炎的发生密切相关。在生活方式方面，有很多因素可能影响胃炎的发生发展，如饮食和营养、吸烟和饮酒、睡眠、心理社会因素、体力活动、压力、长时间工作等。本章尤其重点论述饮食、吸烟和饮酒对胃炎的影响，以及饮食方式的调整、戒烟限酒对于胃炎的重要意义。

第一节 生活方式与胃炎

一、生活方式对胃炎的影响

（一）饮食和营养

关于黄绿色蔬菜的摄入，尽管一项研究报告称大量摄入黄绿色蔬菜与慢性胃炎的风险之间存在显著负相关，但其他研究表明大量摄入黄绿色蔬菜与慢性胃炎的风险之间没有关系。关于水果摄入，虽然一项研究提示大量摄入水果可降低慢性胃炎的发病率，但其他研究报告没有显示这种关系。因此，对于这两类食物与慢性胃炎风险之间的关系尚不能得出明确的结论。

回归分析显示，大量食用浅色蔬菜与慢性胃炎的发病风险呈负相关。在我们的路径分析中，虽然衰老与慢性胃炎有直接正相关关系，并且通过幽门螺杆菌感染与慢性胃炎有间接正相关关系，但衰老与食用浅色蔬菜之间没有关系。此外，虽然大量食用浅色蔬菜与幽门螺杆菌感染无关，但其与慢性胃炎的发生风险呈直接负相关关系。这些发现支持以下假设:大量摄入浅色蔬菜可直接降低慢性胃炎的发生风险，且与年龄或幽门螺杆菌感染无关，而这两项均是慢性胃炎的危险因素。

关于微量营养素的摄入，少数研究表明，大量摄入胡萝卜素可降低CAG的发生风险。关于维生素C，数项研究表明，大量摄入维生素C可降低CAG的发生风险。日本的一项全国营养调查显示，农村居民从浅色蔬菜中摄取的维生素C比从黄绿色蔬菜中摄取得多。因此，我们认为，在农村地区经常生吃的浅色蔬菜可能是通过在烹饪过程中经常被破坏的维生素C而不是胡萝卜素来抑制慢性胃炎的发生。然而在同一研究中，并没有观察到摄入同样含有维生素C的水果或黄绿色蔬菜与胃炎之间的显著关联。我们需要更多的研究来阐明这一差异，包括具体的烹饪方法和（或）该地区微量营养素的摄入量。

吃快餐或高脂肪、高糖的加工食品是西方饮食的一部分，应该受到限制。这些食物通常有美味、容易获得、价格实惠的特点，与未加工的食品相比，它们大多含有更多的能量和更少的微量元素。因此，相对于能量消耗，它们促进了过量的能量消耗，而这反过来又容易导致体重增加和超重。美国饮食中超过一半的卡路里来自高度加工的食物。最近的一项试点干预研究表明，与未加工的食品相比，超加工的食品会导致更高的能量摄入，从而导致体重的增加。

不完全证据显示，水果摄入量处于较低水平及烤肉、加工肉或烤鱼类食物的摄入可能会增加慢性萎缩性胃炎导致非贲门胃癌的风险，柑橘类水果的摄入可能会降低患贲门癌的风险。

营养在古代的治疗方法和理论中起着至关重要的作用。根据传统中医学，营养通过调和阴阳来保持健康。虽然几百年来营养对健康的关键作用已经被很多人所知，但是食品和饮食在今天似乎没有得到很高的评价，这反映在食品价格低和做饭与吃饭的时间更少方面。

（二）吸烟和饮酒

吸烟与慢性胃炎的关系仍存在争议。对于吸烟与慢性胃炎之间的关系，目前的研究没有显示出任何正相关，而是提示了轻微的负相关。这种相关性可能是慢性胃炎的结果，也就是说，慢性胃炎的表现可以导致一个人戒烟。我们发现饮酒与慢性胃炎的风险轻微相关，这与其他研究高度一致。有确切证据显示，急性和慢性饮酒均可通过介导炎症因子的释放、粒细胞的活化、蛋白酶的分泌、活性氧的产生、血管的收缩和血管通透性的增加而改变胃酸分泌并诱发急性胃黏膜损伤。长期过量饮酒可以造成慢性萎缩性胃炎，会增加患胃癌的风险。

（三）睡眠

目前有很多证据表明，相对于正常睡眠时间（每天6～8 h），长睡眠（每天大于8 h）或短睡眠（每天小于6 h）与肥胖等疾病密切相关。虽然目前并没有很好的证据表明睡眠时间过长或过短与慢性胃炎的发病存在明确关联，但是睡眠时间过短的人群通常会出现一定程度的身体调节功能紊乱或者免疫水平降低。而这些异常表现，包括肥胖在内，都有可能成为慢性胃炎发病的基础。因此，为预防慢性胃炎，每天的睡眠时间保持在正常睡眠时间的上限是明智的选择。

（四）心理社会因素

人们逐渐认识到，心理社会因素对功能性胃肠病的发病和加重，以及对就医、疾病行为和治疗结果都有重要影响。研究表明，以焦虑和抑郁为主的情绪障碍是许多胃肠疾病的重要危险因素。慢性胃炎患者的焦虑发生率为42.51%。近年来，有研究表明，慢性胃炎患者常伴有心理困扰，且常需要抗焦虑药物治疗。

慢性胃炎患者存在焦虑、抑郁情绪。伴焦虑或抑郁的慢性胃炎患者中近半数存在中重度焦虑或抑郁。考虑到焦虑和抑郁对胃肠功能的影响，这是一个值得警惕的结果。通过进一步的分析发现，睡眠质量差是慢性胃炎患者焦虑、抑郁发生和发展的关键危险因素，尤其是抑郁。对于焦虑，运动和吸烟可影响慢性胃炎患者焦虑的出现和进展；对于抑郁，高盐饮食、癌症家族史、长期腹痛可能会影响慢性胃炎患者抑郁的出现和进展。

近期日本的一项研究显示，与人们的预期相反，超过一半的慢性胃炎患者无饮酒或吸烟史，超过60.0%的慢性胃炎患者饮食规律，并且有正常或健康的饮食爱好。然而，相当比例的患者表现出情绪问题：27.3%的患者感到压力大，24.3%的患者感到抑郁，31.9%的患者感到焦虑。这提示情绪障碍可能对慢性胃炎的发生起一定作用。

慢性胃炎患者存在多种形式的心理困扰，应不断增强保护因素以预防心理困扰。既往的研究表明，焦虑和抑郁是中青年人群慢性胃炎的独立危险因素。我国广州的一项研究发现，睡眠质量差的慢性胃炎患者更容易同时出现焦虑和抑郁症状，且焦虑和抑郁症状逐渐加重。睡眠质量差会导致促肾上腺皮质激素释放因子调节异常和内侧前额叶皮质活动功能受损，从而导致慢性胃炎患者的焦虑和抑郁。随着病程的延长，焦虑和抑郁会引起中枢神经系统紊乱和胃肠功能障碍，最终导致慢性胃炎进展。因此，睡眠质量可能确实是影响慢性胃炎患者生活质量的关键因素。对于睡眠质量差的慢性胃炎患者，可采取早期、适当的干预措施。对于已经患有焦虑的慢性胃炎患者，每周进行适度的有氧运动（如快走、骑自行车或游泳）可能会对焦虑产生一些益处。

抑郁症在慢性胃炎患者中非常普遍，高盐饮食可能导致该人群的抑郁。一项研究表明，抑郁症与线粒体功能障碍相关。高盐饮食可能导致线粒体生物合成异常，进而导致自由基生成增加、炎症和胰岛素抵抗，最终导致抑郁症。饮食习惯可能影响CAG患者的抑郁情绪，医生可以为患者提供有针对性的饮食习惯建议。此外，癌症家族史是慢性胃炎患者病史中的关键信息之一。有癌症家族史的慢性胃炎患者可能对慢性胃炎异常敏感，从而诱发抑郁。对于长期腹痛的慢性胃炎患者，可采取适当的干预措施。

（五）体力活动

体力活动简单地被定义为任何使用骨骼肌并比休息需要更多能量的运动。家务、园艺和某些职业以及娱乐活动有助于心脏健康代谢。在世界上大多数地区，人们的身体活动量少于促进健康所必需的，而长时间的屏幕时间（包括工作时间）则很普遍。这些习惯很容易导致体重增加或超重，从而增加患慢性胃炎的风险。

（六）压力

压力是全球人口经常使用的一个术语。这个术语最初在20世纪30年代被描述为一种由多种有害物质产生的综合征，后来被称为一般适应综合征。压力是指生物对情感或身体威胁（无论是真实的还是想象的）未能作出适当反应的后果。应激可定义为任何对生物体内稳态的威胁。应激反应的功能是维持体内平衡，可能涉及生理和行为适应。目前，压力影响人们日常生活的状况。环境因素，如工作压力、经济状况、家庭状况和社会问题，都会造成压力。与工作压力相关的因素包括缺乏休闲时间、每天轮班工作、对工作场所不满、由于健康问题而旷工和工作激励不足等，这些情况产生的心理应激可能会影响胃肠道的不同生理功能，包括胃分泌、肠道运动、黏膜通透性、黏膜屏障功能、内脏敏感性和黏膜血流。有几项关于心理应激对胃肠道的影响的研究，争论这些影响是否构成身体的生理反应，或者是否可以认为是一种病理现象。

就职业而言，很难定义一个心理压力分类，以确定压力水平、暴露持续时间、暴露于压力源的限度、工作者的敏感性等。目前，许多成年人死于压力、情绪和重要器官之间的关系引起的疾病。在这些疾病中，胃肠道疾病已成为一个主要的临床问题。无论是生理上还是心理上，压力都是对机体内环境平衡的一种严重威胁。许多研究表明，应激可延迟胃排空，损害胃-十二指肠运动，改变胃分泌物和胰腺输出量，并影响肠道运动。由于应激对胃肠道运动的生理和病理过程有相当大的影响，因此应激被认为在与功能性疾病相关的症状的发展、维持和恶化中发挥重要作用。分析职业应激对肠道功能的影响，必须了解肠道运动和排空的生理机制。与其他几乎所有系统相似，胃肠道中发生的生理过程是广泛的。胃肠道的主要功能包括吞咽、运动、排空、同化和消除。运动可以使胃肠道发挥吞咽、运输、排空和排泄功能，所有这些功能都是适当同化所必需的。从吞咽开始到排泄结束，胃肠道都需要运动。

（七）长时间工作

长时间工作是一个严重的职业健康问题，会降低工作效率，威胁工作者的健康。全球的趋势是减少工作时间。许多国家把法定工作时间从每周48 h减少到40 h。我国在2018年修改了《中华人民共和国劳动法》，将每周法定工作时间限制在40 h以内，即使加班也将最高工作时间限制在44 h以内。但是，这些法律不适用于雇员少于50人的工作场所，在一些运输和卫生行业也有例外。

许多研究发现，长时间工作的人有罹患各种临床疾病的风险，如冠心病、房颤、高血压、中风、糖尿病、非酒精性脂肪肝、抑郁症、睡眠障碍等。虽然因果关系尚未得到充分探讨，但不规律和不健康的生活方式，包括吸烟和饮酒、长时间工作造成的心理社会压力，被认为是主要的促成因素。此外，这些因素可能导致更频繁的腹部症状和胃肠道疾病。因此，长时间的工作可能导致胃肠道问题。

工作是一项重要的日常活动，以多种方式影响工作人口的生活和健康。以前有记录表明，职业环境中的特定暴露，如轮班安排、职业压力、饮食习惯的改变、久坐的工作条件、极端的温度条件、接触灰尘和噪声等，可能与胃肠道疾病的发生有关；然而，有关职业性暴露与胃肠道疾病发生关系的文献较少。研究表明，离家几个小时的上班族更容易采用外卖食品（含有大量脂肪、盐、香料、添加剂等），这与各种类型的胃肠道疾病有关。

韩国的一项研究结果显示，长时间工作（每周55 h）的人患浅表性胃炎、糜烂性胃炎、萎缩性胃炎、肠化生和出血性胃炎的风险可能增加。研究者认为，长时间工作是否导致胃炎的风险增加尚需要进一步的纵向研究来确认。据报道，消化性溃疡和胃炎在轮班工人中很常见。有研究证实，职业压力与溃疡和胃炎的发生密切相关，其机制可能是职业压力应激促进了幽门螺杆菌在胃中的定植。同期动物研究表明，暴露在噪声中会导致血清一氧化氮水平降低，血清内皮素和胃泌素水平升高。令人感兴趣的问题是，工作的性质（白领或蓝领）与肠胃疾病的发生是否存在相关性。研究者认为，白领工作可以预防胃炎，蓝领工作可以预防克罗恩病。近期的文献认为，炎症性肠病是白领工作疾病，胃炎和消化性溃疡是蓝领工作疾病。

二、践行健康的生活方式

能量平衡干预包括通过改变运动和饮食习惯来改变能量的消耗和摄入。这些策略的采用尽管是为特定的预期结果量身定制的（例如热量不足的饮食和高强度的减肥运动），在各种癌症人群中的应用越来越多，并已被证明可改善癌症和治疗引起的身体组成、功能状态、炎症环境的不良变化，预防与肥胖相关的合并症如心血管疾病、2型糖尿病和代谢综合征等，也有许多研究都强调能量平衡干预对癌症患者的有效性，但是对于慢性胃炎仍存在很多争论。

一项旨在探讨急慢性胃炎就诊患者的社会文化和个人行为因素的相关影响的研究结果表明，女性应该获取足够的休息和睡眠，男人不要参与任何危险行为，年轻人和那些每月赚取微薄收入的人应该获取知识并理解如何养成健康的生活习惯，避免经常吃不健康的食物，建议定期进行体育锻炼，并根据医生的建议服用药物。

在我国，提供营养建议的比较著名和专业的组织是中国营养学会，其提出的关于健康的生活方式和营养指南的主要内容包括以下两点：第一点是，享受食物的多样性，吃各种各样的食物，这意味着多样化的饮食需要完全满足营养需求，没有一种食物含有所有必需的营养成分；第二点是，吃饭时休息一下，留出足够的时间吃，细嚼慢咽能保证有足够的时间咀嚼，从而提高食物的耐受性，这样还有助于人们对满足感的感知，有助于防止人们超重。此外，有意识的进食行为也能提供有意识的享受，包括自己做饭、和家人好朋友一起吃饭等，这些都是放松的方式，也很容易融入日常生活。

如何践行健康的生活方式，以预防胃炎呢？建议做到戒烟限酒，同时调情志、节饮食、慎起居、多运动。调情志指保持比较好的心态，避免大喜大悲，以平和的心态面对疾病；节饮食指有节制的饮食，包括不暴饮暴食，不吃烟熏、油炸、腌制、过期发霉变质等不健康的食品，荤素搭配，以素为主，少吃红肉、加工肉，多吃白肉、深海鱼肉等；慎起居指保持规律的起居，不熬夜，早睡早起，避免劳累；最后是多运动，任何种类的运动都有助于降低患癌的风险，运动能强化免疫系统，保持身体健康。

第二节　饮食方式的调整

一、概述

人们广泛调查了饮食方式与慢性非传染性疾病之间的关系。对大多数饮食因素来说，以非传染性疾病为终点的长期随机试验尚不可行，但综合其他流行病学证据，包括长期前瞻性观察研究和中期结果的短期试验，为特定饮食因素（如水果、蔬菜、加工肉类摄入）与非传染性疾病（缺血性心脏病、糖尿病和癌症）之间的潜在因果关系提供了证据支持。在2017年的统计中，我国因饮食结构问题造成心血管疾病死亡率、癌症死亡率都是世界人口数量前20名的大国中的第一名。饮食结构问题主要表现为：①钠超标；②水果量不足；③杂粮量不达标。

在过去的几十年里，发达国家人群中胃炎的患病率明显下降。然而，慢性胃炎仍然是最常见的严重的流行感染病之一，其可以导致严重的致死性后遗症如胃癌。幽门螺杆菌感染被认为是导致胃黏膜炎症改变的主要因素。除了幽门螺杆菌感染外，胃炎的危险因素还包括不适当的饮食。要想有效地控制病情，关注日常的饮食方式具有重要的意义。

二、饮食对胃炎和幽门螺杆菌感染的影响

（一）饮食对胃炎的影响

在我国，基于内镜诊断的慢性胃炎的患病率接近90%。历史研究未能证明慢性胃炎与胃肠道症状之间有显著关联，因为慢性胃炎并不总是引起体征和症状。但在临床实践中，许多CG患者主要以胃肠道不适为主诉，如胃痛、腹胀、恶心、呕吐、食欲缺乏等。事实上，在中国一项涉及8892例慢性胃炎患者的全国多中心调查中，约86.8%的患者有胃肠道症状，约40%的患者的主诉中有一种以上的胃肠道症状。

慢性胃炎包括非萎缩性胃炎和萎缩性胃炎。萎缩性胃炎是一种常见的、与年龄相关的多因素疾病，与幽门螺杆菌感染和饮食有关。据估计，世界上有约25%的人面临正常胃黏膜腺体减少或萎缩的风险。慢性萎缩性胃炎的患病率因地区而异，如中国为25.8%，韩国为40.7%。胃黏膜萎缩是胃癌的癌前疾病。在包括中国在内的亚洲国家，胃癌的总体发病率一直在下降，大多数感染幽门螺杆菌的人尽管有慢性胃炎的迹象，但终身无症状。即使世界卫生组织认为幽门螺杆菌是一种I级致癌物，但仅凭幽门螺杆菌感染可能还不足以导致胃癌。尽管慢性胃炎的主要特征被很多人熟知，但仍有几个未解之谜。例如，我们不知道自身免疫或遗传在慢性幽门螺杆菌胃炎的发展和进展中的意义；我们不能准确地预测谁的慢性胃炎一定会发展到萎缩性终末期和出现致死的后遗症，或者谁不会，这种不确定性也存在于胃炎形成消化性溃疡或胃癌的细节上。然而，我们知道如果不同时存在慢性胃炎和萎缩性胃炎，普通的消化性溃疡或胃癌是罕见的。

近年来，饮食与疾病之间的关系越来越受到人们的关注。在慢性胃炎向癌变的级联进展中，初始阶段与盐的摄入过多以及H.pylori感染有关，中期阶段硝酸钠/亚硝酸钠的摄入是主要危险因素，末期阶段与盐的摄入过多以及加工食品中硝酸盐产生的N-亚硝基化合物有关。此外，有研究报告，胃癌风险随着加工肉类、烧烤、鱼干和食用油的摄入量的增加而增加。蔬菜水果的抗胃癌作用可能与富含抗坏血酸、类胡萝卜素、β-胡萝卜素等营养素有关。尽管有报道称膳食补充抗氧化微量营养素可能会干扰胃癌前病变的过程，但由于研究证据水平不足，目前尚不支持将其作为降低胃癌前病变进展风险的治疗方法。

大部分有症状的慢性胃炎患者低估了饮食因素影响的严重性，而且不同症状与饮食因素的相关性分析不足。虽然没有明确的证据表明一定的饮食摄入与慢性胃炎症状的发生存在因果关系，也没有大型的临床研究对饮食干预的效果进行研究，但饮食习惯的改变和生活方式的调整是治疗慢性胃炎的一部分。2017年，我国对慢性胃炎的共识表明，个人调整饮食和生活方式可能是合理的，如避免过量饮用咖啡、酒精以及避免长期大量吸烟。

近期的研究发现，饮食也可能在慢性胃炎、胃癌的发生发展中起关键作用。除了小麦和大米之外，豆类和谷物的大量摄入一直被认为是穷人的饮食模式。粗粮因具有抗炎、抗动脉粥样硬化和抗氧化活性的作用以及可降低2型糖尿病、心血管疾病和癌症的风险被推荐，但坚持粗粮饮食对慢性胃炎的影响尚未被研究。粗粮对慢性胃炎的不利影响可能与其营养价值相对有限有关。例如，一些研究参与者经常早餐吃小米粥。小米的果皮不可口，可能含有抗营养物质，如植酸和单宁酸。另一种可能的解释是，除了黄玉米之外的其他谷物不含维生素B_{12}、维生素C或维生素A，这可能会导致维生素缺乏和胃黏膜萎缩。据报道，频繁摄入豆制品与萎缩性胃炎的风险增加有关。

另外一些研究发现，高盐饮食与胃癌独立相关，而富含盐、动物脂肪、淀粉的食品以及酒精等会增加癌前病变或胃癌的风险。地中海饮食（Mediterranean diet，MD）及富含水果和蔬菜的饮食似乎可以降低患胃癌的风险。此外，从水果和蔬菜中提取的类胡萝卜素、叶酸、维生素C和维

生素E似乎在缓解胃黏膜炎症及致癌过程中发挥了保护作用。相反，摄入高盐、高脂、高糖及一些富含重金属的食物可以改变幽门螺杆菌的毒性和加速癌变。在胃癌出现症状前发生在胃黏膜的一系列事件的完成可能需要几十年的时间。大多数关于饮食作用的研究都集中在胃癌上，但是越来越多的人认识到饮食因素与癌前病变的发展之间的联系，这将有助于制订有针对性的预防措施。

中国山东省2019年的一项包含574病例的饮食模式与黏膜萎缩关系的单中心研究显示，在调整潜在混杂因素后，饮食模式包括高酒精和鱼类摄入的参与者内镜下胃黏膜萎缩的概率增加了，粗粮模式也增加了内镜下胃黏膜萎缩的风险，蔬菜、小麦和红肉的摄入与内镜下胃黏膜萎缩无关。分层后的分析显示，酒精和鱼的模式与男性内镜下胃黏膜萎缩风险的增加有关，而女性则无关，这可能反映了只有5名女性饮酒者与之无关。在没有幽门螺杆菌感染的患者中，酒精、鱼和粗粮模式与内镜下胃黏膜萎缩相关。尽管胃炎最常见的原因是幽门螺杆菌感染，但幽门螺杆菌阴性胃炎也很常见，而且过度饮酒的人比幽门螺杆菌感染的人更容易发生胃炎。

（二）饮食对幽门螺杆菌感染的影响

社会经济和环境卫生必然是幽门螺杆菌在世界范围内传播的最重要的背景因素。儿童的社会经济地位、环境和家庭卫生、家庭密度、烹饪习惯等因素可能影响儿童感染幽门螺杆菌的可能性，这些情况的改善降低了感染的可能性。随着时间的推移，儿童家庭感染率的下降必然导致整个人群中幽门螺杆菌胃炎及其后遗症的平均发病率的下降。

感染幽门螺杆菌后，可引起多种营养物质的吸收不良，并影响肠代谢激素的生理调节，如内源性促生长激素释放肽、瘦素等，它们与食物摄入、能量消耗和体重变化有关。幽门螺杆菌阳性患者和具有更强毒株的幽门螺杆菌阳性患者内源性促生长激素释放肽较低。受感染的个体也可以通过胃萎缩引起胃酸分泌降低，维生素C不可逆地失活，随着胃内pH水平的增加，维生素C变成活性较低的形式。许多通过日常饮食摄入的物质对幽门螺杆菌有很强的抗菌活性，可能会降低其定植的可能性。同时，摄入的物质可以改变胃的环境，从而影响幽门螺杆菌感染的发生和发展。例如，动物研究表明，高盐饮食通过扰乱胃黏膜的完整性和黏度促进了幽门螺杆菌的定植，导致炎症状态，导致上皮损伤增加、低胃酸和胃癌。高盐饮食可通过调节幽门螺杆菌基因的表达而影响胃癌的风险。在一项体外研究中，在高盐度条件下有65个基因上调，有53个基因下调。另一项体外研究也表明，细菌膜蛋白质组在高盐条件下发生了改变。有趣的是，在感染了H.pylori Sydney Strain 1的雌性C57BL/6小鼠中，高盐饮食导致胃细菌定植减少，肿瘤坏死因子-α和白细胞介素IL-1β的黏膜表达减弱，机体炎症反应减轻。最近，一项体外研究表明，环境中的盐浓度影响了幽门螺杆菌外蛋白质组的组成，并导致分泌的VacA毒素水平增加，这将增加与高盐饮食相关的胃癌风险。在一个蒙古沙鼠模型中，食用高盐低铁饮食的感染沙鼠发生胃溃疡的频率明显高于食用正常盐饮食的沙鼠；与对照组相比，食用高盐低铁饮食的感染沙鼠血红蛋白水平较低。在这项动物研究中，建议以食用富含n-3多不饱和脂肪酸的核桃作为预防幽门螺杆菌与胃癌相关的营养干预措施。食用高盐饮食促进幽门螺杆菌引发胃癌的小鼠模型食用核桃的结果显示，与对照组相比，慢性萎缩性胃炎有显著改善，肿瘤发生率显著降低。研究发现，绿茶提取物可以改善高盐作用的慢性萎缩性胃炎和胃肿瘤发生的老鼠模型的疗效，降低大鼠胃炎和肿瘤的发生率及严重程度；同时，作者发现COX-2、TNF-α、IL-6、脂质过氧化物的表达降低，激活STAT3、血清TNF-α与NF-κB，使它们的水平升高。

铁是幽门螺杆菌必需的生长因子。一些研究已经将幽门螺杆菌感染与人和动物的缺铁性贫血联系在一起，这可能是由于幽门螺杆菌相关胃炎导致铁吸收缺陷，或使胃pH值增加并使铁还原为亚铁形式（是非血红素铁的吸收所必需的）。低铁饲料喂养的动物在感染部位免疫细胞浸润增加，胃炎发病更快，癌症发病率更高。一项荟萃分析结果表明，富含血红素铁的红肉和加工肉制品通过引起DNA损伤和氧化应激（胃癌的一个重要危险因素）导致内源性硝基化合物的产生，并增加了幽门螺杆菌感染的进展。在幽门螺杆菌感染个体的胃中，氧化应激的增加会进一步加剧感染。这项在小鼠和人类同时进行的研究表明，饮食中包括富含硫的食物，如花椰菜芽，不仅可以保护细胞免受氧化应激的损伤，而且可以抑制幽门螺杆菌的活力，减轻胃炎。同样，在感染幽门螺杆菌的小鼠模型中，白藜芦醇通过抗氧化应激对幽门螺杆菌相关性胃炎有益。因此，食用富含白藜芦醇的食物也可能有积极的作用。

高脂肪饮食（high fat diet，HFD）、高超加工食品的摄入和水果蔬菜摄入量低是肥胖的关键因素。年轻的超重个体感染幽门螺杆菌的风险没有增加，但是高碳水化合物和甜食与患病率的增加呈正相关，而全谷物、蔬菜、杂豆类、植物油、坚果以及大量食用种子与降低人类感染的风险有关。用釜山大学研究所的配方制作的防癌泡菜，可以恢复萎缩性胃炎的活力，还可以预防小鼠的肿瘤。总之，许多有前景的结果表明饮食对幽门螺杆菌感染影响的重要性，尽管在这方面有许多争议需要阐明。在一个非人类灵长类动物模型的实验研究中，通过摄入泡菜和烟熏食品等产生的亚硝胺与幽门螺杆菌产生协同效应，通过多种癌相关基因表达可以诱导肠上皮化生和上皮内瘤。

动物研究表明，添加可可粉的饮食可以改变糖尿病大鼠的肠道菌群并促进产生健康的菌群，而高糖饮食则会导致肠道失调。与此同时，地中海饮食模式的特点是大量食用蔬菜、水果、全谷物、豆类、坚果、鱼类、瘦肉和初榨橄榄油，这种饮食模式与促进健康的微生物群有关，能够预防非传染性疾病如癌症的出现。相比之下，高脂膳食使肠道菌群中表达脂多糖的细菌增多，导致促炎状态、体重增加和肠道通透性增加。目前还不清楚饮食是否通过改变肠道微生物群为幽门螺杆菌的定植创造有利条件，因为这涉及很多因素。然而，已知幽门螺杆菌引起的肠道菌群组成的改变是由于幽门螺杆菌感染个体的生活方式和饮食模式的改变。此外，幽门螺杆菌感染导致乳酸菌、毛螺菌科和经黏液真杆菌属的减少，这些细菌在肥胖、代谢综合征和糖尿病等代谢疾病中也被发现减少。因此，肠道微生物群的改变可能导致疾病。

动物研究表明，幽门螺杆菌与正常肠道菌群之间存在相互作用，并与肠道代谢和炎症有关。对C57BL/6小鼠的研究表明，幽门螺杆菌感染不仅加重了高脂饮食引起的代谢紊乱，而且改变了肠道菌群。结果表明，高脂饲料喂养的幽门螺杆菌感染小鼠具有不同的微生物群落，在门水平上，厚壁菌门和变形菌门的比例显著升高，拟杆菌门和疣微菌门的数量减少。此外，基因组学分析显示，在喂食高脂饲料的幽门螺杆菌感染小鼠组，脱硫弧菌、嗜黏蛋白阿克曼菌、幽门螺杆菌、毛螺菌科和瘤胃球菌属的序列显著增加。正如一些学者所指出的，性别对肠道菌群组成的影响可能比饮食更大。他们发现，不受饮食影响，雄性和雌性小鼠的菌群组成存在显著差异。

三甲胺N-氧化物是一种存在于海产品中的与饮食相关的微生物代谢物，由三甲胺经肝脏氧化合成，三甲胺是由结肠中的酶促细菌通过肉碱和胆碱产生的，这两种化合物与多种代谢和炎症疾病有关。饮食中这些化合物的主要来源是肉、蛋（富含胆碱）和奶制品（富含肉碱）。一项小鼠研究报道了三甲胺N-氧化物对炎症和肠道菌群的影响，报道中提到了生长和代谢相关基因的表达和幽门螺杆菌尿素酶活性的增加，以及毒力因子的增加。幽门螺杆菌与三甲胺N-氧化物共同培养组的VacA浓度较幽门螺杆菌处理组没有增加，而与GES-1细胞共同培养时，三甲胺N-氧化物处理组的CagA浓度显著升高。因此，三甲胺N-氧化物通过上调编码CagA的毒力基因的表达，增强了幽门螺杆菌的毒力。该研究还证实，三甲胺的摄入增强了炎症标志物的产生，降低了肠道菌群的丰富度和多样性。类似的结果表明，胆碱治疗感染小鼠既加重了细菌本身产生的炎症，又增加了肠道菌群的改变力度。

三、饮食方式调整策略

膳食模式与慢性萎缩性胃炎的风险相关，但特定食物组的作用通常不太清楚。肉类是平衡饮食的重要组成部分，因为它提供了必需的营养物质，如蛋白质、氨基酸、维生素和其他微量营养素。然而，它也可能是某些化合物的来源，如杂环胺、多环芳烃、N-亚硝基化合物等，这些化合物有增加癌症风险的潜力。2015年，国际癌症研究机构（International Agency for Research on Cancer，IARC）认定加工肉类（烟熏和盐渍食品）“对人类有致癌性”，食用红肉“可能对人类有致癌性”，其主要依据是结直肠癌的数据。最近，世界癌症研究基金会（World Cancer Research Fund，WCRF）修订了关于饮食、营养、体力活动与胃癌的关系的报告并得出结论，有暗示性证据支持加工肉类与非贲门癌之间可能存在因果关系，但在该修订中没有对红肉数据进行汇总分析。

改变饮食习惯有时也是一种对抗炎症的适当的干预方法。事实上，有几项研究表明，健康的生活方式和均衡的饮食可能对健康有益，不仅可以降低疾病发生的风险，还可以促进康复和提高存活率。地中海饮食是健康饮食的最好例子之一，被联合国教科文组织视为人类遗产，并被认为是欧洲许多公共卫生项目的关键。接受地中海生活方式确实对癌症和其他与炎症、氧化损伤和血管生成水平增加相关的疾病的发病和预防有益。

相对于炎症和氧化应激，营养是一个很容易改变的因素。越来越多的证据表明，地中海饮食（MD）在癌症和其他与炎症、氧化损伤和血管生成水平增加相关的疾病的发病和预防中发挥了一定作用。最近的一项关于MD与癌症相关性风险的荟萃分析研究显示，MD可以使癌症发病率和死亡率的总体风险降低10%。

随着生活水平的提高、工作压力的增大，人们对平时的饮食大都不会特别地重视，与此同时有很多人患了胃炎。其实要想有效地控制自己的病情，不形成恶性循环，一定要特别注意日常饮食。很多人越来越关注胃炎的饮食原则。

中国营养学会根据近期我国居民膳食营养问题和膳食模式分析以及食物与健康科学证据报告，参考了国际组织和其他国家膳食指南修订的经验，制订了《中国居民膳食指南》（2016）（见图11-1）。它由一般人群膳食指南、特定人群膳食指南和中国居民平衡膳食实践三部分组成。一般人群膳食指南包含以下内容：①食物多样，谷类为主；②吃动平衡，健康体重；③多吃蔬果、奶类、大豆；④适量吃鱼、禽、蛋、瘦肉；⑤少盐少油，控糖限酒；⑥杜绝浪费，兴新食尚。特定人群膳食指南是根据不同年龄阶段人群的生理和行为特点，在一般人群膳食指南的基础上进行了补充。特定人群膳食指南包括孕妇乳母膳食指南、婴幼儿膳食指南（0～24个月）、儿童少年（2～6岁、7～17岁）膳食指南、老年人群膳食指南（≥65岁）和素食人群膳食指南。这部指南没有针对具体疾病患者人群的内容。

北京中医药大学东直门医院的李媛团队研究发现，约58%的慢性胃炎患者认为他们的症状受饮食因素的影响，但他们很难指出饮食与症状之间的具体关系。对于其余认为饮食与症状无关联的患者，可能仅靠患者自己很难识别饮食习惯的潜在的长期影响。事实上，这可能反映了评估其潜在的关系确实比较困难，而不是实际缺乏联系。慢性胃炎患者的许多胃肠道症状与不健康的饮食习惯和饮食偏好有关，其中饮食不规律、偏咸以及喜欢吃甜食是最主要的危险因素。此外，饮食因素与症状的关系存在性别差异。男性患者可能需要减少酒精、烧烤和辛辣食物的摄入，减少外出就餐的次数；女性患者尤其需要注意控制甜食的摄入。

吃饭时间不规律也是一个关键因素，尤其是与胃痛和恶心相关。流行病学分析表明，昼夜节律紊乱会导致胃肠道症状，尤其是腹痛的风险会显著增加。然而，现代人的生活方式经常伴随着昼夜节律紊乱，这可能是当前胃肠道疾病高发的重要因素。

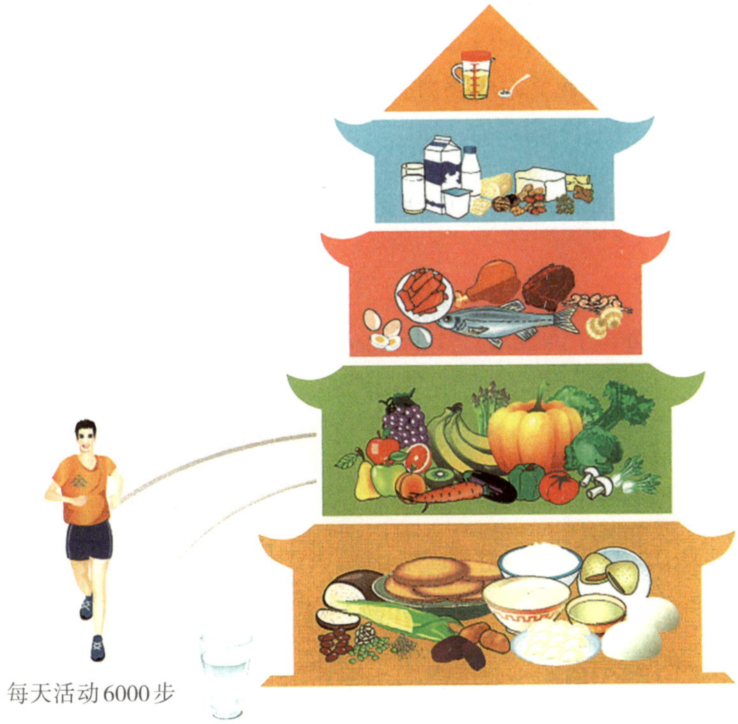
盐 <6克
油 25～30克
奶及奶制品 300克
大豆及坚果类 25～35克
畜禽肉 40～75克
水产品 40～75克
蛋　类 40～50克
蔬菜类 300～500克
水果类 200～350克
谷薯类 250～400克
全谷物和杂豆 50～150克
薯类 50～100克
水 1500～1700毫升
每天活动6000步

图11-1　中国居民平衡膳食宝塔（2016）

糖和盐是不可或缺的调味料，但近年来越来越多的研究表明，过量摄入糖和盐会增加多种慢性疾病的风险。糖醇摄入量增加与结肠发酵水平增加以及胃肠道症状（包括绞痛、排气和肠鸣音）增加相关，这些症状呈剂量依赖性增加。大量研究表明，高强度甜味剂可改变肠道菌群，尤其是肠道菌群的葡萄糖耐量，促进慢性炎症的发生发展。高盐饮食尤其会影响胃食管反流相关症状，如恶心、胃灼热和胃酸反流。反流和盐摄入量之间的关联在之前的研究中已有报道。其他经常提到的饮食相关危险因素包括但不限于饮酒、吸烟、快速进食、不规律进食、高脂肪饮食以及进食辛辣食物、酸性食物、咖啡和巧克力。此外，盐对健康的不良影响早已为人们所知，在幽门螺杆菌感染的胃黏膜中，高浓度的氯化钠会损害胃壁，增加促炎酶和细胞因子的表达，导致细胞死亡，并诱导再生细胞增殖，从而导致炎症和萎缩。

因此，对于慢性胃炎患者，我们结合《中国居民膳食指南》（2016）一般人群膳食指南、地中海饮食特点及最新研究进展提出以下建议：

1. 选择清淡低盐饮食

吃清淡、温和的食物，避免刺激性食物，如避免含酒精和香料的食物。不要选择生冷、过热的食物，不要选择包括腌制食品在内的高盐食品，不要选择烟熏和不新鲜的食物，这可以减少对胃黏膜的刺激和损害，防止黏膜损伤和腺体萎缩。

2. 注意规律进餐

慢性胃炎患者应该规律进餐，每天三餐或三餐以上；急性胃炎患者应少食多餐，以减轻胃负担，防止病情加重。

3. 营养要均衡

食物种类应尽可能多，尽量不要出现偏食的现象，以保证各种营养素的摄入，满足身体的需要。

4. 选择温热食物

温和柔软的食物有助于消化，减少对胃黏膜的刺激，日常烹饪的时候选择蒸煮的方式能有效减少对人体的危害。还要注意四季饮食温度的调节，应特别注意减少生冷快食。

5. 保持酸碱平衡

一旦胃液酸碱失衡，会对胃造成不同程度的损害，引起消化不良等胃肠道反应。因此，当胃酸过多时，可以用牛奶、豆奶或含碱的馒头来中和胃酸。有胆汁反流时，应注意减少进食量，不要食用油炸食品并尽可能选择站立位。

6. 考虑饮食习惯

饮食要考虑到各地区的不同饮食习惯和个人爱好，不宜过分强调饮食原则，以免影响生活趣味。

第三节　戒烟限酒

一、概述

吸烟和酗酒是最主要的不良生活方式。烟草中有尼古丁、焦油等69种致癌物质，世界上有超过10亿烟民，其中大概有400万人将因吸烟而死亡。据估计，在欧盟，酒精消费导致的死亡人数占总死亡人数的10%以上。因此，这些成瘾物质对健康造成的不良影响已成为世界上一个重要的公共卫生问题。吸烟会引起不同的疾病，包括心血管疾病、肺部疾病等；它也与包括消化性溃疡在内的上消化道疾病相关，并被发现影响胃溃疡患者的愈合率。过度饮酒也与高死亡率的疾病有关，包括肝硬化、胰腺疾病和各种癌症；乙醇已被发现可引起胃黏膜病变。在日本，吸烟和饮酒的联合使用是糜烂性食管炎和巴雷特食管的已知危险因素。

尽管全球年龄标准化吸烟流行率在过去30年有所下降，但吸烟的绝对人数在增加，2012年全球每天吸烟的人数接近10亿。如今，吸烟已成为许多常见癌症的一个公认的风险因素，其他已确定的环境危险因素可能在促进与幽门螺杆菌感染相关的胃癌发展中发挥重要作用。病例对照和前瞻性研究报告称，吸烟会增加胃癌的发病风险。此外，随着吸烟时间的延长和每日吸烟数量的增加，胃癌的风险进一步增加，剂量-反应关系已被描述。相比之下，已戒烟者的风险与从不吸烟者相似。一些研究评估了幽门螺杆菌感染是否会影响吸烟与胃癌的关系，然而，结果仍不确定。因此，识别胃癌发展的辅助因素有助于制订针对高危个体的有针对性的预防策略。

二、吸烟和饮酒对胃炎的影响

（一）吸烟对胃炎的影响

胃炎是最常见的消化系统疾病之一，可发展为胃溃疡、胃穿孔，甚至胃癌。胃炎、胃溃疡发生的主要危险因素是非甾体抗炎药（NSAIDs）的频繁使用、吸烟、应激、感染、过量饮酒，已知的胃损伤病理生理学包括活性氧（ROS）的过量产生、黏膜完整性的丧失、炎性细胞因子的分泌增加和坏死。目前尚没有直接证据支持吸烟与急性胃炎存在联系，直接吸烟增加胃癌风险的机制仍有待阐明。

2010年的一项研究提出，吸烟可导致胃萎缩，导致胃癌发生，但对级联的早期步骤没有影响。虽然许多研究表明，吸烟是胃癌的一个确定的危险因素，但相对较少的研究表明吸烟对幽门螺杆菌（H.pylori）相关的胃癌的发生有影响。选取2001—2005年在爱知县癌症中心医院就诊的583例胃癌患者和1742例年龄、性别、频率相匹配的无癌对照组，排除无血清样本或无吸烟习惯信息的患者，剩下576例病例和1599例合格对照组进行分析。检测抗幽门螺杆菌IgG抗体和血清胃蛋白酶原（PG），检测幽门螺杆菌感染和胃萎缩情况。吸烟状况由一份自行填写的问卷来调查。在幽门螺杆菌血清阳性对照中，吸烟者幽门螺杆菌感染的比值比（OR）和胃萎缩的OR均不显著。与胃萎缩患者相比，年龄和性别校正的胃癌OR显著升高：OR=1.62（CI为1.19～2.22；P=0.002）。相对于从不吸烟者，本研究显示，吸烟行为可增加胃癌发生的风险，但对幽门螺杆菌感染或胃萎缩的发展影响不大。从机制上看，吸烟者比不吸烟者抑制先天免疫系统，这是一种潜在的机制，通过吸烟可以导致更严重的幽门螺杆菌感染，从而增加了胃癌的风险。吸烟与高细菌感染风险和高细菌载量之间的关联，支持幽门螺杆菌感染和环境因素之间复杂的相互作用。胃癌发生过程中，癌前病变中幽门螺杆菌感染和致癌性CagA阳性菌株的高发生率可能与咀嚼烟草的习惯有关。

吸烟致癌性的分子基础已被详细分析，已经确定涉及以下3种不同的机制：突变、表观遗传修饰和炎症。香烟烟雾中至少存在60种已知或疑似致癌物，包括多环芳烃（PAHs）和亚硝胺，如4-(甲基亚硝胺)-1-(3-吡啶)-1-丁酮（NNK）。这些化合物被细胞色素P450系统的酶处理，作为解毒过程的一部分，产生更多的可分泌的水溶性代谢物。这些代谢物中的一些是具有高度活性的，由于加入亲电的部分和形成特定类型的DNA加合物，DNA修复机制修复加合物时的错误会导致碱基发生变化。

虽然吸烟、饮酒和胃癌的风险一直是许多研究的焦点，但结果并不一致，而且仍然存在争议。在队列研究和基于人群的病例对照研究中，胃癌风险的增加与吸烟有关。2002年，国际癌症研究机构（IARC）得出结论，有充分的证据表明吸烟和胃癌之间存在因果关系。然而，流行病学研究的结果并不完全一致，相当多的研究未能表明吸烟增加胃癌的风险，特别是在欧洲人群中。

（二）饮酒对胃炎的影响

研究发现，摄入乙醇会产生ROS，导致膜脂过氧化，降低抗氧化能力，并抑制COX途径。一方面，酒精会增加超氧阴离子和羟基自由基，减少黏膜层中的非蛋白巯基，如谷胱甘肽（GSH）。超氧阴离子与膜脂反应生成脂质过氧化物，丙二醛（MDA）是脂质过氧化的主要产物。另一方面，超氧化物歧化酶（SOD）和过氧化氢酶（CAT）对乙醇诱导的超氧阴离子（O_2^-）和过氧化氢（H_2O_2）进行处理，最后剩下氧、水和H_2O_2，从而减少ROS。ROS的过度生成、细胞膜脂质过氧化和抗氧化能力的丧失破坏了上皮层的完整性、胃黏液屏障和腺体，并最终破坏了黏膜和黏膜下细胞以及血管内皮细胞和白细胞的浸润。

胃黏膜完整性的破坏是防御因子（黏液、碳酸氢盐、一氧化氮、前列腺素、胃黏膜血流量）和侵袭因子（盐酸和胃蛋白酶）之间不平衡的结果。有害物质如幽门螺杆菌、非甾体抗炎药以及酒精滥用和应激是造成胃黏膜病变的主要因素，导致胃黏膜血流下降和黏膜防御机制受损。过量饮酒可导致胃黏膜发生坏死病变，诱发急性出血性胃炎和溃疡。如果不治疗，胃炎会发展为胃溃疡和胃癌。

乙醇性胃炎的病理生理机制尚未完全确定。然而，累积的证据表明，胃黏膜微循环和上皮细胞增殖的显著破坏导致缺血、缺氧和ROS的产生，从而通过核因子κB（NF-κB）级联参与炎症反应。乙醇可通过降低胃黏膜血流量破坏胃黏膜表面的完整性，这与一氧化氮和前列腺素E_2

(PGE_2)等内源性主要防御因子的减少有关。此外，激活的NF-κB可刺激炎症介质的多个下游效应因子，如诱导型一氧化氮合酶（iNOS）、肿瘤坏死因子α（TNF-α）、白细胞介素-1β（IL-1β）和IL-6等细胞因子，这些因子反过来可放大乙醇引起的胃损伤。

乙醇是一种公认的致黏膜坏死剂，可诱导胃黏膜上皮细胞的炎症反应，并激活NF-κB信号通路。促炎细胞因子和酶在乙醇诱导大鼠胃损伤模型中起重要作用。TNF-α是胃组织炎症、损伤和癌变过程中最具侵袭性的因子之一。高水平的黏膜TNF-α可加重乙醇诱导的胃上皮细胞凋亡。TNF-α激活NF-κB和iNOS，刺激中性粒细胞浸润胃黏膜。胃组织中IL-6水平的升高刺激炎症部位的吞噬细胞、淋巴细胞和中性粒细胞，激活氧化应激，产生有毒代谢物和溶酶体酶，导致胃黏膜病变。IL-1β加速中性粒细胞的积聚和炎症介质的释放，这与乙醇诱发胃溃疡的严重程度密切相关。目前的数据显示，乙醇使胃组织中的iNOS，促炎细胞因子TNF-a、IL-1β、IL-6水平升高，这与既往的研究结果一致。同样，促炎细胞因子TNF-a和IL-6也激活NF-κB，NF-κB是胃损伤形成过程中参与炎症的几个基因转录的主要调控因子。巨噬细胞在处理乙醇后产生的NF-κB激活了大量下游炎症因子和中间基因，从而放大了胃组织的炎症。因此，抑制NF-κB的表达可使其成为治疗炎症反应条件的靶点，从而减轻胃黏膜的损伤。缺血时，激活的NF-κB易位到细胞核，并与DNA反应元件相互作用，启动靶炎症基因的转录。NF-κB的p65亚基通常被认为是NF-κB激活的标志，在炎症和免疫调节中发挥重要作用。结果表明，对乙醇的处理上调了胃组织中磷酸化核因子kappa-B（p-NF-κB）p65从细胞质向细胞核的转导。研究结果与文献一致，摄入乙醇可引起微血管内皮损伤，减少胃黏膜血流量（gastric mucosal blood flow，GMBF），降低黏膜阻力，甚至使胃损伤的强度增加。内皮细胞内衬的连续血流在胃中形成内皮屏障。此外，NO和PGE_2是内源性分子，被认为是第二主要的黏膜防御机制的主要组成部分，调节胃黏膜酸度。内皮细胞产生的NO具有直接的血管扩张剂的作用，抑制血小板聚集和血栓形成，从而促进胃黏膜血流量。iNOS产生过多的NO，引起胃黏膜损伤和功能障碍。PGE_2促进黏膜血流和血管生成，促进上皮创面修复和黏膜愈合。ET-1是一种强血管收缩剂，ET-1的释放增加导致微循环的失调。据报道，乙醇刺激胃黏膜ET-1的释放，导致血浆中ET-1水平的快速增加、时间依赖性增加。先前的研究表明，摄入乙醇可降低PGE_2和NO保护细胞的能力。

乙醇可剂量依赖性地损伤胃黏膜，导致黏膜上皮脱屑和炎症介质释放。这导致胃黏膜血液回流受限，炎症细胞浸润，发展为出血性胃炎。组织学结果显示，乙醇对胃黏膜损伤严重，表现为黏膜水肿、出血性坏死、上皮细胞缺失、黏膜及黏膜下炎性细胞浸润。胃黏膜层不断暴露于潜在的有毒物质、盐酸和蛋白水解酶中，但由于细胞间紧密的连接、碳酸氢盐的分泌，以及上皮细胞的更新和生长因子的循环，胃黏膜通常可保持其结构和功能的完整性。然而，摄入的药物如果超过了黏膜防御机制，就会造成胃损伤。此外，ROS在应激、乙醇和非甾体抗炎药诱导的急性胃损伤的发病机制中发挥重要作用。乙醇可降低非蛋白巯基的水平，如谷胱甘肽（GSH），从而增加具有致溃疡活性的ROS。为了对付药物引起的损伤，细胞防御系统被诱导去解毒和清除那些有害的化学物质及其代谢产物。细胞保护酶如血红素加氧酶-1（HO-1）、烟酰胺腺嘌呤二核苷酸磷酸（NADPH）、谷胱甘肽合成酶（γ-谷氨酰半胱氨酸连接酶）的催化和调节亚基的表达被认为与保护细胞免受氧化应激和其他毒性损伤有关。

以往有关饮食与慢性萎缩性胃炎关系的研究结果仅限于单一食物的摄入或酒精的摄入。有研究揭示酒精是一个危险因素（OR = 3.2），但是有学者发现，终身适量饮用啤酒（酒精30克/天）与慢性萎缩性胃炎呈负相关（OR = 0.73）。大多数内窥镜和组织学资料不支持饮酒与慢性萎缩性胃炎之间的关系。这些横断面研究并没有发现饮酒与慢性萎缩性胃炎之间的独立联系，但是样本量小，很难确定两者之间是否存在联系。最近的一项对10185名受试者的回顾性队列研究确实发现，饮酒是黏膜萎缩的独立危险因素（调整后的HR = 1.001，95% CI：1.001～1.002）。一项横断面研究的荟萃分析发现，适量饮酒与幽门螺杆菌感染的减少有剂量-反应关系，但在本研究中，在调整幽门螺杆菌感染状态后，饮酒与胃炎显著相关。

三、戒烟限酒

总之，长期吸烟是慢性胃炎的发病原因之一，急性和慢性饮酒均可诱发急性胃黏膜损伤。长期过量饮酒可以造成慢性萎缩性胃炎。虽然吸烟、饮酒和胃癌的风险一直是许多研究的焦点，而且仍然存在争议，但主流学术观点认为吸烟和饮酒是胃癌的可能危险因素。践行健康的生活方式，就要做到戒烟限酒。

（冯彦虎）

参考文献

[1] LIN S, GAO T, SUN C X, et al. Association of dietary patterns and endoscopic gastric mucosal atrophy in an adult Chinese population[J]. Scientific Reports, 2019,9(1): 16567.

[2] ZHU Y H, JEONG S, WU M, et al. Dietary intake of fatty acids, total cholesterol, and stomach cancer in a Chinese population[J]. Nutrients, 2019, 11(8): 1730.

[3] 中国营养学会. 中国居民膳食指南[M]. 北京：人民卫生出版社，2016.

[4] GBD 2017 Diet Collaborators. Health effects of dietary risks in 195 countries, 1990–2017: a systematic analysis for the Global Burden of Disease Study 2017[J]. Lancet, 2019,393(10184): 1958–1972.

[5] LI Y, SU Z Q, LI P, et al. Association of symptoms with eating habits and food preferences in chronic gastritis patients: a cross-sectional study [J]. Evidence-based Complementary and Alternative Medicine, 2020, 2020: 5197201.

[6] YU L L, LI R J, LIU W, et al.Protective effects of wheat Peptides against ethanol-induced gastric mucosal lesions in rats: vasodilation and anti-inflammation[J]. Nutrients, 2020,12(8): 2355.

[7] LI L F, CHAN R L, LU L, et al. Cigarette smoking and gastrointestinal diseases: the causal relationship and underlying molecular mechanisms (review) [J]. International Journal of Molecular Medicine, 2014,34(2): 372–380.

[8] CHUANG Y S, WU M C, YU F J, et al. Effects of alcohol consumption, cigarette smoking, and betel quid chewing on upper digestive diseases: a large cross-sectional study and meta-analysis [J]. Oncotarget, 2017, 8(44): 78011–78022.

[9] CHADOLIAS D, ZISSIMOPOULOS A, NENA E, et al. Association of occupational exposures and work characteristics with the occurrence of gastrointestinal disorders[J]. Hippokratia, 2017, 21(2): 74–79.

[10] MUN E, LEE Y, LEE W, et al. Cross-sectional association between long working hours and endoscopic gastritis: the Kangbuk Samsung Health Study[J]. BMJ Open, 2021, 11(9): e050037.

第十二章 胃炎的精神心理干预

第一节 概 述

近年来，消化系统疾病的发病频率有所增加，疾病模式发生变化：上消化道病理（胃食管反流病、胃炎、十二指肠炎）最常见。胃炎是指由任何原因引起的胃黏膜炎症。一般来说，胃炎分为急性胃炎和慢性胃炎。胃炎的主要病因有幽门螺杆菌感染、食物及环境影响、自身免疫因子，以及其他因素如酗酒、口服NSAIDs和其他药物等。慢性胃炎患者经常出现上腹部疼痛、嗳气、食欲障碍等临床表现，严重影响到患者的生活质量。目前还缺乏专门针对AIG患者的生活质量的研究。

一、精神心理因素对胃炎的影响

慢性胃炎，无论是慢性萎缩性胃炎还是慢性非萎缩性胃炎，患病率通常随着年龄的增长而增加，尤其是慢性萎缩性胃炎。同时，慢性胃炎的反复发作与心理因素以及各种物理和化学因素也有关系，患者往往在一定程度上存在焦虑、抑郁等心理问题。虽然患者表现为上腹部不适、恶心、纳差、消瘦、消化不良等躯体症状，但其严重程度与其生物学指标不一致，患者往往症状多样、变化多端，病情时好时坏，内科疗效不佳，病程迁延不愈，经常辗转于各大医院的多家内科门诊而不能有效解决。有研究发现，58%的AIG患者的心理状况受损，包括焦虑和抑郁。

二、胃炎的精神心理干预

随着“生物-心理-社会”医学模式成为主流，医学治疗的目标也发生了巨大的变化。目前强调患者的心理健康发展，而不仅仅是完全没有身体症状，还必须具有健康的人格心理能力和社会自我能力。所以，慢性胃炎患者的精神心理治疗与恢复日益受到人们的重视。不论是在急性应激性胃炎的精神心理治疗或是在慢性胃炎的恢复，还是在恢复后期的生存适应、心理问题的处理、心态调整等诸多方面，精神心理护理方法都将发生很大的改变。调查表明，胃炎患者可以合并或发生心理障碍表现，如焦虑、害怕、心急心慌、胸闷气短、坐立不安、注意力下降、悲观、愤怒、入睡困难等症状。已有的研究成果表明，对于胃炎患者的精神心理干预，除了应用抗抑郁、抗焦虑、促进入睡、改善身体反应等药物治疗之外，精神心理健康干预措施尤其重要。对胃炎患者的精神心理护理方案主要依据患者的发展情况而选定，一般以认知行为疗法（cognitive behavioral therapy，CBT）为首选，主要涉及对胃炎患者的心理健康教育、意识重建、社会接纳、积极适应、行为激发、情感控制等方面。由于进行CBT心理干预的患者发生应激状态的概率减少了，其反应次数也有机会减少，可增强胃炎患者的处理意识，从而减轻心理压力，保持身心健康，进而改善治疗效果，促进患者心理康复，减小家庭压力，缓解了治疗资源紧张的状态，增加了经济效益。

三、胃炎治疗的目标

（一）近期目标

内科治疗减轻患者的生理生物学症状，精神药物治疗减轻患者的精神疾病症状。

（二）长期目标

精神药物维持治疗，降低疾病复发率，达到远期康复的目标。

（三）终极目标

促进胃炎患者实现良好的家庭和社会回归，尽可能回归到病前的生活状态，更好地适应社会。

四、胃炎康复的发展

向内科医师、护士，以及患者、家属和其他公众普及康复教育知识；建立规范标准以指导临床康复治疗；建立跨学科的胃炎治疗团队；对胃炎患者的生理和心理状况进行进一步研究。

第二节 心身疾病发病的相关机制理论

现代医学认为，心理、神经系统、内分泌活动和免疫学体系彼此间相互关联、作用，并呈现出环状联系。在压力环境下，个体会出现胃肠道溃疡、出血等情况，而疾病反过来也会引起不良心理反应。现代疾病学强调心理问题的生物多样性和个体身心内部的互动，从生物-心理-社会医学模型综合评估病症的产生、发展过程和发作机理，注重与病症相关的心理社会问题，指出心理社会各种因素在影响身体健康发展方面起着至关重要的作用，从而导致身体长期处于脆弱或易受伤害的状态。同时，现代心理学界还提出了心身障碍的新概念，指出心身障碍是心理社会因素在疾病的发生和发展过程中起重要作用的躯体器质性疾病和躯体功能性障碍。心身障碍，也叫身心生理疾病，按上述定义是指一种很普遍的身心疾患。这体现了在身心疾患和心身障碍中间的身心一元论，有利于提升医疗水平，提高患者的生存质量，减少医疗花费，也有利于临床科研。

一、发生因素

心身疾病的发生因素较复杂，其重点涉及心理动力学、心理生理学和行为学三大理论。

（一）心理动力学理论

潜意识中的心理冲突起到较重要的作用。心身疾病发病的相关因素有3个：①尚未解决的心理冲突；②躯体器官的易感性；③自主神经系统的过度活跃。通常，心理冲突常常发生在童年时期，被压抑在潜意识中未解决。在一个生命成长过程中，当受到一些生活变化或社交原因的影响时，它们又会重新出现。如果对这些反复发生的心理冲突无法找到适当的缓解方式，过度活跃的自主神经系统就会引起相应的功能障碍，从而导致人体的一些器官受损。既往的文献表明，社会心理因素包括生活事件的压力、心理发病率、人格等，寻求帮助的人与不寻求帮助的人的特征等因素与情绪及消化道疾病有关。

（二）心理生理学理论

心理生理学理论主要指心理社会因素导致生理因素的变化，进而导致疾病的发生。例如，急性应激反应时的胃溃疡、胃黏膜的病理变化和内分泌变化。同时，生理反应与我们的认知评估密切相关。心理生理学理论涉及3种途径：①下丘脑-垂体-肾上腺（hypothalamus-pituitary-adrenal，HPA）；②自主神经系统；③中枢神经系统和免疫系统。

（三）行为学理论

行为学理论认为，社会环境刺激可以引起生理和心理反应。同时，由于个人素质和环境的不同，习得反应被固化或泛化，最终成为疾病。

二、发生机理

目前，对于心身疾病的科学研究不但已不再局限于某一流派，而且将心理动力学、心理生理学和行为学理论相结合，相辅相成发展。目前，有科学研究融合了性格特殊学说和心理生理学理论。阿德使用条件反射法建立了动物模式，以深入研究心理神经系统与免疫学机理中间的相互关系。经过大规模关于心理神经内分泌免疫学网络作用机理的实验，证明了心理中枢神经系统对内分泌系统和免疫学网络系统的调节和影响。新的发展主要体现在，免疫系统的免疫细胞可以通过生成各种细胞因子和激素样化学物质将信息反馈给神经系统与内分泌系统，这成为解释身心障碍现象的重要理论，从而有力地支持了身心互动的概念。当然，心身疾病的发生机理也是医学心理学范畴亟待深入探讨的主要课题。发生机理包括很多重要相关方面，包括在心理社会和生理方面，虽然获得了发展，但很多细节仍需要继续厘清和确认。现将心身疾病的重要发生机理归纳如下：

（一）信息传入

心理社会影响因素传入个体大脑后，在大脑皮层被接收，被加工处理和储存，使影响因素加工转换成抽象的观念。这个过程的关键中间体就是诸如认知评估、性格特质，价值观、社交支持的类型以及社会资源等中介因素的影响。认知评估的影响之所以能够引起人们格外重视，原因在于心理的刺激物不通过认识评估面而引起应激反应的现象还比较罕见。

（二）信息加工

大脑皮质联合区对传入的信息进行加工，随后联合区再将传入的信息通过与边缘系统的联络后转化为带有一定情绪色彩的内脏性活动，再通过与大脑运动前区的联络，形成随意行动后传出。

（三）信息传出

传出的信息激活了感应系统，随后所引发的生理学化学反应包括产生促皮质素释放激素，进而影响垂体-肾上腺皮层轴及自主性神经系统支配下的组织，并体现为神经系统-内分泌系统-免疫系统功能的整体改变。

心身疾病产生的薄弱环节由基因与社会环境因素所决定。由于人体在适应应激过程中的储存能力有限，如果盲目应用就很容易产生能量耗竭，而巨大、长期的心理与社会驱动因子的影响，也可能造成心身疾病。有研究表明，儿童早年虐待史与消化不良的发生有关，特别是在上腹部疼痛综合征和餐后窘迫综合征中更明显，与肠易激综合征（irritable bowel syndrome，IBS）也有关。

三、功能性脑-肠轴

近年来，关于脑-肠轴的研究提出了关于脑与胃肠道之间潜在关系的重要问题。大脑控制胃肠道某些生理功能的发现并不新鲜，早在19世纪末，巴甫洛夫就对狗的唾液分泌和胃酸分泌进行了一项经典实验，这一发现已被接受。在化学方面，大脑中活跃的神经递质也活跃于胃肠道，例如血清素，这是一种与许多精神疾病相关的神经递质，也被认为是某些胃肠疾病的重要因素，如肠易激综合征。从解剖学上讲，胃肠道的神经支配可以追溯到大脑，最明显的例子是迷走神经的支配。迷走神经从脑干延伸到胃肠道，为食道、胃、小肠、肝脏和胰腺提供神经支配。根据巴甫洛夫等人的发现，由于大脑和胃肠道在化学和解剖学上有着如此明确的联系，因此提出了功能性“脑-肠轴”的存在，而这项主题是当前相关研究的热点。

在过去的几十年里，神经和精神疾病患者的数量急剧增加。然而，由于发病机制的异质性和模糊性，对这些疾病的有效治疗是有限的。因此，迫切需要进一步探索该疾病的生物学方面，并确定新的靶点，以制订替代治疗策略。系统研究表明，脑-肠轴和肠道微生物群可能参与神经和精神疾病的发病机制和调节。尽管肠道微生物群对维持宿主的生理功能至关重要，但宿主中一些重要的感觉和调节细胞不应被忽视。位于整个肠道上皮的肠内分泌细胞（enteroendocrine cell，EEC）是沿脑-肠-微生物群轴协调通信的关键调节因子。一方面，EEC通过微生物代谢物感知管腔微生物的变化；另一方面，它们通过神经内分泌分子与宿主身体的系统进行通信。因此，EEC被认为在神经和精神疾病中起重要作用。有研究强调，肠内分泌细胞和亚型细胞通过分泌内分泌分子参与神经和精神疾病的发展和调节，包括帕金森病、精神分裂症、内脏疼痛、神经性疼痛和抑郁症。尽管目前关于脑-肠轴的研究结果不能完全揭示其潜在机制，但是这种轴的存在提供了一种非常可靠的机制，我们可以通过它来发现情绪和胃炎之间的关系。

四、压力源

既往有研究报道，长期暴露于压力源下，如经济紧张、贫困、住房环境差等，也可能导致胃炎和情绪或焦虑障碍的发展。目前该观点仍在研究中，认为压力与胃炎存在一定的相关关系。与男性相比，女性的胃炎发病率更高。也有研究表明，胃炎患者中男性的情绪和焦虑障碍更严重，但该结果需更多的研究进一步证实；社会经济地位较低与胃炎发病率升高之间存在联系，胃炎与年龄之间没有统计学意义的关系。同时，有研究表明，与没有胃炎的人相比，患有胃炎的人与焦虑症、恐慌症、社交恐惧症、情绪障碍存在显著相关。一项对存在和不存在幽门螺杆菌感染的慢性胃炎患者相关的因素的研究显示，饮食习惯和生活方式中的各种致病因素，如吸烟、酗酒、焦虑、压力，以及相关疾病和营养不足，与临床表现的发作相互作用，幽门螺杆菌的存在和不存在没有提示患者的临床状态发生显著变化。

由此可见，患有胃炎后由于症状的不适及慢性迁延，影响患者的生活、学习、工作等方面的情况，可能会导致患者情绪不佳；另外，也有部分患者存在躯体形式障碍或者情感障碍等心理情绪疾病，而这些情绪障碍表现为消化道的不适症状，心身一元论的整合医疗显得尤为重要。

第三节　胃炎相关的精神心理问题

一、胃炎与精神心理问题之间的关系

此前的大量研究表明，胃肠道疾病患者的精神疾病发病率较高。多项临床和流行病学研究发现，情绪和焦虑障碍与各种常见的胃肠道疾病的发病有关，包括消化性溃疡、肠易激综合征和克罗恩病。然而，关于胃炎和精神障碍之间的关系，一些关键问题仍未得到解答。首先，据我们所知，以前没有流行病学调查研究普通人群中成人胃炎和精神障碍之间的关系；其次，有研究表明，胃炎与焦虑和抑郁之间存在性别差异。针对上述情况，魏进等人选取了具有代表性的社区专门进行针对情绪与胃炎之间的关系的研究，这项研究有两个主要发现：一是，在普通人群中，胃炎的诊断似乎与成年人情绪和焦虑障碍的发生概率显著增加有关；二是，当这两种情况同时发生时，这种相关性会更强，即使它们不同时发生，这种相关性也会保持显著，这种联系的强度在男性中稍强一些。根据这些数据，胃炎的诊断似乎与情绪和焦虑障碍的可能性增加有关。

虽然在这项研究的基础上不可能确定这些关系的详细机制，但存在两种主要的可能性。首先，两者之间可能存在因果关系。可以想象，与胃炎相关的不适、疼痛和（或）功能限制（视其严重程度而定）可能增加焦虑或抑郁的感觉。极端高水平的焦虑（焦虑障碍的特征）也有可能通过导致胃壁刺激或炎症的神经通路导致胃炎。此外，胃炎和抑郁或焦虑可能有共同的遗传或环境风险因素，例如，可能有一些常见的遗传变异使一个人易受胃肠和情感紊乱的影响。无论确切的机制如何，情绪或心理压力和胃肠道疾病之间的关系已经被认识到。既往有研究表明，肠易激综合征合并功能性消化不良患者较单纯的肠易激综合征患者的胃肠道症状更严重、焦虑及抑郁症状的程度更重、生存质量更差。

陈莹等人的研究表明，年龄在50岁以上者，慢性胃炎的发病率可高达50%。其中，女性患者的情感较脆弱，同时不善于疏泄情绪，易处于紧张或焦虑状态，导致其心理和社会功能低于同龄男性。黄文静等人的研究表明，慢性胃炎病程较长，患者经常因疾病反复发生而出现忧虑、沮丧等不良情绪；而负性情绪在一定程度上加重了患者症状，也不利于患者的康复。因此，了解慢性胃炎患者的身心状态在诊断时更显关键。邱国兰、王元英等人的研究表明，约90%的慢性胃炎是由幽门螺杆菌感染所致，幽门螺杆菌在接触胃黏膜后被产生的空泡细胞毒素A等化学物质破坏；而幽门螺杆菌体胞壁引起了免疫性反射，从而导致胃黏膜出现炎症。虽然慢性胃炎并不危及生命，但由于疾病反复发生，给患者造成了很大的身心压力。因此，内科诊断为慢性胃炎而治疗无效的患者，普遍存在着忧虑、抑郁等精神心理问题。在不同类型功能性消化不良的危险因素和共病的回顾性队列分析中显示，睡眠障碍、焦虑和抑郁在功能性消化不良患者组中更频繁地发生。评估患有慢性胃炎青少年的情绪、行为问题和家庭功能发现，患有胃炎的青少年在多动、同伴关系、家庭功能方面遇到更多困难，他们表现出更多的情绪问题。

二、几种发生率最高的胃炎相关的精神心理疾病

综合以往的研究及临床经验，胃炎相关的精神心理问题也就是可以明确诊断为胃炎而心理问题的发生率高于正常人群。研究发现，其中以下几种疾病的发生率最高：抑郁症、焦虑障碍、躯体忧虑障碍、进食障碍。下面分别详述。

（一）抑郁症

无论抑郁作为胃炎继发的症状，还是抑郁症的生理症状群为胃炎相关的症状，从临床表现来看，包括三大症状群，即核心症状群（情绪低落、兴趣减退、快感缺失）、心理症状群（思维迟缓、精神运动性迟滞或激越、认知功能减退、负性认知、自责自罪、自杀观念及行为、焦虑、精神病性症状、自知力缺乏）、生理症状群（睡眠障碍、自主神经功能紊乱、精力下降、进食紊乱、性功能障碍）。其中，与胃炎相关的症状如上腹部不适、恶心、便秘或腹泻等症状多为抑郁症生理症状群中的自主神经功能紊乱所导致。

同时，诊断抑郁症需要满足《国际疾病分类》第11版（ICD-11）或者美国精神病学协会制定的DSM-5诊断标准。本文以DSM-5诊断标准为诊断依据，诊断标准如下：患者在过去连续2周以上几乎每天大部分时间持续存在以下9个条目中的5个条目或更多，并且其中至少一个条目必须为第一条目或者第二条目，需要强调的是，每个条目持续的时间都强调每天大部分时间存在。

以下每个条目的持续时间不再赘述：①情绪低落，这种情绪体验可能是自己的主观感受（如感到悲观失望、无助）或者是别人观察到的（如愁眉苦脸、唉声叹气、泪流满面）；②对既往感兴趣的事情或者所有事情缺乏兴趣或享受，这种兴趣减退，可以是主观感受到的，也可以是别人观察到的；③在没有体重干预措施的情况下，体重显著减轻或增加（一个月内体重变化值占原体重的5%以上），或胃口的减退或增加；④入睡困难、早醒、睡觉质量差或嗜睡；⑤主观感受到的或被别人观察到的精神不安（如坐立不安）或精神迟滞（反应迟钝）；⑥疲劳或虚弱，即使休息了，也不能完全缓解；⑦感到没有任何价值（如感到自己一文不值）或过分自责（严重时有自罪妄想，即凭空认为自己有罪，该受到法律惩罚）；⑧主观感受到或者被他人发现思考能力减弱，注意力不能集中，做事或做决定犹豫不决；⑨反复地出现想死的念头，甚至产生不同程度的自杀计划。同时，导致了患者社会功能的损害，如不能社交、工作、学习等，并且排除某种精神活性物质所致类似症状后才可诊断。

因此，无论抑郁情绪作为胃炎继发的症状，还是胃炎相关的症状其实为抑郁症的生理症状群，对于这类患者来说，明确的诊断显得尤其重要。这就需要临床医生仔细询问患者的病史、症状、疾病特点、疾病转归及预后，不能只注重躯体及上消化道症状而忽略情绪方面的情况。同时，家属提供的病史从另外一个角度反映了患者疾病的整体特点，对于食欲差、上消化道症状多变、症状与解剖部位不吻合、内科规范治疗效果差的患者排除精神心理疾病非常重要，包括必要时精神心理科与消化内科联络会诊或协同治疗，达到疾病精准治疗。

（二）焦虑障碍

广泛性焦虑障碍（generalized anxiety disorder，GAD）是最常见的焦虑障碍，估计终身患病率为4.1%～6.6%，一般人群的年患病率为1.9%～5.1%，45～55岁年龄组的比例最高，女性约为男性的两倍。广泛性焦虑障碍是一种以焦虑为主要临床表现的精神障碍，患者经常出现未知病因的情绪不安、焦虑症、严重的自主神经系统不全症、肌肉紧张和身体不安；患者通常都可以意识到这种焦虑症是强烈的、不适当的，且不被完全抑制，并因不堪承受而痛苦万分；患者经常因有自主神经症状到综合诊所治疗，或进行不必要的检查和处理。广泛性焦虑障碍起病缓慢，与一些社会心理因素有关，虽然部分患者可以自行缓解，但多表现为病程长、反复发作、症状延长、社会功能下降等。

1.临床表现

（1）精神性焦虑

过度的精神担忧是焦虑症状的核心，这表现为不断担心未来可能发生的不可预测的危险或不幸事件。有的患者对担忧的对象或内容没有清楚的认识，而只是内心强烈的恐惧、恐慌、焦虑体验，称为自由浮动性焦虑。有些患者可能会担心现实生活中可能发生的事情，但担忧、焦虑和烦恼的程度与现实不成比例，称为预期性焦虑。警觉性提高可表现为对外界刺激的敏感性提高和容易受惊吓的反应、难以集中注意力和容易分心、入睡困难和睡眠时容易醒来、烦躁等。

（2）躯体性焦虑

躯体性焦虑具体表现为两个核心症状，即运动性不安和肌肉紧张。运动性不安可表现为揉手和脚，或无法坐着不动，不停地来回走动，以及无目的地增加小动作。肌肉紧张主要表现为一组或多组肌肉主观不适，严重的肌肉疼痛，多见于前胸、颈部和肩部、后背肌腱，紧张性头痛也很普遍，部分患者还可能发生肢体震颤，甚至声音震颤。

（3）自主神经功能紊乱

自主神经功能紊乱主要表现为：心搏过快、胸闷、喘息紧急、眩晕、头痛、肌肤潮红、多汗或苍白、口干、吞咽梗阻、胃部不适感、呕吐、下腹痛、腹胀、便秘或泄泻、尿频等。一些患者还可能出现早泄、勃起功能障碍、月经紊乱、运动不足等病症。

2.诊断标准

一次发作中，患者必须在至少数周（通常为数月）内的大多数时间存在焦虑的原发症状，这些症状通常包含以下要素：①过度的焦虑或担忧（为将来的不幸烦恼，感到“忐忑不安”，注意困难等）；②运动性紧张（坐卧不宁、紧张性头痛、颤抖、无法放松）；③自主神经功能亢进（头重脚轻、出汗、心动过速或呼吸急促、上腹部不适、头晕、口干等）。

3.鉴别诊断

在诊断焦虑障碍之前，应确定除上述表现外有无其他身体疾患的有关表现，比如甲状腺功能亢进、嗜酸性粒细胞瘤、低血糖、系统性红斑狼疮相关的焦虑表现，并根据有关病症的具体诊断和化验情况可诊断。代谢综合征、急性高血压、慢性高血糖等导致全身性血液病变的原因都可引发心脑血管病变，如冠心病、心肌梗死、脑梗死等，常常成为中老年人焦虑的器质性原因。另外，由于患者对药物的焦虑反应加重了自身病情，因此患者要同时针对原发性疾病和焦虑症进行治疗。

药源性焦虑的药品在持续使用、过度使用或中毒、戒断后可引发出典型的焦虑症状，如哌甲酯、甲状腺素、类固醇、茶碱等药品加药过快或者服用过量时，或乙醇、镇静安眠药戒断后等，均可通过长期用药史鉴定。

由于广泛性焦虑障碍与抑郁症之间存在着很多重叠的表现，因此目前医学的做法是分别判断抑郁症与焦虑症的严重程度与病程，并优先治疗抑郁症。广泛性焦虑障碍往往与其他焦虑症问题并发，最典型的就是惊恐问题。如果焦虑症是对某些事物和现象的综合反映，同时满足恐惧症的判断要求，则应分别列出。有些精神分裂症患者可能会发生明显的焦虑症，但如果出现精神病体征，则不会影响广泛性焦虑症的治疗。

（三）躯体忧虑障碍

躯体忧虑障碍这种功能性的医学病症，在各种医学专科里十分普遍。各个临床学科针对这些疾病都有不同的诊断名字，而且具有较显著的重叠性，在精神科以往的诊断名字有躯体形式障碍、躯体形式疼痛、未分化躯体形式障碍、躯体类型自主神经功能等，但在内科则一般都称之为功能性疾病，比如慢性疲劳综合征、肌纤维痛、肠易激综合征、过度换气综合征、非心脏性胸痛、疼痛综合征等。但目前已有大量资料指出，不同科室的病症名称并不意味着不同的病变实体，而更有可能是指共同发生的病变的不同类型，因为它们的病因、病理生理学、神经生物学、心理基础、医学特点以及药物反应各方面都相同，并引起心理功能障碍。因此把此类病症统称为躯体忧虑障碍，以增进在诊断与治疗等领域的交流和协作。

躯体忧虑障碍是一种以持续性躯体表现为特点的精神疾病。这种躯体表现可以引起严重疼痛、过分注意、反复就医，并且可以对个人、家庭、社交、教育、职业发展以及其他社会重要活动等方面造成严重的损伤。患者主观认为症状很严重而导致上述功能障碍，但临床治疗中通过对患者的躯体检查及实验室检查发现，躯体病变的严重程度与患者的主观感觉不一致。对患者对于病情的过分重视并不能通过正确的体检和医疗解释而减轻。躯体忧虑障碍通常包括了各种可以随年龄而改变的躯体表现。在个别情况下，患者也可以产生身体反应，一般包括了痛苦或疲乏。躯体忧虑障碍是ICD-11的一个新分类名称，但目前没有有关躯体忧虑障碍流行病学的终身患病率和现患率等的资料。使用传统的诊断名称的社区调查显示，躯体化障碍的发生率低于1%，女性的发生率为男性的两倍，住院患者中躯体化障碍的比例高达5%。而DSM-5将躯体忧虑障碍归类到强迫症，因此在药物治疗时药物的剂量相对抑郁焦虑要高，而心理治疗也侧重于针对强迫观念。

1.临床表现

躯体忧虑障碍患者会出现多系统症状。消化系统功能障碍的临床表现为腹部不适、频频稀便、纳差、食管反流、消化不良及胃痉挛等。患者也可能合并心血管系统症状及神经系统、泌尿系统等多系统症状，患者经常接受各类体检，但检查结果并未发现阳性证据。患者可能反复检查胃镜，但胃镜检查的结论往往是“浅表性胃炎”“慢性萎缩性胃炎”等，加之内科药物治疗效果不佳，增加了患者的恐慌和对病情的错误认识，导致抑郁焦虑情绪。

所描述的症状复杂而多样，但目前尚未发现明确的器质基础，患者常同时具有心理因素和情绪所表达的躯体特征；临床表现复杂、多样、反复且频繁变化，但尚未发现适当的医学机理来解释这些症状。

反复检查和治疗效果差，医患关系差，患者往往有潜在的精神因素和人格缺陷，这使临床症状更加持久。为查明原因，患者往往不惜一切代价就医检查，往往由于对医学知识的缺乏和错误认知，把痛苦归咎为身体原因，频频更换医生，使用各种方法。患者通常对不同方法调整带来的症状的改变比较敏锐、过于重视、焦虑，患者依从性较差。关键的是患者往往拒绝精神障碍的检查和诊治，长期非正式的就诊使得治疗效果不佳，医患双方容易形成不信任的关系，伤害医疗和谐。

同时，患者获得的确诊疾病的名称往往模糊而多样，强化了患者的疑病感。对于主要表现为胃肠道不适的患者，诊断名称包括自主神经功能障碍、功能性胃肠道疾病、肠易激综合征和消化系统神经症。一方面，患者往往难以接受躯体症状与情绪相关，因此经常重复到非精神科就医；另一方面，非精神科医生对心理健康有关现象的辨别率不高。

2.典型病例

一名43岁的躯体忧虑障碍男性患者长期有多重躯体症状史。在学校，他开始有非心脏性胸痛和头痛，并发展为一系列症状（背痛、腹胀、其他腹部不适、关节痛、头晕、疲劳和全身无力）。在过去20年中，患者接受了定期体检。平均来说，他每2周去1次医生办公室，每年至少1～2次入院进行彻底体检。除了没有任何病理意义的二级描述性诊断外，没有发现症状的生物医学解释。研究结果表明，导致医疗需求增加的不是身体症状本身，而是患者如何解释症状及其疾病行为，心理和行为特征是躯体形式障碍的重要决定因素。

（四）进食障碍

进食障碍主要是由于患者害怕发胖，对体重存在歪曲认识而过度节食的一类疾病；是由以上心理、社会因素为主要病因，以进食和排泄障碍为主要临床表现的一类疾病的总称。主要包括神经性厌食症、神经性贪食症、暴食障碍。

1. 神经性厌食症

神经性厌食症是指有意节制饮食，导致体重明显低于正常标准的一种进食障碍，其核心的心理特征是特有的关于体型和体重的超价观念。若患者具有以下症状，可诊断为神经性厌食症：①体重指数小于或等于17.5，或体重保持在至少低于正常体重的15%以上的水平；②有意造成体重下降，包括拒食和其他一种或多种手段，例如自我引吐、导泻、运动过度、服用食欲抑制剂和（或）利尿剂等；③有特异的精神病理形式的体像扭曲，表现为持续存在一种害怕发胖的无法抗拒的超价观念，患者强加给自己一个较低的体重限度；④包括下丘脑-垂体-性腺轴的广泛的内分泌障碍，在女性表现为闭经（至少持续3个月），在男性表现为性欲减退及阳痿；⑤可有间歇发作的暴饮暴食；⑥病程3个月以上。

2. 神经性贪食症

神经性贪食症是指具有反复发作的不可抗拒的摄食欲望及多食或暴食行为，进食后又因担心发胖而采用各种方法减轻体重的一种进食障碍。此病可与神经性厌食症交替出现，两者可能具有相似的病理心理机制。该病可能与心理、社会和生物学诸多方面的因素有关。对神经性贪食症的诊断标准要满足如下条件：①对食物有种不可抗拒的欲望，难以克制的发作性暴食；②患者试图抵消食物的“发胖”作用，常采用自我引吐、滥用泻药、间断禁食，使用某些药物如食欲抑制剂、甲状腺素制剂或利尿剂等方式；③患者对肥胖有种病态的恐惧感，患者多有神经性厌食症发作的既往史。

3. 暴食障碍

暴食障碍是指一种以周期性出现的暴食行为为特征的进食障碍。患者多在短时间内（2 h内）快速进食大量食物，进食量远远超过正常食量。为了避免尴尬，患者选择独自进食，在3个月的时间内平均每周出现一次该行为。发作时，患者对进食什么食物以及进食速度均无法控制，直到出现饱胀感；进食后，患者又出现后悔、自责，但不采用代偿行为如过度锻炼及自我引吐。因此，过度肥胖在暴食障碍患者中比例较高，同时合并高血脂、高血糖、高胆固醇等代谢综合征。由于该行为给患者带来了痛苦，部分患者出现消化道不适症状，30%～80%的患者出现抑郁焦虑情绪。

第四节　胃炎的精神药物干预

抑郁障碍患者的机能损害严重，而健康的水平又较低，没有得到充分诊治，在过去被确诊为抑郁障碍的患者中同期约有9.5%的患者曾到健康咨询机构进行了治疗。目前，急性与慢性胃炎的内科诊疗方式仍存在一定差异。急性胃炎主要是积极处理应激源即原发感染，预防性使用抑酸药，在必要时采用胃黏膜保护剂，在发生大出血后必要时止血处理；慢性胃炎重点是减轻炎症反应和促进胃黏膜愈合，如消除和减少攻击因素、加强胃黏膜防护、促进胃肠动力等处理。对存在抑郁、焦虑、失眠等情绪障碍的患者及躯体忧虑障碍或者进食障碍的患者，精神心理治疗非常有必要，主要包括药物治疗和心理治疗。

当胃炎患者出现抑郁焦虑症状且达到抑郁症、焦虑障碍、躯体忧虑障碍、进食障碍的诊断标准，或伴有的上腹部不适症状和抑郁焦虑症状相互影响时，应在有效治疗躯体症状的同时积极治疗抑郁焦虑症状。若患者已达到抑郁症的诊断标准，则给予抗抑郁药物疗法。由于抑郁症是一种慢性且易复发的疾病，抗抑郁治疗包括急性期、巩固期、维持期，一般巩固期治疗6个月，维持期治疗2～3年。若满足精神焦虑障碍、躯体忧虑障碍的诊断，则主要采用抗抑郁合并抗焦虑疗法。抗焦虑治疗也包括急性期、巩固期、维持期，一般巩固期治疗6个月，维持期治疗12个月。若为严重进食障碍，则在制订合理的饮食营养计划、积极处理躯体并发症的基础上，根据患者的抑郁严重程度或者焦虑状况给予相应处理，治疗原则为：通常主张单一用药，但当两种作用机制不同的药品以足用量、足持续时间处理均无效时，才选择两种作用机制不同的抗抑郁药物联合治疗，在联合治疗时需严密监视药品间的影响。

一、抗抑郁药物

目前常用的新型抗抑郁药物包括：选择性5-羟色胺再摄取抑制剂（SSRIs）、选择性5-羟色胺和去甲肾上腺素（NE）再摄取抑制剂（SNRIs）、肾上腺素受体阻滞剂或去甲肾上腺素能和特异性5-羟色胺能抗抑郁药（NaSSAs）、去甲肾上腺素和多巴胺（DA）再摄取抑制剂（NDRIs）、选择性去甲肾上腺素再摄取抑制剂（NRIs）、5-羟色胺阻滞和再摄取抑制剂（SARIs）、褪黑素受体激动剂、植物药或中成药。

（一）选择性5-羟色胺再摄取抑制剂

选择性5-羟色胺再摄取抑制剂（SSRIs）是20世纪80年代相继开发和试验的一类新型抗抑郁药。目前临床上常用的SSRIs有6种：氟西汀、帕罗西汀、舍曲林、氟伏沙明、西酞普兰和艾司西酞普兰。这类药物选择性地抑制细胞胞体膜和突触前膜对5-HT的再摄取，对NE的影响不大，几乎不影响DA的重吸收。其中，帕罗西汀和氟伏沙明具有温和的抗胆碱能作用。

大多数SSRIs半衰期长，每天只需给药1次，停药后较长时间疗效逐渐消失；不同的SSRIs治疗不同靶点的症状时，剂量、起效时间、耐受性和疗效不同，在治疗强迫症和贪食症时剂量应相对较大。不良反应主要包括恶心、腹泻、失眠、烦躁不安和性功能障碍，不良反应大多是短暂的，可以耐受；心血管和抗胆碱能不良反应轻微，用药比较安全，可用于前列腺肥大和青光眼患者。与其他抗抑郁药合用常增强疗效，但应避免与单胺氧化酶抑制剂（MAOI）合用，否则容易引起5-HT综合征。

1. 氟西汀

氟西汀（fluoxetine）适用于各种抑郁症和焦虑症的患者。半衰期最长，其活性代谢物的半衰期可达7～15天。理想剂量为20 mg/d，不良反应随剂量增加而增加。对肝脏CYP2D6酶有较强的抑制作用，禁止与其他相关药物合用。

2. 帕罗西汀

帕罗西汀（paroxetine）适用于伴有焦虑性抑郁症以及急性焦虑发作的患者。初始剂量为20 mg，根据情况剂量每次可增加10 mg，间隔应不少于1周。急性期治疗可观察4～8周，若疗效不佳，可换药；停药太快有撤药反应，所以应缓慢停药。与上述药物一样，帕罗西汀对CYP2D6等酶也具有较强的抑制作用。

3. 舍曲林

舍曲林（sertraline）适用于各种抑郁症和强迫症患者，包括儿童和青少年患者。早期用药容易引起焦虑或恐慌。抗抑郁药的初始剂量为50～100 mg/d，可酌情增加。舍曲林对肝细胞色素P450酶的抑制作用较弱，因此很少与其他药物有相互反应。

4. 氟伏沙明

氟伏沙明（fluvoxamine）尤其适用于抑郁症和强迫症患者，包括7岁以上儿童和青少年患者。对睡眠有改善作用，当每日剂量大于100 mg时，可分为2剂服用。对CYP1A2等肝酶有较强的抑制作用，应注意药物匹配的禁忌证。

5. 西酞普兰和艾司西酞普兰

西酞普兰（citalopram）和艾司西酞普兰（escitalopram ）主要用于各种抑郁症，包括伴惊恐的抑郁症。艾司西酞普兰是西酞普兰的左旋对映体，疗效较西酞普兰明显增强。常用剂量分别为西酞普兰20 mg/d和艾司西酞普兰10 mg/d。两种药物对肝细胞色素P450酶的影响在SSRIs中最小，因此几乎没有药物配伍禁忌，安全性很强，胃肠道副反应轻，也常用于消化道疾病。

（二）选择性5-羟色胺和去甲肾上腺素再摄取抑制剂

1.文拉法辛

文拉法辛（venlafaxine）的疗效与剂量相关，最低剂量时仅有5-HT再摄取抑制的作用，中到高剂量时有5-HT和NE的双重再摄取抑制的作用，在高剂量时则有5-HT、NE和DA再摄取抑制的作用。作用速度较快。中到高剂量用作重度抑郁症和难治性抑郁的患者，低剂量时则和SSRIs没太大区别，但主要用作非典型抑郁。低剂量时最突出的药物不良反应和SSRIs类似，主要是恶心、激越、性功能障碍以及睡眠障碍等；中到最高剂量时的严重不良反应则为睡眠障碍、激越、恶心以及头痛和高血压等。快速撤药后的反应也存在，主要是胃肠道反应、头痛、多汗、心慌等。

2.度洛西汀

度洛西汀（duloxetine）与文拉法辛一样，都是5-HT和NE的双通道再摄取抑制剂。除应用于治疗严重抑郁症外，尚可缓解慢性痛和糖尿病性外周神经痛。另外，对躯体症状较多的抑郁焦虑患者疗效佳，但止痛的机理未知。药物不良反应可有胃部不适、恶心、口干、失眠、多汗、头痛、便秘、尿急和性功能紊乱等，撤药可能出现撤药反应。慢性酒精中毒和肝肾功能不全患者慎用，对没有处理的闭角型青光眼患者避免应用。

3.米那普仑

米那普仑（milnacipran）能同时阻止神经元对5-HT和NE的再摄取，因而使突触间隙神经递质的含量显著增加，对a-肾上腺素受体、毒蕈碱受体和组胺受体都缺乏亲和力，对单胺氧化酶的活性也缺乏作用。主要用来治疗抑郁症，另外也可以治疗纤维肌痛，部分患者可出现头痛、多汗、面部潮红、便秘等药物不良反应。

（三）去甲肾上腺素能和特异性5-羟色胺能抗抑郁药

米安色林（mianserin）和米氮平（mirtazapine）的药物相互作用基本上是由于直接抑制突触前膜a_2自身受体，从而增强了去甲肾上腺素能和5-羟色胺能的传导能力，对H_1受体有一定的亲和力。因此，即使在抗抑郁的情况下，其尚有较强的精神镇定和抗焦虑效果。有体重增加、过分镇定等不良反应，但少见性功能障碍以及呕吐、腹泻。米安色林有致中性粒细胞数降低的报道，须检测血象。米氮平单一用药或与其他抗抑郁药物联用，可治疗中重度抑郁症和难治性抑郁症。

（四）去甲肾上腺素和多巴胺再摄取抑制剂

安非他酮（bupropion）系NE和DA的双重再摄取抑制剂。兼有对DA的再摄取作用，又具备激发DA的特点，长时间或大药量口服时可使β肾上腺素受体的数量下降。应用于双相抑郁、迟滞性抑郁症、睡眠过多、认知功能减低或假性痴呆以及其他抗抑郁药物用药失败或未能完全耐受者。疗效与SSRIs相当，对于伴有疲乏、困倦症状的抑郁症患者疗效佳，不增加体重，甚至可减轻体重，对肥胖患者较适用。最典型的药物不良反应为紧张、坐立不安、失眠、头痛、消化道症状和出汗等，大剂量用药时有诱发癫痫的可能。

（五）选择性去甲肾上腺素再摄取抑制剂

瑞波西汀（reboxetine）为选择性NE再摄取抑制剂。尤其当SSRIs药物治疗无效时才可使用。其不良反应一般包括口干、便秘、多汗、失眠、勃起功能障碍、排便困难、焦虑以及体位性低血压等。由于老年患者的个体差异较大、药物用量也无法把握，所以一般不建议使用于老年患者。与抑制CYP3A4酶的药物联用须谨慎，青光眼、前列腺增生、低血压和近期发生心血管意外的患者禁用。

（六）5-羟色胺阻滞和再摄取抑制剂

1.曲唑酮

曲唑酮（trazodone）的药理作用是既拮抗5-HT的再摄取，又选择性地抑制5-HT1受体。应用于伴有焦虑症、激越、睡眠障碍或者性功能异常的抑郁症患者。药物不良反应有头晕、失眠、激越、恶心等。镇静效果好，常用50～100 mg的剂量治疗睡眠障碍或者联合其他抗抑郁药物改善睡眠。加用SSRIs须谨慎，缺乏CYP2D6酶者慎用。曲唑酮针对胃炎伴有情绪障碍患者的起始剂量为25 mg。

2.伏硫西汀

伏硫西汀（vortioxetine）通过两种不同的作用模式，即抑制5-HT转运体的再摄取和调节5-HT受体，发挥抗抑郁疗效。对抑郁及抑郁导致的认知功能减退疗效较好，不良反应如恶心、呕吐、失眠、性功能障碍等的作用较弱，且对老年患者有效。肾脏损伤者无须改变用量，轻中度肝功能损害者也无须改变用量，但重度肝功能损害者使用证据较差。

（七）褪黑素受体激动剂

阿戈美拉汀（agomelatine）为褪黑素能MT1和MT2受体的激动剂以及5-HT2C受体的阻滞剂。适用于成人抑郁及中重度抑郁症的患者。作用时间较快，可提高睡眠质量和日间能力。没有撤药反应，对性功能、体重、心率和血压等无明显影响。常见不良反应为头痛、头晕、嗜睡或失眠、胃肠道反应和转氨酶升高。不能用于肝功能损害者，不能与CYP1A2酶强抑制剂如氟伏沙明和环丙沙星等联合使用。

（八）植物药或中成药

植物贯叶连翘（圣约翰草）的萃取物、巴戟天寡糖胶囊，还有部分中成药如疏肝解郁胶囊等抗抑郁药也应用于临床。有研究表明，疏肝解郁胶囊联合兰索拉唑和莫沙必利防治伴有严重抑郁或焦虑状态的各种功能性消化不良的临床效果令人满意。

二、抗焦虑药物

若胃炎患者对许多事情产生过度焦虑和担心，达到焦虑障碍的标准则可被诊断为焦虑障碍。由于焦虑可使患者觉得痛苦难受，进而引起社会功能极度损害，故应积极控制焦虑症状，以防止复发。在选择药物时应注意用药的安全和患者对药品的敏感性。抗焦虑药物的应用范围广，品种较多，含有中枢或外周神经系统抑制剂的药品都曾被列为该类，并广泛应用于药物临床诊断。目前，应用领域最广的为有抗焦虑作用的抗抑郁药物、苯二氮䓬类、5-HT1A受体部分激动剂丁螺环酮和坦度螺酮、β肾上腺素受体阻滞剂如普萘洛尔。大多数抗抑郁药及部分抗精神病药（小剂型）均有抗焦虑症功能。苯二氮䓬类除了抗焦虑症功能外，常当作镇静催眠药物运用，可以在改善焦虑的同时改善睡眠。但滥用现状较严峻，值得注意。下面主要介绍有抗焦虑作用的抗抑郁药物、苯二氮䓬类以及5-HT1A受体部分激动剂。

（一）有抗焦虑作用的抗抑郁药物

选择性5-羟色胺再摄取抑制剂（SSRIs）、选择性5-羟色胺和去甲肾上腺素再摄取抑制剂（SNRIs）对焦虑障碍的治疗有效，患者接受度好，药物不良反应少，如帕罗西汀、艾司西酞普兰、文拉法辛、度洛西汀等药物，目前临床应用广泛，疗效可观。由于SSRIs/SNRIs这类药物起效慢而无成瘾性，苯二氮䓬类药物起效较快且长期使用可能导致依赖，因此临床上多将两类药物联合使用2～4周后待上述抗抑郁药物起效后逐渐减停，这样既缓解了症状，又能减少药物依赖。

（二）苯二氮䓬类

应根据患者的症状特征选用不同半衰期的苯二氮䓬类药物。发作性焦虑、入睡困难者选用半衰期较短的药物，如阿普唑仑、劳拉西泮等；持续性焦虑、易惊醒或早醒者多选用中、长程半衰期的药物，常用药物有氯硝西泮、艾司唑仑等。一般从小剂量开始，逐渐加大到最小有效量，症状减轻或控制后即可逐渐停用。一般不推荐两种以上苯二氮䓬类药物联合使用。其不良反应包括日间困倦、头昏、肌张力减退、跌倒、认知功能减退等。另外，长期使用会造成药物成瘾，故不建议长期使用。需要注意的是，凡有严重心血管疾病、严重呼吸系统疾病、肾脏疾病、药物过敏反应、青光眼、重症肌无力者应禁用，妊娠头3个月禁用，阿片等滥用、酒精及中枢抑制剂中毒时呼吸抑制等风险较大，应加强关注或禁用。老年、儿童、分娩前及分娩中慎用。

（三）5-HT1A受体部分激动剂

丁螺环酮和坦度螺酮是非苯二氮䓬类抗焦虑药物，为5-HT1A受体部分激动剂。常用剂型尚无明确的镇定、催眠、肌肉松弛效应，也无依赖性报告。该类药物大多应用于各类焦虑性神经症，也可用作抑郁的增效疗法。由于起效普遍比苯二氮䓬类慢，因此临床工作中常常在抗焦虑初期用药时先合并苯二氮䓬类药物，待2周后非苯二氮䓬类药物起效后再将苯二氮䓬类药物逐步减停。产妇、小儿和有重度心、肝、肾脏功能障碍者应慎用。不良反应普遍较少，如口干、眩晕、头痛、癫痫、胃肠功能紊乱等。丁螺环酮抗焦虑疗法的使用剂量范围为15～45 mg/d，分3次服用；坦度螺酮的用量限制为30～60 mg/d，分3次服用。

第五节　胃炎的心理治疗

综前所述，与胃炎相关的心理疾病主要有抑郁症、焦虑障碍、躯体忧虑障碍、进食障碍。前面已经讲述了药物治疗，下面将主要介绍胃炎的心理治疗。不难理解，胃炎的心理治疗仍然是针对上述问题的心理治疗，从疾病特点、性格特质、环境、认知、行为等方面综合来讲，主要包括以下心理治疗方法：行为治疗、认知行为治疗（CBT）、正念疗法、个人中心疗法等。

一、行为治疗

行为治疗主要是针对胃炎合并焦虑的患者，目的是消除患者的问题行为本身，以行为为锚点，通过行为来改变情绪、缓解焦虑。

（一）运动放松锻炼方法

1.渐进式放松训练

放松训练是最简单的行为治疗技术，最初的训练方法是由雅各布森（Jakobson）发明的渐进式肌肉放松训练。它是一种训练患者依次放松单个肌群并调整呼吸，以达到放松全身的目的的训练方法。嘱患者采取卧位或者坐位，让身体感到足够踏实，由头至足依次对身体各部分的肌肉进行紧缩与松弛的交替锻炼，放松时与深呼吸配合，以感受紧绷和松弛，可以这样反复做几次。反复几次的目的是让患者体会什么是紧张，什么是放松。当患者了解紧张和放松的感觉后，才开始放松训练。练习的持续时间一般每次在数分钟至三十分钟之间。患者需要反复练习，最终在日常生活环境中也可以随意放松，用以缓解紧张焦虑的情绪。

2.自主练习

自主练习主要包括以下6个方面：沉重感、温热感、缓慢地呼吸、心跳缓慢但跳动有一定节奏、小腹温热感、额部清凉感。

（二）自信心训练方法

自信心训练方法是指通过利用人际交往的情境，协助患者恰当地和别人交流，提升患者的自信心，并使患者勇于表达自身的人格情感和需要。

二、认知行为治疗

CBT是针对伴有躯体症状的焦虑障碍、抑郁症、躯体形式障碍心理治疗研究证据最充分的方式，治疗效果肯定，是首选的心理治疗方法。重点是通过挑战患者的非理性信念，让其认识到当前问题与所持非理性观念相关，从而缓解患者的情绪症状，改善应对能力，减少情绪问题的产生，并激励患者身体力行，促使其发生建设性的行为变化，从而检验这种新信仰的实效性。

（一）基本理论

认知行为疗法是指一种推进认知重建技能，处理清醒意识状况下所面临的歪曲信念，让患者意识到当前问题与自身歪曲信念相关，并进一步发展可适应的思想，以帮助患者形成合理的行为变化的治疗方法。同时，根据实际情况开展定量操作、制订治疗目标、检验假设、掌握处理现实问题的技能，并且布置家庭作业进行练习。具体操作过程包括以下几个步骤：

首先，应识别与临床有关的歪曲认识。理性认知主要包含偏好和愿望，当个体遭遇障碍后，会产生悲伤和挫折感，但不少患者除此之外还会出现某些不合理的信念，致使患者产生错误的情感与行为。例如，患者爱用命令式的情态词，如“应该”“必须”等，使自己勉为其难地寻求实现不了的愿望，不能容忍某些意外状况的出现。患者常会出现自动思维，主要包括：“全或无”的思想，对人对事的判断只用非黑即白、非此即彼两个范围；以偏概全、过于广泛、跳跃性地下结论，将单一事情的含义过度扩大，将以特定事情为基础而形成的观点用以不同的情景，对积极事情视而不见，对事情做灾难性推想，甚至适得其反，注意力过度集中在消极方面；人格牵连，即指事情出现后，即使毫无牵扯，也要将事情与人（包含自身）的主体因素相联系，自寻麻烦；情绪化推理，即认为自身的消极情绪必然是对现实现象的反映，所以宁可信任直觉，也不愿承认现实。

其次，建立求助动机，计划治疗步骤。

再次，帮助患者适应重建的认知和行为，并用新的认识和行为来代替适应不良的认识和行为。

最后，改变患者有关自我的认知，作为重建认知和训练的结果，患者可以重新评价自我效能。

（二）基本方法

认知行为疗法可明显减轻患者的焦虑、抑郁感，临床效果明显。

1. 构建良性的护患伙伴关系

交谈是常见的认知行为疗法，倾听是最佳的方法。理解患者对慢性胃炎的惧怕态度，用共情的方法理解患者的感受，辨别患者早期已有的负面、歪曲、误解的思想，负责医生加以记载并整理出线索。

2. 行为干预

通过上述方法明确患者已有的对病情问题的意识和行为表现，心理咨询师针对各个文化层次和存在各种情绪心理认知障碍的患者，采用走访、座谈、录像等形式，详细地向患者讲解慢性胃炎的发生机理、发作特点、治疗方法以及心境对慢性胃炎的作用等，让患者掌握慢性胃炎正常的转归等信息，使其保持正确乐观的心态，并矫正不好的行为。

3. 身心放松疗法

患者可以在舒适整洁的房间中正常作息，还可在房间中看书或做手工，转换患者对胃部不适反应的注意力机制，从而减轻患者的疼痛。音乐疗法是一种较好的可以释放情感的方法，因为慢性且具有节律性的音乐刺激可以让患者深度感知，并诱发其出现积极的情绪变化和行为改变。对于部分伴有失眠和偏头痛的患者，可给予床边脑波生物反馈治疗，以达到松弛精神的目的。

4. 社区环境支撑体系建设

住院期间主动通知患者目前的医药报销政策及大病救济政策，同时为部分贫困患者办理减免医药支出和财政补贴的手续，缩短住院时间，降低患者住院费用，使患者无后顾之忧。同时，嘱咐家属要给予患者心理、身体上更多的照顾，提高住院的延续性。

三、正念疗法

“正念”的概念最初起源于佛教的冥想，由静坐、参悟等发展而来，是一种自我调节的方法。卡巴金（J. Kabat-Zinn）将其定义为一种精神训练方法。在这种精神训练中，重点是有意识察觉，关注当下，而不是评判当下。因此，正念是有目的和有意识地关注和察觉到当下的一切，而不是对当下的一切作出判断、分析或反应，是简单地意识到并关注它。正念对人们的心理问题有很好的疏导作用，可以帮助人们从惯性和无知无觉的状态中醒来，从而触摸到生活中有意识和无意识的所有可能性。因此，在现代心理学中，正念已经发展成为一种系统的心理治疗方法，被称为正念疗法。正念疗法并不是一种心理治疗方法的具体术语，而是一系列心理疗法的统称，所有这些正念疗法都有一个共同的特点，那就是它们都建立在“正念”的基础上。

（一）正念减压疗法

正念减压疗法诞生于1979年，最初设计的基于正念的减压疗法可通过正念冥想帮助患者应对压力、疼痛和疾病。就治疗本身而言，这是一个用于缓解压力的严格、标准的团体训练计划。课程的核心步骤是练习正念冥想。具体方法如下：

首先需要受试者选择一个可以关注的对象，可以是一个声音、一个单词、一个短语，也可以是他们自己的呼吸、身体的感觉和运动的感觉；选择关注对象后，需要做的是舒适地坐着，闭上眼睛，进行简单的腹部呼吸放松练习（不超过一分钟），然后调整呼吸，将注意力集中在所选的关注对象上。当参与者在训练过程中脑子里有其他想法或感受而注意力被转移时，这并不重要，只要随时找回原来的注意力即可。不管脑子里想的是什么，都别担心，只要把注意力放在呼吸上就行了，没有恐惧，没有遗憾，没有评判。这样训练10～15 min后，安静地休息1～2 min，然后再进行其他正常的活动。

（二）正念认知疗法

正念认知疗法（mindfulness-based cognitive therapy，MBCT）是由泰斯德（J. Teasdale）等人融合了认知疗法与正念减压疗法而发展的主要用以解决抑郁症长期复发问题的一种心理疗法。泰斯德通过研究发现，生活压力、烦躁不安的情绪、官能障碍的思维模式与长期易复发的抑郁症有很高的相关性。因此，他又提出消除抑郁复发的方法，即首先要使人们认识到消极思维的出现预示着抑郁可能复发，然后通过某种方式使人们从易复发的消极思维流中解脱出来。泰斯德和他的同事发展了正念认知疗法来达到此目标。MBCT融合了“认知疗法”与“正念减压疗法”的成分，用来解决抑郁症的问题。

正念训练是让训练者“面对”而不是“逃避”潜在的困难，参与者被要求培养一种开放的、接受的态度来应对当前出现的想法与情绪。这都是通过打坐、静修或者冥想来完成的，其核心技术是集中注意力，觉察自己的身体与情绪状态，顺其自然，不作评判。这种正念练习促使人产生一种“能意识到的”觉醒模式，而不是一种习惯化、自动化了的浑然模式。因此，正念训练可以在早期就觉察到能导致抑郁复发的消极思维模式，从而消除抑郁复发的情况。

除此之外，还可以采取认知疗法的技术，加强关于抑郁症的思想与症状的心理教育，能够促使患者更早觉察到这些体验，进而及时采取干预措施而防止抑郁复发。

总之，正念认知疗法提供了一种不同的生活方式，主张带着痛苦与紧张的情绪而生活。

四、个人中心疗法

（一）基本理论

个人中心疗法又被称来访者中心疗法。在最初阶段，以个人为中心的治疗被称为“非指导性咨询”，强调治疗师自己的态度和个人特征，并指出治疗关系是决定治疗结果的最重要因素。精神分析学派历来重视分析理论和方法，罗杰斯（Rogers）对此提出了批评意见，并提出了相反的理论。该疗法的基础概念来自人本主义心理学，是罗杰斯在1940年提出的心理理论，他认为人类天生是值得信赖的，也就是说，人们有潜力在不需要治疗师的情况下能够自我理解和解决自己的问题，并且只要融入特定的治疗关系中，他们就会自我成长。罗杰斯从一开始就强调，治疗师的态度、个人特征以及咨询关系是咨询结果的主要决定因素。他一直坚持认为知识和技术是次要的。这种相信当事人有自我治愈能力的观点，和其他许多心理治疗技术理论正好相反。显然，罗杰斯引入了一种理论，即来访者自己是改变的媒介，这引发了心理治疗领域的一场革命。

目前，以个人为中心的治疗方法经历了一个改革的过程，并继续以开放的形态进行改变，变得更加精细。罗杰斯并没有将以个人为中心的理论视为一种刻板而完整的治疗取向，他希望他的理论被视为一个关于治疗过程如何进展的假设，而不是一个明确的结论。罗杰斯希望他的理论继续发展，并接受变革。罗杰斯对患者自我修复能力的强调已成为当今心理治疗中最重要的基础理论之一。因此，无论治疗师今天采取何种理论，都强调相信客户是治疗的中心，客户有能力作出决定和改变。

（二）基本技术

1.治疗策略

以人为中心的治疗侧重于营造良好的关系氛围，而不是将其视为“治疗”，它更像是两个真诚的朋友之间的心与心的交流。

2.治疗形式

（1）个别谈话治疗

（2）小组治疗

小组治疗通过“交朋友”小组进行，主要解决社会生活中的社会障碍和心理问题。

3.常用技巧

在进行心理治疗时，个人中心疗法使用的主要技巧就是倾听技巧及无条件接纳技巧，主要包括开放式询问、情感反应、澄清、简洁具体，共情的回应、接纳、对峙、尊重，了解、分享、释意、鼓励、自我表露等。个人中心疗法很少用影响性技巧。在实践中，治疗师经常会遇到来访者要求给予指导。尤其在开始阶段来访者还不习惯这种不指导、不引路的治疗方式的时候，面对压力，治疗师一方面表达理解对方的不满，另一方面又“顽固地”不予指导。直到最后，当来访者终于领悟到别人的指导起不了多大作用，或者不再对获得指导抱有希望，而靠自己端正态度、自己对探索负责的时候，会谈就比较有效率了。

此外，我们仍需要强调生物-心理-社会的医学模式。在积极明确躯体疾病后，除了正规的内科治疗外，对于合并情绪障碍或者继发情绪障碍、治疗效果不佳者，必要时积极给予精神心理干预，或有必要提出对内科疾病进行情绪量表常规筛查，真正实现生物-心理-社会的健康治疗模式。

（马秀云、张兰）

参考文献

[1] ARTEMIEVA M S, KUZNETSOV V I, STUROV N V, et al. Psychosomatic Aspects and Treatment of Gastrointestinal Pathology[J]. Psychiatria Danubina, 2021,33(4): 1327-1329.

[2] OSHIMA T, FUKUI H, WATARI J, et al. Childhood abuse history is associated with the development of dyspepsia: a population-based survey in Japan[J]. Journal of Gastroenterology, 2015,50(7): 744-750.

[3] YU L, LI Y. Involvement of intestinal enteroendocrine cells in neurological and psychiatric disorders[J]. Biomedicines, 2022, 10(10): 2577.

[4] 杨海云，李红阁，牛永利.疏肝解郁胶囊联合兰索拉唑和莫沙必利治疗伴有抑郁焦虑状态的功能性消化不良的疗效观察[J].药物评价研究，2016，39(2)：250-253.

[5] 邱国兰.奥硝唑联合法莫替丁治疗老年慢性胃炎76例[J].中国老年学杂志，2013，33(12)：2975.

[6] ÖZYURT G, ÇAĞAN-APPAK Y, KARAKOYUN M, et al. Evaluation of emotional, behavioral problems and family functioning in adolescents with chronic gastritis [J]. Archivos Argentinos de pediatría, 2019,117(2): e110-e114.

第十三章
慢性胃炎的转归

慢性胃炎有进展为胃癌的风险，其典型的转归进展模型是胃癌发生的多步骤Correa级联反应：慢性浅表性胃炎→胃黏膜萎缩→肠上皮化生→异型增生→癌变。Correa序列级联学说概述了慢性胃炎通过胃黏膜萎缩、肠上皮化生、异型增生3个典型的病变，最终进展为胃癌的过程。幽门螺杆菌会损害局部胃黏膜的防御-修复机制，破坏胃黏膜的屏障功能，导致慢性活动性胃炎，同时作为慢性胃炎的常见致病因素，幽门螺杆菌在这一级联反应过程中具有重要影响。

慢性浅表性胃炎即慢性非萎缩性胃炎，是Correa级联反应的起始病变，随着幽门螺杆菌的长期感染，胃黏膜炎症遂进展累及胃固有腺体，发生胃黏膜萎缩，进展为慢性萎缩性胃炎。相关数据显示，从CAG进展到胃癌，其年发病率不足1%。慢性萎缩性胃炎后期，胃黏膜上皮中逐渐出现杯状细胞、Paneth细胞及吸收细胞，呈现出肠黏膜上皮的组织形态，即IM。IM患者进展为上皮内瘤变的风险显著增加，被认为是肠型胃癌发生的重要条件，且慢性萎缩性胃炎、肠上皮化生这些高危因素被认为是胃癌发生的独立危险因素。在不完全型肠上皮化生阶段，即可出现胃黏膜异型增生，这是胃癌的重要癌前病变。由自身免疫因素引起的A型慢性萎缩性胃炎，又被称为自身免疫性胃炎，这类胃炎的主要特征是自身抗壁细胞抗体和抗内因子抗体阳性，常常导致壁细胞大量受损、内因子缺乏，胃黏膜腺体萎缩出现早，病变更严重，此型胃炎黏膜腺体萎缩、肠上皮化生与异型增生的过程与幽门螺杆菌等非自身免疫因素所致的慢性萎缩性胃炎的进展是一样的。更值得关注的是，患者常因维生素B_{12}缺乏而出现恶性贫血、神经系统病变等严重并发症。在整个Correa反应进展的任何一个阶段，系统进行胃癌的预防控制及筛查，可以有效降低胃癌的发病率，并且随着更多的胃癌患者在癌变早期即被检出，将显著降低胃癌的死亡率并改善胃癌患者的预后。

慢性胃炎的转归是一个复杂的多因素共同作用的过程。其中，幽门螺杆菌是影响慢性胃炎转归及进展最重要的因素。幽门螺杆菌经口腔定植于胃黏膜上皮细胞与黏液层之间。最新数据显示，幽门螺杆菌在人群中普遍易感，感染率甚至可达到50%以上，且感染多通过口-口、粪-口等途径从患者到易感者；而由于各种原因，机体一旦感染幽门螺杆菌，很难通过自身机制将其清除出去，故而造成持久和终身感染。大多数幽门螺杆菌感染者并无相关症状，数据显示，约50%的患者可以发生胃黏膜萎缩，幽门螺杆菌感染后不到1%的患者发展为胃癌。患者自身的饮食及生活习惯也是决定慢性胃炎转归及预后的重要因素，如吸烟可以增加胃癌发生的危险，也能促进胃黏膜炎症的进展；而食物直接与胃黏膜接触、误食有害物质、不良的饮食习惯等均可对胃黏膜及整个消化系统的功能产生不良影响。此外，患者本身基因的多态性也可影响胃黏膜炎症的转归，如不同*CYP2C19*基因型的患者对质子泵抑制剂的代谢快慢不同，从而影响慢性胃炎的药物治疗，进而导致不同的转归结局。另外，胃癌的发生发展与遗传密切相关，尤其是有胃癌家族史的慢性萎缩性胃炎患者，是公认的胃癌高危人群。研究发现，有胃癌家族史的患者胃癌发生的风险比普通患者高2～10倍。

内镜作为消化道肿瘤诊断及治疗的重要工具，近年来发展迅速。超声内镜、放大内镜等新型内镜设备的使用和推广，结合内镜下的染色技术，使早期胃癌的检出率大大提高了，而通过内镜下取可疑病变进行活组织病理学检查仍是诊断胃癌的金标准。当病变发展到肠上皮化生及异型增生阶段时，应合理利用内镜进行随访观察。尤其是在异型增生阶段，合理的内镜随访及多部位的组织活检有利于早期胃癌的筛查，并减少漏诊的风险。应该通过严格的内镜随访，对肠上皮化生及异型增生患者进行密切监测，实现对胃癌的早发现、早诊断、早治疗的“三早”预防，将对胃癌的防治产生重要意义。

第一节　胃黏膜萎缩

一、转归

胃黏膜萎缩是慢性浅表性胃炎持续进展的结果，以黏膜腺体减少或丢失为最主要的特点。胃黏膜萎缩后，可以维持很长一段时间的慢性萎缩性胃炎。而这种组织学改变可能是由于针对壁细胞或其成分介导的自身免疫反应，也可能与幽门螺杆菌感染有关。在幽门螺杆菌感染初期，炎症局限于胃窦部，表现为胃窦部腺体减少或萎缩，呈现弥漫性胃窦胃炎，胃酸分泌的负反馈调节机制遭到破坏，表现为生长抑素分泌减少，促胃液素大量分泌而呈现高胃酸状态。过多的胃酸常导致十二指肠溃疡，十二指肠发生病变之后，机体对铁的吸收能力下降，机体长期铁吸收不良可导致缺铁性贫血。随着病变进展，局限于胃窦部的炎症逐渐向胃体蔓延，胃体黏膜萎缩发展为多灶性萎缩性胃炎，在这个阶段，胃酸分泌逐渐恢复正常，但随着炎症进展，腺体萎缩越来越严重，胃酸分泌呈现下降趋势，胃黏膜也由原来的粉红色变成灰色或灰绿色。当炎症累及胃底后，即为萎缩性全胃炎。多灶性萎缩性胃炎就是Correa序列中的慢性萎缩性胃炎，属于癌前病变的范畴。从多灶性萎缩性胃炎发展到胃癌依然是一个漫长的过程，年发病率不足1%。而当发生自身免疫性胃炎时，黏膜病变以胃体为主，自身抗壁细胞抗体和抗内因子抗体阳性，黏膜腺体减少或丢失更严重，最主要的特点就是因内因子缺乏导致的维生素B_{12}吸收障碍，从而导致巨幼细胞贫血。除此之外，自身免疫性胃炎还可导致维生素D的缺乏，导致骨质疏松。

二、癌变风险

慢性萎缩性胃炎可以长期稳定在胃黏膜萎缩阶段，但如不施加任何干预措施，胃黏膜萎缩进一步发展的可能性较大，上皮内瘤变的风险也会增加。幽门螺杆菌反复或持续感染、高盐刺激等不良饮食习惯均可加重胃黏膜萎缩，进而进展为肠上皮化生，这些因素均是胃癌发生的潜在危险因素。饮食中含过多硝酸盐和亚硝酸盐，膳食搭配不合理，微量元素比例失调，长期吸烟、饮酒，日常饮食中缺乏新鲜蔬菜与水果，经常吃霉变、腌制、熏烤和油炸食品等，过多摄入食盐，有胃癌家族史等因素，均可促进胃黏膜萎缩向肠上皮化生的进一步转化，甚至增加胃黏膜癌变的风险。根除幽门螺杆菌感染对于已经发生腺体萎缩的慢性萎缩性胃炎而言，可以在一定程度上降低胃黏膜癌变的风险。

一项Meta分析发现，根除幽门螺杆菌后胃窦和胃体萎缩可得到缓解，但对肠化生未观察到这种效果，提示治愈Hp感染可能对胃萎缩长期有益。此外，有研究指出，根除幽门螺杆菌可以完全治愈慢性浅表性胃炎，并逆转胃黏膜腺体萎缩，降低癌变的发生率。在一项纳入1630名幽门螺杆菌感染者的研究中，研究组在26.5年的随访中发现，治疗组的21名受试者（2.57%）和安慰剂组的35名受试者（4.31%）被诊断患有胃癌。与安慰剂组相比，接受幽门螺杆菌根除治疗的受试者胃癌的发病率显著降低。此外，安慰剂组中，在527名持续性幽门螺杆菌感染受试者中观察到32例胃癌病例，而在治疗组成功根除的625名受试者中仅发现了16例胃癌病例。由此可见，根除幽门螺杆菌感染可以降低胃癌高危人群发生癌变的风险，特别是没有癌前病变的感染个体在根除幽门螺杆菌后，胃癌发病率显著降低。

三、内镜管理

胃黏膜萎缩在内镜下的典型表现为：黏膜苍白、黏膜皱襞消失、血管显露。幽门螺杆菌感染时，内镜下表现类型众多，比较常见的有点状发红、黏膜肿胀、白色混浊黏液、萎缩、消化性溃疡等。临床上当胃黏膜萎缩时，多数感染幽门螺杆菌。慢性萎缩性胃炎确诊后，内镜作为最重要的随访手段，不但可以直观地观察胃黏膜的情况，而且当发现存在疑似病变的胃黏膜时，还可以在内镜下取病变组织活检，进行病理分析。慢性萎缩性胃炎的组织病理学特点主要是慢性炎症细胞浸润，包括固有层的淋巴细胞和浆细胞，以及胃腺体的丢失。

四、随访控制

在慢性萎缩性胃炎阶段就要进行严格的内镜随访。英国胃肠病学会在关于胃腺癌风险的管理指南中提到对慢性萎缩性胃炎的内镜随访标准：①接受内镜随访的患者，需接受系统的胃十二指肠镜检查，并且建立患者档案，每次随访完成后，清楚地记录胃黏膜萎缩的位置、范围以及区域病理检查结果；②白光内镜准确性较放大内镜差，为了准确检测胃黏膜萎缩以及肠上皮化生，若有必要，可应用放大内镜；③对于年龄50岁以上的患者，应取病变组织活检，做病理分析；④慢性萎缩性胃炎累及胃体或全胃的患者，需每3年进行1次内镜随访；⑤慢性萎缩性胃炎仅限于胃窦时，无须进行内镜检查。

第二节 胃黏膜肠上皮化生

一、转归

随着胃黏膜萎缩的进展，胃黏膜上皮呈现出肠黏膜上皮的组织形态，即IM。IM是胃黏膜严重萎缩的结果，属于慢性萎缩性胃炎后期。IM可以根据化生类型分为小肠型IM和结肠型IM。小肠型IM也叫完全型IM（Ⅰ型），对应于完整的、正常的小肠上皮，含有产生唾液酸的杯状细胞，分布在具有嗜酸性细胞质的吸收肠细胞中，并有大量顶端微绒毛形成的“刷状边界”，也可观察到Paneth细胞；其主要特征为杯状细胞散布在柱状吸收细胞中，类似于胃中央凹或结直肠细胞。结肠型IM也叫不完全型IM，包括Ⅱ型（分泌硅藻毒素的细胞，并存在Paneth细胞）和Ⅲ型（分泌硫黏蛋白的柱状细胞，不存在Paneth细胞）。IM发生后，可以较长时间维持在Ⅰ型IM的状态；当进展至Ⅱ型IM时，化生上皮既有完全型IM的特征，也有不完全型IM的腺体出现；当病变进一步发展至Ⅲ型IM时，其进一步进展至异型增生的风险增加。肠上皮化生通常由环境刺激触发，这些刺激可能与Hp感染和炎症的影响相一致。一般来说，化生是低级别不典型增生的前兆，最终可发展为高级别不典型增生和癌。有研究表明，当慢性萎缩性胃炎进展至IM阶段时，根除幽门螺杆菌感染并不能改善IM，对于胃癌的预防意义不大，但部分专家仍然建议根除幽门螺杆菌感染。在IM进展的任意一个阶段，根除幽门螺杆菌不能逆转IM，但是可以减缓IM继续进展的速度。

二、癌变风险

在肠型胃癌患者中，IM的检出率达到100%，因而IM被认为是肠型胃癌发生的重要条件。一项全面评估IM与胃癌发生风险相关性的荟萃分析结果显示，IM发生胃癌的风险较胃黏膜萎缩更高，尤其是不完全型IM。IM发生胃癌的风险还与其在胃内的分布程度有关，英国胃肠病学会在关于胃腺癌风险的管理指南中描述了IM在胃内的4种分布模式：①散在的点状分布；②局限于胃窦的IM；③从贲门到幽门沿胃小弯分布；④弥漫性的IM，累及胃窦及胃体。其中，弥漫分布的IM进展为异型增生的风险更高。

三、内镜管理

肠化生在白光内镜下的典型表现是：轻度隆起的灰白色斑块，周围有斑片状、粉红色和苍白色相间的区域。胃体部的IM可以直接在内镜下诊断，但是位于胃窦部的IM难以在内镜下识别，可以通过取病变组织活检进行准确的病理诊断。英国胃肠病学会在关于胃腺癌风险的管理指南中建议，排除了胃癌家族史等危险因素的IM患者也是建议每3年进行1次内镜随访，并且有必要应用高分辨率的白光内镜或者放大内镜检查。有专家认为IM的监测管理需要充分考虑成本效益，不建议对完全型的IM进行频繁的内镜随访，而建议对以下IM患者进行1年1次的内镜随访：①IM扩展累及胃黏膜的部分>20%；②不完全型的IM患者；③胃癌患者的一级亲属；④吸烟的IM患者。

四、预防控制

幽门螺杆菌持续感染、吸烟、高盐饮食、低蔬菜和水果摄入、低维生素C摄入、自身免疫性胃炎等均是IM发生的危险因素。在胃黏膜萎缩时期，根除幽门螺杆菌感染对于预防IM具有重要意义。但由于幽门螺杆菌通常不会黏附在肠型上皮细胞上，而且随着广泛的肠上皮化生和萎缩，这种微生物通常会在黏膜中消失，因此有一种理论认为，肠上皮化生代表了宿主对幽门螺杆菌感染的一种防御表现。此外，肠化生上皮中胃液成分的改变可能为抵抗幽门螺杆菌提供了额外的来源，或者，它可能代表了一种对改变的菌群的生理适应。有学者在综述中提到，维生素C可能对逆转肠上皮化生有效。另外，有研究发现，塞来昔布可以逆转胃黏膜肠上皮化生。当然，戒烟戒酒、低盐饮食对于IM的预防也是有效果的。

第三节　胃黏膜异型增生

一、转归

异型增生也叫不典型增生或上皮内瘤变，是胃黏膜的良性肿瘤病变，属于胃癌的癌前病变。异型增生可见于胃黏膜任何部位，以胃窦部最常见，通常可以在内镜筛查中发现胃黏膜的异型增生。根据病变程度，异型增生可以分为低级别异型增生和高级别异型增生。从肠上皮化生进展到低级别异型增生是一个漫长的进展过程，而低级别异型增生常常可以持续进展为高级别异型增生，这往往是一个连续进展的过程。异型增生恶性变化的风险往往随组织学分级的增高而增加。低级别异型增生患者病情进展的风险尚不清楚。有证据表明，低级别异型增生会在38%～75%的患者中消退，并在19%～50%的患者中持续存在；对于持续存在的低级别异型增生，其恶性进展的发生率为0%～23%不等。

二、癌变风险

目前对于低级别异型增生的诊断及治疗仍然存在一定的争议，但低级别异型增生作为癌前病变的一种，癌变的潜能是非常明确的，所以对于影响癌变的风险因素评估和及早预防意义重大。国内有项研究发现，年龄、病变部位、内镜下表现及Hp感染等众多因素均为低级别异型增生癌变的危险因素。国外有项研究发现，术前诊断为低级别上皮内瘤变的病变，在切除后被证明是更晚期的病变，如高级别上皮内瘤变或早期胃癌。最近的一项荟萃分析纳入了16项研究，涉及3303例经内镜活检证实的胃低级别上皮内瘤变患者，结果显示，25%的患者在内镜切除后被诊断为晚期病变，包括胃高级别上皮内瘤变（16.7%）和胃癌（6.9%）。亦有报道称，伴有低级别上皮内瘤变的患者发生胃癌的可能性比一般人群高近25倍，比无基础胃病病变患者高8倍。因此，对于内镜活检诊断为低级别上皮内瘤变的病灶进行适当的处理，对于胃癌的预防和早期发现具有重要意义。而对于高级别异型增生，以前的研究一致表明，高级别异型增生进展为癌或原位癌的风险很高，高级别异型增生患者在4～48个月内，恶性进展或癌变的发生率为60%～85%。英国胃肠病学会在关于胃腺癌风险的管理指南中提到，低级别异型增生和高级别异型增生进展为胃癌的年发病率分别为0.6%和6%。

三、内镜管理

由于异型增生发生癌变的风险很大，因而对于异型增生进行内镜管理尤为重要，必要时可以应用放大内镜等新型内镜。低级别异型增生目前尚无统一的管理指南，很多专家推荐每年进行内镜随访监测并进行活检。相对于低级别异型增生，高级别异型增生一经确诊，毫无疑问，须在内镜下切除病灶。根除幽门螺杆菌不能逆转或控制异型增生，但是根除幽门螺杆菌对切除高级别异型增生的预后至关重要，因而大部分专家建议，既往存在胃癌家族史或者异型增生的患者应根除幽门螺杆菌感染。

四、随访控制

对于低级别异型增生的患者，需要在3个月后复查胃镜，必要时进行活检。对于高级别异型增生的患者，和欧洲指南建议的一致，我国学术界目前主张进行ESD。如果病变在内镜下出现不太确定的高级别异型增生，一定要密切随访，复查胃镜，必要时进行活检进一步诊断。此外，相关指南强调，通过内镜随访，活检评估的异型增生异常不排除进展为浸润性癌的可能性。

五、内镜下切除胃黏膜异型增生的预后

由于胃黏膜异型增生患者存在进展为原位癌的风险，因而须对全胃进行彻底评估，发现任何异常的胃黏膜均应进行活检。切除异型增生病灶的术后也必须进行内镜监测，以筛查疑似病变的发生。美国胃肠内镜学会指南建议，在胃黏膜异型增生切除术后1年内进行内镜检查。英国胃肠病学会指南建议，对于切除高级别异型增生的患者，切除术后6个月后进行内镜随访。幽门螺杆菌是影响内镜下切除异型增生预后的重要因素，多项回顾性研究分析了内镜下切除异型增生的患者，根除幽门螺杆菌感染可以显著降低异时性病变的发生率，并且发现幽门螺杆菌是内镜切除异

型增生后异时性病变发生的独立危险因素。因此，根除幽门螺杆菌可以预防胃黏膜异型增生内镜切除术后异时性病变的发生和发展。

第四节　影响慢性胃炎转归的因素

一、幽门螺杆菌

幽门螺杆菌是慢性胃炎的主要致病因素。如前所述，根除幽门螺杆菌对于慢性胃炎的转归具有重要意义。但是目前对Hp仍然没有理想的治疗方法，“治疗之战”还在继续，可能与Hp是一种特殊的细菌，具有一些特殊的特征有关：①尽管这种微生物具有致病性，但它已经在人类的胃中存在了几千年；②它是少数能在酸性胃液中生存的细菌之一，因为它在黏液层和上皮层之间形成了生态位；③其在人胃内的长期存在可导致上消化道良、恶性病变，甚至胃肠道外的一些病变；④Hp虽然是革兰氏阴性杆菌，但对青霉素敏感，一般对革兰氏阳性菌壁作用较好；⑤Hp感染不能用单一抗生素治愈，有时用3种或3种以上抗生素联合治疗无效；⑥由于Hp能够避开多种免疫防御机制，目前还没有研制出有效的疫苗。鉴于幽门螺杆菌人群感染率过高，加上其本身的传染性，导致幽门螺杆菌根治后也有复发或再感染的情况。

一项纳入了1050名有上消化道症状的患者的研究结果显示，根除治疗后幽门螺杆菌感染的1年和3年复发率分别为1.75%和4.61%。幽门螺杆菌感染复发是一个多因素的结果，低收入、外出就餐时比较差的卫生条件以及侵入性诊断或治疗是幽门螺杆菌复发的独立危险因素。另一项随访了734例成功根除幽门螺杆菌的患者的研究结果说明，消化性溃疡、与幽门螺杆菌感染患者的接触史和住院治疗是危险因素。幽门螺杆菌复发的根本原因在于根除治疗不彻底，部分未被完全杀死而被抗菌药抑制了活性的菌株以及另一部分隐藏在组织深处的菌株在停药后重新繁殖，导致复发。另外，一些可控的环境因素如吸烟、饮酒等在幽门螺杆菌感染的复发过程中起到重要作用，而口腔幽门螺杆菌感染被认为是幽门螺杆菌再感染的重要危险因素之一。

和幽门螺杆菌复发一样，其再次感染也可导致胃内炎症反复，且再次根除的难度加大，增加了患者的疾病负担。因此，预防幽门螺杆菌复发或再感染至关重要。研究显示，戒烟戒酒可以降低幽门螺杆菌的再感染率，适量食用发酵乳食品、水果和蔬菜可使幽门螺杆菌再感染率显著下降。预防幽门螺杆菌的再感染还要尤其注意饮食习惯：尽量分餐或使用公筷；对于幼儿，要避免口对口喂食、大人把食物咬下来或嚼碎了再喂给孩子等做法；家人之间要注意不要相互夹菜。另外，要注意勤洗手、餐具卫生、不吃生食、不饮生水等，如有条件，可对餐具进行高温消毒或者使用之前用开水煮一定的时间，以避免家庭成员之间互相传染幽门螺杆菌。

二、部分药物

质子泵抑制剂（PPIs）在治疗慢性胃炎、缓解消化道症状方面应用广泛。然而，长期使用质子泵抑制剂会降低胃内pH值，可能导致胃内幽门螺杆菌过度生长，这与幽门螺杆菌感染后症状加重以及幽门螺杆菌根治后的复发有关。另外，长期使用PPIs可能与胃癌前病变的进展有关。一项瑞典的队列研究发现，长期使用质子泵抑制剂与胃癌风险增加有关，尤其是40岁以下的年轻人。需要注意的是，胃黏膜萎缩伴胃酸分泌减少的患者，不需要使用PPIs治疗。

影响慢性胃炎转归的另一大类药物是以阿司匹林为代表的非甾体抗炎药。NSAIDs属于COX-

2抑制剂，其抑制前列腺素的合成所导致的胃黏膜保护因子的减少，不但影响慢性胃炎的转归，而且可导致胃黏膜损害从而诱发胃炎。NSAIDs诱导的胃肠道损害不仅危及患者的健康，而且增加了患者的疾病负担。另外，一些抗肿瘤药物、抗高血压药物等也可影响慢性胃炎的转归。

英国胃肠病学会在关于胃腺癌风险的管理指南中提出，不建议使用NSAIDs或其他COX-2抑制剂来降低胃癌前病变进展的风险，也不推荐使用抗氧化剂。因此，在慢性萎缩性胃炎的预防控制管理中，应尽量避免使用对胃黏膜有损伤的药物，尤其是阿司匹林等NSAIDs。若因心血管疾病而不得不使用NSAIDs，则应加用胃黏膜保护剂。

三、饮食及生活习惯

人体每天从外界摄取食物后，经胃肠道消化、吸收。长期不良的饮食及生活习惯会对消化系统产生不利的影响，甚至加速慢性胃肠道疾病的进展。熬夜等不规律的作息、精神抑郁或过度紧张可以造成幽门括约肌功能紊乱，引起胆汁反流，进而发生慢性胃炎。除此之外，还有一些食物中存在有明确致癌作用的物质，如亚硝胺类物质等。一项关于慢性胃炎患者膳食结构的研究分析了427名慢性胃炎患者的膳食结构：慢性胃炎患者膳食结构不合理，每周食用的食物种类较少，碳水化合物摄入量较高，而新鲜蔬菜和水果摄入量明显不足，其中慢性萎缩性胃炎患者更为突出。另外，不合理的食物摄入也可以影响慢性胃炎的转归。研究发现，对于幽门螺杆菌感染者，高盐饮食或进食加工肉类可以增加胃癌的发生风险。因此，针对慢性胃炎，除注意根治幽门螺杆菌、做好内镜随访等之外，日常生活中也有众多方面需要注意。

其中，饮食及生活习惯方面较琐碎，主要列出以下几点：①作息不规律、频繁熬夜、饥一顿饱一顿、暴饮暴食等不良生活习惯可能诱发慢性胃炎，应尽量避免；②避免60℃以上的高温食物或饮料，比如说热茶、热米糊、热豆浆、热汤、热芋泥等，不应该在食物还很烫的时候就吞咽，60℃以上的高温食物或饮料是食管癌等消化道恶性肿瘤的危险因素；③控制钠的摄入，《中国居民膳食指南》指出，每日食盐摄入量需要控制在6 g以内；④戒烟限酒，烟草中的有害成分能促使胃酸分泌，对胃黏膜产生有害的刺激作用，吸烟还会引起胆汁反流，过量饮酒或长期饮用烈性酒能使胃黏膜充血、水肿，甚至糜烂，慢性胃炎发生率明显增高；⑤尽量食用新鲜食物，少食腌制食品、加工食品；⑥避免进食霉变食物，霉变食物中的黄曲霉毒素是公认的强致癌物质；⑦ 分餐吃饭、使用公筷、避免对幼儿口对口喂食、注意餐具的消毒等良好的习惯可以切断幽门螺杆菌的口-口传播途径，对预防慢性胃炎及其并发症有重要意义；⑧饮用洁净水，自来水烧开再饮用；⑨避免长期自行服用阿司匹林、布洛芬、PPIs等。另外，对抗生素的使用一定要遵从医嘱，不能滥用。

四、心理因素

慢性胃炎反复发作、治疗效果差，给部分患者带来巨大的心理压力；反过来，社会心理因素对慢性胃炎的转归也存在影响，主要考虑社会心理刺激明显影响机体的内分泌和神经心理状态。中国一项对60例慢性胃炎患者的调查分析发现，有35例患者出现焦虑抑郁情绪，约占全部患者的58.33%，焦虑抑郁患者的腹痛、腹胀、早饱等消化道不适症状的发生率显著高于无焦虑抑郁患者。进一步对这35例焦虑抑郁患者检查发现，其中32例患者伴有Hp感染，其炎症症状较无焦虑抑郁的患者更为严重。由此可以推测，焦虑抑郁不仅会直接影响到慢性胃炎患者的精神状态，还会加重患者的食欲减退、乏力、胃肠道不适等症状，其中又以自主神经功能失调症状最为常见。

总体来说，慢性胃炎患者的饮食和生活调整十分重要，具体的原则是：规律作息，少熬夜，避免吸烟饮酒和暴饮暴食，定时定量用餐；在胃炎症状明显时，饮食宜略软烂，注意细嚼慢咽；

避免食用过于油腻、刺激、坚硬、粗糙、烫、咸的食物。另外，要保证营养的均衡，可以适当多吃富含优质蛋白及维生素的食物，症状缓解后可逐步过渡到正常饮食。

（贠建蔚）

参考文献

[1] HALL S N, APPELMAN H. Autoimmune gastritis[J]. Archives of Pathology & Laboratory Medicine, 2019,143(11): 1327-1331.

[2] 房静远,邹天慧.对慢性胃炎的再认识[J].中华消化杂志，2021,41(Z1):12-16.

[3] YANG H, HU B. Giagnosis of Helicobacter pylori infection and recent advances[J].Diagnostics, 2021,11(8): 1305.

[4] BARAD A K, MANDAL S K, HARSHA H S,et al. Gastric cancer — a clinicopathological study in a tertiary care centre of North-eastern India[J]. Journal of Gastrointestinal Oncology, 2014,5(2): 142-147.

[5] EL ROUBY N, LIMA J J, JOHNSON J A. Proton pump inhibitors: from CYP2C19 pharmacogenetics to precision medicine[J]. Expert Opinion on Drug Metabolism & Toxicology, 2018, 14(4): 447-460.

[6] BERGAMASCHI G, DI SABATINO A, CORAZZA G R. Pathogenesis, diagnosis and treatment of anaemia in immune-mediated gastrointestinal disorders[J]. British Journal of Haematology, 2018, 182(3): 319-329.

[7] ZILLI A, CAVALCOLI F, CIAFARDINI C, et al. Deficiency of micronutrients in patients affected by chronic atrophic autoimmune gastritis: A single-institution observational study[J]. Digestive Liver Disease, 2019,51(4): 505-509.

[8] ROKKAS T, ROKKA A, PORTINCASA P. A systematic review and meta-analysis of the role of Helicobacter pylori eradication in preventing gastric cancer[J]. Annals of Gastroenterology, 2017, 30: 414-423.

[9] PIMENTEL-NUNES P, LIBÂNIO D, MARCOS-PINTO R, et al. Management of epithelial precancerous conditions and lesions in the stomach (MAPS Ⅱ): European Society of Gastrointestinal Endoscopy (ESGE), European Helicobacter and Microbiota Study Group (EHMSG), European Society of Pathology (ESP), and Sociedade Portuguesa de Endoscopia Digestiva (SPED) guideline update 2019[J]. Endoscopy, 2019,51(4): 365-388.

[10] SUGANO K, TACK J, KUIPERS E J, et al. Kyoto global consensus report on Helicobacter pylori gastritis[J]. Gut, 2015,64(9): 1353-1367.

[11] BANKS M, GRAHAM D, JANSEN M, et al. British Society of Gastroenterology guidelines on the diagnosis and management of patients at risk of gastric adenocarcinoma[J]. Gut, 2019,68(9): 1545-1575.

[12] SHAO L, LI P, YE J, et al. Risk of gastric cancer among patients with gastric intestinal metaplasia[J]. International Journal of Cancer, 2018,143(7): 1671-1677.

[13] KOHOUTOVA D, BANKS M, BURES J. Advances in the aetiology & endoscopic detection and management of early gastric cancer[J]. Cancers, 2021,13(24): 6242.

[14] GIROUX V, RUSTGI A K. Metaplasia: tissue injury adaptation and a precursor to the dysplasia-cancer sequence[J].Nature Reviews Cancer, 2017,17(10): 594-604.

[15] SUNG J K. Diagnosis and management of gastric dysplasia[J]. Korean Journal of Internal Medicine, 2016,31(2): 201-209.

[16] Zhao G F, Xue M, Hu Y Y,et al. How commonly is the diagnosis of gastric low grade dysplasia upgraded following endoscopic resection? A meta-analysis[J]. PLoS One, 2015,10(7): e0132699.

[17] SHIN S H, JUNG D H, KIM J H, et al. Helicobacter pylori eradication prevents metachronous gastric neoplasms after endoscopic resection of gastric dysplasia[J]. PLoS One, 2015,10(11): e0143257.

[18] BAE S E, JUNG H Y, KANG J, et al. Effect of Helicobacter pylori eradication on metachronous recurrence after endoscopic resection of gastric neoplasm[J]. American Journal of Gastroenterology, 2014, 109(1): 60-67.

[19] CHON I, CHOI C, SHIN C M, et al. Effect of Helicobacter pylori eradication on subsequent dysplasia development after endoscopic resection of gastric dysplasia [J]. Korean Journal of Gastroenterology, 2013,61(6): 307-312.

[20] LAHNER E, CARABOTTI M, ANNIBALE B. Treatment of Helicobacter pylori infection in atrophic gastritis[J]. World Journal of Gastroenterology, 2018,24(22): 2373-2380.

[21] ZHOU L Y, SONG Z Q, XUE Y, et al. Recurrence of Helicobacter pylori infection and the affecting factors: A follow-up study[J]. Journal of Digestive Disease, 2017,18(1): 47-55.

[22] 国家消化系疾病临床医学研究中心(上海),国家消化道早癌防治中心联盟,中华医学会消化病学分会幽门螺杆菌和消化性溃疡学组,等.中国居民家庭幽门螺杆菌感染的防控和管理专家共识(2021年)[J].中华消化杂志,2021,41(4):221-233.

[23] SONG H, ZHU J W, LU D H. Long-term proton pump inhibitor (PPI) use and the development of gastric pre-malignant lesions [J]. Cochrane Database of Systematic Reviews, 2014, 2014 (12): CD010623.

[24] BRUSSELAERS N, WAHLIN K, ENGSTRAND L, et al. Maintenance therapy with proton pump inhibitors and risk of gastric cancer: a nationwide population-based cohort study in Sweden[J]. BMJ Open, 2017,7(10): e017739.

第十四章
胃炎的一级预防

第一节　避免损伤胃黏膜

在临床上广泛使用的药物，大多数可以引起胃黏膜的损伤，这些药物主要可以划分为三类。第一类药物是指非甾体抗炎药，这是临床应用最广泛的药物类型，代表药物包括阿司匹林、布洛芬、吲哚美辛以及一些口服止痛药等混合成分药物。这类药物会对胃黏膜上皮细胞造成损伤，破坏胃黏膜屏障，导致急性胃黏膜病变等疾病，甚至可导致胃黏膜出血。特别是对于那些有消化性溃疡等基础疾病的患者，此类药物的使用会加重胃部疾病。较为常用的感冒药，特别是某些解热镇痛类型的药品，对胃黏膜也产生破坏效果。第二类为肾上腺糖皮质激素类药物，代表药物是强的松、地塞米松等。因为这类药物会增加胃酸和胃蛋白酶的产生，所以若长时间或大量使用还可能损伤消化道黏膜屏障。第三类是一些其他类型的药物，主要的代表药物包括四环素、利血平、洋地黄等。这类药物也比较常见，一些慢性病患者长期服用这些药物，可能会出现一定程度的胃黏膜损害，胃黏膜损害程度与患者的服药剂量以及全身状态密切相关。此外，还要注意酒精和氟乙酸钠也会引起胃黏膜的损伤。

一、避免服用损伤胃黏膜的药物

（一）非甾体抗炎药

大多数NSAIDs是亲脂性的，很容易穿过上皮细胞的顶膜，并可能产生直接的毒性作用。在上皮细胞质内，非甾体抗炎药被电离，无法扩散出去，这种现象被称为“离子捕获”。胞浆内的药物导致水渗透到细胞内，导致细胞水肿甚至破裂。使用NSAIDs会增加心血管、肾脏和胃肠道并发症的风险，但在急慢性疼痛和关节炎患者的治疗中广泛应用。其中，胃肠道并发症是最常见的，包括胃或十二指肠溃疡出血以及程度较轻的梗阻和穿孔。使用NSAIDs的患者上消化道出血和穿孔的相对风险高达4.7倍。与此同时，NSAIDs也是导致胃肠道反应最常见的药物之一。仅在美国，因使用NSAIDs而导致的胃肠道相关不良事件所增加的医疗费用每年可能超过40亿美元。这些并发症促使美国食品和药物管理局（FDA）在2005年发布了一份科学声明：如果需要对个别患者使用非甾体抗炎药进行治疗，则在尽可能短的时间内使用最低的有效剂量。除此之外，这些非甾体抗炎药物和一些限制性的药物及大部分处方药物不同，它们不会受到人们的广泛关注，而且对非甾体抗炎药不当使用（非医疗）的相关监督也比较少，有些甚至没有。相关报道发现，运动员在运动前使用非甾体抗炎药预防疼痛的发生，从而增加运动的耐力并延长锻炼的时间；有些报告记录了这类药物具有麻醉作用，例如，当它们单独使用或与一些非法药物联合使用的时候，可能会产生麻醉作用。

1.胃黏膜损伤的机制

（1）直接细胞毒作用

NSAIDs具有细胞毒作用，可以直接损伤胃黏膜上皮细胞。此外，这类药物可以与胃黏膜屏障的成分结合，从而削弱黏膜屏障的保护作用。吲哚美辛是非甾体抗炎药的典型代表药物，临床上广泛用于关节炎患者的止痛治疗。但该药物可增加胃酸分泌，并抑制胃保护因子前列腺素E_2的产生，进而破坏胃黏膜屏障，导致胃黏膜损伤，严重者还可以发生胃溃疡。

（2）环氧合酶的抑制作用

环氧合酶（COX）是合成前列腺素（PGs）所必需的一种酶，前列腺素是关键的炎症介质。在小凹上皮细胞中合成的前列腺素具有“细胞保护”的药代动力学作用，因为它们通常会促进胃黏膜血流，增加黏液和碳酸氢盐的分泌，并最终抑制胃酸分泌。在人体内，COX有两种亚型：COX-1和COX-2。COX-1是正常生理条件下组成型表达的亚型，在许多病理生理过程中起关键作用，例如血小板聚集、胃黏膜细胞保护和肾功能的维持等；COX-2是为了响应炎症信号而表达的，例如细胞因子和细菌内毒素LPS。开发非甾体抗炎药的目的是抑制COX活性，不同类型的非甾体抗炎药对COX-1和COX-2具有不同程度的抑制作用，这也决定了它们毒副作用的大小。不过，目前也有研究结果显示，COX-1对胃黏膜并没有损伤作用。例如，有学者敲除了大鼠的COX-1基因后发现，胃黏膜的损伤主要是由于胃黏膜表面疏水性的降低，并不是因为细胞前列腺素的合成减少。

NSAIDs可以抑制COX-1途径，这条途径的抑制与胃黏膜屏障的损伤具有相关性。当胃黏膜屏障损伤后，会使得胃黏膜血流量减少，进而使碳酸氢盐的产生和黏液的分泌减少，使胃酸的反扩散增加，最终导致近端胃肠道损伤。除直接收缩血管外，COX-1还可通过增加高振幅胃收缩间接限制血液供应。在炎症反应过程中，COX-2的激活和前列腺素的产生直接参与了局部血流量增加、血管通透性增加和血浆渗出等炎症相关事件（见图14-1）。

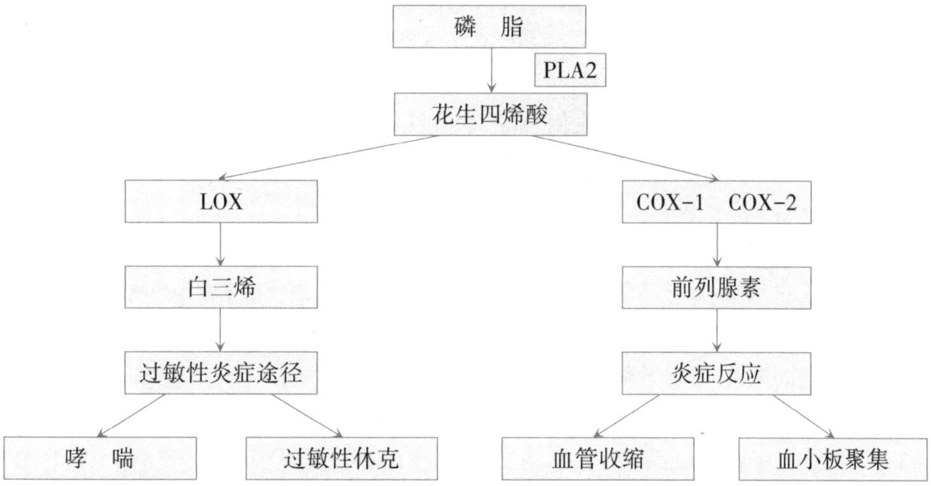

图14-1　COX-1、COX-2和LOX酶的激活和炎症过程的启动（原创）

（3）脂氧合酶的激活

其他的一些酶也参与了炎症反应的过程，如脂氧合酶（LOX），它以几种异构体的形式存在，如5-LOX、1-LOX和15-LOX，并可以生成白三烯介质，促进了过敏性炎症通路（见图14-1）。

目前，人们对5-LOX的研究最多，这主要是因为它存在于许多的炎性细胞（如白细胞、嗜碱性细胞、多形核细胞、肥大细胞、嗜酸性细胞和巨噬细胞）中。

（4）细胞凋亡

人体的细胞通过增殖与凋亡达到动态平衡状态，完成一系列新陈代谢活动。一些研究发现，在胃黏膜病变中，凋亡明显导致胃黏膜上皮细胞的丢失，这也是胃溃疡发生的必然原因。在这一过程中，Bcl-2和caspase家族起着关键作用，促凋亡蛋白（如Bax和Bad）通过破坏线粒体膜的完整性，导致线粒体膜电位下降和线粒体膜内外发生变化，从而使细胞色素c从线粒体释放到细胞质中，激活Apaf-1，与细胞色素c一起形成凋亡小体。例如，有学者观察到塞来昔布引起的胃黏膜细胞凋亡伴有细胞内Ca^{2+}螯合剂积聚，而细胞内Ca^{2+}螯合剂（BAPTA-AM）和钙蛋白酶（calpain）抑制剂（Z-Leu-Leu-H）都明显抑制塞来昔布引起的胃黏膜细胞凋亡，因而认为依赖Ca^{2+}激活的钙蛋白酶在NSAIDs致胃黏膜细胞凋亡中有重要作用。

（5）胃黏膜溃疡的影响

胃黏膜上皮细胞的再生可以修复黏膜溃疡，从而促进溃疡愈合，但是非甾体抗炎药物的使用可以抑制胃黏膜上皮细胞的再生；即使使用COX-2选择性抑制剂，尽管不影响上皮细胞再生，但会抑制成纤维细胞生长因子。

2.胃黏膜损伤的临床表现

非甾体抗炎药引起的胃黏膜损伤的临床表现多种多样，有的毫无症状，但大多数表现为消化不良、腹胀、腹痛、溃疡、出血、穿孔等。其中，最常见的是糜烂出血性胃炎（20%～40%），病变多位于胃体部；其次是消化性溃疡（10%～30%），可见于胃窦、胃体部。

3.胃黏膜损伤的影响因素

NSAIDs治疗时出现并发症的风险与许多因素相关，包括NSAIDs的类型、剂量、用药时间和伴随药物的使用如抗血小板药、抗凝药、皮质激素或选择性5-羟色胺重吸收抑制剂，尤其是患者长期使用抑制分泌的药物。非药物危险因素包括患者的年龄、消化道损伤史、消化不良，处于幽门螺杆菌感染状态和有其他合并症。

（1）年龄

年龄是一个重要因素，风险随着年龄的增长而增加。由于绝对风险因年龄而异，因此通常建议基于年龄的风险阈值为>60岁。

（2）药物类型

COX-2选择性抑制剂比非选择性非甾体抗炎药具有更低的胃肠道损伤风险，因为COX-2参与维持胃黏膜完整性。大多数数据表明，与其他制剂相比，肠溶非甾体抗炎药可以降低上消化道事件的发生率。

（3）药物剂量与用药时间

服用其他高剂量非甾体抗炎药的患者和服用低剂量非甾体抗炎药阿司匹林的患者，即使在低心血管风险预防剂量（≤325 mg/d）下，胃肠道事件的风险也会升高。非甾体抗炎药的新配方可以通过使用较低剂量同时提供有效的镇痛作用来降低不良事件的风险。研究发现，一些非甾体抗炎药，如双氯芬酸，可以在比目前使用的剂量更低的剂量下有效缓解疼痛。口服NSAIDs的前3个月是胃肠道相关并发症的高发期，长期口服NSAIDs的人群消化性溃疡的发生率可以达到10%～25%。

（4）幽门螺杆菌

根除幽门螺杆菌可能会降低一些非甾体抗炎药使用者的胃肠道风险，这可能会降低全球非甾体抗炎药相关胃肠道损伤的发生率，因为幽门螺杆菌影响全球多达50%的人口。有研究发现，在Hp（+）患者和Hp（-）患者中使用布洛芬后，消化性溃疡的发生率并没有显著的差异。相关研究还发现，如果患者服用非甾体抗炎药，幽门螺杆菌的感染则更容易引起消化性溃疡的发生。因此，建议长期服用非甾体抗炎药的患者进行幽门螺杆菌的根除治疗。

（5）消化道损伤史

有胃肠道损伤史的患者在使用非甾体抗炎药后发生胃肠道并发症的风险更高。当胃内处于低pH状态时，酸性非甾体抗炎药会向细胞内集聚，引起直接细胞毒作用，从而损伤胃黏膜细胞。

（6）合用其他药物

某些药物与非甾体抗炎药同时使用也会增加胃肠道损伤的风险。例如，与单独服用非甾体抗炎药的患者相比，皮质类固醇与非甾体抗炎药联合使用可使胃肠道并发症的发生率增加两倍。已发现抗凝剂与非甾体抗炎药一起使用时会大大增加老年患者发生溃疡出血的风险。

4. 胃黏膜损伤的预防和治疗

首先，NSAIDs的使用必须符合药物使用的适应证，并且排除明确的禁忌证，避免NSAIDs的滥用。其次，优先使用COX-2选择性抑制剂。在传统NSAIDs分子上附加一个胃黏膜保护基团成为NSAIDs开发的一大热点，例如，有文献报道了NO-NSAID、磷脂-NSAID和H2S-NSAID。最后，必要时尽快停药。通常，在停用NSAIDs 1～2周后多数患者的胃黏膜损伤可以得到缓解。对于不能停药者，应该使用抑酸制剂或合用胃黏膜保护药来预防或减缓胃黏膜不良反应的发生或发展。

对于是否需要根治幽门螺杆菌（Hp），目前有着不同的看法。2002年欧洲幽门螺杆菌研究小组建议，当发生消化性溃疡时，应排除Hp这一因素。一些学者认为，在NSAIDs引起的溃疡局部，COX-2的表达主要受NSAIDs而不是Hp的影响，因此根治Hp不影响服用NSAIDs患者溃疡的愈合。也有学者认为，根治Hp有助于预防阿司匹林相关的胃黏膜损伤。

（二）肾上腺糖皮质激素类药物

肾上腺糖皮质激素是由肾上腺皮质中束状带分泌的一类甾体激素，主要为皮质醇（cortisol），具有调节糖、脂肪和蛋白质的生物合成和代谢的作用，还具有抑制免疫应答、抗炎、抗毒、抗休克的作用。在服用这类药物后，会加剧壁细胞对胃酸的分泌，还会促进胃蛋白酶的分泌，例如可的松、强的松、地塞米松等。若患者本身有胃溃疡、高酸性胃炎等疾病，在服用该类药物后，则会造成病情的持续性加重，对于身体健康的危害极大，甚至会造成胃出血、胃穿孔等。

1. 下丘脑-垂体-肾上腺轴

下丘脑-垂体-肾上腺（HPA）是一个中枢神经内分泌系统，涉及下丘脑、垂体和肾上腺。下丘脑的室旁核分泌促肾上腺皮质激素释放激素（corticotropin releasing hormone，CRH），该激素被转移到垂体，并刺激促肾上腺皮质激素（adrenocorticotropic hormone，ACTH）的合成和释放。促肾上腺皮质激素通过血流到达肾上腺，刺激糖皮质激素（人类皮质醇和啮齿动物皮质酮）的分泌。人们普遍认为，应激期间释放的糖皮质激素是致溃疡激素，因此应激诱导的下丘脑-垂体-肾上腺皮质激活系统是有害的。糖皮质激素对应激性胃黏膜损伤的影响较为复杂。传统的观点认为，在应激反应过程中，HPA轴兴奋可以引起糖皮质激素释放来对抗应激情况，从而促进了溃疡的产生，对机体产生有害的影响。然而，糖皮质激素也具有胃黏膜保护作用。糖皮质激素的胃黏膜保护作用可能由多种作用介导，包括维持葡萄糖稳态、胃黏膜血流、黏液产生，以及增强胃动力和微血管通透性的衰减。为了维持胃黏膜的完整性，糖皮质激素还可以与其他胃保护因子协同发挥作用。糖皮质激素在前列腺素、一氧化氮和辣椒素敏感神经元提供的胃保护机制受损的情况下，在维持胃黏膜的完整性方面发挥关键作用。因此，下丘脑-垂体-肾上腺皮质系统的激活可被认为是应激反应激素胃保护的重要成分。因此，糖皮质激素是天然的胃保护因子。

此外，交感-肾上腺髓质也与应激性胃黏膜损伤相关。应激反应可以引起交感-肾上腺髓质系统的兴奋、儿茶酚胺分泌的增多，会引起胃黏膜下血管收缩，从而使得胃黏膜的血流量明显减少，最终削弱了黏膜的屏障功能。另外，海马、室旁核、下丘脑外侧部对应激性溃疡的形成具有重要意义。同时，多巴胺及5-HT、胃泌素、血管活性肠肽等也参与应激反应。

2. 胃黏膜屏障

胃黏膜屏障是由黏膜上皮和黏液元素组成的复杂系统。黏液凝胶层是黏附在上皮上的厚而顽强的组织层。尽管胃黏膜屏障有这些特性，但它主要由超过95%的水组成，含有相互作用的糖蛋白分子（黏液糖蛋白或黏蛋白）。这些分子主要由碳水化合物组成，碳水化合物存在于大量包装在多肽核心周围的相对较小的低聚糖单元中。在严重创伤、败血症、休克等应激状态下，胃黏膜的黏液中的HCO_3^-分泌减少，从而使得H^+扩散至胃黏膜内，导致胃黏膜屏障受损。此外，蛋白酶激活受体-2（protease-activated receptor-2，PAR-2）激动剂可以刺激辣椒素敏感神经元，从而发挥对胃黏膜的保护作用。在给予大鼠PAR-2激动剂后，检测到大鼠体内的氨基己糖含量较阴性对照组明显增高。相反，在给予阻断感觉神经元的辣椒素后，PAR-2激动剂对胃黏膜的保护性作用消失。PAR-2激动剂还可以诱导NO的分泌，使胃黏膜下血管扩张，增加胃黏膜血流量，从而发挥对胃黏膜的保护作用。

自1940年发现糖皮质激素并认识到其抗炎作用以来，应用糖皮质激素一直是控制炎症和自身免疫性疾病的使用最广泛和治疗最有效的方法之一。天然的和合成的糖皮质激素仍然是抗炎和免疫抑制疗法的最前沿药物。在药效方面，具有抗炎、抗毒、抗过敏、抗休克、退热和抗免疫等作用，一直被广泛应用于临床。它们被广泛用于治疗急性和慢性炎症，包括类风湿性关节炎、炎症性肠病、多发性硬化症、牛皮癣和湿疹，以及用于治疗某些白血病和器官移植后的免疫抑制方案。然而，长期治疗的代谢影响会损害其临床疗效，并且会引起骨质疏松症、高血压、血脂异常、胰岛素抵抗或2型糖尿病、代谢性疾病和心血管疾病等的风险增加。

3. 影响胃黏膜的机制

（1）胃酸分泌增加

糖皮质激素会激活糖皮质激素诱导蛋白激酶1，使位于壁细胞分泌胃酸一侧的K^+通道激活，大量的K^+释放到细胞外而促使质子泵作用加强，使更多的K^+进入壁细胞，更多的H^+释放到细胞外，导致胃酸增多。

（2）增加胃黏膜血流量

应激期间，黏膜下层和黏膜血流量的减少是导致应激动物黏膜缺血、组织抵抗力受损和随后胃酸分泌引起溃疡的重要因素；应激引起的胃微循环变化依赖于应激期间的糖皮质激素水平；当胃微循环受损后，胃溃疡的发生率增加，而糖皮质激素缺乏会加剧胃微循环受损和胃溃疡形成，因此皮质酮替代疗法可改善这种情况。由此可见，糖皮质激素在维持胃黏膜的完整性方面具有关键的代偿作用。

（3）胃黏液分泌异常

在给予吲哚美辛后4 h，在肾上腺切除动物中观察到胃黏液含量最低，而皮质酮补充剂可以逆转给予吲哚美辛的肾上腺切除大鼠胃黏液含量的减少。由此可见，内源性糖皮质激素对于维持胃黏液的产生至关重要。

（4）细胞因子及一些炎症介质的表达异常

研究发现，PGs缺乏会导致皮质酮产生代偿性的增加。相反，糖皮质激素缺乏通过COX-2表达诱导PGs产生代偿性的增强，这反过来有助于维持胃黏膜完整性。因此，糖皮质激素和PGs在胃黏膜保护方面存在某种协同作用，一种保护因子的缺乏会导致另一种保护因子代偿性的增加。

4.消化道并发症

（1）因果关系及危险因素

研究发现，使用糖皮质激素治疗后的患者消化道并发症的发生率明显增加。如果患者存在其他危险因素，那么糖皮质激素引起的消化道并发症的发生率则会明显上升。这些其他危险因素主要包括非甾体抗炎药的联合使用以及这些药物的高剂量及长疗程使用。同时使用类固醇和非甾体抗炎药的患者的风险比不使用这两种药物者高12倍以上。目前，预防和减少消化道并发症的主要措施有：①注意用药剂量和给药方式；②关注患者的体质及其过敏史；③询问以往病史；④配以中药等保护类制剂。总之，只要有可能，任何抗炎药都应以单一疗法和最低有效剂量给予，以降低消化道并发症的风险。

（2）中医药防治

糖皮质激素引起的消化道并发症的症状主要有胃脘胀痛、反酸、嗳气、烧心、恶心呕吐、便血等。此类疾病病情反复、病程较长，因此中医治疗具有一定的优势。在治疗上，使用中药或中西医结合治疗的效果要优于单纯西药治疗的效果。钟卓衡等人将糖皮质激素引发的胃肠道功能损伤患者随机分成两组，一组用西药常规治疗，另一组分阶段加用中药治疗，结果发现，使用中药对胃肠功能损伤具有显著的治疗作用，并且很少复发。王岸俊观察了60例糖皮质激素引发的胃肠道功能损伤的患者，将他们划分为空白组、激素组、中药组进行分期治疗，从多个方面观察治疗效果和相关不良反应，结果发现，中药组具有显著的治疗效果，而且便于掌控。郜枫等人将糖皮质激素诱发的胃肠道功能损伤的患者随机划分为了两组，一组根据患者的发病特点和其自身体质辨证选择方剂，服用中药，而另一组给予常规的西药治疗，对比观察结果，发现第一组的治愈率、有效率要显著高于第二组。刘杭卫对胃肠道功能损伤的患者进行了辨证分析，分为了肾阴虚和肾阳虚，给予养阴合剂、助阳合剂等分别治疗；彭洁、邹方鹏等人辨证胃肠道功能损伤患者，分为阴虚火旺、气虚水肿等多种类型，分别予以滋阴潜阳、利水补气等针对性的治疗方法，取得良好疗效。

（三）其他药物

引起胃黏膜损伤的其他药物包括四环素、利血平、洋地黄、组胺、奎宁、碘剂等。现阶段由于我国老龄化问题加剧，许多老年患者合并慢性病，需要长期口服一些药物。因此，在适应证允许范围内，应尽可能小剂量给药，服药时间最好是在饭后。对于合并胃病患者，可以联合服用胃黏膜保护剂，例如麦滋林等。此外，对于这些老年慢性病患者，还应该定期进行胃镜检查。

二、控制酒精摄入量

酒的主要成分为乙醇，乙醇俗称“酒精”。酒是古老的人造饮料，世界各地的人们都有饮酒的习惯。在美国，人均每年消费约10升纯乙醇，在西班牙和法国甚至更高。酒精也是胃肠道发病的一个非常重要的原因，有害使用酒精是一个世界性问题。据估计，酗酒是世界第三大疾病和残疾风险因素；它是引起60种疾病和造成人体伤害的因素，也是至少200种其他疾病的并发原因。酒精与胃炎有关，并已提出与胃癌的关系，但尚未得到系统证实。酒精能导致胃黏膜黏液变薄，黏膜上皮细胞坏死脱落，微血管内皮损伤、栓塞，组织缺血缺氧、坏死，从而引起胃黏膜糜烂或溃疡形成。

（一）酒精损伤胃黏膜的机制

尽管过量饮酒与胃出血风险之间的关联可以追溯到170年前，但酒精对上消化道的影响仅在过去20年中得到系统研究。乙醇通过简单扩散在整个胃肠道中被吸收。乙醇脱氢酶是参与酒精初始代谢的主要酶，已在整个胃肠道中被发现。然而乙醛是临床具有重要性的酒精代谢的分解产物，它是一种已知的体内的有毒化合物。只有当酒精浓度较高（>10%）时，酒精才会损害黏膜，饮酒量和酒精与黏膜接触的时间也有影响。尽管大多数损害（例如黏膜水肿和出血）发生在胃体和贲门区域，但胃窦也受到影响。急性和慢性酒精摄入通过多种复杂的机制影响上消化道，这取决于乙醇和（或）其代谢物乙醛与黏膜的直接接触以及酒精饮料的非酒精成分（发酵产物）。这些机制导致胃黏膜炎症、括约肌压力改变、运动障碍以及胃酸排出量的改变。所有这些影响都是剂量依赖性的，并且在戒断后是可逆的。

40多年前，罗伯茨（Roberts）已经报道了胃炎和胃十二指肠溃疡在酗酒者中很常见。然而，酒精损害胃黏膜的机制在很大程度上仍然未知。酒精可直接破坏胃黏膜屏障，从而引起黏膜水肿、糜烂、出血和坏死，从而影响胃黏膜通过胃酸、胆汁和消化酶进行自我防御的能力。酒精也会阻碍黏液的合成和覆盖的上皮细胞的分泌，使胃黏膜在酸的作用下坏死。在动物实验中，酒精会导致黏膜大量充血，随后由于原发性小静脉和静脉收缩以及随后的小动脉扩张而导致出血。最近的研究表明，胃微循环受损，伴随着内皮素-1（ET-1）血液水平的增加以及NO和PGE_2水平的降低，可以严重损伤大鼠模型中的黏膜屏障。NO和PGE_2加速胃黏膜微循环的流动，促进碳酸氢盐的分泌，介导适应性免疫保护功能，增加蛋白质合成并促进细胞更新，最终增强受损胃黏膜的修复能力。相比之下，ET-1是胃黏膜微循环中最强的血管收缩剂。注射内皮素受体拮抗剂显著减轻了大鼠ET-1依赖性胃黏膜损伤。此外，高乙醇摄入量大鼠的ET-1血浆水平显著升高，NO和PGE_2相对于正常对照组降低。综上所述，这些数据表明，乙醇通过刺激ET-1的分泌、抑制NO和PGE_2的合成与分泌来损害胃黏膜并削弱其修复能力。

酒精对胃排空的影响存在相互矛盾的结果，这取决于所涉及的饮料的剂量和类型。事实上，摄入低剂量乙醇后胃排空似乎加速，而高剂量乙醇延迟排空并增强运动性。一些报告强调了NO在酒精代谢过程中的潜在作用，是酒精相关胃肠道动力障碍的主要靶标。对NO合成酶敲除动物的研究表明，NO是肠道神经元系统中主要的抑制性非肾上腺素能非胆碱能神经递质，NOS抑制剂延迟胃排空和结肠运输。最近，有研究表明，大鼠的慢性乙醇给药显著增加NOS的活性、NOS蛋白的量和硝能神经元的数量。由此得出结论，NO的过量产生可能是酗酒者胃肠动力障碍的直接原因。

此外，酒精会对胃酸输出产生不同的影响。低剂量的乙醇刺激胃酸分泌，而高剂量的乙醇要么发挥抑制作用，要么没有抑制作用。关于酒精对调节酸分泌的内分泌细胞（G细胞）的影响，也有类似的矛盾结果的报道。根据一些学者的说法，长期饮酒减少了实验动物的G细胞数量，同时提高了胃泌素的血清水平。另一项研究发现，急性和慢性乙醇消耗都没有显著改变G细胞的数量或胃泌素的血清水平。最近的一项研究表明，消耗乙醇4个月导致胃泌素的血清水平没有显著降低，G细胞的体积和直径增加。这表明，更复杂的内分泌机制网络（D细胞和生长抑素水平同时降低）可以参与乙醇酸代谢修饰。

（二）酒精与幽门螺杆菌

研究发现，酒精与幽门螺杆菌感染有关，饮酒与幽门螺杆菌感染之间存在反比关系。与不饮酒者相比，饮酒者感染幽门螺杆菌的风险降低了22%。无论地理区域、检测方法、饮料类型和研究人群如何，酒精摄入量与幽门螺杆菌感染之间的反比关系是一致的。低中度饮酒的行为可能产生一定的保护作用，与不饮酒者相比，优势比为0.47（0.26～0.88）。然而，尚未显示针对幽门螺杆菌感染相关病症（如胃炎）的一致证明结果。葡萄酒还被证明对大肠杆菌、沙门氏菌和志贺氏菌具有抗菌作用，因此它可以提供一些保护作用，防止这些病原体感染。幽门螺杆菌感染的获得主要发生在儿童时期，酒精摄入与幽门螺杆菌感染之间的负相关关系更可能反映酒精摄入对感染的抑制或消除作用。在体外研究中，酒精饮料可能会有效抑制幽门螺杆菌的生长。酒精饮料的抗菌作用可能会因胃中的低 pH 值而进一步增强。

（三）存活素在酒精性胃损伤适应性细胞保护中的作用

1983年，安德烈·罗伯特（Andre Robert）及其同事首次描述了“适应性细胞保护”的现象，即“轻度刺激性”酒精（浓度为10%～20%）保护胃黏膜的完整性，以防止随后摄入强酒精（浓度≥50%）的破坏性影响。此后，他们和许多其他小组证实了这种现象，并将其归因于前列腺素产量的增加。虽然毫无疑问前列腺素（特别是前列腺素E2和前列环素）在胃适应性细胞保护中起重要的促进作用，但是一些研究表明，其他前列腺素非依赖性因素也参与这种现象，这些因素包括NO、迷走神经支配、感觉神经、血流、Ca^{2+}流入、热休克蛋白和黏膜表面剥落产生的物理屏障。

存活素（survivin）是一种蛋白质，具有双重功能，既是细胞分裂的调节剂，也是细胞存活的调节剂。存活素在正常的、非癌性的、成人分化的胃黏膜中也表达，是维持细胞增殖和细胞凋亡之间生理上重要平衡的关键参与者。此外，为了响应胃上皮细胞暴露于低浓度酒精的状态，需要存活素积累才能完全发挥细胞保护作用，以防止随后暴露于有细胞毒性的高浓度酒精。研究发现，通过使用小干扰RNA（一种用于衰减靶向蛋白表达的实验策略）抑制存活蛋白积累或表达，可阻断预先暴露于“轻度刺激性”酒精浓度而对随后暴露于有细胞毒性的酒精浓度产生细胞保护；通过转染或基因转移强制过度表达存活蛋白，即使在没有预先暴露于“轻度刺激性”酒精的情况下，也能产生实质性的细胞保护作用，防止暴露于有细胞毒性的酒精浓度。胃上皮细胞暴露于低浓度酒精，导致存活蛋白水平增加，因为该蛋白会通过氨基酸残基苏氨酸-34的磷酸化稳定下来，防止正常降解。有证据表明，在暴露于低浓度酒精后，通过诱导或激活一种或多种调节激酶（包括细胞周期依赖性激酶p34）而发生或增强这种改变。在施用“轻度刺激性酒精”的实验动物的胃黏膜中观察到相同的修饰。此外，初步数据还表明，存活蛋白基因的从头转录可能参与对整个动物的胃细胞保护。那么低浓度酒精暴露如何增强导致胃上皮细胞中存活素稳定或积累的激酶的活化，目前尚未研究清楚，这可能通过Ca^{2+}发生。然而，不能排除另一种可能性，即上游膜相关激酶（例如受体激酶）的活性受到暴露于低浓度酒精的细胞膜表面的物理扰动的影响。

三、禁止使用氟乙酸钠

氟乙酸钠是一种有机氟类杀鼠剂，化学式为$C_2H_2FNaO_2$，属A级剧毒物，大鼠口服半致死量为0.22 mg/kg，人体口服半致死量为0.1～10 mg/kg，是我国禁止生产、销售、使用的农药，但在其他一些国家仍允许使用。服用该毒物后，6 h内即可出现中毒症状，表现为精神恍惚、烦躁不安、恶心、呕吐、流涎、麻木、上腹部疼痛，严重者出现休克、心脏骤停及呼吸衰竭。

（一）胃黏膜损伤的机制

氟乙酸钠在人体内会代谢分解为氟乙酸，而氟乙酸会参与到人体的三羧酸循环中，它会与柠檬酸相结合，生成氟柠檬酸，从而抑制乌头酸酶，使得葡萄糖生成的柠檬酸的氧化减少，最终导致三羧酸循环的中断，影响体内三大营养物质（糖类、脂类、氨基酸）的代谢。在人体组织中，柠檬酸蓄积会导致能量生成的抑制，进而损伤人体各个系统，主要为心脏和神经系统，而对于胃黏膜主要是造成缺血性和出血性改变，发生黏膜下小血管水肿、断裂、阻塞、出血等，进而发生糜烂、溃疡等病变。

（二）主要治疗方法

误服中毒者，应该尽快催吐、洗胃、导泻。乙酰胺是解毒剂，同时应用胃黏膜保护剂治疗；

应用质子泵类药物，抑制胃酸、胃蛋白酶分泌；运用苯巴比妥类镇静药物防止抽搐，严重者及早给予血液灌流治疗。

第二节　饮食护理及其他护理

慢性胃炎作为一种严重疾病的重要性在临床实践中被大大低估了，尽管胃炎在普通消化性溃疡和胃癌发病机制中的作用是显而易见的。据估计，全世界每年可能因癌症和溃疡而过早死亡数百万人，这是慢性胃炎的后遗症。慢性胃炎表现为非萎缩性或萎缩性，它们是胃炎的形式和表型，代表同一终身疾病的不同阶段。慢性胃炎是一种多步骤、进行性和终身性的炎症。它通常始于儿童期，表现为单纯的慢性（浅表）单核炎症，同时存在不同程度的急性（活动性）中性粒细胞炎症。胃炎在数年和数十年内逐步进展为萎缩性胃炎。在所有人群中，非萎缩性和萎缩性胃炎的患病率往往随着年龄的增长而上升。目前，在发展中国家的人群中，按年龄划分的胃炎患病率随年龄的增加而上升的幅度比在发达国家人群中更为明显。在年轻人群中，甚至在儿童期，胃炎患病率在发展中国家的人群中远远超过50%；而在发达国家的人群中，这一患病率通常远低于50%。有效的药物治疗联合科学的饮食护理对降低复发率、提高总疗效具有重要的意义。

一、饮食护理

（一）饮食行为干预

患者可以通过调整饮食帮助缓解胃炎。首先，应避免具有刺激性的食物，如咖啡、酒精和柑橘类水果，烟草也应避免。饮食应以清淡的全面膳食为基础，以避免饮食不均衡。应避免食用不相容的食物。此外，为了保护胃黏膜，全天少餐比大餐、多餐更可取。还可以通过观察识别好的或不相容的食物，并相应地调整菜单。必要时可以记录营养及症状日记。在持续性患有胃炎的情况下，还应控制维生素B_{12}的水平。在维生素B_{12}缺乏的情况下，推荐适当补充。

（二）营养支持

胃炎患者的饮食，应当以富含维生素、蛋白质以及低纤维食物为主，不能忽略锌等微量元素的补充。同时，应该以清淡、易消化食物为主，如西蓝花、香蕉、面条等。适当食用瘦肉、牡蛎、虾等锌元素含量较丰富的食物，减少糖分摄入，合理控制米饭的食用量。食物的烹饪方法应以煮、炖、蒸为主，同时食物中不添加蒜、葱、姜等调味。禁食油炸、烧烤、硬的东西，禁食冰冷食品；禁食刺激性的东西，包括烟、酒、咖啡、浓茶、巧克力，以及葱、姜、蒜、辣椒、胡椒粉、咖喱粉等；禁食霉变、熏制、腌制食物。少吃纤维素高的食物，如芹菜、韭菜、竹笋、香菜等，少吃各种豆制品以及粗粮、土豆、红薯、南瓜、山楂、柿子等，“促进排便”的东西都尽量少吃。牛奶的饮用量每天应控制在500 g以内，且应在餐后饮用。建议患者在进餐前20 min或进餐后20 min饮水，而在进食过程中不宜饮水。患者的食材应该做好合理搭配。每日食用的水果、蔬菜等均应该保持新鲜。

（三）饮食习惯培养

健康的饮食习惯对胃炎患者病情的控制极为重要。胃炎患者的饮食要以温热、软糯、清淡为主，应坚持少食多餐的原则，饮食过程中还应该细嚼慢咽。根据患者实际的活动情况，每顿饭都要定时定量，建议养成少食多餐的习惯，尤其要避免暴饮暴食，能够使胃中有充足的食物和胃酸中和，避免因胃酸侵蚀胃黏膜或者溃疡面而导致患者的病情变得更加严重。进餐次数应控制在5次/天，结合实际情况计算机体所需热能，并及时对饮食方案进行科学、合理的调整。

（四）饮食卫生教育

细嚼慢咽可以减少粗糙食物对胃黏膜的刺激。饮食应有规律，切忌暴饮暴食及食无定时，尽量做到进食较精细、易消化、富有营养的食物。注意饮食卫生，杜绝外界微生物对胃黏膜的侵害。宜少食甘、厚、腻、辛辣等食物，少饮酒及浓茶。定期做好餐具的清洁和消毒，饭前便后要洗手，保持良好的卫生习惯。

二、其他护理

（一）心理护理

胃炎症状容易反复发作，经常合并情绪障碍，从而使得治疗更加困难。大多数胃炎患者存在焦虑、悲观等负面情绪，甚至有一部分会合并抑郁症、焦虑症等。医护人员应该向患者耐心讲解胃炎的原因、治疗及预防知识，安慰患者，消除患者的紧张、焦虑等不良情绪，使患者树立战胜疾病的信心，积极配合治疗。根据患者的病情、情绪变化情况，灵活使用疏导法、鼓励法、引导法等方法帮助患者消除顾虑，缓解精神压力。

（二）健康宣教

向患者宣传疾病相关知识，并介绍一些健康的饮食及生活方式，纠正错误认知，对患者消除顾虑和负面情绪具有重要意义。根据患者具体情况，可以选用口头讲解、发放宣传册、参加健康讲座、播放视频、病友交流等多种方式开展健康宣教。健康宣教可以提高患者对疾病的认知，从而提高治疗的依从性，达到疾病治疗的最佳效果。

（三）运动干预

适当的有氧运动可以增强机体免疫力，改善心理状态，例如打太极、游泳、散步、慢跑、快走等。至少在饭后半小时后运动。选择中等强度的运动，每周2～3次。医护人员可以根据患者的疾病严重程度、运动爱好等情况，为患者制订具有个性化的运动方案，并积极指导、监督患者坚持运动。胃炎患者坚持规律运动后，心理、生理状态均得到明显改善，生活质量得到明显提高。

综上所述，胃炎的致病因素存在多样性，其中饮食及生活习惯在疾病发生及病情进展过程中均扮演着极为重要的角色。因此，在胃炎患者治疗期间，还要加强饮食护理干预。从饮食方面着手，结合患者的疾病情况，进行科学的饮食护理。饮食护理干预可帮助胃炎患者形成有利于病情控制和身心健康的饮食行为习惯，保证疾病治疗期间机体代谢需要的营养供给得到良好满足，有助于改善机体营养状况，并有助于维持良好的营养均衡状态。此外，饮食护理在患者焦虑、抑郁等不良情绪的改善方面也发挥积极作用，能够帮助患者改善不良的心理状态，使其能够更好地配合相关的治疗和护理工作，保证各项工作能够顺利开展。同时积极开展心理疏导、健康宣教、运动干预等护理工作，可明显提高患者的临床疗效，使患者的生活质量明显提高。

第三节 保持良好的睡眠状态及心理状态

一、保持良好的睡眠状态

睡眠是影响人类生活质量和健康的一项基本和必不可少的日常活动。睡眠质量会受到许多因素的影响，例如生活方式、环境因素、工作、经济状况、一般健康状况和压力等。胃炎会影响个人的日常活动，从社会和经济的角度来看，这都会造成重要的健康问题。胃炎若在夜间发作，嗳气、反酸、胃痛等症状会严重影响患者的睡眠质量，使患者的生活质量进一步降低。因此，对胃炎患者，不仅需要使用合理药物缓解患者的临床症状，减轻病情，而且要重视患者的日常生活行为，培养良好的习惯，减少不良行为。对于大多数胃炎患者，应该劝导患者规范自身行为，普及健康知识，在日常生活和工作中尽可能避免胃炎的复发，提高患者生活质量，使患者拥有一个良好的睡眠状态。

实施措施如下：①评估，即患者在就诊后，从各个方面评估患者情况，例如患者的病情、生活习惯、教育水平、兴趣爱好等，并通过健康宣教等方式纠正患者的不良习惯，为患者制订个性化的健康教育方案；②认知干预支持，即通过健康讲座、视频讲解等健康宣教方式，以通俗易懂的话语向患者讲解胃炎这种疾病的病因机制以及治疗中应该注意的事项，例如一些口服药物的作用、剂量以及服用方法及副作用的说明，并指导患者积极配合医护人员治疗；③生活干预，即帮助患者养成健康良好的生活习惯，对于部分患者，指导采取行为干预措施，例如戒烟戒酒、避免暴饮暴食等，根据患者睡眠状况，帮助患者建立规律的作息习惯，保证充足睡眠，注意合理安排工作和休息时间。此外，日常生活中应进行适当的体育锻炼，提高机体免疫力；并注意防寒保暖，注意胃部保暖。

对胃炎患者，还应该加强认知和日常生活指导干预，帮助患者改善不良的行为和生活习惯，养成健康的生活习惯。还要使患者认识到胃炎的严重性，使其拥有良好的生活方式，并在日常生活中不断规范自身行为，进而提高患者的睡眠质量和生活质量。通过健康教育，帮助患者了解自身健康状况，认识到危害健康的因素；并根据患者具体情况，采取个体化健康教育。培养患者控制自身情绪的习惯，减轻自身心理负担，从而提高患者的睡眠质量，消除影响健康的危害因素，有利于疾病的控制和生活质量的提高，以此来预防胃炎的复发。

二、保持良好的心理状态

长期未能治愈的慢性胃炎可能会导致消化性溃疡发生，进而降低患者的生活质量并产生心理上的负面影响。当患者长期处于消极情绪状态时，其内分泌和代谢系统可能受到影响，从而引发更多消化系统疾病，形成恶性循环。现代的疾病管理趋势的重点在于维护患者的心理健康。在给予药物指导的时候，应该向患者和家属同时解释不同药物的服用方式，说明遵医嘱的重要性；在饮食方面，还要及时纠正不健康的饮食方式，应该以清淡少油、低盐低脂食物为主，刺激油腻的食物尽量避免食用；还应该戒烟酒，并向患者说明烟酒对疾病康复的危害。同时，结合强化心理指导、个体化的健康教育及中医护理来维护患者的心理健康。

（一）强化心理指导

心理指导是指利用心理干预的方法治疗疾病，例如认知干预、情绪调节等方式。心理指导可以提升患者的心理防御能力和调节能力，使患者能够有效应对各种负面情绪，从而降低心理应激对疾病康复的影响。在心理指导过程中，首先要尊重患者。医护人员要耐心倾听患者对自身疾病的认知，通过认真交流，与患者建立信任关系，进而能够更好地实施下一步的干预措施。医护人员根据患者的临床资料、主诉及心理状态，对患者进行科学的评估，从而进行针对性心理指导。

随着生活节奏的加快和生活压力的增加，慢性胃炎患病比例越来越高。该疾病疗程长、病情反复，夜间通常出现反酸、胃痛等症状，严重影响患者的睡眠质量。病情反复发作会使患者产生焦虑、抑郁等负性情绪，而长期的负性情绪会进一步加重病情，进而增加治疗难度。因此，对此类患者开展心理指导很有必要。虽然常规护理干预能够改善患者的临床症状，但缺乏对患者的心理干预。研究发现，慢性胃炎患者具有人格矛盾的倾向，有时他们的表现较为顺从、平和，而有时情绪又容易偏激，情绪波动较大。心理指导包括解释与指导、训练和控制，这可以促使患者意识到自身的负性心理状态对病情恢复具有的不利影响，慢慢接受医护人员的建议，并逐渐掌握调节自我心理的技巧，从而避免深陷某种负面情绪和住院时间的延长。当患者的负性情绪有所好转时，医护人员应及时鼓励、叮嘱患者，使他们能够继续维持治疗并积极配合医护人员。采用强化心理指导治疗后，效果改善明显，焦虑、抑郁情绪以及睡眠水平评分都得到了明显改善。强化心理指导，内容如下：

1. 做一个良好的倾听者

医护人员在与患者交流过程中，鼓励患者倾诉，通过口头语言、肢体语言去了解患者的心理状态，促使患者感受到医护人员的关怀与照顾，建立良好的医患关系。

2. 科学评估患者的心理状态

心理评估与身体评估具有同等的重要性，医护人员利用自身掌握的心理知识以及技能，科学评估患者的心理状态，结合患者的病情、生活背景等做综合考量，帮助患者调节心理状态。

3. 解释与指导

医护人员不能直接否定患者的感受，可以通过委婉的方式使其意识到自身对疾病的认知偏差，引导其树立正确的健康信念，对其产生积极影响。可以通过辩论式的讨论方式，帮助患者意识到负面事件，从另一个角度看问题，学会处理生活中不愉快的事件。医护人员还应该给予患者积极的暗示，让患者感觉到病情并不是很严重；告知患者要规律服药、做好自身健康管理，尽可能在1周内改善患者临床症状，从而消除患者的过度担忧。

4. 训练和控制

患者住院期间，治疗与护理同时实施，鼓励患者参与护理，以此纠正患者的错误认知和行为，养成健康的行为习惯。

5. 适当鼓励患者并强化对其的心理指导

当患者表现出积极的心理时，医护人员应该及时鼓励患者继续保持。在给予其充分肯定的同时，也要再次强调自我调节及护理干预对促进康复的重要性。

综上所述，对胃炎患者实施心理指导，可减轻或消除患者的负性情绪，提升睡眠质量，对患者预后具有十分重要的意义。

（二）个体化的健康教育

大部分慢性胃炎的患者因病程长、长时间感觉身体不适、饮食营养不理想等各方面因素会出现忧虑、烦躁、消极等不良的情绪。为了避免因为患者的个人因素或者是客观环境的变化使得病情恶化，应该在护理慢性胃炎患者的过程中，加强健康教育工作。研究发现，通过健康教育，患者对慢性胃炎健康知识的认知明显增强，同时患者的生活质量评分和睡眠质量评分均明显提高。这表明，采取健康教育对于促进患者疾病的康复以及病程的缩短具有重要的作用。因此，在护理慢性胃炎患者的过程中，健康教育是至关重要的。具体实施措施如下：

1.向患者传递正确的健康知识

一些患者由于缺乏正确的健康知识，部分患者甚至认为慢性胃炎属于“不治之症”，因而产生心理阴影，有的甚至表现在行为上。医护人员使用通俗的语言告知患者关于疾病的情况，让患者理性看待自身疾病，帮助患者积极配合治疗。

2.特别关注患者的不良反应

大多数患者拥有“隐性疾病”，平常并不会发作，当遇到药物的冲突或者是情绪上的波动，就可能表现出异常反应。通过健康教育，让患者正确服药，纠正错误的医疗认知，防止不良反应的发生。

3.与患者积极沟通

在健康教育过程中，积极与患者沟通交流，排解患者的不良情绪，增强患者的自信心，鼓励患者参加集体活动，转移注意力。

4.加强患者的健康教育

采取面对面沟通、集体宣教或发放健康宣传手册等方式，加强患者的健康教育。

需要特别关注的是，一些老年患者由于生理机能上的退化等各方面原因，会有理解困难以及药物治疗缓慢等特点。对于这些老年患者，医护人员应该向他们耐心地解释，逐渐消除他们内心的疑惑，从而实现更好的康复效果。相信在日后的护理过程中，健康教育能够对患者产生更大的积极意义，促进医疗护理的发展与进步。

（三）中医护理

中医学认为，过度劳累、情志失调、饮食不健康等因素为慢性胃炎的发病基础。在慢性胃炎患者中，采取中医护理措施可以取得显著的恢复效果。具体干预措施如下：

1.情志护理

（1）劝慰开导法

医护人员与患者一起了解疾病知识，用通俗的语言分析症结所在，并给予患者相应的心理疏导和安慰，消除患者的思想顾虑，减轻心理压力。

（2）移情疗法

结合患者的具体病情及个人喜好，有针对性地组织文娱活动，从而转移患者对病情的关注并缓解紧张情绪。

（3）以情胜情法

中医治疗提倡“五行相克”的治疗方法，在外界因素的作用下改变患者自身情绪，从而对抗或消除负面情绪。例如，医护人员可以通过讲笑话、演小品、播放喜剧电影或相声等方式来消除患者的负面情绪。医护人员也可以通过与一些老年患者交流往事，让他们回忆起以前的一些愉快的事情，从而改变其负面情绪。

2.穴位按摩护理

经过正规培训的高年资护士可以对患者进行穴位按摩护理，即患者采取仰卧位，护士运用不同的按摩手法，依次按摩头面部穴位及经络。具体护理方法为：①开天门，选择推法，从印堂穴沿督脉推至神庭穴，共9次；②推坎宫，从印堂穴沿眉弓推至太阳穴，共9次；③按揉，按揉印堂、神庭、头维、太阳，共6次；④点穴，点压印堂、攒竹、鱼腰、丝竹空、太阳、头维、神庭，沿督脉点至百会穴，点压膀胱经及胆经各1次；⑤按揉，从神庭穴沿督脉按揉至百会穴，按揉膀胱经及胆经各1次；⑥啄法，双手五指自然放松，以腕关节的屈伸为动力全方位、有节奏地啄打头皮。协助患者取俯卧位，从百会穴至风府穴点压、按揉督脉各1次；点压、按揉膀胱经至风池穴各1次，点压、按揉胆经各1次，拿捏颈肩部至肩井穴，往返3遍。按摩力度以患者能够耐受为佳，点压手法不宜过重，按揉的手法宜缓慢，以增加患者的舒适感。穴位按摩每日1次，每次时间约为30 min。

3. 密切观察病情变化

在日常生活中，家属和患者自身需要密切观察病情变化。当出现腹痛、腹胀、呕吐、反酸、嗳气等其他症状时，应该及时告知医护人员。医护人员经过诊疗后向患者和家属解释说明病情变化的原因，在给予药物治疗的同时予以心理上的安慰，使患者放松紧张心情，消除其恐惧心理，恢复平稳的情绪，从而有益于病情的好转。在这个过程中，也应该嘱咐患者和家属共同参与进来，帮助患者养成良好的饮食卫生习惯。

总之，有效的自我护理和健康保健可明显减少患者胃炎的复发。胃炎是胃病中的常见病之一，它具有发病率高的特点，主要诱发因素有幽门螺杆菌感染、药物作用、胆汁反流等，严重地威胁患者的健康。患有胃炎的人经常会遭受负面情绪和睡眠问题的困扰，在治疗过程中也经常承受心理压力。对于一些人来说，负面情绪如忧虑或郁怒，可能会导致心理健康问题，这可能对治疗结果造成不良影响。因此，进行情志护理对于患者来说非常关键。传统中医情志护理方法可以帮助患者保持平静的心态。在联合穴位按摩治疗后，还可以舒缓经络，使得患者的情志进一步放松。

（陈敏、闵光涛、李玉民）

参考文献

[1] TARNAWSKI A S, AHLUWALIA A. Increased susceptibility of aging gastric mucosa to injury and delayed healing: Clinical implications[J]. World Journal of Gastroenterology, 2018,24(42): 4721-4727.

[2] FINE M. Quantifying the Impact of NSAID-associated Adverse events[J]. American Journal of Managed Care, 2013,19(14): S267-S272.

[3] TSCHOLL P M, VASO M, WEBER A, et al. High prevalence of medication use in professional football tournaments including the World Cups between 2002 and 2014: a narrative review with a focus on NSAIDs[J]. British Journal of Sports Medicine, 2015,49(9): 580-582.

[4] O' CONNOR S, MCCAFFREY N, WHYTE E, et al. Nonsteroidal anti-inflammatory drug use, knowledge, and behaviors around their use and misuse in Irish collegiate student-athletes [J]. The Physician and Sportsmedicine,2018,47(3): 318-322.

[5] PATIL S, SUBRAMANY S, PATIL S, et al. Ibuprofen abuse — A case of rhabdomyolysis, hypokalemia, and hypophosphatemia with drug-induced mixed renal tubular acidosis [J]. Kidney International Reports, 2018, 3(5): 1237-1238.

[6] ABOOD E A, WAZAIFY M. Abuse and misuse of prescription and nonprescription drugs from community pharmacies in Aden city-yemen[J]. Substance Use & Misuse, 2016,51(7): 942-947.

[7] BRENNAN R, WAZAIFY M, SHAWABKEH H, et al. A scoping review of non-medical and extra-medical use of non-steroidal anti-inflammatory drugs (NSAIDs)[J]. Drug Safety, 2021,44(9): 917-928.

[8] JONES LIPINSKI R A, THILLIER Y, MORISSEAU C, et al. Molecular docking-guided synthesis of NSAID-glucosamine bioconjugates and their evaluation as COX-1/COX-2 inhibitors with potentially reduced gastric toxicity[J]. Chemical Biology & Drug Design, 2021,98(1): 102-113.

[9] DUARTE DA CRUZ R M, MENDONÇA F JR, DE MÉLO N, et al. Thiophene-based compounds with potential anti-inflammatory activity[J]. Pharmaceuticals, 2021,14(7): 692.

[10] ZHANG Y Y, XU H Y, HE H B, et al. Total triterpenes from the fruits of Chaenomeles speciosa (Sweet) Nakai protects against indomethacin-induced gastric mucosal injury: involvement of TFF1-mediated EGF/EGFR and apoptotic pathways [J]. Journal of Pharmacy & Pharmacology, 2020, 72 (3): 409-423.

[11] SONG H J, KWON J W, KIM N, et al. Cost effectiveness associated with Helicobacter pylori screening and eradication in patients taking nonsteroidal anti-inflammatory drugs and/or aspirin[J]. Gut Liver, 2013,7(2): 182-189.

[12] SHIM K N, KIM J I, KIM N, et al. The efficacy and safety of irsogladine maleate in nonsteroidal anti-inflammatory drug or aspirin-induced peptic ulcer and gastritis [J]. Korean Journal of Internal Medicine, 2019,34(5): 1008-1021.

第十五章 胃炎的二级预防

第一节　及时检查

慢性胃炎患者需要定期复查，主要包括内镜检查和胃黏膜活组织病理学检查。在内镜医师缺乏一致化训练的情形下，很难对慢性胃炎的严重程度进行一致性分类。在这里面最主要的影响因素是，我国国内目前的慢性胃炎内镜下检测分类存在过多人为的主观因素，以及程序上较为复杂的缺陷。期待后期能够研发出有效且一致性良好、便于推广普及的内镜下慢性胃炎分型诊断方法。所以在实际应用中，慢性胃炎的真实评价结果仍然是以病理诊断结果为主要依据。此外，血清中胃蛋白酶原、胃泌素17、Hp抗体的检测以及Hp的检测对胃炎的筛查也有着重要的意义。

我国是世界上胃恶性肿瘤发生率和病死率比较高的国家之一，每年新增的胃癌患者和因胃癌而死亡的患者数量大约占全世界的一半。经过一些国家近40年来的成功实践证实，有计划地针对胃恶性肿瘤高风险人群进行早期内镜筛查和早期内镜切除是公认的最佳途径。大量的数据积累证实，4/5以上的胃恶性肿瘤患者均伴有慢性萎缩性胃炎。所以在我国胃癌高发区域，临床开展慢性萎缩性胃炎的早期内镜、血清筛查，是胃恶性肿瘤防治的重要举措。

一、内镜检查

根据美国胃肠病学协会有关萎缩性胃炎诊断和治疗的临床实践更新的专家评述，当内镜下出现萎缩性胃炎特征性表现时，应评估病变范围，并对疑似萎缩或化生区域进行活检，以便进一步进行组织病理学确认和风险分层。此外，还应对发现的其他异常部位黏膜进行靶向活检。萎缩性胃炎患者的内镜检查最佳的随访间隔时间目前尚未确定，应根据个人风险评估等相关因素来决定。按照病灶程度和组织学分类，将程度划分至严重级别的慢性萎缩性胃炎患者，建议每3年做1次规范的胃镜复查较为合理。

胃黏膜肠化生是一种非常普遍的胃黏膜癌前病变，与胃癌的发生明确相关。经过规范培训的内镜医师，在熟练掌握放大内镜（ME）的操作技巧并且具备稳定的诊断能力后，用放大内镜结合电子、化学染色，对内镜下慢性胃炎的分型有一定的意义。放大内镜的化学染色技术可将消化道黏膜的细微结构和微血管放大120倍，更清楚地表现消化道黏膜的微细构造，对于慢性胃炎、胃恶性肿瘤和肠化生的诊断及鉴别诊断有一定的参考价值。目前，靛胭脂染色技术结合放大内镜检查对肠化和早期胃癌的诊断已经有了很高的准确率。

由于日益进步的消化内镜电子染色技术结合了光学放大技术，因此目前人们对慢性胃炎的内镜检查鉴别与确诊方式有了更多的选择。共聚焦激光显微内镜技术能够在检测过程中实时动态观测胃黏膜的超微结构，其独特的光学“活检”技术对胃肠黏膜表面结构的观察水平可达到细胞水平，可即时清晰地识别胃小凹开口、上皮细胞、杯状细胞等微小变化，可选择性地对可疑部分实施靶向活检，可以大大提高活检的精确度；同时，对于慢性胃炎以及肠化生、早期胃癌有较好的诊断及鉴别诊断价值，与病理活检的诊断一致率较高。染色放大内镜对于慢性胃炎以及癌前病变具有较高的灵敏度和特异度。

自身免疫性胃炎患者的最佳内镜检查间隔时间尚未确定，应根据个人风险评估等相关因素来决定。

二、胃黏膜活组织病理学检查

目前，建议使用已实施的与胃癌危险有关的胃黏膜肠化评价体系（OLGIM）对胃黏膜肠化人群的癌症风险分级，而全球胃肠内镜协会则推荐高风险肠化组OLGIM Ⅲ-Ⅳ期的患者每3年完成一项标准内镜检测。由于现有的大型前瞻性研究的支持性临床证据相对匮乏，而且受制于胃黏膜活检和病理报告的异质性及实施大规模人群内镜筛查的高昂成本，肠化生监测的临床实际开展率仍然不高。为研究在肠化生患者人群中胃癌的实际风险，以及进一步验证通过OLGIM进行高危险和低危险的肠化生患者风险水平划分的可行性，科学家们开展了一个前瞻性多中心的研究。本项目包括了对2004年1月—2010年12月进行胃镜检查且按规范诊断的胃黏膜活组织病理学检查的近3000例患者，于第三年和第五年按约定进行标准胃镜检测。最终结果显示，21例患者被诊断为早期胃癌。肠化生是诊断早期胃癌的显著因素（调整后HR=5.36，95% CI：1.51～19.0，P<0.01）。年龄调整后的早期胃癌发病率在伴有和不伴有肠化生的受试者中分别为133.9/10万人/年和12.5/10万人/年。OLGIM Ⅲ-Ⅳ期受试者的早期胃癌发病危险性最高（调整后HR=20.7，95% CI：5.04～85.6，P<0.01），且超过一半的早期胃癌发生在2年内（范围为12.7～44.8个月）。与OLGIM Ⅱ期患者相比，OLGIM Ⅲ-Ⅳ期受试者从首次胃镜检查到检出早期胃癌的速度明显加快（中位月数为22.7个月，P=0.01）。

OLGIM Ⅱ期受试者也存在显著的早期胃癌发生风险（调整后HR=7.34，95%CI：1.60～33.7，P=0.02）。此外，在OLGIM Ⅱ-Ⅳ期受试者中，吸烟可以显著增加早期胃癌发生的风险。因此，基于上述研究数据，建议对胃黏膜肠化生患者采用危险分层方法进行定期监测，高风险的患者（OLGIM Ⅲ-Ⅳ期）建议每2年进行1次高质量内镜检查，中风险患者（OLGIM Ⅱ期）建议每5年进行1次高质量内镜检查，同时鼓励临床和病理采用标准化的胃黏膜活检和OLGIM组织学报告。胃镜监测中要关注胃黏膜萎缩、幽门螺杆菌感染状态的判断，仔细寻找异常病灶，提高早期胃癌诊断率。

活检取材的数量应该依据疾病的具体情况和要求而定，通常取两块或更多。而病理医生则一定要让内镜医生在病理申请单中，写下取材的具体部位、内镜下确切的观察所见，通常还有简要的患者病历。内镜下的非正常的病灶、胃体小弯侧、胃窦、胃角是活检的关键位置。在放大内镜配合电子或化学染色的辅助下可以进行靶向活检，准确率会明显提升。

三、血清中胃蛋白酶原、胃泌素17、Hp抗体的检测

目前，随着消化内镜设备及技术的广泛普及，胃镜检查已经非常普遍，但因内镜医生诊断能力参差不齐，仍无法满足早期胃癌检出的实际需求。另外，在心肺功能不全的患者中，普通及麻醉无痛胃镜检查有一定的风险性，所以无法满足部分患者个体耐受性的需求。因此，如何筛选出一种简单易行、低风险、高效的筛查方法是临床长期关注的一个热点议题。

胃蛋白酶原是胃蛋白酶的前体，因为生物和免疫学的差异，又把它分为胃蛋白酶原Ⅰ和胃蛋白酶原Ⅱ。胃蛋白酶原Ⅰ是由颈黏液细胞和胃底腺主细胞产生的，主要反映胃泌酸性腺体的功能情况；所有的胃的腺体都可以分泌胃蛋白酶原Ⅱ，还有一部分十二指肠的远端黏膜腺体也可以分泌一小部分。胃蛋白酶原Ⅰ、Ⅱ产生的不同情况，能够反映消化道黏膜的内分泌机能。胃蛋白酶原Ⅰ、Ⅱ几乎完全来源于胃内的上皮，对反映胃黏膜上皮的功能状态具有良好的特异性。现有的基础研究提示，胃蛋白酶原Ⅰ、Ⅱ具有血清学“活检”的特性。胃蛋白酶原中的1%可以经胃黏膜屏障重新吸收进入血液循环。有研究发现，在慢性萎缩性胃炎患者中，胃蛋白酶原Ⅰ的灵敏度较高，而胃蛋白酶原Ⅱ的阴性预测价值较高。在胃黏膜发生肿瘤病变的过程中，血清胃蛋白酶原Ⅰ的浓度、胃蛋白酶原Ⅰ/Ⅱ均呈现明显降低趋势。有研究团队的数据表明，胃蛋白酶原Ⅰ的浓度、胃蛋白酶原Ⅰ/Ⅱ在单纯萎缩性胃炎组、萎缩性胃炎合并低级别上皮内瘤变（LGIN）组病例中均降低（萎缩性胃炎合并低级别上皮内瘤变组更显著）；胃蛋白酶原Ⅱ在单纯萎缩性胃炎组、萎缩性胃炎合并LGIN组病例中均增高（萎缩性胃炎合并LGIN组更显著）。该研究团队推测其最可能的机理是，萎缩性胃炎中胃黏膜的固有层腺体数量减少严重，同时幽门腺、肠上皮化生的细胞增多，胃蛋白酶原Ⅱ的分泌保持相对稳定并出现显著增加时，将进一步引起胃蛋白酶原Ⅰ/Ⅱ的降低。目前的科学研究已清楚表明，Hp是消化系统多种病变的主要风险因子。胃癌和Hp感染的关系密切，与此类似的还有胃溃疡、反流性食管炎、胃炎。萎缩性胃炎合并低级别上皮内瘤变者、单纯的萎缩性胃炎患者Hp的感染率显著大于浅表性胃炎组（$P<0.05$）。

综上所述，不论是在单纯萎缩性胃炎组，还是在萎缩性胃炎合并LGIN组，Hp阴性患者血清中的胃蛋白酶原Ⅰ的浓度、胃蛋白酶原Ⅰ/Ⅱ均高于Hp阳性患者。反之，Hp阳性患者的胃蛋白酶原Ⅱ血清水平明显高于Hp阴性患者，具有统计学差异（$P<0.05$）。这表明了胃蛋白酶原浓度的改变与Hp感染直接有关，并且有研究资料表明，Hp会产生尿素酶并分解尿素生成氨，从而引起胃中pH值增高，延缓了胃蛋白酶的生物学活化，从而使胃蛋白酶原Ⅰ的生成减少。Hp感染也可加强胃泌素的产生，因为胃泌素也是胃蛋白酶原Ⅱ分泌的影响因素。而Hp感染所引起的炎性细胞因素，也是消化道黏膜内固有层腺体和细胞数量减少的一个重要因素。

针对胃黏膜上皮功能状态的不同状况，对血清胃蛋白酶原Ⅰ、Ⅱ的定量检测以及对胃蛋白酶原Ⅰ/Ⅱ的评价都能够发挥“血清学活检”的功能，不仅经济、便捷，而且患者的耐受性较好。血清胃蛋白酶原水平异常的人，出现癌前病变的概率显然在正常水平之上。在胃黏膜组织出现异型增生的早期，由于未成熟细胞的比例逐渐增大，使得由其所产生的部分胃蛋白酶原Ⅰ在胚胎阶段的胃黏膜上皮组织中高表达，致使在此阶段低分化组织比高分化组织的比例升高得更为突出。萎缩性胃炎、胃癌人群中血清胃蛋白酶原Ⅰ的水平明显降低，在胃癌进展阶段的下降水平也比早期阶段更加突出。而大量研究表明，胃蛋白酶原Ⅰ、Ⅱ的产生与胃癌细胞也有很大的关系。对血清胃蛋白酶原水平的测定，可作为判断全胃切除术后复发情况的重要指标。相对于有创的侵入性检查胃镜而言，胃蛋白酶原Ⅰ、Ⅱ的血清学检查安全、简单、无创。在从慢性浅表性胃炎向萎缩性胃炎递进发展的过程中，胃蛋白酶原Ⅰ的浓度、胃蛋白酶原Ⅰ/Ⅱ均呈现显著下降的态势，这种态势对萎缩性胃炎的筛查与检测有着实际的应用价值。

血清胃泌素17（G-17）是胃窦黏膜上皮G细胞生成的酰氨化胃泌素，可以很灵敏地反映胃窦的内分泌机能。随着胃窦黏膜萎缩程度的增大，G细胞的数量逐渐下降，G-17下降。曾有学者利用胃蛋白酶原Ⅰ/Ⅱ和G-17构建了联合预测因子L，以研究胃蛋白酶原Ⅰ/Ⅱ、G-17和联合预测因子L在预测重度萎缩性胃炎时的临床意义。结果表明，利用胃蛋白酶原Ⅰ/Ⅱ、G-17和L检测重度萎缩性胃炎的ROC、AUC值均高于0.65，且灵敏度和特异度均超过86%，表明胃蛋白酶原Ⅰ/Ⅱ、G-17和联合预测因子L均能检测重度萎缩性胃炎。Z检验结果尤其证明，联合预测因子L检测重度萎缩性胃炎的ROC、AUC值高于胃蛋白酶原Ⅰ/Ⅱ和G-17的单项预测数据。在社会面，在胃癌的高危人群中，如果联合检测因子L值≤-1.17，就建议必须及时进行胃镜检查和活组织切片病理检查，以争取及时检出在萎缩性胃炎基础上出现的早期胃癌。

联合检测胃蛋白酶原Ⅰ、Hp抗体（Hp-IgG）和G-17可以提高胃癌早期诊断的准确性，避免了胃镜普查工作量巨大、检查损伤大、程序烦琐、技术标准高的缺陷，更有利于社会面早期胃癌筛查。《中国早期胃癌筛查及内镜诊治共识意见》中提出了结合人血清胃蛋白酶原测定、G-17和Hp-IgG抗体测定的初筛方法，在此基础上开展更有目的的胃镜检查和胃黏膜活组织病理学检查，能够大大提高胃镜检查的阳性率，降低了误诊率，且特异性较高，降低了漏诊率，是一个比较符合实际的筛选方法。亟待统一检验方式、完善管理标准，亟待引进其他先进的检验方法，并经过大量、多中心、高质量的动物实验，以全面评估血清Hp-IgG、胃蛋白酶原和G-17筛查对Hp相关病变的诊断能力，这将会对胃癌的预防产生重要影响。

四、幽门螺杆菌的检测

幽门螺杆菌（Hp）是诸多消化道疾病发生的重要危险因素，所有慢性萎缩性胃炎患者都应进行幽门螺杆菌的检测。对幽门螺杆菌检测结果为阳性的患者，原则上应给予药物治疗，并应使用非侵入性检测方法确认其被成功根除。细菌培养是确定Hp感染的金标准。但一般科研单位和大部分医院都没有相关的技术和设施，加之Hp主要是微需氧细菌，它的培养条件十分严格，容易污染，其他细菌和污染物也会阻止Hp的繁殖，使用抗Hp药能压制其他有益菌的繁殖。目前，耐药细菌逐渐增多，给临床药物的选用造成了很大障碍，但是在有条件的单位可以进行细菌培养联合药敏测定，这可成为抗Hp药物选用的有效基础。

（一）病理活检

观察Hp的有无是Hp是否感染的金标准。不过，在具体操作时，活检的标本过小或活检的主要是坏死细胞、制片不好、检查的经验不足等也可能干扰检查结果。采用多点活检以及联合免疫组织化学特殊染色技术，将有助于提升病理检查的精度和阳性率，但是可能会引起胃黏膜出血。对伴有重度萎缩的患者，在胃窦、胃角切迹、胃体3个部位进行多点活检，可以将Hp感染的判断准确率提高到接近100%。

（二）尿素呼气试验

Hp在胃内可生成尿素酶，给感染了Hp的患者口服以^{13}碳（^{13}C）或者^{14}碳（^{14}C）标记了碳元素的尿素溶液，尿素经过消化道被尿素酶分解，产生的被^{13}碳（^{13}C）或者^{14}碳（^{14}C）标记的CO_2由呼吸道中排出，收集患者呼出的气体装入特定的容器，用专有的设备测定同位素标记的CO_2的含量，可以确认是不是被Hp感染。^{13}C尿素呼气试验（^{13}C-UBT）测定的灵敏度和特异度都很好，与传统病理组织学检测、微生物培养基测定的灵敏度、特异度比较，组间没有区别。^{13}C-UBT测定能更真实地反映Hp感染的状态，并且具有迅速、无痛苦、依从性好、可反复进行的优点。有学者认为，^{13}C-UBT可作为Hp感染检测的新的“金标准”。因为^{13}碳无放射性污染，所以可以使用于小孩和孕妇。有学者通过临床试验比对了Hp-慢性萎缩性胃炎A抗体与^{13}C-UBT试验的差异，结果发现，96%的Hp感染患者在除菌后复查Hp-慢性萎缩性胃炎A抗体为阳性，而采用^{13}C-UBT进行除菌后的Hp复测，阳性率仅有16%。所以目前来说，^{13}C-UBT是一个对根除Hp治疗效果检验的最好的办法。随着工业化生产化学试剂、分析仪等的价格下降，^{13}C-UBT将会在Hp感染研究领域中起到越来越重要的作用。

（三）快速尿素酶试验

快速尿素酶试验（RUT）具有反应迅速且成本低廉的优点，特别是在内镜检查过程中需要快速取得结果的时候更是首选，但是因为反应强度与活检钳取的组织的细菌含量直接相关，而且因为Hp在胃黏膜呈灶性分布，而非均匀分布，所以活检的部位也会影响Hp检测结果的判断。Hp产生的两种不同的同工尿素酶称为内、外尿素酶。外尿素酶是蛋白质水解的重要因素，而内尿素酶则可保证在活体胃中的pH值为2.5～6.5时对Hp的顺利代谢。内尿素酶是在酸性环境中保证Hp胞质周边pH值平衡的决定性成分。有学者在体外试验过程中发现，当pH值提高至4.0～5.5时，Hp胞质附近的pH值就出现增高，因而内尿素酶的活力发生下降。所以能导致胃内pH值增高的环境因子也会引起RUT出现假阳性的情况，如严重萎缩、A型胃炎所致的胃酸缺乏等。另外，除了Hp，消化管内尚有数十种正常细菌能够分泌尿素改性蛋白质，所以RUT试验出现假阳性是必然的。同时，尿素酶是蛋白质分子，但少量尿素酶并不能够使RUT化学试剂在短时间内产生令人眼可辨认的化学反应，加之不同人对化学试剂反应的颜色变化的判断结果不一致，也会产生误差。目前的临床试验资料表明，RUT的优势是灵敏度较高，缺点是特异度较低，与^{13}C-UBT、组织学检测、微生物培养法等检验手段的特异度相比有明显的统计学价值，且假阳性率也较高。所以RUT方法应该和其他检验手段一起实施，才可以减少误差，否则可能会加重患者负担，浪费医疗资源。

（四）Hp-IgG测定

Hp的细鞭毛及其所产生的各种抗体成分可以激活宿主的免疫应答反应，诱发机体形成抗体，因而在理论上测定血清中的Hp抗体就可以反映感染状况，这是Hp-IgG检测的基本原理。但是该检测方法有其不可避免的缺陷。Hp感染后在未经药物根除治疗前，Hp抗体阳性可说明有现症感染，但是血清抗Hp-IgG在药物根除治疗后半年左右仍可持续存在，假阳性率居高不下。Hp-IgG的灵敏度、特异度都较RUT、^{13}C-UBT、组织学检测、细胞培养等四类检验法低，差异更具有统计学意义。所以利用Hp-IgG可以进行Hp感染的流行病学研究，但是不能单独作为Hp现症感染的确定依据。血清抗体中以Ure抗体为主，以萎缩性胃炎A抗体和VacA抗体为辅。用ELISA法测定Hp-IgG抗体滴度，对初筛患者及其病情分析有一定的临床价值。

第二节　早期诊断

一、胃炎的早期消化不良症状

消化不良是指上腹酸痛或不适感，比如餐后饱胀、上腹烧灼感、嗳气、早饱感、厌食甚至腹泻，在临床上比较普遍。大约20%的患者同时存在一种或多种消化不良的表现，而这类患者约占消化科非住院患者的50%，产生了巨大的社会医疗成本。因此，对消化不良进行恰当的处理对于节约社会成本具有重要意义。按照病因的不同，一般将消化不良分成器质性和功能性两类。既往的观点是多数胃炎（包括Hp相关性胃炎）患者并无临床症状，而有症状患者的症状与胃炎的严重程度不成正比，所以以往并未把胃炎作为器质性消化不良的原因。

近年来的研究过程陆续表明：①与安慰剂组比较，根除Hp对Hp相关性胃炎患者消化不良症状的治疗效果能够增强大约0.1倍，并且部分患者的症状还能够得到更长期的改善（仅指根除Hp和质子泵抑制剂治疗）；②给健康人群吞服Hp，已经确认可以诱发胃炎等消化系统的病症；③现已形成认识的是，病毒感染后肠易激综合征和（或）病毒感染可导致消化功能下降，即病毒感染后会出现消化吸收不良，而Hp相关性胃炎患者体内的胃泌素、生长激素释放肽水平会发生波动，进而影响胃酸的分泌水平，且Hp诱发的炎症可引起胃肠道高反应性并影响运动功能。目前认为，Hp感染理论上可以导致消化性溃疡，但实际感染者中只有15%～20%的患者真正出现溃疡；与此类似，目前认为Hp相关性胃炎会导致消化不良，然而Hp相关性胃炎的患者并不都会发生消化不良。目前还认为，Hp相关性胃炎出现消化不良症状，除需要Hp的感染外，还有遗传、环境、精神心理等因素参与的可能性。

二、胃炎的内镜及病理学诊断

（一）内镜检查

慢性胃炎内镜下的主要的形态改变是黏膜发红、红白交错，但看不到明显的黏膜下血管网。以红相为主，用这种诊断标准，对病理学的非萎缩性胃炎的确诊符合率可以做到80%以上。在胃镜检查的慢性非萎缩性胃炎中，37.9%同时出现萎缩区域，因此应当重视对胃镜下病灶的鉴别并做活体组织检查，以增强胃镜检查的灵敏度和准确率。如果胃黏膜呈花斑样改变，红白交错，以白色相为主，则内镜诊断为萎缩性胃炎，利用这个判断标准，对病理学的萎缩性胃炎的诊断符合率仅仅只有20%左右，诊断敏感性比较低。病理诊断的萎缩性胃炎比非萎缩性胃炎更易于出现肠上皮化生，而肠上皮化生被认为是胃癌的前驱疾病。胃镜诊断萎缩性胃炎后应进行多点、深挖活组织检查，并根据病理结果进行定期的复查，从而提高早期胃癌的检出率。

通常，消化内镜医师更重视胃黏膜的大体改变，通常所取得的1～2块活检组织的代表性极为有限。而慢性胃炎的萎缩性改变多从胃窦也就是胃的远端开始，萎缩区域与非萎缩区域并非具备完全清晰的分界线，内镜下肉眼难以准确区分明确的边界，所以活检选择的取材部位很可能为早期萎缩或局灶萎缩处，加之取材组织量少或者组织水肿，不可避免会造成病理诊断的误差。临床上，内镜检查和病理符合率为40%～70%的深层次、多点活检有助于提升胃镜病理检查符合率。

（二）表格法病理诊断

目前主张采用表格法对炎症程度、是否活动、萎缩、肠化生、幽门螺杆菌感染的组织学变化进行半定量分析，区分为无（-）、轻度（+）、中度（++）、重度（+++）4个级别。

1. 炎症程度

炎症程度分级综合了炎症细胞的密度、黏膜内炎症细胞的散布。数量仅仅略超过正常范围而没有其他异常时，需要结合内镜考虑为正常胃黏膜。除菌后的胃黏膜，炎症程度可以降低，但萎缩和肠化生不易消失。以此辅助可以判断Hp相关性胃炎。

2. 活动性程度

活动性程度是指慢性炎症背景中上皮内的中性粒细胞浸润的程度。

3. 萎缩

萎缩是指胃黏膜中固有腺体的数量下降。胃底或胃体部壁细胞的主细胞比例下降，胃窦的黏液腺体的数量下降。不同医生的判断会有差异，尤其是萎缩比较轻微时。

（1）一般的化生

一般的化生是指在胃底或胃体部的假幽门腺化生和肠上皮化生。胃窦部典型的为肠上皮化生。当胃底或胃体发现假幽门腺化生之后，与通常胃窦底部的真正的幽门腺体几乎无法区别。

(2) 萎缩与肠化生病理判断的误差产生的原因

多数情况下，肠化生即提示已经出现了萎缩，但在胃黏膜切片中，偶可看到仅局限于小凹位置的肠上皮化生。这时的胃黏膜中固有腺体的数量没有减少，未合并萎缩。还有一个可能原因是取材较浅，所以只看到了表层上皮的肠化生，而无法确定萎缩程度。

(3) 内镜中的萎缩

内镜与病理组织学上的萎缩并非与想象中完全一致，内镜医生需要与病理医生进行充分沟通，才能对慢性胃炎作出客观评判。

4.肠化生

肠化生是肠型胃癌发病途径中的重要一环，而肠化生分型预测胃癌风险的重要性目前仍有争论。相比于分型，对肠化生范围的评价可能更有意义。

5.Hp

诸多的共识建议，在胃镜复查时提供快速尿素酶试验的检测结果对内镜医生的诊断会更有利。对于在病理切片上找Hp，可按照各医院的常规情况和不同的检查目的而开展。

6.异型增生

异型增生归类于肿瘤性疾病，又常被称为上皮内瘤变。对于它的分类，目前国内并没有统一的规范。

（三）特殊类型的胃炎

1. 淋巴细胞性胃炎

淋巴细胞性胃炎的发病率为0.1%～4.8%，可能由宿主细胞对Hp产生的特殊免疫反应而引起，属于黏膜淋巴增生症的起始阶段，因有可能进展为胃MALT淋巴瘤而逐渐受到人们重视。接近30%的淋巴细胞性胃炎患者发生了B细胞单克隆性重排，且Hp阳性患者的淋巴细胞性胃炎的发病率明显超过Hp阴性者。

2. 嗜酸细胞性胃炎

嗜酸细胞性胃炎常常合并反酸、烧心、腹痛等不适表现，活检病理观察到有嗜酸性粒细胞浸润。因此，确诊时必须除外消化道以外病变所引起的嗜酸性粒细胞增加。

三、胃黏膜萎缩程度和范围的评估

（一）内镜观察

在普通内镜下判断萎缩程度较为困难，不一致性较高，所以仍然建议行病理组织学活检。但是，近些年来已经运用的成熟的图像增强内镜检查在诊断萎缩或肠化生方面有较高的准确性和可重复性。图像增强内镜技术包括高清放大内镜、色素内镜以及结合放大技术的图像增强内镜。在日本已经普遍开展这类内镜的精细检查。

（二）胃癌罹患风险的划分

应用胃炎评价系统（OLGA）（见表15-1）、基于肠化的胃炎评价系统（OLGIM）（见表15-2）可以通过观察腺体内的萎缩区（LGA）肠化生（LGIM）体个数，统计萎缩（含肠化生）肠化生范围（为肠化生）。OLGA或OLGIM分期从Ⅲ期到Ⅳ期时，胃癌的可能性增大。OLGIM的评估技术的可重复性以及与胃癌发病概率的相关性远优于OLGA。

表 15-1　慢性萎缩性胃炎的胃炎评价系统（OLGA）

胃窦萎缩程度（包括胃角）	胃体萎缩程度			
	无	轻度	中度	重度
无	0	Ⅰ	Ⅱ	Ⅱ
轻度	Ⅰ	Ⅰ	Ⅱ	Ⅲ
中度	Ⅱ	Ⅱ	Ⅲ	Ⅳ
重度	Ⅲ	Ⅲ	Ⅳ	Ⅳ

引自汪得胜、龚伟、肖冰等：《胃炎评价系统及基于肠化的胃炎评价系统对慢性萎缩性胃炎癌变风险的预测价值》，《中华消化内镜杂志》2020年第11期，第781-786页。

表 15-2　基于肠化的胃炎评价系统（OLGIM）

胃窦肠化程度（包括胃角）	胃体肠化程度			
	无	轻度	中度	重度
无	0	Ⅰ	Ⅱ	Ⅱ
轻度	Ⅰ	Ⅰ	Ⅱ	Ⅲ
中度	Ⅱ	Ⅱ	Ⅲ	Ⅳ
重度	Ⅲ	Ⅲ	Ⅳ	Ⅳ

引自汪得胜、龚伟、肖冰等：《胃炎评价系统及基于肠化的胃炎评价系统对慢性萎缩性胃炎癌变风险的预测价值》，《中华消化内镜杂志》2020年第11期，第781-786页。

（三）无创性ABC法

通过检测血胃蛋白酶原PGⅠ、PGⅡ和Hp抗体的水平，将被测人员分为A-D四组。PGⅠ水平和PGⅠ/PGⅡ（PGR）的降低反映的是胃黏膜萎缩现象。以通过当地检验的统计量（cut-off value）为准则，有助于发掘胃癌高风险个体，并进行筛选（见表15-3）。

表 15-3　ABCD胃癌风险分层

	A组	B组	C组	D组
萎缩性胃炎	无	轻度	中度	重度
血Hp抗体	阴性	阳性	阳性	阴性
血PG异常	阴性	阴性	阳性	阳性
胃癌风险	无	低	高	最高

引自赫捷、陈万青、李兆申等：《中国胃癌筛查与早诊早治指南》（2022，北京），《中国肿瘤》2022年第7期，第488-527页。

四、Hp内镜下的早期诊断

Hp感染能够引起胃淋巴瘤、胃癌、消化性溃疡、慢性胃炎等疾病。研究Hp感染后的胃黏膜形态学变化有着重要价值。普通白光内镜及电子图像增强技术如窄带光谱成像下判断Hp感染的准确性不断提高，尤其是在结合了光学放大技术之后，专业内镜医师内镜诊断的准确性可以达到90%以上。普通白光内镜下萎缩、点状发红增多、皱襞粗大肿胀、黏膜弥漫性水肿多见于幽门螺杆菌感染者，在内镜下观察到的胃黏膜上的集合小静脉的扩张、远景下胃黏膜的多发的脊样的发红、陈旧性的出血斑和胃底腺息肉是支持Hp阴性的证据，而地图样发红是除菌后的典型改变。

五、早期胃癌的内镜下诊断

白光内镜检查是发现早期胃癌的基础，但缺乏经验的内镜医生的诊断结果常与病理学诊断的结果不相符合。对于重点患者，建议结合染色技术、放大内镜进行精查。

（一）电子胃镜筛查

尽管胃镜下的病理组织学活检是确诊胃癌的“金标准”，但由于仪器类型和内镜医师的差异，侵入性的胃镜检查有导致消化道出血、穿孔、心脏呼吸骤停等并发症的风险，普通非麻醉胃镜检查会使患者产生强烈的不适反应，导致患者畏惧心理严重，接受度较差。另外，昂贵的费用也导致胃镜检查不适用于大规模胃癌筛查。早期胃癌的发现更依赖于内镜医师的操作熟练度、积累的病例数量、化学染色诊断技能的了解水平、放大胃镜设备的性能稳定度。所以目前应该先通过无创的检测技术筛查出高风险患者，再进行有目的的胃镜精查。

（二）高清放大染色内镜精查

白光常规内镜检查能更全面清晰地看到整个胃黏膜，可以找到部分变色黏膜、表面构造变化和疑似疾病，继而灵活运用细胞色素内镜、电子或者化学染色内镜、放大内镜可以对早期胃癌在内镜下观察，可以判断出病变性质、分化程度、浸润深度、病变范围等信息。更精确的检查效果则高度依赖完善的术前准备，比如口服黏液去除药、去泡剂，使用局麻或镇静麻醉可以大幅度提高受检者的舒适性及依从性。

（三）磁控胶囊内镜筛查

磁控胶囊内镜是为了解决传统胶囊内镜完全随机移动摄图检查的短板，将可以吞服的胶囊型内镜与体外磁控导向技术进行了融合的主动式无创消化管检查方式，除了胶囊内镜原本具有的无痛苦、患者接受度高的优势，还提高了诊断的准确率。磁控胶囊内镜下对胃肠疾病的检测，可以获得和常规胃镜下接近相同的精确度。针对无症状人群进行大样本的筛查，整体来说，磁控胶囊内镜检查胃癌的检出率高达2.2‰，在大于45岁的中老年人群中胃癌的检出率甚至可达6‰以上，已达到传统的胃镜人工筛查的检出水平。但是目前的磁控胶囊成本仍然较高，后期随着生产技术的进步，大幅度降低成本后磁控胶囊内镜筛查有望成为大规模的人群普查的方式。

（四）胃癌筛查策略研究

既往使用ABC法筛选胃癌高风险人群。我国国内联合了PGⅠ、PGⅡ、PGR、Hp抗体和G-17水平用作胃癌筛查策略的实验结果表明，PGⅠ水平和PGⅠ/PGⅡ的下降、G-17水平<0.5 pmol/L和>4.7 pmol/L均是罹患胃癌的高风险因素。欧美人群使用的以PG为主的血清学检测在胃癌检查领域具有一定特色。上述结果均表明，结合了多种血清学指标的筛选方法，可以筛查出胃癌高风险患者。血清学检测联合内镜检查的策略已经成为具有共识的最佳选择。

（五）新型胃癌筛查评分系统

血清ABC法采用阳性或阴性判断，且PG、G-17等主要技术指标均参照了外国的检测界值，并不适用于我国。我国消化系统疾病临床医学研究中心（上海）与国内120多家公立医院共同进行了大数据分析和多中心的医学科研合作，对全国将近15000名胃癌风险患者开展了血清和胃镜检测。结果表明，当PGR<3.89、G-17>1.50 pmol/L时，胃癌发病的可能性明显上升。在胃癌高风险群体中，对年龄、性别、Hp抗体、PG、G-17等分别给出不同的评分，从而形成了一套胃癌检测评价体系（见表15-4），并按照分值把目标人群分为胃癌高风险群体、中风险群体、低风险群体。虽然环境因素（饮食和烟酒）和遗传因素（胃癌家族史）也是胃癌与癌前病变的主要风险因素，但是通过这两类因素对胃癌和癌前病变进行分辨的能力有限，因此目前尚未将它们纳入我国国家新型胃癌检测评价体系。将Hp感染纳入后，仅能轻微增加得分（列为1分）。PGR比PGⅠ具有更重要的提示意义，和G-17结合后能够更充分地反映胃癌的发病概率，再加上年龄、性别，共同形成了新型评价体系的特征基础。

表15-4　新型胃癌筛查评分系统

变量名称	分类	分值
年龄	40～49	0
	50～59	5
	60～69	6
	>69	10
性别	女	0
	男	4
Hp感染	无	0
	有	1
PGR	≥3.89	0
	<3.89	3
G-17(pmol/L)	<1.50	0
	1.50～5.70	3
	>5.70	5

引自杜奕奇、蔡全才、廖专等:《中国早期胃癌筛查流程专家共识意见》(草案，2017年，上海)，《中华消化杂志》2018年第2期，第87-92页。

第三节 合理治疗

一、Hp相关性胃炎的治疗

（一）关于Hp感染的根除治疗

针对Hp感染者是否给予根除治疗，观点仍有较大的分歧。早期胃癌基本没有任何症状，假如没有积极地定期进行高质量的内镜以及活体的病理检测，胃癌在早期的检出率非常低，多数胃癌患者在诊断时就已达到了中晚期的程度，这个阶段无论是一般药物还是化疗，远期存活率及术后的生活质量都明显下降，严重透支社会医疗成本。Hp可以作为传染源经由消化道感染，从而定植于胃黏膜内的小凹内，随后引起慢性活动性胃炎，即Hp相关性胃炎。很可能大部分的感染了这种细菌的患者都不会有消化不良的症状，也并没有出现过胃癌、消化性溃疡、胃MALT淋巴瘤等严重病症，但是哪些群体哪些患者会因为感染Hp而发生上述疾病在目前的研究条件下是难以预测的。虽然有研究显示，清除Hp可有效防止和治愈与Hp有关的消化不良、消化性溃疡等病症，从很大限度上可以防止胃癌发展，清除Hp还可减少传染源，但是我国幽门螺杆菌的平均感染率已经达到56%。针对数量如此巨大的人群进行普遍的药物治疗，是否会导致抗生素耐药、高再感染率以及增加哮喘、胃食管反流病等并发症，目前尚无定论。在2015年召开的幽门螺杆菌胃炎京都全球共识研讨会上，与会专家认为将Hp相关性胃炎定义为一种传染性疾病是迟到的共识，其同意率达97%，那么逻辑上也理应同意“幽门螺杆菌感染者应给予根除治疗，除非有抗衡方面考虑”这一条“陈述”，但这一“陈述”的同意率仅为69%，未达到形成共识的最低要求（同意率>80%）。

（二）根除Hp的获益

根除Hp可降低胃癌的发病率。根除Hp预防胃癌的诸多研究结果表明，根除Hp后可以大大降低胃癌的发生率，其降低幅度主要取决于根除后的胃黏膜萎缩的严重性和范围。Hp感染是胃癌演变过程的启动因素，而感染的持续存在是萎缩性胃炎、肠上皮化生的重要致病因素和发展因素。对于Hp相关性萎缩性胃炎，进行早期的诊断和治疗，开展定期复查，可显著降低胃癌的发生风险和死亡率。大量研究表明，Hp感染后进行根除治疗可明显改善胃黏膜的炎症，减轻胃黏膜萎缩。随访分析也表明，在除菌后胃黏膜炎症被抑制，萎缩或肠上皮化生也可能中止或减轻；但仅仅有部分萎缩状态的逆转可以出现，而肠上皮化生的出现则无法改变。也就是说，根除Hp作为降低胃癌发病危险的一级预防手段，不能降低已经出现了胃黏膜萎缩或肠上皮化生者的胃癌发病危险，这些患者必须做好二级防治，即随访与处理。

（三）根除Hp方案的选择

根除Hp的方案应根据各地的不同情况选择。近些年来，Hp的平均根除率不断下降。2000—2010年，Hp的平均根除率为80%～90%；2010—2014年，Hp的平均根除率为70%～80%；2014—2023年，Hp的平均根除率为60%～70%，对耐药菌株感染的根除率下降至40%～60%。Hp根除失败与细菌耐药、PPIs代谢的个体差异、疗程、年龄、基础疾病及治疗依从性等多种因素有关，其中细菌耐药是主要的原因。因为各个国家或地区的Hp耐药率、新药可获取度、社会经济条件等均具有明显的差异性，所以标准消除方法的选用应当根据各地的具体情况，同时采用根据药敏试验结果诊断与经验治疗的抗感染诊断的两个基本策略。另外，Hp的基因型、Hp的自身形态的变异、PPIs的不同、抗生素的耐药、患者生活习性的影响、患者的依从性、患者年龄阶段的不同、患者*CYP2C19*基因的多样性、胃部疾病的情况、口腔Hp的持续感染等这些多方面的因素，均会影响Hp的根除效率。益生菌、N-乙酰半胱氨酸、黑麦这些辅助药物及食物可提高细胞的免疫功能，中药黄连、黄芩和板蓝根水提取物具有较强的抗Hp作用。

（四）根除Hp结果的评估

由于Hp清除率持续降低且未清除时仍有患癌症的危险，建议根除治疗后再次检查，评估Hp是否根除成功。检查时尽量选择非侵入方法，如尿素呼气试验和尿液Hp抗原检测，通常选择前者。而Hp根除治疗后复查所得的数据，也可用于根除方式疗效的评价。

（五）根除Hp后的随诊

在胃癌高风险的患者根除Hp后，仍要随访。根除Hp的同时，对于影响到胃黏膜收缩或肠上皮化生，特别是程度较重、影响范围广泛的患者，在根除Hp后仍为胃癌高风险的患者，必须进行内镜检查和随访。此类患者通常包括在胃癌危险性评价指标的Ⅲ期或Ⅳ期的患者。另外，对于早期的胃癌内镜下切除后或有异型增生（上皮内瘤变）者，也需要严密随访。

二、早期胃癌的治疗

（一）相关的定义和术语

1.早期胃癌

早期胃癌是指癌组织局限于胃黏膜层或黏膜下层，不论病灶最大径为多少及有无淋巴结转移。

2.微小胃癌

微小胃癌指病灶最大直径≤5 mm的早期胃癌。

3.胃癌癌前状态

胃癌癌前状态分为癌前疾病和癌前病变两种范畴。前者指的是与胃癌有关的胃良性病灶，并有引起胃癌的风险，为医学范畴，包含慢性萎缩性胃炎、胃溃疡、胃息肉、摘除术后胃、肥厚性胃炎、恶性贫血等；后者指已确认与胃癌发展有关的病态改变，即异型增生（上皮内瘤变），为病理学范畴。也有西方学者将萎缩、肠上皮化生和异型增生划归为广义的胃癌前病变。

（二）病理学

1.病理学分型

主流的胃癌病理学分型为日本的中村分型和世界卫生组织的WHO分型，国内医院和科研机构应用较多的是WHO分型。按照WHO分型，胃癌分为高分化管状腺癌、中分化管状腺癌、低分化腺癌、乳头状腺癌、黏液腺癌、印戒细胞癌、未分化癌；分化程度分为分化型和未分化型，分化型包括高分化管状腺癌、中分化管状腺癌、乳头状腺癌，未分化型包括低分化腺癌、印戒细胞癌以及未分化癌。

2.浸润深浅的划分

早期胃癌按照其浸润深浅，又可划分为黏膜内癌和黏膜下癌。黏膜内癌又可划分为上皮内癌和（或）黏膜内癌仅浸入固有膜的表层、中层、深层或黏膜肌层，黏膜下癌又可划分为癌组织浸入黏膜下层的上1/3、中1/3和下1/3。

3. 上皮内瘤变

上皮内瘤变是一类在形态学上以细胞大小和结构异型为主要表现、生物遗传学上以基因克隆性变化、生物活动上以易发展的有侵犯性和转化能力强的浸润性癌为特点的癌前疾病。上皮内瘤变一般包括低级别上皮内瘤变（LGIN）和高级别上皮内瘤变（HGIN）。LGIN相当于轻度和中度异型增生，而HGIN则相当于重度异型增生和原位癌。

（三）内镜下的肉眼形态学分型及典型表现

1. 肉眼形态学分型

根据2005年的Paris分型，早期胃癌内镜下的分型为：0-Ⅰ型（隆起型）；0-Ⅱa型（浅表隆起型），0-Ⅱb型（浅表平坦型），0-Ⅱc型（浅表凹陷型）；0-Ⅲ型（凹陷型）。0-Ⅰ型又包括有蒂型（0-Ⅰp）和无蒂型（0-Ⅰs）。其中0-Ⅰ型与Ⅱa型的区别在于隆起的高度是否超过活检钳关闭时的直径。兼有轻微隆起和凹陷的病灶按照隆起和凹陷的比例划分为0-Ⅱc+Ⅱa和0-Ⅱa+Ⅱc两种；兼有溃疡与轻度凹陷合并的病灶，则按照溃疡或轻微凹陷的比例分成0-Ⅲ+Ⅱc型和0-Ⅱc+Ⅲ两种。命名的基本规则就是依据病变主要的肉眼形态学分型+次要的肉眼形态学分型。

2. 内镜下的典型表现

Ⅰ型病变隆起的厚度是正常黏膜厚度的两倍，表面呈大小不等的结节状；0-Ⅱa型病变呈扁平隆起，隆起的厚度不到黏膜厚度的两倍，与周边黏膜等色或呈轻微褪色调，形态可呈马蹄形、葫芦形、圆形、椭圆形；0-Ⅱb型病变隆起或凹陷不明显，黏膜失去特有的光泽，直径多< 1.0 cm；0-Ⅱc型呈阶梯状凹陷，边界清楚，凹陷部凹凸不平；Ⅲ型病变凹陷比较深，低于周围正常黏膜5 mm以上。

（四）活组织病理检查

取活检的标本数量视病灶的多少而定。一般根据下列要求实施：①病灶>1 cm，取标本数≥2块；②病灶>2 cm，取标本数≥3块；③病灶>3 cm，取标本数≥4块。标本应够大，深度超过或至少达到黏膜肌层。如经常规内镜检查或用特殊方法精细观察后没有可疑病灶，则可不取组织进行活检。

（五）术前评估

1. 对于内镜医师的要求

负责早期胃癌筛查的内镜医师应清楚了解胃的解剖学特征，至少有300例内镜检查的个人经验，至少通过对20例HGIN或早期胃癌病变进行标准诊断评估来获得胃癌光学诊断的能力，达到20个准确率≥80%的HGIN或早期胃癌病变的诊断后，才可以进行胃癌内镜诊断。

2. 术前评估

术前，正确地对癌症的分期作出评价才有可能科学合理地选用诊疗方法。但目前人们对无淋巴结侵袭的早期胃癌提倡进行内镜下微创诊治，而对于有淋巴结侵犯或没有淋巴结侵犯但危险性很大的SM 2、SM 3癌及有远距离侵袭的患者仍建议外科手术诊治，所以在术前正确地评估癌组织的浸润范围、区域和淋巴结侵犯的情况，是选用合适的诊疗方法、正确评估预后和确定治疗结果的关键。

对于病变是癌还是非癌的评价，一般依赖色素内镜技术和电子染色配合放大内镜检查。

（1）EUS

理论上，超声内镜（endoscopic ultrasonography，EUS）是对消化道恶性肿瘤进行局部分期最准确的方式，适用于区分黏膜层和黏膜下层的疾病。EUS下正常的胃壁图像从内向外可分为5层，依次为：第1层高回声为黏膜与水界面的反射波及黏膜浅层，第2层低回声为黏膜肌层，第3层高回声为黏膜下层，第4层低回声为固有肌层，第5层高回声为浆膜下层及浆膜层。对于早期胃癌，若病变侵犯第1～2层，第3层高回声线连续完整，浸润深度为uT1a，与病理学分期的pT1a对应；若病变侵犯至第3层，第4层低回声线连续完整，浸润深度为uT1b，与病理学分期的pT1b对应。EUS可看到直径在5 mm之上的淋巴结。对于毛细血管和淋巴结的识别，可采用转动探头从各个角度观察，也可利用多普勒进行判断。此外，在术前EUS检查还能够判断内镜切除术的安全性（包含手术的时机和大出血的风险）。EUS评价对Ⅲ型的早期胃癌更容易错判，最终的准确评价仍依赖于对术后标本的病理检查。目前，对传统内镜评估为黏膜内癌的患者不再另行超声内镜评估，仅对传统内镜不能判定或评估为大于或等于黏膜下癌的患者进行超声内镜再评估，能提高术前分辨黏膜内癌及黏膜下癌浸润的准确性，对提高早期胃癌选择合适治疗决策的能力，有一定的临床意义。

（2）CT

CT检测一般是用来确定胃癌有没有远处侵袭和淋巴结侵犯的。CT对中晚期胃癌的灵敏度为50%～90%，而对早期胃癌的灵敏度远低于此，对进展期胃癌的T分期准确率为70%～90%，N分期则为40%～70%。已经有研究结果建议CT可作为判断远处转移和协助EUS诊断是否有淋巴结侵犯的方式，但明确不建议采用CT作为早期胃癌的首选评估方式。

（3）MRI

增强MRI对了解远处侵袭状况和CT的准确率比较一致，但灵敏度甚至还不如增强CT，所以不建议采用MRI评价早期胃癌淋巴结的侵袭。

（4）PET-CT

PET-CT对胃癌各站及其移动淋巴结病变的检出灵敏度都较低，尤其是对N1站，明显不如CT。并且由于PET-CT检测的收费比较贵，故不建议使用PET-CT对早期胃癌淋巴结的侵犯程度作出判断。

综上所述，在早期胃癌术前，现有的共识均建议采用EUS或CT检测作为判断是否出现了淋巴结转移的主要手段。

（六）治疗

早期胃癌经过治愈性切除的患者，因为5年生存率≥90%，能够达到与外科手术一致的效果，所以对满足早期胃癌内镜下黏膜剥离术（ESD）绝对和扩大适应证的患者，推荐首选行ESD治疗；对不满足ESD绝对和扩大适应证的患者，推荐以外科胃部分或全部切除术作为标准治疗方案，但优先考虑功能保留性胃切除，并且需要根据胃切除术的范围进行淋巴结清扫。

1.内镜下切除术

早期胃癌内镜下的切除术包括初期的内镜下黏膜切除术（EMR）和内镜下黏膜剥离术（ESD）。20世纪80年代初期，日本研究者将EMR技术应用于早期胃癌的局部切除，其目的是进行能够确诊的病理学检验，部分全层黏膜切除的病理则直接确定了癌细胞的浸润深度。20世纪90年代初期，竹越（Takekoshi）等人用带陶瓷绝缘头的电刀（IT knife）能够将可用内镜切除的胃黏膜疾病的范围大幅度扩大。20世纪90年代末，后藤田（Gotoda）等人用IT knife实现了早期胃癌的治愈性切除，于21世纪初将该技术正式定名为ESD。

病灶能否被完整切除，是评估内镜下手术效果的关键。完整切除是在病理组织学层面完成根治的前提，是降低局部复发率的基础。EMR的切除率之所以较低，除了与病灶大小有关之外，瘢痕病灶、复发病灶也同样影响了其切除效果，而ESD则不仅能够直接切除较大的病灶，还可以不受病灶处瘢痕以及复发的影响。研究显示，EMR组的完整切除率和治愈性切除率均低于ESD组（$P<0.05$），EMR组的局部复发率高于ESD组（$P<0.05$），EMR组的手术时间较ESD组短（$P<0.05$）。

（1）相关的基本概念

整块切除术：将病灶在没有破损、离断、分片、缺失的情况下切除之后得到单块标本。

侧切缘阳性和基底切缘阳性：将用内镜剥离的标本在中性甲醛中固定24 h后展平，用锋利的取材刀沿着特定的取材方向每隔2～3 mm垂直切开形成组织条。若显微镜下观察到标本的侧方切缘有确定的肿瘤细胞存在，则称之为侧切缘阳性；如基底切缘有肿瘤细胞浸润，则称之为基底切缘阳性。

完整切除（complete Resection/R0 resection）：肿瘤病灶被完全切除，侧切缘和基底切缘均为阴性。

治愈性切除术（curative resection）：达到彻底切除，且无淋巴结转移的风险。

局部复发（local recurrence）：在术后的半年内原切除区域及其附近1 cm处均出现了肿瘤病灶。

残留（residual）：术后半年内，在原来内镜切除的部位或者在其附近1 cm范围内发现病理确认的肿瘤。

同时性复发（synchronous recurrence）：在内镜诊断中已经出现但被漏诊的、术后一年内内镜找到的肿瘤性疾病。

异时性复发（metachronous recurrence）：在诊断后超过一年又出现了新的疾病。这些疾病发生于胃的原发疾病的相邻区域，其组织学病变的性质一致。

（2）EMR

EMR的方法大致上可以划分为三类：

第一类为非吸引法，包括黏膜下注射-圈套后切断法（息肉切除法）、黏膜下注射-抬举-圈套后切断法、黏膜下注射-预切开黏膜层-圈套切除法。

第二类为吸引法，包括透明帽法（EMR-C）和套扎器法（EMR-L）。EMR-C通过在内镜插入部的前端安装塑料透明帽加以吸引，然后用圈套器套取病变后切断，使EMR技术显得更为简单便捷，可在非常有限的操作范围内切除病变，并发症较小，但它能切除的病灶大小严格制约于透明帽的尺寸大小，所以不适合于对大于2 cm的病灶进行切除；病灶越大，这种方法越无法控制侧切缘是否会有肿瘤残留。20世纪90年代初期，查维斯（Chaves）等人首先研究出了使用食管曲张静脉套扎器进行EMR操作的新技术。这种操作圈套器的头端空腔内易于把大病灶基底套住，在切开流程中视线清晰、固定充分，且易于把握好切断深浅，对局部损害较小。

第三类为内镜下黏膜分片切除技术，指将病灶分为多部分，分多次圈套切除，适合于>2 cm的扁平的、用传统的EMR技术不能一次全部切除的黏膜内病灶。但由于将分块切除的组织标本在体外进行复原拼接非常困难和麻烦，而且无法保证复拼成体内原始形态，因此无从评价根治疗效，容易造成病灶切除得不彻底以及容易复发。EMR技术对早期胃癌的整块切除率为56%～75.8%。我国国内用EMR切除早期胃癌的整体切除率为80%～95%，而整块切除率≤70%。与胃癌外科根治性切除术比较，虽然EMR后的患者的生存率和对早期复发的影响都没有统计学差异，但是EMR后的患者术后的出血风险、病死率、医疗费用等都明显降低。

（3）ESD

ESD是在EMR技术基础上逐渐改良，由日本医生首先研发出来的内镜切除技术，是根据病灶位置、程度、浸润深浅的不同，通过应用特殊电切刀具，如IT knife、Hook knife、Dual knife

等，在内镜下逐层剥离黏膜层和固有肌层中间的黏膜下层，最后使病灶处黏膜与黏膜层完全剥离的技术。

ESD的基本过程如下：在病灶周围旁开5 mm，环周进行电凝标记；向黏膜下注射含有着色剂如靛胭脂、美兰生理盐水及玻璃酸钠或者甘油果糖等黏滞液体的混合物，使病灶黏膜层及黏膜下层明显隆起，注射液内可混入1：10000的肾上腺素，起到术中减少出血的作用；环形切割黏膜，使内镜能够进入黏膜下层的空隙；紧贴固有肌层上剥离黏膜下层，使黏膜层逐渐游离；最后进行止血及创面处理，用电凝钳充分电凝创面微小血管，尤其是穿入肌层的比较大的动静脉，预防迟发性出血发生，并对可能发生穿孔的薄弱肌层进行加固或者闭合（见图15-1）。

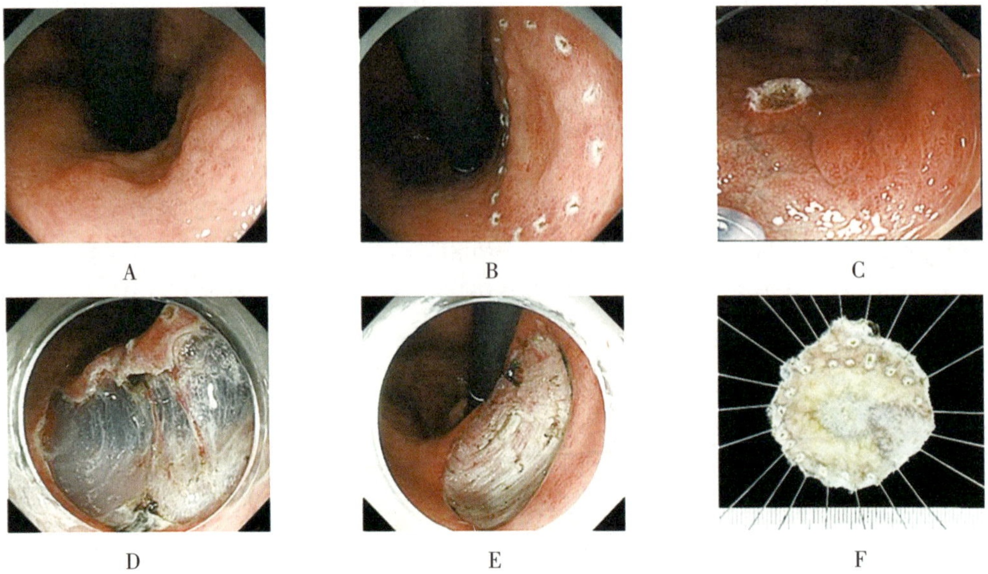

注：A.早期胃癌；B.环周标记；C.黏膜下注射；D.黏膜下剥离；E.创面；F.离体的胃癌标本。

图15-1　ESD的基本过程（原创）

我国国内ESD的整块切除率为93.8%～100%。经调查证实，ESD与外科手术在治疗早期胃癌方面，外科手术组治愈性切除率略高，但ESD具有微创、并发症少等优势，而且内镜切除后患者的康复速度明显快于外科手术，且术后的生活质量、劳动能力均与正常人相同。ESD治疗不同浸润深度早期胃癌的疗效确切，其中肿瘤病灶浸润深度局限于黏膜层的患者具有更好的疗效和更低的复发率，合并糖尿病、浸润深度达黏膜下层和肿瘤低、未分化均为影响早期胃癌患者ESD术后复发的独立危险因素。可在严格把握适应证的前提下推广应用ESD治疗早期胃癌。

此外，还有一些其他的内镜治疗方法，如激光治疗、氩气刀治疗和微波疗法。这些疗法只能毁损肿块，无法取得病变标本，所以不能从病理层面详细评估是否进行根治性切除，不能作为早期胃癌的首选治疗方法。

2.适应证和禁忌证

适应证一般包括绝对适应证、扩大适应证和相对适应证。区分的主要依据是淋巴结转移风险和远期疗效。

（1）绝对适应证

如果病变的淋巴结转移风险<1%，而且远期存活时间与外科手术的结果等同，则称为内镜切除的绝对适应证。对于早期胃癌来说，内镜切除的绝对适应证是"临床术前判断的黏膜内分化型癌（cT1a），其长径≤2 cm，且无溃疡"。ESD的绝对适应证：①直径>2 cm的无溃疡的、浸润深度为cT1a的分化型癌；②直径≤3 cm的溃疡型的、浸润深度为cT1a的分化型癌；③直径≤2 cm的无溃疡的、浸润深度为cT1a的未分化型癌。

（2）扩大适应证

淋巴结转移风险<1%的病变目前尚未被术后5年生存率的试验所证实，但是因为ESD技术的进步，多次重复进行ESD的安全性和实用性不断提高。在此情况下，在初次为绝对适应证的病变进行ESD或EMR后局部复发为黏膜内癌，内镜下治愈性切除评分（eCura）达到C-1级的分化型癌可被视为ESD的扩大适应证。

（3）相对适应证

有些病例外科胃切除术是标准的治疗方法，通过内窥镜治疗治愈的期望值较低，但仍然是有可能的，特别是对于组织病理学诊断为黏膜下浸润（pT1b）的病变，但是对于这部分患者在术前的进入深度是不太可能作出准确的判断的。对于非绝对适应证和相对适应证范围内的患者，如果因为各种原因不能直接进行外科胃切除术，可以进行ESD的切除，从而对病变的侵犯深度或者范围、分化类型等作出全面的、准确的病理学诊断。

（4）禁忌证

禁忌证有：①术前影像学检查明确有淋巴结侵犯的早期胃癌；②肿瘤组织已经侵袭固有肌层；③血液化验提示严重的凝血功能障碍，可能导致术中大出血的情况；④注射后抬举征阴性，即在黏膜下层注射液体后黏膜并没有明显隆起，表明在病灶基底面的黏膜层和肌层之间相互有粘连（此时如采用ESD疗法，出现穿孔的风险相对而言较高）。

3.内镜切除后是否治愈的评价

（1）eCura A

治愈性切除，在远期疗效方面等同于或优于外科手术切除（27，28）。当病变被整块切除时，有以下情况：①组织类型以分化型为主，不论直径大小，包括pT1a、UL0、HM0、VM0、Ly0、V0；②直径≤2 cm，以未分化型为主，包括pT1a、UL0、HM0、VM0、Ly0、V0；③直径≤3 cm，以分化型为主，包括pT1a、UL1、HM0、VM0、Ly0、V0。

以上3种情况可被认为内镜下完成了治愈性切除。然而，对于有未分化成分的分化型癌症的病例，如果其中未分化成分的合计长径>2 cm，则被定义为eCura C-2。

（2）eCura B

直径≤3 cm、以分化型为主、整块切除的病灶，浸润最深处距黏膜肌层<500 um，包括pT1b1（SM1）、HM0、VM0、Ly0和V0，可视为eCura B。但是当黏膜下浸润部分存在未分化癌的组织类型的时候，应该评定为eCura C-2。

（3）eCura C

病理评估结果既不符合上述eCura A，也不符合eCura B，就属于eCura C。分化型的癌，原本可归入eCura A或eCura B的标准，但仅仅当没有达到整块切除或者切缘阳性，分类为eCura C-1。剩余其他的eCura C病变被视为eCura C-2。日本大样本的临床研究数据证实，评级为eCura C-1的病变发生淋巴结转移的风险很低。所以在充分知情同意的情况下，追加ESD或者不治疗只进行严密随访均可，而不需要进行外科手术。但是如果出现下列情况，必须强烈建议患者追加外科手术：①直径≤3 cm，以分化型为主，包括pT1a和UL1；②直径≤3 cm，以分化型为主，pT1b1（SM1）。但是对于侧切缘阳性，残留病灶与标本中病灶的总直径超过3 cm或病变的黏膜下浸润部分被分块切除或基底切缘阳性的这部分病例，因为有转移和复发的风险，所以应追加外科手术切除。如果无法耐受或者无法接受外科手术切除，就通过评分系统对淋巴结转移的风险进行分层，即对直径大于3 cm、基底切缘阳性、静脉侵犯阳性、pT1b2（SM 2）或更深的病变增加1分，对淋巴管浸润阳性增加3分。

4.并发症

ESD最常见的并发症是胃出血和胃穿孔。发生比例如下：术后迟发性出血（4.4%）、术中或术后需要输红细胞（0.7%）、术中胃壁穿孔（2.3%）、术后迟发性穿孔（0.4%），需要急诊转外科手术（0.2%）。

（1）术中出血的管理

内镜切除过程中的出血不可避免，使用热凝止血钳凝固止血是最基本的ESD操作技巧。如果对出血处理不及时、不恰当，会导致出血难以控制，患者的生命体征受影响，进而导致中转外科手术止血及切除病灶的严重后果。

（2）预防术后出血

剥离完成后，必须对创面所有可见的血管进行电凝处理，尤其对于穿支动脉应该进行缓慢柔凝，确保血管白化彻底毁损。这样做可将迟发性出血率从7.1%降至3.1%，但是如果电凝过度，可能会增加迟发性穿孔的风险。PPIs是ESD术后促进愈合、降低并发症的关键药物。

（3）穿孔的处理

当在内镜切除过程中发生胃壁穿孔时，应立即进行内镜下封闭。如果内镜封闭或者缝合成功，绝大多数患者只需要通过禁食、胃肠减压以及抗菌药物的治疗就可以顺利度过术后恢复期；如果闭合不严密或者不确切，术后患者有腹膜炎体征，应尽早进行外科评估，必要时急诊外科手术处理。

5.内镜切除治疗后的随访

建议eCura A类患者术后每年进行1次或2次胃镜随访；eCura B的患者除了定期复查胃镜，还需要进行腹部的超声检查或CT检查，特别是当侧切缘残留的病灶≥6 mm、肿瘤直径≥3 cm时，局部复发的风险很高；eCura C-1的患者可以不追加手术，但是需要严密随访，需要复查胃镜和CT。

此外，根除幽门螺杆菌可以显著降低EGC接受内镜治疗的患者的转移性胃癌的发生率。

6.内镜切除后标本的病理处理

（1）切除标本的处理

为了准确地组织病理学诊断，对标本进行适当的处理是很重要的：①在聚苯乙烯泡沫板或者橡胶板或者软木板上将新鲜标本拉伸并铺展，黏膜表面朝上，使用不锈钢固定针，拉伸至与体内肿瘤接近一致的尺寸；②将标本在离体30 min以内完全浸泡入10%的中性缓冲甲醛溶液中，在室温下固定24 h，每个标本都应用新鲜的甲醛固定，避免重复利用；③以2.0～3.0 mm的间隔进一步切开标本，取材方向需要谨慎选择；④在整个处理过程中，都应该对标本和改刀的切线进行宏观拍照（见图15-2），以便于重建肿瘤的病理信息，尤其是对于包含有未分化的癌，必须通过这样的病理还原来评估范围，决定术后的处理策略。

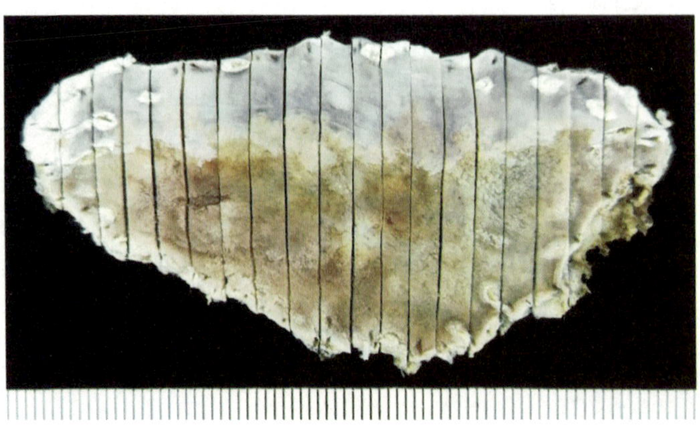

图15-2　标本取材改刀（原创）

（2）病理结果的规范记录

在病理报告中必须记录以下内容：肿瘤的位置、肉眼分型、大小、组织学类型，未分化型癌的比例、大小，肿瘤浸润的深度，病变内有无溃疡、有无血管及淋巴管浸润，切缘的评价结果。

肿瘤面积的计算公式为：复原图上肿瘤的最大长径×垂直于长径的短径。当肿瘤病灶中混合有多种组织类型时，应按照面积大小进行降序记录，例如tub1 > pap > por。以高、中分化管状腺癌和乳头状腺癌为主的胃癌是分化型，而以低分化腺癌、印戒细胞癌或黏液腺癌为主的胃癌是未分化型。

切缘分为水平切缘（HM）和垂直切缘（VM）。切缘有肿瘤残留时，以pHM1和pVM1进行描述；如果没有肿瘤残留，以pHM0和pVM0进行描述。通常情况下，水平切缘和垂直切缘的组织在切除过程中会受到电刀损伤或者凝固。有时非肿瘤上皮受损后可能与肿瘤细胞相混淆，须小心判别。不能评估切缘情况时，则分别用pHMX和pVMX代替描述。

肿瘤浸润的最深层，按T分类记录。Tis表示为pT1a（M）。即便癌细胞通过取代黏膜下异位的胃腺生长到黏膜下层，只要没有明显的间质反应，都应该记录为pT1a（M）。对于侵入黏膜下层的癌症，应测量从黏膜下层边缘到侵入的癌症最深部分的距离（um）。当在肿瘤浸润的下方远处发现血管浸润时，应该以血管浸润处作为最深的侵袭深度。例如，即使连续浸润的最深部分是黏膜肌层，如果在黏膜下层的某一部位发现明显的淋巴浸润，则侵袭深度记录为pT1b（SM）。如果测量的浸润深度<500 um，则记录为pT1b1（SM 1）；≥500 um时记录为pT1b2（SM 2）。如果黏膜肌层断裂或被肿瘤细胞浸润冲散消失，就应测量从顶端开始到最深处的距离。由于病变内有溃疡而无法确定黏膜肌层，因此只要癌症位于覆盖溃疡的再生黏膜内且没有明显的黏膜下组织浸润，则病变可归为pT1a（M）。用Desmin抗体进行免疫组化染色也有助于识别黏膜肌层。

溃疡的有无是评估是不是治愈性切除的非常关键的因素。显微镜下根据溃疡有无分别描述为pUL1和pUL0。大多数pUL1病例如果有UⅠ或者UⅡ的瘢痕，就必然伴有纤维化、黏膜下组织增厚，并且从黏膜肌层的受侵部分开始，向下扩大。活检产生的瘢痕常常是黏膜肌层下方或者附近的一个重度纤维化的中心点，在纤维化已经消失的UⅠ型或者UⅡ型溃疡中，就很难辨别到底是溃疡瘢痕还是活检瘢痕。

（王鹏飞）

参考文献

[1] 樊宇靖，蓝宇，贾纯增. 血清胃蛋白酶原检测在慢性胃炎患者的诊断和随访中的临床意义[J]. 中国实验诊断学，2018，22(4)：596-598.

[2] 刘文忠. “幽门螺杆菌胃炎京都全球共识”解读[J]. 胃肠病学，2015，20(8)：449-456.

[3] 中华医学会消化内镜学分会，中国抗癌协会肿瘤内镜学专业委员会. 中国早期胃癌筛查及内镜诊治共识意见(2014年4月·长沙)[J]. 胃肠病学，2014，19(7)：408-427.

[4] 汪得胜，龚伟，肖冰，等. 胃炎评价系统及基于肠化的胃炎评价系统对慢性萎缩性胃炎癌变风险的预测价值[J]. 中华消化内镜杂志，2020，37(11)：781-786.

[5] 刘文忠，吕农华，谢勇，等. 幽门螺杆菌胃炎京都全球共识研讨会纪要[J]. 中华消化杂志，2016，36(1)：53-57.

[6] 杜奕奇，蔡全才，廖专，等. 中国早期胃癌筛查流程专家共识意见(草案，2017年，上海)[J]. 中华消化杂志，2018，38(2)：87-92.

[7] 赫捷，陈万青，李兆申，等. 中国胃癌筛查与早诊早治指南(2022，北京)[J]. 中国肿瘤，2022，31(7)：488-527.

[8] 中华中医药学会脾胃病分会，中华医学会消化病学分会消化肿瘤协作组．中国整合胃癌前病变临床管理指南[J]．胃肠病学，2021,26(2):91-111.

[9] 梅丽红．早期胃癌的临床病理特点与内镜下的表现分析[J]．中国内镜杂志，2018,24(2):75-79.

[10] 胡薇潇，龙顺华，王强，等．内镜超声检查在早期胃癌分期中的应用价值及影响因素分析[J].中华消化内镜杂志，2017,34(9):662-666.

[11] 朱晓芸，马如超，于红刚．我国内镜黏膜下剥离术与外科手术治疗早期胃癌疗效Meta分析[J]．中华肿瘤防治杂志，2019,26(17):1296-1305.

[12] ONO H, YAO K, FUJISHIRO M, et al. Guidelines for endoscopic submucosal dissection and endoscopic mucosal resection for early gastric cancer(second edition)[J]. Digestive Endoscopy: Official Journal of the Japan Gastroenterological Endoscopy Society, 2021,33(1): 4-20.

[13] MISUMI Y, NONAKA K. Prevention and management of complications and education in endoscopic submucosal dissection[J]. Journal of Clinical Medicine, 2021,10(11): 2511.

[14] AKASAKA T, NISHIDA T, TSUTSUI S, et al. Short-term outcomes of endoscopic submucosal dissection (ESD) for early gastric neoplasm: multicenter survey by Osaka University ESD study group[J]. Digestive Endoscopy, 2011,23(1): 73-77.

第十六章
胃炎相关胃癌的预防策略

胃癌（GC）已成为我国人口中普遍存在的重大疾病，尽管过去几十年来，我国的胃癌预防与控制措施已经有所改善，但其患者数量及其致命风险依旧居于较高水平。胃癌的5年生存率为25%，这表明在大多数情况下，这种疾病是在晚期诊断的。鉴于其高患病率和不良预后，早期发现和预防对GC的成功治疗非常重要。

第一节　OLGA及OLGIM分期识别高危患者

一、慢性胃炎分类的变化与发展

1947年，辛德勒（Schindler）首次提出了慢性胃炎的三类划分方法，包括浅表性、萎缩性以及肥厚性，这一划分方法一直延续到现在。1972年，怀特黑德（Whitehead）给出了一个新的划分慢性胃炎的方法，它以胃炎类型、病情严重性以及是否存在化生等三项指标作为依据来划分。1990年，悉尼系统被引入，它是一个新的胃炎分类方法，它通过对胃镜活检样品的病理学研究，对疾病的种类、严重程度、范围及其原因等进行综合考量，从而提高诊断的可靠性、精确性，并且有助于将其普及到实践中。1994年，新悉尼系统精确地选择胃黏膜样品的来源，同时利用视觉模拟评分（visual analogue scale，VAS）技术，对不同的组织学特征进行分类，构建起一套完整的、可靠的诊断模型，从而被普遍使用。尽管如此，这些分类方法都没有提供一个易于被医生和患者理解、可以为他们带来有关疾病预测与治疗的完整报表。

Hp感染会导致胃黏膜损伤，这种损伤通常是慢性的，并且会导致胃黏膜萎缩和胃癌。萎缩性胃炎（AG）由幽门螺杆菌长期感染引起，属于慢性疾病，其主要病理变化是胃腺萎缩和（或）肠化生。胃黏膜萎缩的范围和程度与胃癌发生风险密切相关。因此，对萎缩性胃炎的范围和程度的评估对于胃癌的发生可起到较好的预测作用。2005年，国际萎缩研究小组提出了胃黏膜炎性反应、萎缩程度和范围的分级、分期标准，即慢性胃炎OLGA分级、分期系统。该系统基于慢性胃炎新悉尼系统对炎症和萎缩程度的半定量评分方法，其分期代表胃黏膜萎缩的范围和程度，将慢性胃炎的组织病理学与癌变危险性联系起来，为临床医师预测病变的进展和制订疾病的管理措施提供更为直观的信息。OLGA分期系统根据新悉尼系统要求的标准部位（胃窦大弯、小弯和胃体大弯、小弯以及胃角共5点）取得活检标本，采用VAS法对萎缩程度进行评分（无、轻度、中度、重度分别为0、1、2、3分），综合胃窦、胃体萎缩状态建立相应的萎缩分期（详细内容见前文表15-1和表15-2）。

二、OLGA/OLGIM分期与胃癌发生风险

经过对93例慢性胃炎患者长达12年的跟踪观察，鲁格（Rugge）等人的研究表明，在OLGA 0–Ⅱ期的慢性胃炎中，多数病例的病理状态保持稳定；在OLGAⅢ、Ⅳ期的慢性胃炎中，有97.6%的病例出现了高级别的上皮内瘤变或非浸润性肿瘤。一项针对474例韩国胃癌患者的回顾性调查结果表明，OLGA Ⅲ、Ⅳ期的比例明显超过了正常人群，这表明OLGA Ⅲ、Ⅳ期与胃癌的发病率有着密切的联系，而且这一特定临床阶段的OLGA/OLGIM分期系统可以用来准确预测这一特定的癌症类型，特别是肠型癌症的危害程度。根据多项研究结果，肠型胃癌的OLGA评级明显偏高，多为Ⅲ、Ⅳ级，但十二指肠溃疡和胃溃疡的OLGA评级则多为0–Ⅱ级和Ⅱ–Ⅲ级。在一次全面的临床试验中，引入了7436例非肿瘤性病变的患者，并对他们进行了胃镜检测以及OLGA的分期。在这些病例中，OLGA 0、Ⅰ、Ⅱ、Ⅲ、Ⅳ期的比例分别达到了80.8%、12.6%、4.3%、2.0%、0.3%；其平均随访期长达6.3年，每1000个病例中，各分期出现肿瘤病变（低级别上皮内瘤变、高级别上皮内瘤变以及胃癌）的比例分别为0.03、0.34、1.48、19.1、41.2。通过多因素的分析得出：OLGA的分期可以作为癌症的一个重要的预测指标，有助于我们更好地了解癌症的情况。最近的一项针对1755例消化不良患者的前瞻性随访发现，其中OLGA 0–Ⅱ期患者发生肿瘤性病变的危险程度为0，OLGAⅢ期患者发生肿瘤的危险程度为36.5/1000，而OLGAⅣ期患者发生肿瘤的危险程度高达63.1/1000，这些数据更加说明了OLGA分期预测胃癌的有效性。在该研究中，经过5年的跟踪观察，没有出现Hp阴性患者患癌的情况，这表明Hp感染对于胃癌的发病有着显著的影响；然而，当病例处于高危的OLGA分型时，就算完全根除Hp，仍然会增加胃癌的危险。

最近的一项研究表明，高危OLGA/OLGIM（Ⅲ、Ⅳ期）进展成胃癌的风险要高于低危OLGA/OLGIM（Ⅰ、Ⅱ期）（19.9倍），其中OLGA/OLGIMⅢ、Ⅳ期进展成胃癌的风险高达6.7%，而OLGA/OLGIMⅠ、Ⅱ期分别仅为0.4%和0.55%，这表明OLGA/OLGIM的高危人群更容易发生胃癌。尽管OLGIM分期更加注重肠化生，但它鉴别胃癌高危人群的灵活度远远落后于OLGA分期，导致一些潜在的胃癌高危人群无法及时得到鉴别。OLGIM分期的应用大大降低了胃癌的危险程度，故虽然它的应用范围更广，但仍有一定的局限性。欧洲MaastrichtⅣ、日本京都胃炎研究所都强调OLGA/OLGIM分期对胃癌的诊断具有重要的参考价值，并且它们之间存在着相辅相成的关系。此外，我国慢性胃炎研究所的研究结果（2017年）表明，OLGA/OLGIM分期可以反映慢性胃炎患者的胃癌发病率，有助于胃癌的诊断。

三、OLGA/OLGIM分期的临床应用

经过多年的研究，OLGA/OLGIM分类方法被认为是一种高效、准确的方法，能够准确地评估出慢性胃病患者的病情以及癌症的危害，这对于及时识别高危人群（OLGA/OLGIM Ⅲ、Ⅳ期）以及进一步提高治疗效果具有十分重要的意义。OLGA/OLGIM分期是一种有效的诊断方法，能够帮助医生准确评估慢性胃炎患者的癌症发展程度，并为他们提供有效的二级预防措施。因此，建议将这两种分期系统有机地联合起来，从而能够更准确地评估慢性胃炎患者的癌症发展程度。

2012年，欧洲胃癌前病变管理指南提出，定期的胃镜检查非常必要，因为它能够帮助识别早期胃癌，从而大大减少癌症的治疗成本。因此，在患普遍性溃疡或肠道恶性肿瘤的情况下，建议每3年做1次内窥镜检查；而在轻度异型增生的情况下，则需要每年做1次内窥镜检查。如果检查结果显示存在病灶，则需要做手术，从而获取更加准确的病理结果。由于OLGA/OLGIM的早期阶段会导致慢性胃炎的恶化，所以在这种情况下，胃镜检查并非有效的选择，尤其是在高危的OLGA阶段（Ⅲ、Ⅳ期）更应该采取有效的措施，以便及时有效地预防胃癌的发生。2019年，欧

洲胃癌前病变管理指南的一项重大调整提出了一个重要的建议：针对Ⅲ、Ⅳ期胃癌（OLGA/OLGIMⅢ、Ⅳ期），应该每3年进行1次高质量的内窥镜检查；而针对有胃癌家族史的人群，应将其检查频率变为1次/1～2年；若出现异常的胃部肿瘤，应该尽快进行电子或色素染色检查，以确定其是否存在癌症。为了确保治疗效果，建议采用OLGA/OLGIM分期的方法，在6个月的时间里对上皮内瘤变的患者进行定期的内镜观察，而对于低级别的上皮内瘤变，则在12个月的时间里进行定期的观察。此外，对于那些仅仅存在于某个特定区域的肠道疾病，即使存在胃癌的可能性，也不必每个患者都接受内镜观察，特别是那些已被诊断为OLGA/OLGIM Ⅲ、Ⅳ期萎缩性胃炎的患者。尽管Hp阳性的OLGA/OLGIM分期可能会导致更高的恶化率，但是如果能够及时发现Hp并进行有效的根除，就可有效地降低恶化的可能性。然而对于高危的OLGA/OLGIM分期的患者，则必须进行进一步的胃镜检查，以确保能够及时发现和消灭一些可能恶化的病灶。

第二节　治疗幽门螺杆菌感染

一、幽门螺杆菌的基本形态

幽门螺杆菌（H.pylori）具有螺旋形和扭曲形的杆菌结构。在显微镜观察中，菌株的一端会出现4～7条具有鞘的鞭毛。在微生物分裂过程中，它们的两端都会出现一些特殊的鞭毛，这些鞭毛的大小是菌体长度的1.0～1.5倍，它们的直径大概是30 nm。在这些鞭毛的根部，我们会发现一个类似圆形的根基，它位于菌体的细胞壁的内侧。在这个根基的内侧，还会出现一个较小的电子密度区，这很可能是由鞭毛的活力所决定的。鞭毛的鞘由脂多糖以及Fla A和Fla B蛋白质组成，它们的存在为鞭毛提供了一层屏障以阻止胃酸的入侵，并且这两种蛋白质的存在都为细菌的活性提供了重要的支持。

H.pylori的鞭毛的形成依赖于受到调控的鞭毛蛋白的表达和组装。鞭毛蛋白的表达受到3个调节子的调控，即RpoD、RpoV和FliA。RpoN的转录受到双组分系统FlgS/FlgR的测控。鞭毛结构的破坏可通过FlgS/FlgR系统抑制RpoN的转录。H.pylori B128的未知功能蛋白FliO可能是H.pylori鞭毛结构的新成员，对其结构预测发现，H.pylori的FliO蛋白与经典的大肠埃希菌和沙门菌的FliO蛋白明显不同，在其N端多出了1个位于周质间隙的结构域。实验证实，FliO蛋白与鞭毛的组装、RopN与FliA依赖的鞭毛蛋白的表达密切相关。通过用鞣酸处理，H.pylori的外壳被厚达40 nm的糖萼所覆盖，在显微镜观察中，这些糖萼以细丝网的形式紧密地黏合在胃壁的上皮细胞表面，形成了一种特殊的结构，也被称作纤毛或菌毛。H.pylori的定植可能会导致菌体细胞壁与胃上皮细胞的细胞膜表面紧密结合，这种结合的形式可能与传统的糖萼粘连有所不同，但是它的机理是否具有特殊的意义仍需要进一步的研究来证实。

当H.pylori处于不利的生长环境时，如氧气浓度增加、碱性环境、温度上升、阿莫西林的应用，它们就会出现球形变。一些研究人员认为，这种变化是细菌死亡的一个重要标志，但也有越来越多的学者开始意识到它们仍然具有生存能力和传播性。研究发现，H.pylori的球形体具备良好的抗逆性，它们的抗逆期最短为30天，即使在不利的环境条件下，它们也会迅速地发育壮大，从而达到繁衍的目的，但目前还无法证实它们的存在，也就无法解释它们的传播机制，从而导致了H.pylori的传播及其相应的治疗效果的局限性。H.pylori的基因组和分子生物学的数据表明，这种球状物质是H.pylori的退行性病变，不同球形体之间的差异仍然不是很清楚，针对基因调节进行的研究可能有助于问题的阐明。在延长培养时间或在有氧胁迫的情况下，形态典型的H.pylori会发生球形变。在光镜下和电镜下可观察到H.pylori的形态历经了一系列的变化。在24 h的无氧环境中，H.pylori的形态为明显的螺旋形；在12～14 h的有氧环境中，H.pylori的形态发展为U形，U形H.pylori的两端在24 h之内开始形成，最后形成拥有完整外壳和内部黏附力的“炸面圈样”形态；在48 h的有氧环境中，H.pylori的形态发展为一个更加稳定的球形形态。通过显微镜检查发现，这个物质的外形和以往一样，只是大小不同，而且是散落的。电镜下观察H.pylori球形体的形成过程：微需氧培养24 h，典型的H.pylori的形状呈现出微微的螺旋形，其长度介于4～6 μm，末端呈现出钝圆的形状，其细胞壁结构完好，而且细胞质结构紧凑，且具有良好的电子密度；在经过12 h的有氧胁迫培养之后，H.pylori会形成马蹄形或U形，而且在其一边会释放出大量的高浓度物质，这表明H.pylori在自身的代谢产物以及周围的环境的刺激下，很可能会进行胞质的合成，并将其释放到胞外；当H.pylori被培养24 h以上，其中的肽聚糖会被溶解，而原本的高密度物质会慢慢减少，最终变为一个拥有完整外壳的球状结构，这些球状结构会与其他细菌进行紧密的联系，从而促进相关信号的传输与调节。在某些情况下，当H.pylori受到有氧胁迫的时候，会出现一个或者更多的空泡，也会出现胞壁的破坏、胞质的渗漏以及菌体的碎片化。

二、幽门螺杆菌的生化特征

（一）幽门螺杆菌的生长和生存条件

H.pylori是一种特殊的需氧菌，其正常的繁殖必须要有充足的空气，不管是房间内或者户外，都无法满足其需求。为了使其正常繁殖，需要采用三气培养箱，即空气5%、二氧化碳15%、氮气85%的混合气态环境。为了确保良好的生长条件，我们必须确保空气的含水量达到95%或更高。

早期的假设表明，H.pylori的生存主要依赖于其自身的氨基酸组成，其中包括精氨酸、组氨酸、异亮氨酸、亮氨酸、甲硫氨酸、苯丙氨酸以及缬氨酸；雷诺兹（Reynolds）发明的一种新型的合成培养基证实，这些氨基酸对于H.pylori的生存至关重要。尽管某些微生物不依赖于丙氨酸或丝氨酸，但它们在拥有足够的葡萄糖和丙氨酸的情况下，它们的生长速度会得到显著的提升。因此，葡萄糖依旧被认为是H.pylori的主要能量及营养物质的供应者。在H.pylori中没有发现传统的MK-6呼吸醌，但发现了一种新型的呼吸醌（UN-MK-6），这种物质的存在极大地改变了H.pylori的生物多样性，并且成为区分其与其他弯曲菌类的重要的化学指示物。

H.pylori的分离培育通常使用多种不同的琼脂，包括哥伦比亚琼脂、脑心浸液琼脂、布氏琼脂以及M-H琼脂。然而，在这些培养基的配制过程中，需要添加一定比例的血清，比如马、羊、胎牛血清，以及活性炭（0.2%）、可溶性淀粉（1%），以便更好地捕获培养液中的毒性氧离子。最近的实验表明，将硫酸亚铁、丙酮酸钠以及黏蛋白添加到培养基中可以大大增加H.pylori的数量。然而，H.pylori生长缓慢，通常需要3～5天甚至更长的时间，才能形成针尖状小菌落。通过添加万古霉素、甲氧苄啶（TMP）、两性霉素、多黏菌素等多种抗菌药物，可有效阻断H.pylori菌群的迅猛增殖，从而减少对其他微生物的侵害，保护菌群的健康发育。早期，H.pylori的分离培养结果的准确度不高，只有30%～50%，但是现在如果排除感染灶的不均匀分布等因素，单个样品的分离培养结果的准确度已经超过了90%。

H.pylori的繁殖受到微需氧环境、营养物质的变化、有毒成分的传播等多种因素的影响，因而导致它们的繁殖变得极其艰难。为了解决这些问题，我们需要采取一些措施，比如采用恒温摇床技术来控制幽门螺杆菌的繁殖。塞克（Secker）等人使用的Life cell组织培养瓶（Life cell code

No 4R2110）能够显著提高液体培养的效率，其倍率介于1.2～1.6倍。然而，由于液体容易受到外界细菌的侵害，因此为了确保实验结果的准确性，应当严格遵守无菌技术规范。

有研究表明，H.pylori可以在温度为33～40.5 ℃、pH值为6.6～8.4的环境中正常发育。然而，在实际操作中，仍以温度37 ℃、pH值6.6～7.2为最适宜的条件。通过电子显微镜观察，研究人员发现，H.pylori能够进入壁细胞的分泌小管，表明它具备双重功能，即一方面具备抗损害的能力，另一方面具备抗氧化的能力。因此，研究人员将N6和N6的尿素酶活性不同的植物分别放置于pH值介于2.2～7.2的PBS培养基中（37 ℃、60 min）以观察H.pylori的菌群数目、pH值以及其产物的氨气浓度。实验发现，N6株在pH值介于4.5～7.0的PBS中表现出色，而当pH值超过3.5时，它就无法正常生长。此外，我们还发现，无论是野生株还是突变株，都无法适应pH值较高的环境，当pH值达到8.45时，它们就会停止生长。经过N6的改良，它的尿素酶突变株可以适应pH值为4.5～7.2的环境，而且它们对尿素的利用率也很低，即使是在氨的浓度超过80 mmol/L的情况下，它们也可以保持良好的存活率。尽管H.pylori在胃的酸性条件下会受到一定程度的损害，但它们仍然无法在含有尿素的中性环境下存活，这种情况下pH的变化会比氨的变化影响更大，这时候的胃酸就会发挥出特殊的功效，会将尿素的分解所带来的碱抵消，使pH值得到缓冲，从而起到防御的效果。

经过实验证实，H.pylori即使接触到含有50%胆汁的液体培养基，也仅仅其中的25%受到了致命的损害，而当它们通过十二指肠时，仍然具备了一定的生存率。有研究人员发现，当H.pylori处于不含亚硫酸氢盐的布氏肉汤环境时，其生长速度明显优于处于常规环境的情况，这表明亚硫酸氢盐和亚硫酸盐可能会阻碍H.pylori的生长。这似乎使H.pylori的生存受到了一定程度的限制，这种限制可能会导致它们无法得到充分的发育。解决这个问题的一种方法是通过将亚硫酸氢盐和硫酸盐混合，使其变得更容易被吸收，从而减少了空气的压力。亚硫酸氢盐与亚硫酸盐抑制H.pylori的形成机制目前仍然未知，但是研究表明，亚硫酸氢盐和亚硫酸盐的存在会对培养基的氧化和还原性产生显著的影响，并且会直接或间接地消耗一些重要的营养物质，如不饱和脂肪酸。

（二）幽门螺杆菌的动力

鞭毛是幽门螺杆菌的动力器官。H.pylori的能力使其能够渗透到胃黏膜上皮细胞的黏液层，从而获得更多的信息。H.pylori菌株的动力对于其在胃黏膜上的定植是非常重要的。有学者研究了H.pylori与肠道其他有鞭毛的常见代表菌——大肠埃希菌在不同黏稠度液体中的运动情况。在含有0.1%～1.5%甲基纤维素和1%蛋白胨的黏稠溶液中，有周鞭毛的大肠埃希菌在黏稠度达到20厘泊（cP）即无法运动，而H.pylori在10 cP比在1 cP时游动得更快，甚至在200 cP的黏稠培养液中仍能游动，这也可能与H.pylori的螺旋形菌体特征及鞭毛的旋转推动作用有关。因此，H.pylori能够迅速地穿过胃壁黏膜表面的厚重黏液层，进入胃黏膜上皮细胞的表面，并且在排空之前就能够定居下来，这是其他细菌无法做到的。这也许可以解释为什么几乎仅有H.pylori一种细菌能真正定居于胃黏膜上皮细胞的表面。H.pylori鞭毛蛋白的表达受基因*flip*中某些重复序列的调节，从而使得H.pylori从有动力向无动力转变，而这种转变是可逆的，提示在H.pylori中存在一种调控细菌动力的机制。

最新的研究发现，除了鞭毛外，细菌的4个富含卷曲蛋白（coiled-coil-rich protein，Ccrp）与细菌的动力密切相关，它们是Ccrp 58、Ccrp 59、Ccrp 1142和Ccrp 1143。最先发现Ccrp 59和Ccrp 1143的主要功能是维持H.pylori螺旋状的形态，这两个蛋白的缺失会使突变的H.pylori菌株的形态不会呈典型的螺旋状，而是菌体变直、拉伸。后来，研究者发现，Ccrp缺失的H.pylori的动力明显下降，然而突变菌株的H.pylori鞭毛蛋白的表达和鞭毛的组装却未受到影响，说明Ccrp 58、

Ccrp 59、Ccrp 1142和Ccrp 1143直接参与细菌的运动，其具体机制还需要进一步研究。

（三）幽门螺杆菌的黏附作用

对任何H.pylori引起的胃病来讲，H.pylori对胃黏膜上皮细胞表面的黏附可以说是H.pylori致病的先决条件。

1. 对胃黏膜上皮的黏附

H.pylori是一种非常强大的细胞黏合剂，通常会出现在胃黏膜的细胞表面，尤其是胃窦部比胃底部更常出现。此外，它们还会出现在胃肠道的其他细胞结构中。实际的实验结果还证实它们对细胞结构非常敏感，例如斯穆特（Smoot）通过研究发现，它们仅会黏合在胃黏膜的分泌细胞上，而对颈黏液细胞、壁细胞以及主细胞没有黏合作用，这表明它们会在胃内或者胃上皮结构中定居。研究发现，这种现象很可能是由于胃黏膜上皮细胞的独特的接收因子所致。

2. 凝集现象

经过实验室检测，H.pylori可以在多种组织和哺乳类动物的血液中形成黏附和凝聚，其中包括Hela、Hep-2等多种细胞。然而，目前还无法确定H.pylori是否会在人胃黏膜中引起感染。

3. 黏附的物质基础

对H.pylori的研究发现，黏附素可以通过多种方式被植入到人体和动植物的细胞中，包括鞭毛素、尿素酶亚单位、31 kDa OMP和脂多糖（LPS）。这种多样的结构可以帮助被植入者更好地吸收和利用外界的营养成分。H.pylori是一种常见的微生物，它们大多数会生活在胃肠道中，有些会黏附到肠壁的上层。最近的一项动态试验发现，H.pylori的鞭毛蛋白没有直接影响它们的黏附机制，反倒是它们的特征蛋白质的生长有助于它们的黏附。

三、幽门螺杆菌的致病因子

很多细菌可以寄居在机体的黏膜表面，但它们并不致病，而且能够同宿主和睦相处。但是当H.pylori生活在pH<2.0的胃的酸性环境中，H.pylori的寄生能够导致严重的病理改变，这与它们的毒性物质有关。

（一）尿素酶

胃环境内的正常pH值小于2.0，这是因为胃黏膜的壁细胞能够分泌大量盐酸（分泌氢离子和氯离子）。幽门螺杆菌水解尿素氨和二氧化碳，产生大量的尿素酶来中和酸性胃环境，从而达到保护自己的目的。因为H.pylori是人胃内唯一能够产生大量尿素酶的细菌，所以可通过检测尿素酶来诊断H.pylori感染。

尿素酶的作用是将胃中的尿素水解成氨与氨基甲酸酯，再将氨基甲酸酯催化为氨和碳酸。这样氨可以中和盐酸，同时一些反应生成了二氧化碳和水。H.pylori是含有尿素酶最丰富的细菌之一，虽然从H.pylori中提纯出的尿素酶的活性并不比其他细菌中的活性高，但是H.pylori的蛋白质中大部分都是尿素酶。尿素酶呈三维螺旋对称结构，像一个圆形的颗粒，中间有一核心，直径约为13 nm，分子质量约为60 kDa，等电点为5.90～5.99。尿素酶通过H.pylori上的9个基因表达。9个基因构成了尿素酶的基本结构，包括*UreC*、*UreA*、*UreD*、*UreB*、*UreI*、*UreE*、*UreF*、*UreG*以及*UreH*，都起到了重要的作用，而*UreA*、*UreC*、*UreD*则起到了调控作用，以促进尿素酶的正常功能。UreB和UreA亚基的分子质量分别为66.0 kDa和29.5 kDa。在UreB中含有两个镍粒子，在水解尿素的过程中起到重要作用。其中His-136、His-138、Lys-219、His-248、His-274和Asp-362的残基螯合两个镍离子，尿素或水分子可以进入这个活性部位。泽尔纳（Zerner）等人率先报道了尿素酶催化的详细过程。在His-221的帮助下，其中一个镍离子通过配位结合的方式结合尿素中的氧原子，另一个镍离子则结合一个被His-322活化的水分子；镍离子配位的氢氧根攻击尿素中的碳原子，经过一个四面体的中间体结构后，分解为氨和氨基甲酸酯，同样另一个被活化的水分子攻击氨基甲酸酯的碳原子，最后生成了氨和碳酸。

尿素酶的毒性主要来源于分解尿素所产生的氨，氨会同水分子结合生成羟基和氨离子，羟基会改变pH水平，对细胞造成伤害，同时尿素酶还会引起白细胞聚集及中性粒细胞的活性氧反应。

（二）空泡细胞毒素

细菌的毒素是细菌重要的毒力因子。细菌的细胞毒素能够造成细胞损伤，甚至能够导致细胞的死亡。空泡细胞毒素是H.pylori所独有的一种细胞素，它可以使细胞的胞质内产生空泡样变性，故称为空泡细胞毒素。空泡细胞毒素最早在1988年被发现，随后证明这种毒素与消化性溃疡的发生有着密切的关系。

空泡细胞毒素是一种蛋白，被称为VacA。空泡细胞毒素的基因共由四部分组成：第一部分为信号序列区，这部分后半段的50 bp变异较大（s区）；第二部分为p33区，这部分相对保守；第三部分为p55区，这部分的中间区变异也比较大（m区）；最后一部分为自动转运子部分。空泡细胞毒素的基因首先转录成一个约140 kDa的蛋白前体，在经历过N端和C端的断裂后，这个蛋白前体最后会成为一个88 kDa的空泡细胞毒素成熟体。N端的信号蛋白序列引导这个蛋白分子到达细胞质，而C端的β桶状结构则推进余下的结构通过细胞膜。这个成熟体分成两个部分：一个是p33部分，即分子质量约为37 kDa的A亚单位；另一个是p55部分，即分子质量约为58 kDa的B亚单位，由空泡细胞毒素基因的p33和p55两个部分决定其形态。p33部分负责表达第1～311位氨基酸，这部分氨基酸残基（第6～7位）会形成一个孔状结构；p55部分负责表达第312～821位氨基酸，这部分包含一个或多个细胞结合区域。

空泡细胞毒素的s区和m区是主要发生变异的区域。s区主要有两大变异家族即*s1*和*s2*，这两种变异家族的差别在于在N端的信号蛋白引导蛋白质到达细胞质的过程中，*s2*基因表达的空泡细胞毒素会比*s1*基因表达的空泡细胞毒素多12个亲水氨基酸残基。而含有这12个亲水氨基酸残基的*s2*基因表达型的空泡细胞毒素在体外试验中无法诱发细胞空泡。m区也有两大变异家族即*m1*和*m2*，这两种基因表达的250个氨基酸残基中约有65%是同源性的。通过体外实验证明，*m1*和*m2*基因表达的空泡细胞毒素都具有毒性，由于不同细胞的受体不同，所以对不同细胞的毒性表现也不相同。*m1*和*m2*的这种差异主要是由m区中5′远端的短片段所决定，这个短片段表达21个氨基酸。虽然这一短片段与空泡细胞毒素作用的特异性有关，但是*m1*型基因表达的空泡细胞毒素中没有这21个氨基酸。根据s区及m区的不同分型，空泡细胞毒素的基因表达可以形成以下4种组合：*s1/m1*、*s1/m2*、*s2/m1*、*s2/m2*。研究发现，美国的H.pylori感染患者的空泡细胞毒素基因以*s1/m1*、*s2/m2*为主，日本的H.pylori感染患者的空泡细胞毒素基因以*s1/m1*为主，德国有50%的H.pylori感染患者的空泡细胞毒素基因为*s1/m2*，而中国有75%的H.pylori感染患者的空泡细胞毒素基因为*s1/m2*。当然，s家族还可以进一步分为*s1a*、*s1b*、*s1c*和*s2*等4种亚型，m家族还可以进一步分为*m1*、*m1T*、*m2*等3种亚型。因此，H.pylori的*VacA*基因可形成*s1a/m1*、*s1a/m1T*、*s1a/m2*、*s1b/m1*、*s1b/m1T*、*s1b/m2*、*s1c/m1*、*s1c/m1T*、*s1c/m2*、*s2/m1*、*s2/m1T*、*s2/m2*共12种基因组合。

张忠和他的团队通过PCR技术对236例H.pylori阳性患者进行研究，其中81例为浅表性胃炎，77例为萎缩性胃炎，33例为胃糜烂，16例为不典型增生，29例为胃癌。研究结果显示，不同的*VacA s1/m2*亚型H.pylori是CAG的毒力菌株，提示感染不同*VacA s1/m2*亚型H.pylori的毒力因子与不同胃疾病结局的相关性，是具有预警作用的H.pylori毒力因子标志物。

致病菌能够合成并向宿主的目标细胞释放蛋白毒素。不同的细菌可以通过不同的机制感染真核细胞，但是只有几种机制被详细地描述出来，并根据毒素对细胞膜作用的方式，对这几种机制进行了分类。第一类是通过嵌入细胞膜上的孔洞或通道的方式对细胞膜产生作用，第二类是通过酶作用分解细胞膜表面的分子来改变细胞膜使得细胞内部发生一些变化，第三类则是通过同细胞膜上的受体结合，从而影响细胞的信号传递。

毒素在细胞内部作用时，一般都会通过特殊酶的作用机制改变目标分子的结构。在这方面，很多毒素都是非常有效的，如一个单一的毒素分子就可以改变正常细胞的功能。另一些毒素则由细菌分泌到细胞的外环境，通过结合细胞表面后进入细胞内部对细胞产生破坏作用，还有一类是由细菌直接将毒素注入细胞内而破坏细胞。

空泡细胞毒素在同胃上皮细胞膜结合后会发生寡聚反应，在细胞膜上形成一个离子选择通道，然后通过这个通道会被吞噬进入细胞内部。氯离子可以通过这些通道进入到吞噬泡内，使泡内的氯离子浓度升高，为补偿这一浓度的升高，空泡腺苷三磷酸酶（vacuolar ATPase，V-ATPase）的活性会增加，这会将大量的氢离子泵入到吞噬泡内，同时又吸引弱碱性的氨通过细胞膜大量进入到吞噬泡中。氨分子加入后与氢离子发生反应，生成铵离子。然而，由于膜的通透性，铵离子不能被有效地传播，因此在细胞内部，它们的浓度也随之升高，导致更多的水分子涌向吞噬泡，维持着内部和外部的渗透压的均衡，最终导致一个个的空气泡的出现。

（三）脂多糖

脂多糖是革兰氏阴性杆菌的外膜的主要成分，属于内毒素的一种，它由三部分组成。第一部分为脂质A，是最靠近细胞膜的部分，主要起固定整个脂多糖的作用。脂质A的构成随着生物种类的不同而不同，H.pylori的脂质A由酰化产物和二磷酸化二糖组成，之后由磷酸酶和脂酶进行修饰，使整个脂多糖成为疏水性。第二部分是O-抗原多糖区，这部分由多个重复单元组成，每个菌种有自己特殊的O-抗原。第三部分是轴心区，H.pylori的轴心区由七聚糖组成。部分H.pylori的脂多糖中存在同人类胃上皮细胞中的Lewis X和Lewis Y抗原类似的抗原基因序列，这可引发抗壁细胞自身的免疫反应，从而影响B细胞的离子泵，引起胃的低酸状态，最终导致萎缩性胃炎的发生。

四、幽门螺杆菌的影响

胃作为关键的消化器官，具有独特的形态、机制，产生多种生理活动（分泌胃蛋白酶原、胃泌素、黏蛋白等），以促进营养的吸收。胃癌的发生会导致这些物质的水平发生变化，因此我们将其列为直接与胃癌相关的标志物。1975年，科雷亚（Correa）和其他研究人员建立了一个描述胃癌的模型，即胃癌的演变历史，包括原本健康的胃黏膜经历非萎缩性、多灶性萎缩性、肠上皮化生和异型增生，直至形成癌症。H.pylori感染被广泛认为是胃癌的主要诱因，而流行病学研究也证实了这一观点。急性H.pylori感染会导致严重的临床反应，包括腹痛、腹胀、恶心和呕吐。在这种情况下，病理检查会发现胃黏膜细胞的凋亡、黏膜下层细胞的减少、“腺窝脓”的形成、黏膜的外溢和轻度的溃疡，也就是“急性活动性胃炎”。由于大部分患者无法通过免疫反应及时清除H.pylori（免疫逃逸是H.pylori长期定植的关键策略），经过3～4周的演变，损伤效果逐渐累加，上述组织学表现也愈发明显，疾病发展成为慢性演变过程。总之，H.pylori介导了胃炎到胃癌的发展过程。

H.pylori感染可能会导致严重的胃黏膜炎症反应，这种情况的发生可以作为一个重要的指标，以便更好地预防和治疗这种疾病。由于慢性萎缩性胃炎与胃癌具有相似的环境危险因素，萎缩的发生率及严重程度也与H.pylori感染的时间呈正相关，因此H.pylori感染被认为是介导胃癌发生的关键环节（癌前疾病）。慢性萎缩性胃炎是伴有腺体丧失和胃分泌功能下降的胃黏膜慢性炎症过程，其严重性和进展速率（包括黏膜萎缩范围扩大与否）决定了从H.pylori相关胃炎发展成为胃癌的风险。

研究表明，H.pylori引发的胃窦炎通常没有癌症的风险，十二指肠溃疡患者的癌症风险较小。然而，对于患有H.pylori导致的胃体炎和整个胃部炎症的患者，尤其是有多处溃疡的患者，更容易患胃癌，并且两种疾病之间存在着紧密的联系。根据研究结果，H.pylori导致的胃黏膜炎症不一定就会成为胃癌的主要病因，但它会导致胃黏膜的收缩和胃壁的细胞分裂，从而使胃内的分泌物减少，这种低分泌的状态有可能会成为胃癌的致病机制。

H.pylori持续感染协同宿主与环境因素（吸烟、高盐饮食等）导致胃黏膜发生萎缩、肠化生等改变，并可能通过以下几种途径导致胃癌的发生：

以淋巴细胞、浆细胞及一些嗜酸性粒细胞为主的慢性炎性细胞浸润是慢性胃炎的突出特点，慢性炎性细胞浸润程度及上皮细胞的变化与感染H.pylori的量有密切关系，当H.pylori侵入人体的炎性组织，会导致超氧化物、自由基的产生和积累，从而导致细胞的氧化应激和肿瘤的形成。另外，多形核白细胞可增加胃黏膜上皮细胞的突变率，增加已转化细胞的恶性程度和侵袭力。

随着感染的持续加重，一方面，黏膜腺体的萎缩和腺体的泌酸功能受损，导致胃酸分泌减少；另一方面，H.pylori的尿素酶可以将胃腔内的尿素转化为氨，从而降低胃酸的浓度，提高胃内的pH值，尽管这种改善效果不够显著，但仍然可以起到一定的缓冲作用。这种胃内环境的改变有利于胃内其他细菌，尤其是厌氧菌的过度生长。这些细菌含有还原酶，可以将硝酸盐还原为亚硝酸盐，在高pH环境下可以再生成N-亚硝基化合物，N-亚硝基化合物是公认的致癌物。此外，H.pylori所致的低酸分泌还可导致维生素C吸收障碍。维生素C是从血液向胃腔内主动转运的，有抗氧化剂的潜能，可以防止氧化剂对DNA的损伤，从而起到一定的抗癌作用，其吸收障碍则可能促进胃癌的发生。

当胃黏膜的防御机制受到破坏时，会导致更多的有害物质侵入其中，从而导致更严重的疾病，比如在H.pylori和胆汁反流的协同作用下，已受H.pylori损伤的上皮更易受到反流胆汁的侵蚀，在黏膜再生过程中也更易被肠化生或异型增生细胞所取代。

VacA和CagA的直接毒性可能会引发炎症因子的级联反应，从而导致胃黏膜上皮细胞的空泡化、破坏、结构改变、增殖和化生，甚至可能发展为癌症。

H.pylori诱导产生的炎症因子使骨髓动员、骨髓干细胞（特别是肿瘤干细胞）募集，它们可能参与了胃癌的发生。

综合来看，治疗H.pylori对于治疗胃癌具有至关重要的意义，可以大大改善癌症的症状，甚至降低患者患癌的风险。然而，治疗的最佳时机是癌症的早期阶段，即萎缩、肠化生和上皮内瘤变出现的阶段。

五、根除幽门螺杆菌的影响

胃癌的发生是细菌毒力因素、宿主免疫反应、地域环境与饮食习惯等多种因素共同作用的结果。虽然目前的研究尚不能阐明H.pylori感染后的个体大部分为无症状感染者的原因，但是H.pylori作为胃癌前变化和胃癌的危险因素的观点已被众多学者所认可。近年来，关于根除H.pylori是否可以降低胃癌及癌前病变的发生率的研究层出不穷。研究发现，根除H.pylori可有效修复胃窦、胃体的萎缩，胃窦部的肠化生及部分低级别上皮内瘤变；根除H.pylori也可有效地防止胃癌发生，其有效率与根除治疗时已经存在的病变风险程度相关，即已有胃癌前变化者根除H.pylori预防胃癌的效果下降。对于无癌前病变的H.pylori急性感染者，根除H.pylori可迅速消除机体的炎症反应或迅速缓解急性炎症，使其逐渐转为慢性炎症，从而终止癌变的级联反应；对于已发生癌前病变（萎缩性胃炎、肠化生）的感染者，根除H.pylori是否能逆转或延缓已经发生的癌前病变、预防新的癌前病变的产生仍存在争议。因此，对胃癌高危人群在癌前阶段进行检测和治疗，是降低胃癌发生率和死亡率的最佳策略，对胃癌高发地区及H.pylori广泛流行地区进行H.pylori感染的筛查与根除也是非常必要的。

（一）根除幽门螺杆菌的新共识报告

2006年的Maastricht Ⅲ共识报告首次提出根除幽门螺杆菌可能防止胃癌的发生，2012年的Maastricht Ⅳ共识报告首次明确了根除幽门螺杆菌可以降低胃癌的发生率。2014年，WHO将根除H.pylori作为预防胃癌的战略手段，即在胃癌高发且H.pylori广泛流行地区实行大规模人群H.pylori根除策略。有共识指出，对于H.pylori感染者，无论是否有活动史或有并发症史，以及患有MALT淋巴瘤的患者，都应该积极采取治疗措施，以确保治疗的有效性和安全性。因为有研究表明，根除H.pylori治疗能够显著降低消化性溃疡及MALT淋巴瘤的发病率，所以对于慢性胃炎患者，如果胃肿瘤早期就被发现，并且胃部被完整地进行了内窥镜检查，建议采取H.pylori治疗。根除H.pylori可消除炎症反应，减慢或终止萎缩的发展，甚至可以使部分萎缩性胃炎得到逆转，但并不能逆转肠上皮化生，从而降低胃癌的发生率。2014年，京都共识强调，幽门螺杆菌的根除是一种更为安全的治疗手段，它能够减少胃癌的危害，但是具体的效果要看患者的病情，如果患者的胃黏膜已经出现了明显的萎缩，那么采用H.pylori的根除技术就能够达到更好的效果。但是这种技术也无法彻底消灭患胃癌的危害，因此还需要通过内窥镜检查以及组织学检查来确定病情。以上共识报告均基于近几年来的流行病学的研究结果。

（二）根除幽门螺杆菌与胃癌前病变

中国台湾地区从2004年开始启动的大量根除幽门螺杆菌的研究发现，根除H.pylori后，人群中幽门螺杆菌的感染率迅速下降，每人每年的再感染率或复发率为1%；有效地降低了胃萎缩的发生率，而肠上皮化生的发生率并没有显著降低。与研究开始前的5年期相比，H.pylori根治后在预防期间降低胃癌发病率的有效性为25%，消化性溃疡的发病率减少67.4%，而食管炎的发生率为6%。此次以人群为基础的幽门螺杆菌的根除可以有效地减少胃黏膜萎缩的发生率，但其在降低胃癌的发病率和死亡率的有效性方面仍需进一步长期随访。中国山东省临朐县的一项规模较大的胃癌早期诊断与干预研究采用了随机、双盲、安慰剂的方法，通过消灭幽门螺杆菌、提供维生素以及添加大蒜素等措施，经过7.3年的观察与15年的跟踪，结果显示，这些措施可以有效降低胃癌的患病风险，其中消灭幽门螺杆菌的措施可以将患癌的风险降低39%。

有学者通过系统性回顾分析萎缩性胃炎和肠化生患者在根除H.pylori后胃黏膜的病理变化情况时发现，根除H.pylori后胃体、胃窦的萎缩均有恢复，同时有利于胃窦肠化生的修复，但对胃体部肠化生无明显影响。另有研究表明，抗H.pylori治疗可逆转部分低级别上皮内瘤变。对80例低级别上皮内瘤变患者进行研究，在抗H.pylori治疗3个月后，有45例患者逆转，概率为56.3%。“H.pylori感染—萎缩性胃炎—肠上皮化生—上皮内瘤变—胃癌”是胃癌发生过程中重要的连续性组织学事件，阻断或延缓这一模式进程对于预防胃癌发生有着重要意义。

（三）根除幽门螺杆菌与胃早癌

幽门螺杆菌的流行病学数据告诉我们，幽门螺杆菌在早期胃癌和进展期胃癌中的作用不尽相同。H.pylori在胃早癌人群中的感染率不仅较正常人群高（87.8% vs 68.6%，$P<0.00001$），而且显著高于进展期的胃癌人群（OR=2.13，95% CI：1.75～2.59），其中分化型早期胃癌H.pylori的感染率是未分化型早期胃癌H.pylori感染率的16倍（OR=16.53，95% CI：2.64～103.43）。值得注意的是，不同于进展期胃癌，H.pylori在弥散性早癌与肠型早癌中的感染率无明显差异（OR=0.75，

95% CI：0.26～2.18)，提示H.pylori主要参与肠型胃癌的进展。

有学者应用免疫组织化学染色法对162例已经行手术治疗的胃癌患者的幽门螺杆菌的感染状况进行评估，探讨幽门螺杆菌感染对其预后的影响。研究结果发现，H.pylori感染可影响胃癌外科手术者的预后，但对于根除幽门螺杆菌在胃早癌内镜下切除术后预防异时性胃癌的远期疗效方面仍存在争议。

1. 根除幽门螺杆菌与无症状感染者胃癌的发生

研究表明，对于健康的普通人群，根除幽门螺杆菌可能会降低胃癌的风险。2014年的一项Meta分析检索2013年以前的相关文献，最终纳入了6项有可提取数据的试验，其中有5项试验在亚洲人群中进行。通过分析发现，在预防胃癌的发生发展中，根除幽门螺杆菌治疗的效果优于安慰剂或无治疗，但其预防胃癌发生的作用还不确定，且并没有证据表明其对胃癌的死亡率有影响。经过本次研究我们发现，在亚洲健康的无症状感染者中，通过检测和治疗幽门螺杆菌，可以显著降低胃癌的发病率，但是这一结果并未能应用于其他人群。有学者做了一项系统性回顾分析，共纳入8个评估根除H.pylori与胃癌发生的队列。研究显示，在12899例接受了幽门螺杆菌治疗的患者中，有119例（0.9%）出现胃癌；另有18654例没有接受该治疗的患者，有208例（1.1%）出现胃癌。这项研究的总体评估显示，接受幽门螺杆菌的治疗能够预防胃癌的发病。

蒂莫（Timo）在1986—1998年间共收集了26700例连续性受试者，并根据幽门螺杆菌抗体滴度的情况将其分为3组亚群，即抗体滴度迅速下降的阳性患者（n=3650）、没有血清学治愈信息的阳性患者（n=11638）和阴性的患者（n=11422）。平均随访时间为10.1年，胃癌人数为72人。对于H.pylori治愈组，胃癌在随访的第一个5年的标准化发病率是1.62，从第6年开始下降，这说明从随访的第6年开始，根除H.pylori感染对降低胃癌的发病率的作用才表现出来。

2. 根除幽门螺杆菌与有癌前病变者胃癌的发生

2004年，有学者发表了一篇有关根除H.pylori可降低胃黏膜无癌前状态患者胃癌发病率的研究。本项研究旨在探讨中国胃癌高发区福建地区的情况，采用了一种全新的、预测的、安慰剂对照的方法，将1630名Hp感染的健康携带者随机地划分到H.pylori根除组，以期获得更准确的结果。H.pylori根除组（n=817）和安慰剂组（n=813），随访7.5年。经过研究发现，H.pylori治疗组的胃癌患者的数量没有明显增加，总数仍保持在n=7。然而亚组分析发现，入组为无癌前病变的根除组无胃癌发生，而对照组有6例，两者的差异具有一定的统计学意义。经过本次研究可以清楚地看到：H.pylori的根除治疗与安慰剂的治疗对胃癌的患病率有着一定的影响，但对于没有癌症先兆的患者来说，根除H.pylori的治疗可以有效地降低胃癌的患病概率。研究表明，H.pylori治疗的有效性取决于患者感染H.pylori的情况，如果患者没有出现溃疡，那么它就会降低胃癌的患病概率，而如果患者出现了溃疡，那么它就会增加胃癌的患病概率。

2009年，柳冈（Yanaoka）在日本进行的一项纵向队列研究，共纳入4129名中年男性，其中有3656例持续性幽门螺杆菌感染者和473例成功根除幽门螺杆菌者，平均随访时间为9.3年。通过基线血清胃蛋白酶原（PG）水平监测慢性萎缩性胃炎的程度，在随访过程中发现，根除组5人新患胃癌，未根除组55人新患胃癌，这表明根除H.pylori并没有显著降低胃癌的患病率。但是在亚组分析中发现，在未根除组中，1329例PG试验阳性者中30人患胃癌，2327例PG试验阴性者中25人患胃癌；而在根除组中，155例阳性者中3人患胃癌，318例阴性者中2人患胃癌。由此说明，发现在PG试验阴性的受试者中，根除H.pylori可显著降低胃癌的发病率。该研究结果也证明了，胃癌在根除H.pylori后的发展取决于根除前是否有慢性萎缩性胃炎，即根除H.pylori可以减少无癌前病变的患者胃癌的发生率，并且根除H.pylori对于大部分PG试验阴性但有轻度萎缩性胃炎的患者也是有益的。

PPIs及其他药物的联合应用可以显著降低胃癌的发病率并降低致命性，尤其是那些曾经出现肠道恶性肿瘤的患者。有学者针对H.pylori根除的一项随访期长达15年研究的亚组分析显示，对于根除前已有肠化生或异型增生的患者，H.pylori根除组胃癌的发生率（28/640）显著低于安慰剂组（46/645），H.pylori根除组胃癌的死亡率（12/640）亦显著低于安慰剂组（20/645）。有关H.pylori根除前基础疾病状态对患者胃癌的预防效果的影响，目前仍存在一定争论，进一步增加样本量及调整入组人群的偏倚性，将有助于我们更好地认识这一问题。

值得注意的是，这项针对H.pylori根除的一项随访期长达15年研究的亚组分析显示，对于55～71岁年龄组的患者，H.pylori根除仍可显著降低胃癌的发病率［OR=0.36（0.17～0.79）］，胃癌的死亡率亦显著下降［OR=0.26（0.09～0.79）］。这可为我们在考虑制订老年人群H.pylori根除的推荐方案方面提供线索。

六、幽门螺杆菌根除治疗的指征

2015年7月，《H.pylori胃炎京都全球共识》更新了胃炎的病因学分类，强调了H.pylori是慢性胃炎的重要病因，并指出H.pylori胃炎的患者大多数都会出现慢性的炎症，其中10.0%～15.0%的患者会出现消化性溃疡，而大多数患者会出现胃肠道黏膜收缩，而极少数患者可能会患上胃癌和胃MALT淋巴瘤。通过清除H.pylori，我们能够显著降低患胃癌的危险，从而避免这种疾病的出现。

虽然大部分的H.pylori感染者可能会长期没有任何症状，但是目前还不能准确预测H.pylori感染后的疾病进展，而且H.pylori感染还有可能会发生互相传播的情况。因此，对于H.pylori仍有待进一步探究。《H.pylori胃炎京都全球共识》建议，对所有H.pylori感染患者应当综合权衡利弊，以确保其能够得到最佳的治疗，特别是在患者有基础疾病、高龄以及社区再次发病率高等情况下。

我国是H.pylori高感染率（40%～60%）国家，也是胃癌高发病率国家，但我国卫生经济条件相对落后，抗生素耐药率高，根除治疗经济成本高，再感染风险未知，在自然人群中开展大规模H.pylori筛查治疗策略的时机尚不成熟。根除H.pylori感染应以“伺机筛查”“被动治疗”为主，即对有消化不良症状来医院就诊者进行H.pylori检查，对于已检测H.pylori且检测结果阳性的人群进行规范化H.pylori根除治疗。H.pylori根除治疗是一种有效的治疗消化性溃疡的方法，中华医学会消化病学分会为此制订了相关的治疗指南，并要求临床医生严格遵守这些指南，以确保患者能够及时发现并接受有效的治疗。

根除H.pylori可以促进消化性溃疡的治疗，减少溃疡的复发概率。无论溃疡的情况如何，都需要定期进行诊断，以确保溃疡的治疗效果。根除H.pylori是一种有效的治疗胃MALT淋巴瘤的方法，它能够有效地减轻早期患者的症状，其中有效率高达80%。相比于没有明显症状或并发症的患者，早期患者接受H.pylori治疗的效果更好。对于胃癌高危人群，采取早期胃癌内镜下切除术、治疗胃黏膜萎缩和（或）肠化生等措施，如使用H.pylori治疗可以显著降低胃癌的发病率，从而获得更好的预后。然而，如果患者接受了NSAIDs治疗，就更容易出现消化性溃疡。因此，在治愈之前应该先防治H.pylori，以减少溃疡的危害。研究表明，服用质子泵抑制剂对H.pylori的吸收和排泄产生了重要影响，从而促进其在胃部发挥作用，进而提高了患胃癌的危险性。此外，H.pylori的吸收还可以引发缺铁性贫血、特发性血小板减少性紫癜、维生素B_{12}缺少症。因此，及时治疗和防止H.pylori的吸收是十分必要的。在这些疾病中，应检测和根除H.pylori，根除H.pylori能够有效改善缺铁性贫血的症状，尤其是对于中-重度贫血患者的血红蛋白含量有着良好的改善作用，而且结合使用铁剂，能够进一步改善病情。经过H.pylori根除治疗，患有特发性血小板减少性紫癜的约50.0%的成人和约39.0%的儿童的血小板水平有所提高。维生素B_{12}缺乏的患者往往与自身免疫系统有关，因此应该采取有效的措施来治疗，H.pylori可起辅助治疗作用。根除H.pylori能够有效地减轻胃黏膜的炎症，并且能够有效地防止或减慢胃黏膜的萎缩并改善消瘦以及消化不良的症状。然而，当多次尝试使用H.pylori治疗而未能取得成功时，就需要重新审视其所带来的收益-损失，并采取适当的措施。

七、幽门螺杆菌根除治疗的方案

为了进一步提高H.pylori的根除率，近年来相关的国际共识推荐了一系列根除治疗方案，包括铋剂四联疗法、序贯疗法、伴同疗法、混合疗法等，其中的铋剂四联疗法是我国共识推荐的根除H.pylori感染的一线治疗方案（详细内容见第十章第二节）。

第三节　血清胃蛋白酶原及胃泌素-17测定

一、血清胃蛋白酶原测定

血清胃蛋白酶原（PG）具有多种不同的生物学特征，而且还有一些特殊的组别，如6～7组，它们的免疫原性相对较弱，因此又被称作PG Ⅰ，以胃底腺、胃窦幽门腺及其十二指肠Brunner腺的数量较多。健康者血清PG Ⅰ含量是PG Ⅱ的6倍。由于胃的作用主要依赖于PG，因此PG可作为衡量胃肠道系统及其相关器官的有效参考，其中PG Ⅰ与PG Ⅱ的差异可以清晰地表明胃肠道内各种组织的活动情况。此外，当胃酸的释放量增多时，PG Ⅰ的浓度会上升；当胃酸的释放量减少时，PG Ⅰ/PG Ⅱ的比值也会随之降低，这可能暗示着胃肠道的衰退。近年来的研究发现，PG浓度的不同可能会导致不同的临床结果，如PG Ⅱ的升高可能会导致胃底腺的萎缩、胃上皮的发育不良，以及异常的增殖；PG Ⅰ的浓度的升高则可能会引发胃黏膜的慢性炎症，而且可能会影响人体的免疫系统。因此，PG浓度的变动可以作为临床诊断的重要依据。

依据《中国早期胃癌筛查及内镜诊治共识意见》，PG检测是早期胃癌筛查的主要手段。血清中PG Ⅰ的浓度≤70 μg/L或PG Ⅰ/PG Ⅱ的比值低于3.0，可以被认定为患者患萎缩性胃炎的预兆；在高发区，血清中PG Ⅰ的浓度低于70 μg/L、PG Ⅰ/PG Ⅱ的比值低于7.0被认定为患者患这种疾病的最佳指标。然而，应该特别留心的是，如果只有胃窦部位出现萎缩，PG Ⅰ的含量和PG Ⅰ/PG Ⅱ的比值就会保持正常。此外，血清中的PG含量会相对稳定，建议每5年对其进行1次监测。

一项针对PG深入研究的结果指出，当PG Ⅰ的浓度低于70 μg/L且PG Ⅰ/PG Ⅱ的比值低于6.0时，PG的胃癌早期诊断的灵敏度高达62.1%，而且具有较高的特异度，达到94.2%。此外，有学者的实验结果也证实，PG可有效地早期诊断肠型胃癌，而且具有较强的诊断弥漫性胃癌的灵活性。有一项长达14年的深入研究发现，PG的检测结果表现出良好的精确度，PG Ⅰ的比例有所下降，暗示着PG与肠型胃癌有着密切的联系，而且其影响程度也远远超出了弥漫性胃癌。日本的一项10年纵向研究报道，以PG Ⅰ浓度≤70 μg/L、PG Ⅰ/PG Ⅱ≤3.0作为截点值筛选通过级联发生的胃癌是一个比较准确的方法。同时发现，另一组胃癌患者无胃黏膜萎缩，以PG Ⅰ浓度>70 μg/L、PG Ⅰ/PG Ⅱ≤3.0作为截点值筛选，趋向于发展为弥漫性胃癌。有学者对42例早期胃癌病例的研究表明，PG含量≥30 μg/L提示该病例存在潜在的癌症风险。贺超奇等人以PG Ⅰ浓度≤70 μg/L、PG Ⅰ/PG Ⅱ≤3.0作为阳性指标，研究发现，如果血清中的PG含量低于正常水平，则更容易出现胃癌的早期症状，而且PG含量低于正常水平会导致更多的淋巴结转移以及更多的远处转移。结果还显示，PG的低浓度可能会导致胃癌的发生，这一结论在实践中得到了证实。为了更好地识别胃溃疡与溃疡性胃癌，需要定期监测血清中PGⅠ、PGⅡ的含量，并且定期监控它们的比例，以便更准确地进行诊断。根据马颖杰和其他人的研究，PGⅠ的含量和PGⅠ/PGⅡ的比值明显低于早期胃癌，这表明它们是一种有效的预后评估的方法。此外，有学者还发现，血清PG的检查是一种无创的方法，它能够实时观察早期胃癌患者的PG含量，从而帮助医生判断其是否已经接受了内镜治疗。

通过及时的检测、诊断和有效的治疗，可以显著提高胃癌患者的生活质量，并有效减少其死亡率。目前，临床上缺乏理想的筛查胃癌及胃癌前病变的生物学指标。多年来，日本采取PG技术来发现和治疗早期胃癌，并获取丰富的临床实践经验，这种技术的诊断价值也被全球公众所承认。PG技术的应用可谓是多方面的，它可以帮助医生更加轻松地发现和治疗早期胃癌，而且它的成本也相对较低，可以帮助医生更好地控制和管理癌症的发展。随着医学技术的进步，PG检查已经被证明是一种非常重要的诊断方法，它既可以帮助医生识别出胃癌，也可以帮助医生确定是否存在胃溃疡。

二、胃泌素-17测定

胃泌素（G-17）是一类能够促进消化的生物化学物质，主要存在于胃窦、十二指肠以及肠道。其合成经历了由胃泌素原、甘氨酸延伸型胃泌素到成熟胃泌素的阶段，前两种胃泌素合成的中间产物是未酰胺化的胃泌素，而成熟胃泌素是酰胺化的胃泌素。酰胺化的胃泌素包括G-6、G-14、G-17、G-34、G-52、G-71。其中G-17是胃窦中胃泌素的主要形式，为进餐后血液中胃泌素的主要形式；G-34是十二指肠中胃泌素的主要形式，是介于两餐之间胃泌素的主要形式。胃泌素与胃泌素受体结合后通过一系列信号转导而发挥生物学效应。

血清G-17在保护肠道健康方面发挥着至关重要的作用，它不仅可以激活肠嗜铬样细胞、胃腺颈部细胞等多种细胞的繁衍，还可以刺激胃液的产生，从而改善肠道的健康状况。G-17是一种血清学标志物，它能够反映慢性萎缩性胃炎的病理状态。根据相关研究，G-17的血清学检查能够准确地判断慢性萎缩性胃炎，而且对于萎缩性病理状态较轻的患者，G-17的水平会有所降低。G-17的检测结果表明，在轻度萎缩性胃窦炎的情况下，G细胞的数量虽然略微下降，但其分泌活性却得到改善，从而弥补G细胞的缺乏。然而，当H.pylori存在时，胃泌素的分泌和胃酸的产生都得到促进，从而使得胃泌素的浓度没有发生太大的改变。当胃黏膜发生严重的萎缩时，G细胞的生长和发育将面临严峻的挑战，因为它们的生存和发育都需要依赖腺体的正常生长。此时，即使H.pylori感染的阳性率增高，也不能刺激G细胞释放胃泌素。随着胃体的衰退，G细胞的活性也会受到影响，这会导致它们的活性下降。在这种情况下，G细胞会通过负反馈的方式来产生更多的胃泌素，这有助于促进胃酸的产生。当胃黏膜萎缩累及全胃时（多灶性慢性萎缩性胃炎或全胃炎），G-17的水平略高于胃窦萎缩性胃炎，仍高于胃体萎缩性胃炎。

H.pylori的存在会导致胃窦部的炎症，从而抑制G-17的释放。通过蒙古沙鼠的实验，我们发现，当蒙古沙鼠感染H.pylori野生菌株B8后，32周会出现高胃泌素血症。唐新华的研究还表明，对于那些有萎缩性胃炎的人来说，H.pylori的存在会导致血清G-17含量的显著增加，而当它被完全消灭时，血清的含量会有所减少。根据甄丽影和他的团队的研究，当多灶性萎缩性胃炎的病情变得更严峻时，H.pylori的数量会显著增多，但同时G-17的含量会显著下降。这说明，H.pylori的持续感染会影响胃窦部的G细胞，进而影响G-17的检测结果，但这种影响要远远小于H.pylori所产生的炎性物质所带来的影响。目前，H.pylori引起的胃泌素血症的病理机制仍然不清楚，但有些人认为，它的存在会导致胃泌素的产生，这种产生的形成与pH值的变化有关，这会导致胃泌素的分泌量大幅度提高。此外，H.pylori还会释放出一系列的物质，如空泡细胞毒素，降低生长抑素的分泌量并刺激胃黏膜上皮蛋白质的产生。

慢性萎缩性胃炎可能会导致肠癌的发生，而且这种疾病的发生率比普通胃癌的发生率要高约18倍。如果胃窦及胃体的黏膜都出现萎缩，那么发生胃癌的风险就会更大，甚至可能会超过普通胃癌的发生率。因此，早发现、正确的治疗以及持续的跟踪观察是预防胃癌的关键步骤。G-17检测可以反映胃窦部黏膜的萎缩情况，为慢性萎缩性胃炎的筛查、诊断、疗效评估、随访和预后监测提供了无创、方便、快捷、费用低廉的有效方法。与血清PG检测相结合，血清G-17浓度检测可诊断胃窦（G-17水平降低）或仅局限于胃体（G-17水平升高）的萎缩性胃炎。血清G-17水平的变化对于评估胃癌的危险性具有重要意义，它不仅可以揭示胃窦黏膜的衰退情况，还可以检测出癌细胞的活性，从而为临床医学家们提供重要的参考信息。为了更精确地评估胃黏膜的萎缩情况，我们强烈推荐将G-17、PGⅠ、PGⅡ、PGⅠ/PGⅡ及H.pylori抗体结合起来进行诊断，从而更有效地诊断胃癌。

第四节　内镜随访

一、概述

内镜检查（endoscopy）是一种先进的检查技术，可以检测出胃、十二指肠内腔的情况，并且可以实现高效的检查、检测、数据分析、评估。这一技术在近一个世纪的发展中，不再局限于传统的检查，而是实现了更加复杂的检查、检测，并且可以实现精确的诊断与微创的治疗，使之成为检查与治疗胃肠道疾病的有效工具。近50年来，随着对胃癌的深入探索，胃镜已被公认为最佳的癌症筛查手段。它能够通过直接观测病变组织，并加以病理学分析，从而准确地作出疾病学判定。

目前，胃镜检查已被证明是发现早期胃癌的首选手段，它的精确性、灵敏度以及活检的特异度都远远超过X线钡餐检查，它不仅能够提供更加精确的早期发现，而且还能够实现更加精确的临床诊断。随着科学的进步，胃镜的应用越来越广泛，其成本也越来越低。最近，胃镜的设备不断升级，它的灵活性、精度、准确度和安全性都得到了显著的提升，能够显示出细微的病变，包括甚至是0.5 cm以下的微型肿瘤。因此，高分辨率的电子胃镜完全可以替代X线钡餐造影检查。应用胃镜对高危人群进行筛查已在日本、韩国等胃癌高危国家实施，大幅降低了晚期胃癌的发病率，使早期胃癌检出率和治疗有效率大幅提高。根据日本和韩国通过胃镜筛查高危人群的经验，下述情况应每年行一次胃镜检查：年龄50岁以上，尤其是男性吸烟者和H.pylori感染者；有胃癌家族史者；行胃部分切除手术20年以上者；中、重度萎缩性胃炎患者；既往胃镜检查发现有胃癌癌前病变患者；恶性贫血患者，尤其是胃内分泌肿瘤患者；有遗传性癌症综合征的患者。

尽管胃镜检查的准确度和灵敏度有所提升，但由于其漏检的概率较高，因此加强胃镜检查的标准化、内镜医生的培训，并且实施定期的随访，显得尤其必要。此外，多块活检也能够显著提升检查的准确度。根据研究，从1块活检到6块，检查的灵敏度将会增加到100%。在进行早期胃癌的筛选之前，充分的准备是至关重要的。为此，建议在检查开始前20～30 min，给予去泡剂（如西甲硅油、二甲硅油）、去黏液剂（如链酶蛋白酶），这样能够帮助去除消化道中的黏液及其他物质，从而大大增加筛选的成功率。此外，在进行早期胃癌筛选时，也需要特别关注黏膜的特征，比如是否出现溃疡性病变、隆起性病变或者凹陷性病变。通过研究早期胃癌的黏膜结构和易受侵袭的区域，可以显著降低早期胃癌的误报风险。

近年来，随着医疗技术的发展，越来越多的医疗机构开始采用各种新型的内窥镜技术，如色素内窥镜检查、窄带成像（NBI）、智能电子分光技术、放大内窥镜检查、荧光内窥镜检查，以及其他更加精准的技术，来更好地发掘早期胃癌的病灶，从而更准确地预测病情，并有效地治疗早期胃癌。

二、检查前的准备

使用最新的内镜方法，如染色内镜方法、增强内镜技术、超声内镜和共聚焦激光显微内镜等方法，有助于更早地确诊早期胃癌。在这些内镜技术的帮助下，我们可以更有效地预防和治疗早期胃癌。因此，在做这些内镜检查之前，做好充分的准备工作非常必要。经过全面的检查和评估，可以有效地发现和识别出黏膜疾患，从而避免误诊和漏检。检查前患者的血液化验、详细的病史资料、胃内良好的去泡和必要的冲洗及患者检查前良好的心情、配合度、饮食及生活习惯是胃镜检查的前提，是发现早期病变的先决条件。

为了防止交叉感染，我们建议采取适当的消毒方法。在进行这些操作之前，应该进行乙肝、丙肝和性传播疾病的检测。

在接受检查之前，应该避免吸入任何有害的物质，如香烟，并且不要吃任何有刺激性的东西，这样可以防止在检查过程中出现痰液阻塞，并减少对胃黏膜的破坏。

在接受检查之前，患者必须停止饮食至少6 h。上午接受检查的患者，在前一天的晚上停止饮食；下午接受检查的患者，在清晨时能够吃一些比较清淡的半流质饮食。如果患者出现了梗死或完整性梗死的情况，则需要增加停止饮食的时间（2～3天），必要时还需要洗胃。此外，为了避免发生副作用，建议尽量避免使用任何与高血压、脑梗死、心脏疾病相关的药物。在进行胃镜检查之前，为了避免发生意外，建议在此过程中暂停使用胰岛素和其他降血脂药。对于那些身体状况较差的人，建议在检查开始之前通过静脉给予葡萄糖溶液。

为了确保手术的安全性，建议所有患有高血压、冠心病和心律失常的人都进行一次全面的血压和心电图检查，如果出现任何不适症状，建议立即停止这些检查；而已经接受了上消化道钡餐检查的人，建议等待2～3天再进行胃镜检查。

在进行检查之前20～30 min使用一些特定的药物，例如链酶蛋白酶和西甲硅油。在使用这些药物之后，嘱患者平卧，然后向左侧反复翻转15～20 min，这样可以有效地消灭胃里的黏液和气体。在检查前10 min，给予1%的盐酸达克罗宁胶浆或1%的利多卡因胶浆10 mL含服（咽喉深部含服1～2 min），或咽部喷雾麻醉。如果条件允许，医院应该采取措施，如给患者进行静脉镇定和麻醉，以增强患者的耐心。目前，没有足够的研究表明不需要进行有疼痛的胃镜检查就能更准确地诊断早期胃癌，并且还会增加检测到癌症的概率。

进入检查室后嘱患者去除活动假牙（义齿）、解开领扣、松开腰带等，嘱患者在检查台上取左侧卧位，弯曲腿部。为了减轻患者的焦虑，医生需要提供有关患者的详细信息，并且建议患者遵循医生的建议。医生需要确保患者的呼吸和脸部表现都得到充分的关注，并且给予充分的安慰和帮助，以便患者能够安心地接受治疗。医生还需要提醒患者注意保持良好的饮食习惯，并且定期进行锻炼，以防止发生呕吐或腹泻。正确配合可减少患者痛苦，减少呕吐次数，以保持最佳视野，提高检出率。

准备任意型号的电子胃镜及相应的诊疗检查附件，并按照以下步骤检查器械的工作状态：①请确保胃部设备已经被安全地安装完毕，并且已经被连接到了相关的设备上；②请确保所有相关的设备已经被安全地使用；③为了确保检测结果准确，请确保所使用的工具都处于最佳状态；④使用乙醇溶液对检测仪进行全面检测，并确保它们处于最佳状态；⑤检测活检钳、细胞刷、清洗刷和照相系统，确保它们都处于良好状态；⑥为了保证检测结果准确，请确保检测仪具有足够的耐力和耐压能力，并且不会影响检测结果；⑦请确保所使用的工具都已经被完全处理，并且没有任何残留物。

三、检查过程

患者取左侧卧位，头部微微向前倾，双腿弯曲。

过口部检测，医生可以直接通过内窥镜检查食道的各个部分。在检查过程中，医生会先检测食道的顶部，然后是贲门，再是胃部，最后是幽门，并且还会进一步检测十二指肠的球部。通过使用不同的技术，包括旋转、弯折、翻转、倾斜、折叠，仔细检查胃壁的大弯、小弯、前壁与后壁，以及它们的颜色、表面平整度、黏稠物、蠕动性以及内壁的外形。一旦检测到异常，就要精准地识别出异常的部位及范围，并进行详尽的记录。在进行检测的同时，若发现任何黏稠物质、气体等，请立即使用清洁剂、去除相应物质的药物进行彻底的冲刷和去除，然后进行进一步的观测。

为了确保对胃腔的彻底检查，国内专家推荐的方案是保留40张图片。亦有推荐留图22张，即直视下，胃窦、胃体下部、胃体中上部分别按前壁、后壁、大弯、小弯各留图1张；翻转视角下，胃底贲门部留图4张，胃体中上部和胃角各留图3张。如发现病灶，需额外留图。同时，须保证每张图片的清晰度。

四、内镜检查技术

（一）普通白光内镜

早期胃癌在进行白光内镜观察时可能会导致一些误诊，比如在黏膜的颜色、形态、质地、分布和功能等方面。这些症状可能会使患者感到困惑，因为很容易被误认为是胃炎或其他良性疾病。在进行这种检测时，医生需要仔细观察患者的症状，以便确定是否患上了早期胃癌。胃壁可能会出现某些异常情况，例如结构性改变。

（二）色素内镜

在进行色素内窥镜检查时，常见的染料有靛胭脂、亚甲蓝、醋酸以及肾上腺素。在必要的情况下，这些成分也能够结合起来，比如醋酸+靛蓝。

靛胭脂可显示黏膜细微的凹凸病变，正常的胃黏膜表现出清晰的胃小区结构，早期胃癌可有以下表现：正常的胃小区结构消失，黏膜表面呈颗粒样或结节样凹凸异常，颜色发红或褪色，病变区易出血，黏膜僵硬等。

亚甲蓝的吸收率为0.3%～0.5%，但是对于肠化生、异型增生和癌性病灶，亚甲蓝的吸收率会大大增加，使得它们的黏膜变得更蓝。需要30 min以上才能完全变成深蓝色或黑色，这使得它们更难被清洗掉。

将1.5%的醋酸涂抹在胃黏膜上，会导致其出现明显的白色，但是根据癌症的类型及其分布情况，这种现象出现的持久性会有所差异。一般来说，早期胃癌会比其他类型的癌症出现得晚，出现的时间也会更久。

经过0.05 g/L肾上腺素的注射，非癌性黏膜的颜色由原本的粉红色转变成了白色，通过放射性显像技术可以清晰地看到其中的细小的血管；然而，癌性组织的黏膜依然是粉红色的，其细小的血管也发生了改变。

（三）电子染色内镜

利用电子染色技术，医生们不但可以准确地观测到黏膜的细小结构，而且还可以将其与传统的白光内窥器进行双重操作，以便达到精确的视觉效果。

（四）放大内镜

通过使用放大内镜，可观察胃黏膜腺体表面的小凹结构和黏膜微血管网形态特征的细微变化，尤其当与电子染色内镜相结合时，黏膜特征显示得更为清楚，具有较高的鉴别诊断价值。电子染色内镜结合放大内镜检查，不仅可鉴别胃黏膜病变的良、恶性，还可判断恶性病变的边界和范围。

（五）共聚焦激光显微内镜

共聚焦激光显微内镜（CLE）是一种高效的形态学和组织病理学诊断技术，它能够实时模拟组织学检查，清楚地展现胃小凹、细胞和亚细胞的结构，从而更容易发现早期胃癌的病理改变。

（六）荧光内镜

随着科学的进步，荧光内镜（fluorescence endoscopy）已经成功地被广泛应用于早期胃癌的诊断，它不仅可以有效地识别出一些传统的癌前病变，而且可以有效地识别出一些潜藏的恶性肿瘤，而且由于其低成本、低需求的优势，目前已经得到了越来越多的临床实践。

因此，早期胃癌的诊断不仅需要依赖于传统的白光内窥镜，还需要利用更先进的色素、电子染色、放大、荧光内窥镜以及CLE等多种内窥镜技术，来更加准确地探测早期胃癌的症状，从而更好地预防早期胃癌的发生。通过改进早期胃癌的诊断方法，我们可以更准确地了解病灶的位置、范围和组织病理学。

此外，采用窄带成像技术，医生们还可以准确地识别出黏膜的深部结构，从而准确地判定出患者的疾病。尽管应用NBI技术可以有效地检测出胃癌的早期症状，但是因为胃腔的尺寸有限，使得它的应用范围受到限制。因此，为了更准确地识别早期胃癌，最佳的方法是采取NBI与放射性内窥镜相结合的方式。先进的电子分光技术不仅使我们能够获得更加精细的血管图像，而且也为早期胃癌的诊断带来了新的机会。此外，这种新的技术不仅支持传统的对照增强和表面增强，而且还能够特异性地捕捉到细小的血管结构以及黏膜腺体的特征。

五、早期胃癌的内镜下分型

在早期胃癌的诊断中，我们采用了巴黎分型（Type0）的诊断标准，并在2005年进行了修订（详细内容见第十五章第三节）。

六、活组织病理检查

经过内镜检查和染色等特殊技术的检查，若未发现任何可疑的病变，则无须进行活检。

在诊断过程中，若发现有潜在的疾病，则需要采集样品进行活检，样品的数量根据疾病的严重程度来决定。

第五节　摄入有益维生素及微量元素

一、维生素

根据最近的流行病学调查，摄入一定量的蔬菜和苹果能够降低胃癌的风险。这类食品富含类胡萝卜素、维生素C、叶酸以及植物素，但这些营养素对预防胃癌的重要性仍然不太清楚。

许多研究人员相信，维生素C在抗癌过程中扮演了至关重要的角色。因此，通过增加膳食维生素C的含量，以及使用富含维生素C的营养补给品，可以显著降低胃癌的患病率。

维生素C作为一种伤口改善剂和感染性降低剂，已经被人们所知并使用了几十年。它是一种水溶性维生素，在抗氧化、胶原蛋白生物合成、肉碱和儿茶酚胺代谢以及膳食铁吸收过程中发挥重要作用。维生素C不能由人体合成，人们只能通过食物或药物获得维生素C。它是柑橘类水果、浆果、西红柿、土豆和绿叶蔬菜中最常见的微量营养素之一。

维生素C的抗癌作用于1959年首次被报道，并在20世纪70年代进一步证明，维生素C可以通过直接掺入透明质酸酶抑制剂复合物来减少癌细胞增殖。在大量的队列研究、病例对照研究和随机对照研究中，已经评估了维生素C与各种癌症预后之间的相关性。多个系统综述和元分析总结了这些研究的结果。尽管这些结果表明维生素C具有抗癌潜力，但对其潜在机制的研究仍在进行中。

二、微量元素

人类的身体是由数十种不同的元素构成的，这些元素的数量取决于它们的种类，包括正常的、必不可少的以及特殊的。这些元素的存在，不仅影响着人类的身体健康，还会影响人类的免疫力。如果人体缺乏某些微量元素，可引起免疫功能不全，导致机体感染概率和癌症发生率升高。

硒对于动植物的正常成熟和身心健康至关重要，但由于它无法在哺乳类动物身体里被完全积累，因此人们应该摄入丰富的营养成分。硒在人体内也是广泛存在的，如肌肉、指甲、毛发等组织中都含有硒。硒对人体有一定的保健作用，有研究证明，硒有防癌治癌的作用，组织中适量的硒水平或摄取足量的富硒食物，其患癌症的概率会大大降低。世界卫生组织已经正式宣布“人生火种”“视力保护神”和“抗癌之王”是由专业人士研发的。

根据流行病学调查结果，低硒水平可能是导致肿瘤发病率和死亡率增加的重要危险因素。江苏省扬中市的研究发现，食管癌患者和胃癌患者以及患癌率高的家庭成员的血硒水平均显著低于其他地区，这一结论在癌症死亡率的分布上也得到了印证。经过一系列的研究发现，在富硒盐区，恶性肿瘤的死亡率显著下降，这与对照组相比具有更加重要的意义。山东省开展的一项包括2526名干预对象和2507名对照的双盲试验中，干预组每日口服200 mg大蒜素和100 ug硒，每年服用1个月，对照组给予安慰剂；干预试验结束后的前5年随访发现，服用大剂量大蒜素和微量硒者患胃癌的危险性降低，相对危险度RR=0.48，其中男性组RR=0.36，女性组则未能观察到保护作用。

研究表明，摄入适当的微量元素硒可显著预防胃癌。因此，我们应该鼓励大家摄入更加丰富的营养，比如多吃一些富含硒的家禽和家畜，比如牛、羊、猪。此外，为了让胃癌患者更好地恢复健康，还可以根据专家的意见，采取更加安全、更加环保的方式来科学补充硒。

第六节　中医中药

根据“治未病”和“治未病”的研究成果，可以通过综合运用“治未病”和“治未病”的原则，以及相关的临床实践，实现胃癌的早期、及时、准确治疗。

目前，尽管在胃癌的晚期治疗方面取得了一定的成绩，但其预后却远远低于预期。因此，及早发现并及早采用干预举措，已成为提高胃癌患者生存率的重要手段。其中，最重要的一环就是及早发现胃癌前期的病症，并采取相应的干扰举措。目前，大多数研究人员认为胃癌的发展是由萎缩性胃炎、肠上皮化生和异型增生3个阶段组成的。尽管现代医学仍未找到合理的方式来治愈慢性萎缩性胃炎、肠上皮化生和异型增生，但“治未病”整体理论体系的运用已经取得了显著的效果。“治未病”整体理论体系的运用已经被临床验证，该理论体系不仅可以缓解或完全改善胃癌前病变，而且可以让胃癌的防控变得更加容易。

一、“治未病”的理论基础及优势

“治未病”一词的历史悠久，从春秋战国时期就开始流传。《周易》提出“水在火上，既济，君子以思患而预防之”，表达出预见病情的重要性。《黄帝内经》（简称《内经》）则将古代的预防措施与现代的医疗技术相融合，为《内经》的发展提供了重要的理论支撑，为预防疾病提供了重要的指导。《素问·八正神明论》中的“上工救其萌芽”和《素问·阴阳应象大论》中的“善治者治皮毛”等言论都具有重要意义。

随着时间的推移，“治未病”被认为是一套完整的中医治癌理论体系，它强调预防病症、治疗病症，并且提倡治愈后防止复发。这一理论体系的价值在于，它提供了一种有效的预防、治疗和康复的方法。

“治未病”是拥有悠久历史的预防医学的核心概念，它被历代医师们广泛认可，并具备许多显著的优点。首先，“治未病”倡导早期诊断和治疗，即早期采取有效的治疗手段，避免疾病的发生；其次，“治未病”倡导全身性的预防，即将患者看作是自然界的一部分，并通过全身的健康管理、饮食习惯和精神状态管理等来实现健康的维护；最后，通过采取措施，可以阻止疾病的传播，并且可以通过逐步观察和治疗，使疾病逐步消失，最终达到痊愈的状态。

二、“治未病”理论在胃癌预防中的应用

胃癌的发生和发展可能与饮食不节、心理压力大、遗传基础以及慢性胃炎—肠上皮化生—癌前病变—胃癌通道有关，并且可能会经历一个漫漫的进程。因此，我们不仅需要掌握“治未病”的理论，而且需要及早发现、及早诊断、及早进行有效的治疗，以期将胃癌的危害降到最低。多年来，中药在慢性萎缩性胃炎、肠上皮化生、异型增生的确诊和治疗方面取得了巨大的成功，并且具备良好的临床应用价值，未来可期。

（一）未病先防

《内经》认为，阴阳是天地间最基本的规律，是万物变化的根源，也是生死的起源。“正气存内，邪不可干”则强调，要想治病，首先要保持阴阳的平衡，以利健康，一旦失去这种平衡，就会患上疾病。

根据《内经》的描述，胃癌的发生是由于营养紊乱、阴阳阻滞、气血瘀滞、上下功能紊乱。此外，还受到许多原因的影响，如过度摄入辛辣、油腻的饮食以及吸烟、暴露于高温、精神紧张压力大、身心疲惫、睡眠障碍、使用药物的方式和患者身体状况的差异等。

近年来，随着临床研究的深入，越来越多的专家开始关注胃癌的病因和治疗方法。许多研究表明，这种病症的根源在于脾胃的亏损。这种病变的症状表现在胃阴亏损、胃络瘀阻、胃失去营养物质的支持，从而使得胃腺受到损害，最终导致胃癌的发生。有人认为，脾胃素虚是发病和转归的根本内因，表现为脾胃气虚和胃阴不足，虚实夹杂为基本特点，病理演变过程为虚—毒—瘀—虚。血瘀贯穿于本病始末，气虚血瘀是本病的基本病机，脾胃气虚为本，胃络瘀血为标。

研究表明，慢性浅表性胃炎或萎缩性胃炎的发生主要是由于肝胃功能失调、湿热蕴结、气机阻塞；肠上皮化生、轻微异常增生的发生主要是由于气阴两亏；而到了严重的异常增生，则是由于肠道瘀滞。这种原理正好符合由于疾病导致虚弱、由于虚弱导致疾病、长期疾病导致瘀滞的理论。虽然存在着许多分歧，但总的来看，慢性浅表性胃炎或萎缩性胃炎的基础原理可概括为：滞、热、虚、瘀。在慢性浅表性胃炎或萎缩性胃炎的初期，大部分患者都表现出实证，后期则会出现虚证，两者交织在一起，形成了复合的状态。

（二）已病防变

已病防变是指在患病以后，注重及时明确诊断和及时治疗处理，同时扶正祛邪，防止疾病的传变与发展。如汉代张仲景在《金匮要略》中所述："问曰'上工治未病，何也?'师曰'夫治未病者，见肝之病，知肝传脾，当先实脾，四季脾旺不受邪，即勿补之。中工不晓相传，见肝之病，不解实脾，惟治肝也。'"清代医家叶天士曰："先安未受邪之地。"这都是对既病防变思想的应用和发挥。

根据当今的研究，胃黏膜的肠型化生并非完整，它们的细胞表达的亮氨酸氨基肽酶和碱性磷酸酶可能会导致有害的毒素沉淀，从而引起异型增生，最终导致胃黏膜腺管的异型性改变，这种情况可能会导致胃黏膜的癌症，也可能会导致更严重的后果。为了确保胃黏膜的健康，我们建议定期进行检查和治疗。

尽管目前的临床技术还不足以完全控制慢性萎缩性胃炎、肠上皮化生和异型增生，但是采用中医中药的方式可以改善胃癌前期的症状，从而让胃癌的早期发现和诊断更加容易。此外，慢性胃炎的长期发作会破坏脾胃的功能，导致气血滞涩，从而引发胃癌。当患者出现胃痛胃阴不足证时，应采取补气、滋阴、行气、活血、祛瘀、解毒的措施，以恢复体内的气机平衡，促进阴阳的协调，从而使癌症得到改善。在临床实践中，可以使用黄芪、党参、茯苓、白术、沙参、生地黄、女贞子、郁金、延胡索、佛手、木香、三棱、莪术、桃仁、半枝莲、半边莲、白花蛇舌草以及其他一些解毒药物来达到这一目的。通过辨证施治，胃癌的发展有望得到有效的遏制。

（三）瘥后防复

为了预防疾病的再次出现，应该给予患者康复期间的心理、饮食和生活上的指导。中医历代文献有记载，如"法于阴阳，和于术数"和"食饮有节，起居有常，不妄作劳"，提示宜进食暖热、软且富有营养、易于消化吸收的饮食，按时进食或少食多餐；忌食生冷刺激、辛辣及黏腻、油炸、粗纤维等伤胃不易消化吸收之物。这些都是瘥后防复的措施。

中医学认为"阴平阳秘，精神乃治"。疾病是阴阳失衡、人体正气与致病邪气相互作用、相互抗争、运动变化的过程。"亚健康"是相对于疾病标准而定义的，"无病有证"属于"亚健康"状态，可运用中医辨证论治。通过"治未病"理论来引领我们走向一个更加完善和全面的健康体系，并结合传统的四诊技术，以期望实现预防疾病和改善身体机能的目的。

胃癌的形成受多种因素的影响。中医学认为，早期的诊断和有针对性的治疗尤为关键，以便有效地控制胃癌的发展，并且能够有效地阻止癌症的转移，从而达到抗癌和保护健康的目的。

（于晓辉、王盼）

参考文献

[1] 吕宾.慢性胃炎OLGA/OLGIM分期及其临床意义[J].胃肠病学，2019,24(10):577-580.

[2] LAHNER E, CARABOTTI M, ANNIBALE B. Treatment of Helicobacter pylori infection in atrophic gastritis[J]. World Journal of Gastroenterology, 2018,24(22): 2373-2380.

[3] CHEN H N, WANG Z, LI X, et al. Helicobacter pylori eradication cannot reduce the risk of gastric cancer in patients with intestinal metaplasia and dysplasia: evidence from a meta-analysis[J]. Gastric Cancer, 2016,19(1): 166-175.

[4] CHO S J, CHOI I J, KOOK M C, et al.Staging of intestinal-and diffuse-type gastric cancers with the OLGA and OLGIM staging systems[J]. Alimentary Pharmacology & Therapeutics, 2013, 38(10): 1292-1302.

[5] MERA R M, BRAVO L E, CAMARGO M C, et al. Dynamics of Helicobacter pylori infection as a determinant of progression of gastric precancerous lesions: 16-year follow-up of an eradication trial[J]. Gut, 2018,67(7): 1239-1246.

[6] SUGANO K, TACK J, KUIPERS E J, et al. Kyoto global consensus report on Helicobacter pylori gastritis[J]. Gut, 2015,64 (9): 1353-1367.

[7] 中华医学会消化病学分会. 中国慢性胃炎共识意见(2017年，上海)[J].胃肠病学，2017,22(11):670-687.

[8] GURZU S, ORLOWSKA J, SUGIMURA H, et al. Immunohistochemical features and staging of early gastric cancer[J]. Archives of Medicine Science, 2017,13(6): 1373-1382.

[9] DEN HOED C M, HOLSTER I L, CAPELLE L G, et al. Follow-up of premalignant lesions in patients at risk for progression to gastric cancer[J]. Endoscopy, 2013,45(4): 249-256.

[10] DINIS-RIBEIRO M, AREIA M, DE VRIES A C, et al. Management of precancerous conditions and lesions in the stomach (MAPS): guideline from the European Society of Gastrointestinal Endoscopy (ESGE), European Helicobacter Study Group (EHSG), European Society of Pathology (ESP), and the Sociedade Portuguesa de Endoscopia Digestiva (SPED)[J]. Endoscopy, 2012,44(1): 74-94.

[11] PIMENTEL-NUNES P, LIBÂNIO D, MARCOS-PINTO R, et al. Management of epithelial precancerous conditions and lesions in the stomach (MAPS Ⅱ): European Society of Gastrointestinal Endoscopy (ESGE), European Helicobacter and Microbiota Study Group (EHMSG), European Society of Pathology (ESP), and Sociedade Portuguesa de Endoscopia Digestiva (SPED) guideline update 2019[J]. Endoscopy, 2019,51(4): 365-388.

[12] PINTO D, SANTOS M A, CHAMBEL L. Thirty years of viable but nonculturable state research: unsolved molecular mechanisms[J]. Critical Reviews of Microbiology, 2015,41(1): 61-76.

[13] CELLINI L. Helicobacter pylori: a chameleon-like approach to life[J]. World Journal of Gastroenterology, 2014,20(19): 5575-5582.

[14] QUAGLIA N C, DAMBROSIO A. Helicobacter pylori: A foodborne pathogen? [J]. World Journal of Gastroenterology, 2018,24(31): 3472-3487.

[15] CASTON R R, SIERRA J C, FOEGEDING N J, et al. Functional properties of Helicobacter

pylori VacA toxin m1 and m2 variants[J]. Infection and Immunity, 2020,88(6): e00032-20.

[16] LI H, YANG T D, LIAO T T, et al. Insights from the redefinition of Helicobacter pylori lipopolysaccharide O-antigen and core-oligosaccharide domains[J]. Microbial Cell, 2017,4(5): 175-178.

[17] 郭涛，钱家鸣．幽门螺杆菌感染相关的低胃酸分泌与胃癌发生[J].中华临床医师杂志（电子版），2016，10(5)：712-717.

[18] 国家消化系疾病临床医学研究中心（上海），国家消化道早癌防治中心联盟（GECA），中华医学会消化病学分会幽门螺杆菌学组，等．中国幽门螺杆菌根除与胃癌防控的专家共识意见（2019年，上海）[J].中华消化杂志，2019，39(5)：310-316.

[19] MJØNES P, NORDRUM I S, SØRDAL Ø, et al. Expression of the cholecystokinin-B Receptor in neoplastic gastric cells[J]. Hormone Cancer, 2018,9(1): 40-54.

[20] LAHNER E, ESPOSITO G, PILOZZI E, et al. Occurrence of gastric cancer and carcinoids in atrophic gastritis during prospective long-term follow up[J]. Scandinavian Journal of Gastroenterology, 2015,50(7): 856-865.

[21] GOETZE J P, EILAND S, SVENDSEN L B, et al. Characterization of gastrins and their receptor in solid human gastric adenocarcinomas[J]. Scandinavian Journal of Gastroenterology, 2013,48(6): 688-695.

第十七章 胃炎预防诊治新技术进展

第一节 易感基因检测技术

基因是编码多肽链或功能性RNA不可或缺的核苷酸序列。随着高通量测序技术的发展，人们发现隐藏在基因中的多种变异会导致功能异常变化，从而影响疾病进展。遗传变异主要包括拷贝数变异（copy number variation，CNV）、插入缺失（插入或缺失）、结构变异和单核苷酸多态性（single nucleotide polymorphism，SNP）。其中，SNP是最常见的变体，也是公认的疾病预测和预后的生物标志物。不同的SNP与多种疾病风险相关，如癌症、自身免疫性疾病、心血管疾病和中枢神经系统疾病，有可能成为各种良性和恶性疾病的诊断的生物标志物。发生在特定位点的碱基突变可能导致相应基因发生质或量的变异，影响基因功能，最终改变个体对疾病的易感性。由于SNP的基因位置不同，可以产生不同的功能产物并发挥不同的作用，从而影响疾病的易感性。位于启动子区域的SNP可通过改变启动子活性、DNA甲基化和组蛋白修饰来影响基因表达，外显子区域的SNP可通过抑制基因转录和翻译来影响疾病的易感性。改变mRNA水平的内含子SNP可能会影响RNA的转录、延伸、剪接和成熟。因此，深入了解基因多态性将有利于阐明疾病的发生过程以及预警标志物的识别。

易感基因检测目前主要依靠从患者的全血样本中提取DNA，采取PCR扩增后，采用基因测序技术对患者不同基因上的位点的等位基因和基因型进行检测分析。这种技术在胃炎日常的诊治中应用仍较少，主要用于探索研究基因多态性与人体对Hp的易感性、慢性萎缩性胃炎的易感性及胃黏膜肠化生的发生和胃癌的遗传易感性的关系等问题。

一、单核苷酸多态性与萎缩性胃炎的易感性

单核苷酸多态性（SNP）与萎缩性胃炎（AG）的易感性密切相关。

胃癌的早期发现与及时诊治已经是我国公共健康的重大课题。作为一个复杂且多步骤的过程，越来越多的证据表明，吸烟、饮酒和幽门螺杆菌感染等环境因素都是胃癌发生的关键危险因素。此外，基因多态性也可能与胃癌的发生有关。炎症和免疫反应被认为与包括胃癌在内的各种癌症的发生和进展有关，组织化生是胃癌的前驱因素，炎症是化生的因素，持续性炎症在胃癌微环境中起重要作用。

萎缩性胃炎是一种以胃腺萎缩、肠化生为特征的慢性疾病，是肠型胃癌的重要癌前病变。目前认为，胃病的演变过程依次为非萎缩性胃炎、萎缩性胃炎、不典型增生和肠型胃癌。探索AG

的病因和发病机制有助于降低AG的发病率，更重要的是降低胃癌的发病率。AG的相关基因是根据其功能分类的，包括胃黏膜保护和反映胃黏膜功能状态、免疫反应、致癌物代谢、DNA损伤修复、细胞增殖和凋亡等。不同类型的基因在生物体中发挥着不同的作用。

目前的研究表明，与免疫反应相关的SNP与AG风险呈正相关，包括*TLR1 rs4833095*、*IL-10 rs1800871*、*IL-8 rs4073*和*PSCA rs2294008*，而*TLR4 rs11536878*可以降低AG的易感性。

研究推测，TLRs家族可能通过调节炎症反应来影响AG风险。到目前为止，已经鉴定出TLR1中的几个SNP，包括*rs4833095*、*rs5743551*、*rs5743618*和*rs5743604*。其中，*TLR1 rs4833095*位于chr4：38798089，属于外显子区域，与溃疡性结肠炎、克罗恩病和IgA肾病等免疫相关疾病有关。TLR4SNP包括*rs11536878*、*rs7873784*、*rs4986790*和*rs4986791*。*TLR4 rs11536878*位于chr9：117709275，属于内含子区域，与胃癌预后相关。外显子区域的SNP通过抑制基因转录和翻译来影响疾病的易感性，而内含子区域的功能性SNP与相邻基因SNP相关联，从而影响mRNA剪接和lncRNA结合。因此，内含子区域的SNP可以通过遗传和表观遗传机制影响疾病的易感性。

免疫反应相关基因IL家族中的两个SNP即*IL-10 rs1800871*和*IL-8 rs4073*也与AG风险呈正相关。*IL-10 rs1800871*与胃癌、鼻咽癌、口腔癌、牙周炎和溃疡性结肠炎的风险相关，并增加了由Hp感染引起的胃溃疡的风险。IL-10是一种具有抗炎特性的多功能细胞因子，可促进促炎细胞因子的合成，增强B细胞的产生并促进其分化。推测IL-10基因的多态性可能导致抗炎功能丧失，从而促进AG的发展。启动子-819C/T（rs1800871）IL-10基因的多态性与中国人群的GC和AG风险相关。一些荟萃分析表明，*IL-8 rs4073*可增加Hp感染引起的胃癌、急性胰腺炎和胃溃疡的风险。*IL-8 rs4073T/A*变异与AG风险增加有关，提示IL-8中的变体可能会改变其自身水平，然后改变中性粒细胞和促炎胞嘧啶的水平，从而影响AG的易感性，这需要更多的研究来探索具体的机制。

PSCA属于免疫反应相关基因Ly-6家族，是一种由糖基磷脂酰肌醇锚定的123-aa蛋白，不仅在正常前列腺细胞中广泛表达并在前列腺癌细胞中过表达，而且在胃肿瘤等非前列腺肿瘤中也存在，如胃癌、膀胱癌、胰腺癌和透明细胞肾癌。先前的荟萃分析表明，*PSCA rs2294008*显著增加了膀胱癌和胃癌的风险。实验发现，*PSCA rs2294008*与Hp感染进展为严重胃炎有关，表明*PSCA rs2294008*可能参与了Hp感染相关性胃炎的发病过程。最近，已经进行了许多针对它的研究。*rs2294008*的突变T等位基因在体外降低胃和膀胱细胞系的启动子活性和转录因子结合能力。*PSCA rs2294008*在5个遗传模型中与AG风险呈正相关。这些发现显示，突变的PSCA通过变异T等位基因的生长促进作用和C等位基因激活T细胞对胃癌和十二指肠溃疡易感性的潜在影响。目前认为，*PSCA rs2294008*通过类似的机制（变异T等位基因的生长促进作用和C等位基因激活T细胞）增强AG的易感性。未来需要进行机制的探索来验证这些假设。

MicroRNAs（miRNAs）SNPs位于pre-/pri-或maturemiRNAs中，可以改变与转录因子或Drosha/Dicer酶的结合位点，从而影响成熟miRNAs的质量和数量。miR-27a包含两个SNP，*rs895819*和*rs11671784*，*rs895819*位于染色体19p13.132上*rs11671784*下游6bp。*miR-27ars895819*多态性是一种不常见的miRNA-SNP，因为它位于茎环中pre-miR-27a发夹的编码区，可以在pre-miRNA成熟过程中被Dicer切割。最近的研究推测，*rs895819*的A→G的变化可以缩短茎环结构并影响miR-27a的加工，表明*rs895819*是一个功能性SNP。研究发现，*rs895819*变异基因型与萎缩性胃炎和胃癌的风险增加有关。

在其他类型基因中，一部分研究表明，与细胞增殖和凋亡、DNA损伤修复和非编码RNA相关的基因SNP目前没有研究发现与AG有关联。由于上述这类基因SNP与AG风险相关性的报道较少，目前尚不清楚目前的结果能否代表客观的实际情况。此外，功能研究表明，SNP与胃病之间存在一定的联系。因此，需要更多的研究来获得更可靠的结果。

易感基因检测技术主要应用于调查和鉴定与胃癌及其癌前疾病易感性相关的单核苷酸多态

性，对于阐明疾病病因和寻找潜在的胃癌生物标志物和治疗靶点至关重要。胃癌是多个基因与环境因素相互作用的结果，被认为是一个涉及不同致癌物代谢和DNA修复途径的多步骤、多因素的过程。目前，研究人员更多地关注基因-基因相互作用效应，而不是单基因效应。现在，基因检测技术逐渐成熟，有望在胃炎的诊治中发挥更多的作用。

二、宿主遗传因素与幽门螺杆菌感染

幽门螺杆菌（H.pylori）作为胃腺癌和黏膜相关淋巴组织淋巴瘤的重要致病因素之一，能够导致慢性感染。幽门螺杆菌感染与基因多态性的协同作用可能有助于胃癌的发展。Hp也被认为是慢性胃炎的主要病因，并且它会导致胃腺的进行性破坏，称为多灶性萎缩性胃炎。Correa的级联反应假设H.pylori感染是导致AG阶段的初始触发因素，患者感染Hp后，会经历慢性胃炎—慢性萎缩性胃炎—慢性萎缩性胃炎伴肠上皮化生（简称慢性胃炎伴肠化生）—异型性增生—胃癌这样一个发展演变过程；慢性胃炎伴肠化生已是不可逆阶段。然而，幽门螺杆菌携带者的结果在不同个体的表现不同，表明宿主遗传因素也与临床结果的确定有关。宿主遗传因素与幽门螺杆菌感染之间的相互作用是大量研究的重点。

Toll样受体（TLRs）是目前发现的一种模式识别受体，能够特异性识别细菌、病毒等多种病原微生物，进而激活机体对病原微生物的非特异性免疫应答。目前越来越多的证据表明，TLRs与幽门螺杆菌感染相关疾病的发生发展密切相关，TLRs的基因多态性能够影响宿主对幽门螺杆菌感染相关疾病的遗传易感性。目前的证据表明，Toll样受体（TLRs）（TLR 2、TLR 3、TLR 4、TLR 5和TLR 9）、核苷酸结合寡聚化结构域（NOD）样受体（NLRs）（NOD-1、NOD-2和NLRP 3）、C型凝集素受体（DC-SIGN）和视黄酸诱导基因（RIG）-1样受体（RIG-1和MDA-5）参与幽门螺杆菌的识别和胃癌的发生。TLR4可以识别幽门螺杆菌的脂多糖而生成炎症前细胞因子，如IL-1a、IL-1b、IL-6、IL-8、IL-10和TNF-a；TLR 2可以识别幽门螺杆菌的脂多糖和肽聚糖；TLR 5可以识别鞭毛蛋白；TLR 9可以识别幽门螺杆菌的DNA。这几个TLR受体的识别激活NF-κB。NOD-1和NOD-2识别幽门螺杆菌的肽聚糖而激活转录因子NF-κB和激活蛋白AP-1。核转录因子的激活进一步激活NLRP 3的基因转录和Pro-IL-1β的转录，而幽门螺杆菌感染同时引起吞噬溶酶体去稳定化和线粒体ROS爆发，从而激活NLRP 3炎性体的组装。NLRP 3炎性体的生成进一步促进炎性因子Pro-IL-1β和Pro-IL-18的激活，以及细胞凋亡的调节，从而形成肿瘤发生发展依赖的炎症微环境。

胃黏膜上皮细胞是幽门螺杆菌在胃肠道中的首要细胞屏障之一。它们通过连接模式识别受体（PRRs），尤其是Toll样受体（TLRs），识别幽门螺杆菌衍生的微生物相关分子模式。PRRs识别细菌脂多糖（LPS）并诱导促炎分子的分泌。TLRs基因的多态性可以通过调节促炎细胞因子的释放来赋予宿主对H.pylori感染和H.pylori相关疾病的易感性，这些细胞因子加重了胃部炎症和对H.pylori的免疫反应。有研究结果显示，TRL 1基因中的单核苷酸多态性与欧洲血统人群中幽门螺杆菌的易感性有显著关联。

固有免疫系统是人体的重要防御机制，受体识别各种抗原，启动免疫反应，继而激活特异性免疫应答。在人体免疫系统的成员中，NOD-1蛋白可通过识别外源性病原微生物，介导天然免疫反应，起到抵御Hp感染的作用。研究发现，NOD-1基因多态性与Hp感染相关的胃癌发生有关。NOD受体家族（NLRs）存在于细胞质中，属于模式识别受体。NLRs是一类在遗传上高度保守的蛋白质家族，其广泛分布于人体的多种细胞中。NOD-1是NLRs的重要成员之一，其在机体的各种组织细胞中表达，可识别部分革兰氏阳性球菌和所有革兰氏阴性杆菌中的1-D-谷氨酰基-二氨基庚二酸，促进多种炎症因子的表达，如TNF、IL等，从而使炎性细胞向病原体做趋化运动并清除病原体。研究发现，Hp感染模型会通过Ⅳ型免疫系统激活上皮细胞中NOD-1介导的NF-κB

信号通路。另外，研究还发现，Hp通过*NOD1*诱导Ⅰ型IFN的生成，从而介导了Hp感染相关疾病的发生、发展。*NOD1*基因位于人染色体7p14，其与上消化道疾病的发生有关。

前文提到的*rs895819*和H.pylori感染状态可能产生负交互作用。研究表明，*rs895819*风险基因型和幽门螺杆菌感染在内的风险因素的积累与对致癌作用的保护作用有关。线性回归分析揭示的这种累积效应与交互分析一致，这表明*rs895819SNP*与H.pylori感染是基于拮抗作用的。*rs895819SNP*和H.pylori感染都是致癌的危险因素，因为H.pylori是肿瘤促进剂，而*rs895819SNP*是与胃癌风险增加相关的多态性。由此可以推测出，*rs895819SNP*削弱了携带两种危险因素的个体中的幽门螺杆菌的作用。

随着相关技术的进步，易感基因检测技术在疾病预防和预测中扮演着愈加重要的角色，在对胃炎和胃癌的诊治和预防中有着广阔的研究前景。

第二节　幽门螺杆菌疫苗

人类与病原微生物长期斗争的历史表明，有效控制和彻底消灭某种传染病的最佳途径是疫苗接种。H.pylori引起的慢性感染免疫学机制极其复杂。尽管目前有抗生素可以根除治疗，但全球H.pylori感染的发病率仍然很高，特别是在发展中国家。根除率无法达标和抗生素耐药水平的提高是影响H.pylori传播的重要因素，这为研究预防和治疗胃溃疡和胃癌的新疗法和疫苗的开发提供了动力。鉴于幽门螺杆菌的高感染率，迫切需要一种安全有效的疫苗。令人欣喜的是，幽门螺杆菌疫苗不仅具有预防作用，而且同时具有显著的治疗效果。疫苗预防感染，不仅可以大幅度节省个人的防治费用，而且在群体防治中效果更佳。此外，对于感染的个体，可以促进其根除、预防再感染和阻断癌症的进展。因此，发展有效的幽门螺杆菌疫苗对预防和控制幽门螺杆菌感染及大幅降低幽门螺杆菌相关性疾病的发生率具有重大的意义。

一、疫苗研究现状

自从幽门螺杆菌被发现之后，人们便对其疫苗广泛开展研究。全世界科学家在幽门螺杆菌疫苗的研制上进行了不懈的努力，目前已取得了显著的进展。目前认为，幽门螺杆菌自然感染诱导的免疫应答与接种疫苗诱导的免疫应答不同，但细胞免疫和体液免疫均参与抗幽门螺杆菌反应。现已明确，细胞免疫在幽门螺杆菌防治中有重要作用，Th 1和Th 17细胞亚群的分化及其特征细胞因子对正确控制幽门螺杆菌感染至关重要，Tregs反应驱动免疫耐受，抑制Th 1和Th 17介导的对幽门螺杆菌感染的免疫。关于幽门螺杆菌疫苗的体液免疫机制尚未明确，考虑为各种抗体的共同作用，但已有研究证明，体液免疫中局部胃黏膜分泌的分泌型IgA在抵抗幽门螺杆菌攻击时有免疫保护作用。

基于对幽门螺杆菌保护性抗原的筛选、全基因组测序、致病机制及免疫反应的研究，现在研发的幽门螺杆菌疫苗主要类型包括：全菌疫苗、亚单位疫苗、活载体疫苗、DNA疫苗，以及疫苗发展的新方向——表位疫苗。然而，到目前为止还没有可以大规模生产的疫苗，有关疫苗开发的项目在过去几年中失败或已经停止。之前用于临床试验的不同的疫苗配方虽然能产生免疫反应，但大多数都没有持续降低细菌负荷，也并未诱导形成针对幽门螺杆菌的保护性免疫。疫苗的研究重点之一就是候选抗原的筛选。近年来，国内外的研究热点主要集中在以下抗原：尿素酶（Ure）及其B亚单位（UreB）、热休克蛋白A（HspA）、中性粒细胞激活蛋白（Hp-Nap）、黏附素A、空泡细胞毒素（VacA）、细胞毒素相关蛋白（CagA）、过氧化氢酶（CAT）、外膜蛋白（Omp）等。其中UreB是研究最为广泛的幽门螺杆菌疫苗抗原，基于UreB的疫苗通过动员T辅助（Th）细胞，特别是Th 17细胞，可有效降低幽门螺杆菌感染。Th 17细胞产生白细胞介素，如IL-22和IL-17等，是疫苗效力的关键因素。最近，已经鉴定出产生粒细胞-巨噬细胞集落刺激因子（granulocyte-macrophage colony stimulating factor，GM-CSF）的Th 17细胞在疫苗诱导的幽门螺杆菌感染中有着减少感染的关键作用。随着免疫信息学技术的发展，抗原的筛选将更加合理化和多样化，这也为疫苗发展提供了新的方向——表位疫苗。

二、表位疫苗的研究

在后基因组时代，利用抗原区域或表位是刺激免疫反应可以获得很好效果的极好策略。在短时间内以合理的成本设计疫苗，突出了计算机免疫信息学在疫苗开发中的主要作用。由于表位疫苗设计了特定的结构，可以消除不良的免疫反应（高特异性和良好的安全性），触发更强的免疫，并节省时间和成本，这预示着疫苗研究的新纪元的开启。雅各布（Jacob）等人介绍了第一个基于表位的疫苗，并且被用于对抗包括霍乱弧菌和大肠杆菌在内的致病菌。免疫显性表位的选择和随后的免疫反应诱导是该策略的新颖之处。表位（抗原的免疫显性肽）是B细胞表位（B cell epitope，BCE）和T细胞表位（T cell epitope，TCE）的组合，它们被抗体和T细胞受体（TCR）的同源互补位识别，从而诱导体液和（或）细胞免疫反应。基于表位的疫苗的设计和开发包括3个连续的步骤：①计算机表位映射到免疫优势肽的预测；②疫苗候选构建体的创建；③疫苗功效评估。利用计算机计算工具进行虚拟疫苗设计被称为“免疫信息学”。与整个抗原相比，基于表位的疫苗是安全、无毒和稳定的候选疫苗，由来自不同抗原的选定组合表位组成，这为引发特异性和有效的免疫反应提供了一种有前景的策略。识别合适的表位以诱导有效的免疫反应是基于表位的疫苗设计的关键步骤。具有多个表位的工程构建体可以提高疫苗的抗原性和构造有效的免疫原性。

3种强大的工具，包括信息技术、分子生物学和庞大的基因组数据存储库，为疫苗设计提供了计算和生物信息学工具。研究人员可以在计算机条件下绘制出最有效的免疫优势成分，然后使用这些工具构建假设的蛋白质。为了改进研发过程和生产具有最小副作用的有效疫苗，在进行任何实验验证之前，对设计的疫苗进行计算机评估至关重要。虽然体液免疫反应不能有效根除幽门螺杆菌，但基于体液免疫设计的疫苗关键用于防止感染。宿主主要组织相容性复合体（major histocompatibility complex，MHC）将TCEs（来自抗原的亚肽）呈递给T细胞表面上的抗原特异性TCRs。基于脲酶B亚基（UreB）的疫苗先前在小鼠、猴子和人类中显示出对幽门螺杆菌的保护作用。迄今为止，已经进行了几次尝试来表征UreB（和其他免疫显性抗原）中的TCE及其与保护的相关性。使用基因组信息和生物信息学工具设计疫苗是一种称为反向疫苗学（reverse vaccinology，RV）的创新策略。RV识别微生物和过敏原的免疫原性并检查它们与免疫反应的相互作用。基因组、转录组、蛋白质组、疫苗组的功能域的融合，以及结构生物学、免疫分析、数学模拟和建模的开发，为疫苗设计铺平了道路。基于表位的疫苗被认为是安全的，因为负面作用的结构域（例如过敏原和毒素）被排除在外。选择适当的BCE和TCE对于刺激体液和细胞免疫至关重要，因为它可以保证基于表位的疫苗的效率。疫苗中加入了一种内置佐剂，作为一种传播系统以及一种传统的佐剂，通过刺激先天免疫和随后的适应性免疫来增强表位肽的免疫原性特征。适当的接头用于融合选定的表位和佐剂，它们保证了表位疫苗的功能。

由于准确选择抗原对于设计疫苗至关重要，因此目前的研究热点在于使用创新的RV方法以促进候选抗原的选择。选择抗原需要对潜在病原体基因组进行计算研究、高通量筛选，并使用数据分析策略。多种毒力因子参与感染因子诱导的发病机制。瞄准一个或多个潜力抗原可以诱导针对特定病原微生物的保护性免疫。在不触发细胞因子风暴或免疫耐受的情况下，确定具有诱导保护性免疫的可靠潜力的抗原的适当结构特性是最具挑战性的问题。可以使用免疫学和基因组信息来鉴定相关的蛋白质抗原，以达到预防和治疗的目的。表位识别通过CD 4^+细胞和（或）CD 8^+细胞识别新抗原，特别是在新出现和再出现的病原体中。在这方面，VaxiJen 2.0，即一种基于机器学习的技术，是一种RV服务器，它以一种与比对无关的方式预测保护性抗原。蛋白质的物理化学特性用于抗原分类，从而形成细菌、病毒或肿瘤蛋白质数据集，其中衍生模型可以预测整个蛋白质的抗原性。Jenner-Predict是一个基于决策树的软件，它使用细菌病原体的蛋白质组来预测候选蛋白质疫苗。最近开发了两个RV软件，包括Vacsol和Vacceed，它们基于决策树学习算法和使用机器学习技术的RV。在实验测定中发现和测试抗原被认为是传统疫苗学中的主要限制步骤。计算疫苗学利用高通量组学数据分析和机器学习工具可检测病原体中的功能模块和发病机制，从而预测保护性抗原和潜在的新抗原或新表位，以促进疫苗技术的发展。

病原体在自然界中存在多种抗原的拷贝，这种策略被用于表位疫苗的开发。异价疫苗的构建可以覆盖病原体抗原的多样性，匹配人类免疫系统的遗传多态性，降低病原体逃避免疫反应的风险，并可以针对一种或多种病原体的不同生命阶段。幽门螺杆菌通过几个步骤在人类宿主中定植、持续存在并引起严重疾病，指定含有各种抗原的多价和多阶段疫苗，可以涉及幽门螺杆菌定植和发病机制的不同方面，这是目前研究的主要方向。

三、选择抗原的主要方法

鉴定蛋白质表位有一些复杂的程序，包括Q-TOF和串联质谱、氢氘交换、酶联免疫吸附点测定、基于单克隆抗体的鉴定、X射线Co晶体学和噬菌体肽库。虽然这些昂贵且耗时的方法可以用计算机预测工具代替，但是计算机表位预测工具是对同源建模、蛋白质线程、分子对接技术以及结构结合基序的鉴定，分析潜在的BCE和TCE需要扩展免疫信息学领域的算法。此外，分析抗原肽-MHC分子的结合亲和力对于表位预测至关重要。TCE的预测取决于筛选特殊的Ⅰ类或Ⅱ类MHC等位基因以预测肽结合性状。

在鉴定抗原蛋白中的抗原决定因素（BCE）后，记忆B细胞被激活。因此，这些抗原表位是针对细胞外病原体的适当候选疫苗。在这方面，BCE的性质和类型是计算机BCE绘图中的挑战性主题。B淋巴细胞对两种形式的BCE具有很强的亲和力，包括连续（线性）和不连续（非线性）表位。构象型BCE（CBCEs）含有约90%的BCE，但尚不清楚有多少残基适合触发抗原肽与抗体副位点的结合。基于X射线晶体学和核磁共振图谱数据，具有不同数量氨基酸残基的抗原可能参与形成抗原-抗体复合物，其中较长的氨基酸残基与较短的氨基酸残基相比，对位点具有更强的亲和力，同时非常短的氨基酸残基无法形成具有适当副位的复杂结构。考虑一些关键提示可以优化免疫原性BCEs的计算机定位图：①使用具有适当长度的表位；②评估候选抗原3D结构中的亲水性、柔韧性、表面暴露和溶剂可及性；③使用多方法BCE预测程序；④利用基于网络的BCE预测工具的结果进行分子相互作用的分析，例如分子对接和分子动力学（molecular dynamics）模拟。

不连续表位预测工具基于对蛋白质抗原3D结构的评估来预测表位。Disco Tope 2.0是一种不连续的表位预测工具，通过合并表面可达性以及空间和氨基酸统计数据来起作用，从而区分表位和非表位位点。PEPOP作为CBCEs预测工具的另一个服务器，它利用蛋白质的3D结构，随后簇聚可能与构象表位相关的抗原的特定位点。结果表明，其新版本（PEPOP 2.0）设计的结构肽可以被靶向类似抗原的抗体识别。SEPPA是另一种CBCE预测因子，它使用残基三角形和“空间聚类系数”的单位贴片的新概念，分别找到蛋白质抗原表面的局部空间背景和表面残基的空间紧致性。基于CBCEs的三维结构，BCE预测器的识别功能基于精确的随机森林方法，虽然主要数量的BCE是不连续的，但是预测连续类型的表位需要不同的物理化学特征，并且它们的鉴定似乎更具挑战性。与TCE中几乎固定长度的核心相比，连续BCE的可变长度导致其预测困难。ABCPred用于预测连续的BCE，但其数据集很小，并且它将随机肽视为非BCE，这是两个主要缺点。BCPred是一个预测器服务器，支持向量机（support vector machine，SVM）的运行方式，将SVM技术与三肽相似性和倾向评分相结合，预测线性抗原表位。LBtope是另一个使用免疫表位数据库（immune epitope database，IEDB）的预测器服务器，该数据库对BCE和非BCE的实验数据进行编目。此外，CBtope作为基于SVM的预测因子，可利用物理化学性质以及氨基酸序列衍生的数据进行预测。

预测TCE有直接和间接两种方法，第一种方法根据从TCE的结构和序列中得出的数据预测表位，而第二种方法则根据预测与MHC结合的配体而起作用。由于间接方法是精确和具体的，研究人员使用得更多。间接的方法分为两组，包括：①与MHC-Ⅰ类（MHC-Ⅰ，$CD8^+$TCE）结合的配体用于内源性抗原的加工；②与MHC-Ⅱ（MHC-Ⅱ，$CD4^+$TCE）结合的配体用于外源性抗原的加工。为了处理内源性抗原，在识别后，蛋白酶体将抗原切割成更小的抗原肽片段；然后，与抗原加工蛋白复合物相关的转运蛋白（TAP-1/2异二聚体）将抗原肽转运至内质网；随后，MHC-Ⅰ类分子将它们呈递给细胞毒性T淋巴细胞（cytotoxic T cell，CTL）。蛋白酶体切割预测序列，预测人类蛋白酶体的裂解位点。TAP-Pred的开发是为了预测肽与TAP结合的亲和力，而且鉴定MHC-Ⅰ约束的TCE取决于对这种结合亲和力的预测。TAPHunter是一种基于SVM的系统，它利用氨基酸序列的局部数据来预测TAP结合配体。NetMHCons 1.1服务器集成了NetMHC、NetMHCpan和PickPocket 3种出色的方法，以准确预测配体与MHC-Ⅰ类分子的结合。NetMHC和NetMHCpan是基于人工神经网络（artificial neural network，ANN）的方法，使用94个MHC-Ⅰ等位基因和分别大于115000个定量的结合数据。PickPocket是一种基于基质的方法，它考虑了MHC分子之间的受体-口袋相似性，并使用94个不同的MHC等位基因。NetCTLpan是另一种工具，它使用基于定量基质（quantitative matrix，QM）的方法对47个具有至少15个配体的MHC-Ⅰ等位基因进行定量基质（QM），并集成了3个因素，包括肽MHC-Ⅰ结合预测、蛋白酶体C末端切割和TAP转运效率，以预测蛋白质序列中的CTL表位。依靠基于ANN和QM的方法，nHLAPred系统提供了可靠的预测结果。表面暴露的MHC结合肽由$CD8^+$T细胞检测，直接用CTLpred等方法可以预测MHC暴露肽与$CD8^+$T细胞之间相互作用的可行性。抗原性区域由外源性抗原加工中的MHC-Ⅱ复合物呈递，并被$CD4^+$T细胞识别。MHC-Ⅰ和MHC-Ⅱ的结构槽分别为封闭式和开放式。因此，MHC-Ⅱ结合配体的预测更具挑战性。大多数预测MHC-Ⅱ结合配体的工具都是基于机器学习技术开发的，例如ANN、SVM和隐马尔可夫模型（hidden markov model，HMM）。为了预测MHC-Ⅱ结合区域，ProPred方法使用定量矩阵，并通过定位混杂结合区域，有助于选择候选疫苗。另一个预测工具是EpiDOCK，其策略是使用基于对接分数的定量矩阵（DS-QM），该网络服务器使用同源建模和分子对接的方法来预测肽与MHC-Ⅱ分子的结合亲和力。NetMHC-Ⅱpan 3.1服务器用于预测肽与人和小鼠中MHC-Ⅱ分子的结合。有一些直接的方法可用于预测T辅助表位。IFNepitope和PREDIVAC是可以预测和设计干扰素-γ（IFNγ）诱导肽、MHC-Ⅱ结合配体和TCE的两种直接方法。

四、表位疫苗的优势和前景

尽管选择了最佳的BCE和TCE，但基于肽的疫苗的免疫原性较差。对疫苗的免疫反应的强度和持续时间是其中的关键问题。因此，需要选择的表位与合适的内置佐剂相结合以增强免疫反应。在选择表位之后，选择合适的内置佐剂具有挑战性，因为它应该模仿由自然感染自然释放的自然“危险信号”。全细胞疫苗含有有效的内源性危险信号蛋白，而基于表位的疫苗的功效取决于佐剂。佐剂的关键特性，如免疫特异性、生物安全性、生物相容性以及显著增强基于表位的疫苗的免疫反应的能力，可以克服基于表位的疫苗的局限性。在疫苗配方中使用佐剂可以减少抗原的剂量，也可以减少免疫方案中疫苗的剂量。佐剂通过降低抗原在储存或注射时对可能降解的敏感性来增强疫苗的稳定性。在基于表位的疫苗配方中加入适当的佐剂可提高其性能，包括间接扩展疫苗的长期记忆、增加抗体收集、增强老年人脆弱的免疫系统以及减少疫苗的剂量。基于临床研究，包括选择的表位、内置佐剂、缀合化学、接头的存在和缀合程度在内的几个因素会影响基于表位的疫苗的免疫原性。在设计基于表位的疫苗时，可以使用4种类型的内置佐剂：模式识别受体（PRRs：TLRs、NLRs、RLRs、CLRs）激动剂、病毒样颗粒（virus-like particle，VLP）载体平台、细菌毒素蛋白、新的潜在递送系。

表位疫苗还具备如下特性：将表位（肽）抗原视为经典药物的类似物，基于表位的疫苗完全使用化学合成方法制造；使用自动合成器和微波技术的应用，使得生产表位过程简单，时间和成本效益高；基于表位的疫苗的化学合成消除了与其他类型疫苗接种相关的生物危害风险；基于表位的疫苗是水溶性的，可冷冻干燥，并且不需要“冷链”来保持稳定性；定制表位使靶向治疗有了非常具体的目标。包含多个表位的单一表位疫苗可以针对不同的病原体、各种菌株和微生物生命周期的不同阶段；消除不希望的和多余的域，例如过敏原和毒素，显著减少过敏和（或）自身免疫反应，并使这些疫苗安全。除了提到的优点之外，还有一些与这种疫苗接种方法相关的缺点必须克服。肽是非常差的免疫原，使用佐剂（免疫刺激剂）或至少一种递送系统可以弥补这种内在缺陷。与折叠蛋白（亚单位疫苗）相比，这些候选疫苗对酶降解非常敏感。作为亚单位疫苗，基于表位的疫苗通常不会被整个远交种群（例如人类）同等认可。尽管基于表位的疫苗通常被认为是安全的，但正如其他免疫疗法（例如单克隆抗体和T细胞疗法）所报道的那样，细胞因子风暴是一种可能的副作用。传统疫苗中的减毒活疫苗或灭活病原体含有各种抗原，包括以多糖和蛋白质为基础的抗原。然而，只有其中一些可以诱导保护性免疫。每种蛋白质都由多种可能的免疫原性表位组成，但是所有这些表位并非都是必需的，这一发现引起了人们对开发基于肽的疫苗的兴趣。除了简单的氨基酸序列外，选定的表位应模拟天然蛋白质内免疫原性表位的构象。计算模型为定位和绘制蛋白质内免疫原性表位的构象提供了强大的工具。虽然肽或多糖在病原体表面具有更强的免疫原性，但以肽或多糖为基础的免疫原性较弱。因此，在给药时，佐剂的存在是必要的。此外，单个表位或小分子肽与整个蛋白质或整个病原体相比是弱免疫原。将多个表位整合到单个构建体中是增加免疫原性和抗原性的有效策略。

综上所述，表位疫苗是根据幽门螺杆菌定居和发病机理的不同方面筛选适当抗原以及肽接头，和内置佐剂融合后产生优异的治疗效果，且副作用很小。幽门螺杆菌体外培养的困难、高遗传变异和针对完整抗原中弱表位的不利免疫反应是其他疫苗策略的主要缺点，表位疫苗则可以克服这些缺点。同时，降低生物危害的风险、设计精确的配方、节省时间和成本，以及诱导最强的免疫和最小的副作用是基于表位的疫苗的优势。鲁兹（Ruz）等人采用不同的免疫信息学方法，共筛选出幽门螺杆菌G27株鞭毛蛋白基因（FlaA）和UreB的15个表位，并预测了这两种蛋白的构象以及表位。通过电子克隆验证了疫苗的有效性。所设计的疫苗能够靶向抗原呈递细胞，并具有高效抗幽门螺杆菌的能力，这为将来开发高效的幽门螺杆菌疫苗提供了参考。有学者通过将HspA截为5个片段，确定抗原免疫显性肽的位置。鉴定了两个新的B细胞表位，涵盖HspA的氨基酸，即HP11和HP19，它们都是高度保守的表位，具有良好的抗原性和免疫原性。有学者设计了一种称为LHUC的多价疫苗，它由佐剂LTB以及来自UreB、HpaA和过氧化氢酶的3个Th细胞表位和5个B细胞表位组成。在BALB/c小鼠的实验中，口服接种LHUC对抑制细菌定植有明显的防治效果。

表位疫苗虽有广阔的前景，但目前尚未筛选出真正有效的抗原，其研发也面临着其他诸多挑战，例如需要更好的佐剂和载体，抗原加工和呈递过程中的免疫原性低，对酶促降解的敏感性等。这需要免疫信息学等技术的更进一步发展，同时也需要继续深入探究H.pylori感染与宿主体内的免疫机制，以便能够更好地设计疫苗策略。

第三节　AI及卷积神经网络技术

一、概述

人工智能（AI）是指一种基于机器的智能，它能够模仿人类的认知功能，例如学习和决策。机器学习（machine learning，ML）是一种人工智能形式，由一种教学算法组成，用于识别数据模式，并利用数据预测新数据。为了预测结果，机器学习算法需要接触不同的示例数据集。深度学习（deep learning，DL）是一种高级的ML方法，它使用人工神经网络层来分层结构数据，并在没有人工帮助的情况下提取特征。与人脑类似，DL方法通过在将不同概念的信息分配给特定类别之前分析它们来处理任务。与需要人工干预来纠正错误的传统ML算法不同，DL具有从错误中学习的能力。DL技术的这种自学能力使其可以随着数据暴露的增加而提高其性能。在医学领域，近年来生物医学数据的广泛可用性导致了大数据时代的到来。

医生面临的挑战已从收集数据转向有效分析数据。人工智能是机器学习和展示智能的能力。在精准医疗时代，人工智能可以更有效地将大数据转化为临床可操作的见解，减少不可避免的错误，以提高诊断的准确性，进行实时预测，甚至在出院后提供指导。人工智能正在彻底改变和重塑癌症管理。

白光内窥镜活检是检测和诊断上消化道病理学的金标准。然而，有压倒性的证据表明，主要基于眼球可视化的方法是有缺陷的。由于取样错误，活检取样可能会出现问题。癌症漏诊率与经验不足的内镜医师和较小的病变有关。当经验不足的内镜医师使用窄带成像（NBI）等先进成像技术时，其检测消化道癌症的灵敏度较低 。内窥镜中最广为人知的DL方法基于卷积神经网络（CNN），由主要用于图像识别和分类的神经网络架构组成。随着计算能力和大数据访问能力的进步，CNN已成为一种很有前途的医学成像工具。与数据挖掘相比，机器学习更关注算法的设计，使计算机能够从数据中“学习”规则并使用现有记录来推断未知数据。CNN在图像识别方面表现出色，是目前机器学习领域的热门话题。深度学习在各种眼科疾病的识别和诊断中取得了惊人的成果，以CNN为代表的机器学习在图像识别、图像分割、图像理解等领域都有卓越的表现。医疗卫生领域发展迅速，可以利用各种医学影像数据训练模型。

通常，CNN由卷积层、池化层和全连接层组成。卷积层通过在图像上滑动卷积核来提取不同类型的特征信息。每个卷积核本质上是一个信号滤波器，用于提取特定类型的特征。通过多个卷积层和非线性激活函数的组合，获得了包含足够信息的复杂特征（多视图特征的组合）和描述符。常见的池化操作包括最大池化和平均池化，它使用一个区域的平均值或最大值来表示这个区域，从而降低维度以方便下游计算。最近，研究人员设计了许多新的网络结构和模型，例如VGG、Inception、Residual和Skip Connection。CNN的架构是通过调整卷积核的大小和卷积层的连接方式来演进的，这使得CNN不仅更深，而且更宽。而且网络越深，CNN提取特征的能力越强。许多相关技术被同时提出来提高CNN的性能，包括Dropout、数据增强、批量归一化、标签平滑和各种类型的激活函数。跳层连接被证明是一种重要的结构，它极大地改善了深度学习模型的训练过程。通过跳层连接将浅层结构连接到深层结构，可以避免误差反向传播中的梯度消失。因此，提取了更多抽象和丰富的信息。重用特征减少了前向传播中关键信息的丢失，提高了对微目标和微特征的识别。跳层连接主要包括ResNet中的残差结构和DenseNet中的密集块结构。首先，该算法受制于大部分非内窥镜标记图像的大型数据集，这些标记的图像通常是从开放访问数据库中获得的，例如ImageNet；其次，该算法需要使用标记的内窥镜图像数据集进行训练和验证；最后，当性能足够时，需要对算法进行测试。上消化道内窥镜检查中的计算机辅助检测（CAD）系统是专门开发的ML方法，用于帮助内窥镜医师改进病理学的检测方法和分期方法，包括疾病的早期阶段的检测和最佳活检部位的选择。

二、AI及卷积神经网络技术的应用

目前，AI及卷积神经网络技术已经在各方面临床活动中扮演愈加重要的角色。

（一）组学数据分析

最近，组学、多组学和组间组学实验取得了重大进展。它们可以为个体提供丰富的与基因组、microRNA、蛋白质和代谢谱相关的生物信息分子特征分析。如何充分利用这一“大数据”，是精准医疗时代研究人员和医生面临的新挑战。在慢性胃炎和胃癌中，基于人工智能的组学分析已被用于发现早期检测的生物标志物、子类型、治疗指导，并预测疾病的复发率和患者的生存率。在未来的癌症管理临床实践中，将组学数据与临床信息相结合是必要的。

（二）Hp感染的诊断

Hp感染可诱发肠化生和萎缩性胃炎，可能导致肠型胃癌的发生。Hp感染的症状包括萎缩、黏膜肿胀、弥漫性发红、皱襞扩大和结节。然而，进行内窥镜诊断既困难又耗时。据报道，即使使用传统的内窥镜图像，人工智能辅助内窥镜诊断也具有高灵敏度和特异度。在一项前瞻性研究中，建议将图像增强内窥镜检查（IEE）作为Hp感染检测的一种有希望的方法。

最近，基于深度学习的计算机辅助系统报告了将Hp感染分为未感染、当前感染和根除后共3种分类状态。

（三）早期胃癌的诊断

晚期胃癌的5年生存率为5%～25%，但早期胃癌（EGC）可达到90%。早期发现胃癌和癌前病变是提高生存率的关键策略。内窥镜检查已广泛用于胃癌的筛查。然而，由于易受认知和技术因素的影响，EGC的图像诊断困难且主观。提高诊断准确性的一个有效的方法是使用IEE，例如蓝色激光成像（BLI）和窄带成像（NBI），它们比传统的白光成像更有效。人工智能辅助评估可以提供更好的客观方法来提高诊断准确性，并避免不必要的活检。最近，许多研究都集中在EGC的检测上。卷积神经网络（CNN）系统可以在通过传统和放大内窥镜检查获得的图像上定量识别EGC，并且它最近在使用视频图像实时诊断和描绘EGC方面显示出巨大的潜力，可用于将EGC与正常组织或胃炎进行分类。结果表明，CNN系统的性能与专家系统的性能相似，但与非专家系统相比，它更胜一筹。此外，AI的检测速度比内窥镜医师的检测速度更快。日本首先开发了一种具有深度卷积神经网络（DCNN）的新型系统来检测EGC和胃的位置而没有盲点。这些实验研究促进了人工智能的快速发展，具有应用于临床实践的潜力，但是还有一些限制。通过使用“真实世界”验证模型，可以看出需要更改的图像和视频。在进一步改进后，可以预期更高的性能。

胃黏膜萎缩是胃癌进展的关键阶段，而萎缩程度是胃癌的重要危险因素。因此，早期诊断萎缩性胃炎对于预防胃癌的发生发展具有重要意义。在临床内窥镜检查中，患者是否会进行内镜活检取决于内镜医师的经验。如果医生认为患者的胃黏膜萎缩，则患者会进行内镜活检以获得明确的结果；否则，不需要内镜活检。然而，内镜诊断萎缩性胃炎的灵敏度为42%，这导致CAG的漏诊率很高。此外，病理活检的准确性在很大程度上取决于医生在选择活检黏膜位置和深度时的经验。新悉尼系统的慢性胃炎分类指南要求胃镜检查至少进行5次活检，多点活检会增加胃外伤和出血的风险，如果患者正在服用阿司匹林等药物，则无法进行活检。此外，活检成本高且耗时。

近年来，色素内镜结合放大内镜和激光共聚焦显微镜已成为慢性胃炎诊断和鉴别诊断的重要工具。然而，这些先进的内窥镜技术只能提供胃肠道黏膜表面的图像。因此，诊断的准确性仍取决于经验丰富的内镜医师的规范操作和大量病理黏膜的积累。医疗专业人员需要胃镜检查来检测患者的胃病。在长期的医疗实践中，医院积累了大量的胃镜图像，为CAG的计算机辅助诊断提供了丰富的数据，让医生有机会通过深度学习研究胃镜图像。研究人员已经开始使用深度学习算法来检测胃癌、胃息肉和胃糜烂等疾病，例如使用胶囊内窥镜记录胃肠道内窥镜视频，然后使用CNN和彩色小波特征识别胃肠道息肉，这优于以往基于颜色、位置和纹理特征（如颜色直方图和局部二值模式）的研究方法。使用深度学习模型从内窥镜视频帧中诊断结直肠息肉和腺瘤，从结肠镜检测视频中识别息肉等。与息肉和肿瘤的形态特征相比，黏膜萎缩的形态特征较为细微，不易观察，使得萎缩性胃炎的计算机辅助诊断具有挑战性。科学家们采用深度学习技术对萎缩性胃炎的病理图像进行分类诊断，使用临床和生物学变量，以及人工神经网络和线性破坏性分析来构建决策支持系统，无须内镜即可诊断萎缩性胃炎，该系统实现了100%的高准确率。然而，CAG与基因表达和饮食习惯密切相关。特别是在东亚和欧洲，CAG的特点有很大不同。因此，这种方法在东亚并未被广泛使用。

萎缩性胃炎患者无特异性症状，甚至无明显主诉。在东亚地区，胃镜检查和病理活检仍是诊断胃病的主要方法。然而，在使用胃镜检查CAG与计算机辅助筛查方面仍然存在差距。因此，不断发展和利用深度学习辅助胃镜筛查CAG非常重要。CNN-CAG模型将有望大幅减轻内窥镜医师的负担，有助于简化诊断程序、降低医生和患者的成本。

（四）数字病理学和人工智能

整个幻灯片图像（whole slide image，WSI）是载玻片的数字对应物。WSI的出现使得人工智能技术在病理分析中的应用成为可能。在胃癌中，基于深度学习的神经网络已被用于肿瘤分类、区分入侵的深度、预测微卫星的不稳定性，但是必须执行大量工作来完善模型。在数字病理学中，人工智能辅助分析已应用于更广泛的领域，例如癌症检测、分割、突变分类、临床结果预测和药物发现。在精准肿瘤学时代，病理学与肿瘤学的融合需求增加。

（五）出血检测

对于反复出血的患者，需要反复进行内镜检查。目前，已经开发了人工智能模型来识别这些患者。用于胃隐血检测的自动胶囊系统为EGC的筛查提供了新的机会。

（六）手术和人工智能

人工智能在外科手术中的应用可能会以计算机辅助人类改进的形式出现。手术培训和技能评估是手术非常重要的方面。目前，已经在使用机器学习（ML）方法评估机器人的手术技能。未来，人工智能有望在手术各个程序中发挥作用。术前临床数据可以通过人工智能进行分析，为手术和术后结果建立针对患者的风险预测模型。可以使用人工神经网络（ANN）预测胃癌的术后并发症。术中进展可以将EMR数据与手术数据整合，以提供实时指导并避免不良事件。术后数据可以与患者住院的数据相结合，以促进他们的癌症管理。此外，未来可能会出现可以在人类监督下执行某些外科手术的自主机器人。

（七）深度学习和卷积神经网络的人工智能

食管胃十二指肠镜检查中的白光成像是早期诊断胃黏膜病变最敏感的方法。然而，仅靠白光成像有时难以准确诊断早期胃癌，尤其是对于小病灶。最近开发的图像增强内窥镜技术——窄带成像放大内窥镜（ME-NBI）检查对于EGC的ME-NBI诊断有一定帮助。有学者提出的血管加表面分类系统（vascular plus surface classification system，VSCS）已被前瞻性地证明在区分EGC和非癌症病变中可能需要更少的活检来诊断。最近，EGC的放大内窥镜简单诊断算法（MESDA-G）已被提出作为一个统一的系统ME-NBI诊断EGC。VSCS是一种重要的诊断算法，是MESDA-G的基础算法，已在日本用于ME-NBI诊断，这些优势已从内窥镜专家获得的结果中得到。尽管ME-NBI被认为对临床实践作出了巨大贡献，但获得使用VSCS进行ME-NBI诊断的技能需要大量的专业知识和经验。虽然有报道称电子学习系统是训练ME-NBI诊断的有效工具，但仍需要进一步发展诊断技术。

深度学习（DL）技术作为一种最优的机器学习方法迅速受到人们的关注，人工智能（AI）在医学上的应用也被学者们广泛探索。在上消化道内窥镜领域，人工智能有望帮助人们解决目前可用的成像技术难以克服的临床障碍。上消化道AI辅助内镜诊断系统已有多种报道，其中胃区很多与胃癌和幽门螺杆菌感染状况的检测有关。最近，一些报告评估了计算机辅助诊断（CAD）系统对使用AI进行EGC的ME-NBI诊断的有效性，这些结果的准确度几乎等于或略低于先前报道的ME-NBI诊断的准确度。最大放大倍率的水浸技术也已投入使用，并报告了在被认为难以诊断的幽门螺杆菌根除后状态的胃癌病例中具有出色的诊断准确性。然而，到目前为止，人工智能系统并没有投入临床的诊疗工作中，所有研究都是通过回顾既往的病例来评估AI辅助的CNN-CAD系统的诊断准确性，该系统应用于使用最大放大倍率的水浸技术捕获的成像数据，需要更多构建了基于ME-NBI图像的AI辅助的CNN-CAD系统来诊断EGC和胃炎，并评估AI辅助的CNN-CAD系统的诊断准确性。

在日本的研究中，AI辅助的CNN-CAD系统需要60 s来分析2300张测试图像。CNN的总体准确率、灵敏度、特异度、阳性预测值和阴性预测值分别为98.7%、98%、100%、100%和96.8%。所有误诊的EGC图像均为低质量或表面凹陷和肠型黏膜内癌，即使是经验丰富的内镜医师也难以将其与胃炎区分开来。可以得出结论，AI辅助的CNN-CAD诊断EGC ME-NBI系统可以在短时间内处理大量存储的ME-NBI图像，具有较高的诊断能力。

尽管先前报道的大多数AI诊断研究都是回顾性的，但仅使用高质量的静止图像，低质量图像的DL有望提高AI诊断系统实现的准确性。期望使用这种方法提高诊断准确性当然是合理的，不过，由于现在开发的人工智能辅助系统已经达到了极高的诊断准确率，因此开发一种只使用高质量图像的方法，以获得更高的诊断准确率，似乎更为有效和实用。因此，认为有必要引入新的诊断系统以仅使用适合诊断的高质量图像。其余的假阴性是难以与肠化生或胃炎区分开来的病变，将来DL有助于提高难以诊断的病例诊断的准确性并降低EGC的诊断局限性，这肯定会减少假阴性并显著提高阴性预测值。

目前尚不清楚研究中开发的AI辅助的CNN-CAD系统具体评估了图像的哪些属性，然而通过使用热图，能够确认AI系统关注图像的哪些部分，AI辅助的CNN-CAD系统评估的区域似乎是血管密度高且直径不均匀的区域。因此，推测人工智能辅助系统可能会更加关注呈现不规则形状血管的区域。由于VSCS原则上也以黏膜微血管增粗（MVP）为重点进行诊断，如果AI辅助的CNN-CAD系统重视MVP，则可以推断AI辅助的CNN-CAD系统可能会以类似于内镜医师的方式进行诊断。如上所述，有两篇关于ME-NBI使用AI 20，21诊断胃癌的报道，研究中开发的AI辅助诊断系统显示出比这些研究获得的更高的诊断准确性。最重要的区别是，这些研究中采用的ME-NBI观察方法不同。研究中使用的最大放大倍率的水浸技术可以消除光晕，从而产生聚焦完美、清晰、锐利、质量均匀的图像，适用于内窥镜诊断，因此这些图像是人工智能辅助诊断的最佳选择。由此可知，与其他可用的人工智能诊断系统相比，AI辅助的CNN-CAD系统表现出较低的假阴性检测率、较低的信息量、成像数据类别的变化水平。

从目前的研究可见，AI辅助的CNN-CAD系统对EGC的ME-NBI诊断具有很高的诊断准确性，而且效率令人惊讶。AI辅助的CNN-CAD系统可能具有未来应用于实际临床环境的巨大潜力，我们只分析静止的ME-NBI图像。因此，日本方面计划展示AI辅助的CNN-CAD系统对医学视频的有用性，这有助于在ME-NBI期间实时诊断EGC。我们希望AI辅助的CNN-CAD系统能够在不久的将来支持我们在日常临床实践中进行EGC的ME-NBI诊断。

三、其他优势、局限和不足

随着新技术在其他行业中的普及，在内窥镜检查中采用人工智能的趋势是不可避免的。人工智能技术带来的这种范式转变有几个优点：人工智能可能会提高普通内窥镜医师检测和光学诊断的能力，从而可能缩小普通内窥镜医师与专家之间的差距；它还有可能帮助内窥镜专家评估复杂的早期上消化道癌症，如浅表食管鳞癌、早期肿瘤性巴雷特（Barrett）病灶和EGC；一个准确的人工智能系统有可能与“实时反馈工具”相结合，然后可以训练内窥镜医师识别和表征病变。基于图像的AI的最大限制是训练、验证和现实生活都需要高质量的图像应用。许多验证研究无意中排除了质量次优的图像，从而导致预选偏差。AI中的可靠结果取决于最佳的检查技术，其中可能包括长时间检查和操作人员的专业知识（例如，如何使用放大镜）。尽管已经完成了许多使用AI检测和诊断上消化道癌症的研究，但这些研究通常是不受控制的，并且在内窥镜检查期间没有实时进行。因此，与获得的图像的计算机分析相关的长等待期是另一个缺点。然而，在可预见的未来，这可能会随着计算能力的提高而出现更复杂的算法而改变。

人工智能在内窥镜检查中的应用存在潜在的缺陷。使用人工智能技术训练的下一代内窥镜医师可能会依赖人工智能进行诊断和治疗，必须注意避免使内窥镜医师的认知能力丧失，不能将下一代内窥镜医师培训为没有理解视觉信息所需能力的技术人员。人工智能的作用必须是增强认知，而不是取代认知。尽管目前的研究已经显示出人工智能在辅助内窥镜诊断方面的巨大潜力，但深度学习算法决策过程的逻辑中存在着人类难以理解的“黑匣子”。人工智能可能会犯错误，这与人类不同，这些可能是不可预测和无法解释的。可能值得使用AI进行初步筛选，识别感兴趣的区域并预测组织学，但要让人类作出最终决定，在实践中实现人机协作。当前的人工智能技术有能力与内窥镜医师的诊断技能相匹配，并且随着时间的推移，最终可能会增强到超过该领域专家的能力。鉴于这种技术的改进，对漏诊癌症和误诊病理的责任归属可能会受到人们的质疑，这很可能最终会落在内镜医师的身上。人工智能技术的应用有助于增强诊断技能，但不能弥补内窥镜技术不佳的不足。

第四节　新技术

一、基质辅助激光解吸/电离飞行时间质谱

基质辅助激光解吸/电离飞行时间质谱（matrix-assisted laser desorption/ionization time of flight mass spectrometry，MALDI-TOF-MS）是一种新的、精确的、低成本的方法，它使用多种形式的特定生物标志物识别分子的复杂特征。与其他常规测试相比，该技术的主要优点是程序快速且费用较低、准确性和灵敏度高，可以识别幽门螺杆菌的新物种，区分幽门螺杆菌的可能种类，并可诊断耐药性，而分析需要少量微生物生物质。

此外，研究结果证明该方法可用于分析均质细菌培养物或微生物混合物。田中耕一（Koichi Tanaka）在20世纪70年代提出并开发了基于来自质谱的肽谱的细菌物种鉴定，弗朗茨·希伦坎普（Franz Hillenkamp）和迈克尔·卡拉斯（Michael Karas）在20世纪80年代对其进行了改进。2000年，微生物实验室引入了一种技术，用于鉴定包括细菌和真菌在内的病原体种类。来自培养板的单个菌落可以直接应用到MALDI目标板上，并带有用于测试的基质溶液（HCCA）。能量以激光束的形式提供给样品以电离分析，从而产生不同的质子化离子；然后，离子在恒定电位下被加速，并在它们沿着飞行管行进时根据它们的重量相互分离。到达飞行管末端的检测面板所需的时间可以用于计算飞行时间。指纹光谱在2000～20000 m/z范围内，反映了细菌细胞的复合蛋白质组，用于识别病原体。因此，基于特定质谱的比较，使用基质辅助激光解吸/电离飞行时间质谱直接进行细菌分析被认为是细菌物种鉴定和亚型分类的准确方法。

细胞成分的混合物主要是蛋白质和肽，可以直接从完整细胞中获得，无须事先分离细胞成分。通过检测肽和蛋白质的确切质量/电荷比，可以从所有可访问的物种中开发出主要的光谱图谱，从而形成特定生物标志物分子的复杂指纹数据库。数据库通过该程序鉴定的螺杆菌种类有24种，其中大部分属于胃肠型，只有少数属于胃嗜型。数据库的查询结果显示为按“分数”排列的微生物列表，最高分显示实验质谱与数据库中找到的质谱之间的最佳匹配。测试分类的算法有遗传算法、几何算法、信息算法和统计分析算法。同一螺杆菌种的分离株可能不同。最近，使用MALDI-TOF-MS鉴定了来自10种不同螺杆菌种的93株胃螺杆菌，以提供更全面的螺杆菌参考库。基于嵌入独特程序MBT Compass Explorer 4.1中的相似性，矩阵构建树状图用于评估物种内的物种分化和光谱多样性。应该指出的是，为这项调查收集分离物花了20多年的时间。根据布鲁克（Brooker）的建议，最新的MALDI Biotyper数据库无法可靠识别物种级别在属以下的数据。在完成内部的螺杆菌数据库后，正确的物种鉴定基于次优匹配。另一项利用MALDI-TOF-MS的有趣技术表明，由于幽门螺杆菌定植与胃上皮状况相关，微生物群发生了改变，这意味着微生物群在胃病的发生和进展中具有潜在的功能。在幽门螺杆菌感染后发现了奈瑟菌科、链球菌科、肠杆菌科和乳酸杆菌科，尽管革兰氏阳性菌如丙酸杆菌科、粒状杆菌科、芽孢杆菌科和棒状杆菌属被去除。MALDI-TOF-MS也是检测细菌对抗菌药物耐药性的有效工具。在多微生物样品的情况下，存在一些人类来源的蛋白质，这种技术的使用是有限的。取而代之的是，一些临床标本可以直接从血液和脑脊液中提取。

虽然MALDI-TOF-MS具有一些优点，例如可作为一种快速准确的微生物鉴定技术，但它也有一些缺点。最显著的缺点是在分析之前必须培养细菌，这会减慢识别程序。此外，一方面，幽门螺杆菌具有难以在体外分离和培养的特点，MALDI-TOF-MS光谱质量也被证明受培养程度的影响；另一方面，细菌的微生物生理学和蛋白质表达谱可能会受到生长条件和培养基种类的影响，导致MALDI-TOF-MS的指纹图谱发生变化而影响测定。

二、生物传感器

生物传感器旨在将生物识别组件（生物受体）与传感器相结合，将生物活性转化为量化信号。根据识别机制，生物检测系统分为生物催化系统和生物亲和系统。在生物催化系统中，生物受体是蛋白质、酶，甚至是整个细胞，与分析物发生催化反应。生物受体（适配体、抗体等）和分析物之间的特异性结合也可能发生。生物元件的固定化是生物传感器设计的关键步骤。因此，已经采用了广泛的固定方法。考虑到转导机制，生物传感器可分为电化学、压电和光电等。

如今，考虑到纳米技术的优势，纳米（生物）传感器的概念得到了发展。不同类型的纳米粒子（尤其是金属）和碳基纳米材料被精心设计，目的是通过将它们结合到传感器中来提高性能。许多类型的肽、蛋白质和核酸可以与纳米颗粒（nanoparticles，NPs）形成复合物，并进一步利用它们来检测和放大生物识别事件，因为它们具有较大的表面积、较高的灵敏度和较强的选择性。纳米（生物）传感器的概念被开发为一种先进的幽门螺杆菌检测工具，具有多种优势：操作简单、快速，成本效益高，仪器便携和小型化，样本量小，高度敏感，选择性强。新开发的纳米（生物）传感器专注于分子识别元件，例如合成功能性DNA分子，即对通过体外选择或通过指数富集的配体系统进化（systematic evolution of ligands by exponential enrichment，SELEX）获得的DNA适体和DNAzyme进行实时分析。在与主要挑战相关的背景下，为开发新型的DNA生物传感器作出巨大的努力，可有助于促进H.pylori感染的快速识别和早期治疗致命病例。芯片实验室设备的发展在检测速度、便携性、低成本和智能仪器集成方面提供了新的视角和重要优势。人们普遍认为，随着基于纳米技术的生物传感器的发展，智能传感器已经彻底改变了采集程序和医疗决策，允许连接到可穿戴设备，并将数据无线传输到智能手机。

这种新颖的方法包括一个基于一体式传感系统的智能医疗保健监控系统，用作便携式自我诊断设备。在不久的将来，预计这些智能设备将作为各种分析物或生物标志物的商业产品出现在市场上。

三、微粒和纳米颗粒

微粒（microparticles，MPs）和纳米颗粒（NPs）的独特物理化学性质，即它们的小尺寸和高表面积与体积比，是它们在治疗微生物感染和克服抗生素耐药性问题方面的潜在应用的基础。与经典的抗生素治疗相比，可以操纵这些颗粒的大小和形状及其特定配体，从而增加治疗效果，减少副作用，并伴随治疗依从性。具体来说，NPs的小尺寸使它们能够超越大多数生理屏障，并且高表面积与体积比允许增加与病原体膜和细胞壁的相互作用的潜力。抗生素或其他药物可以通过化学偶联吸附或封装加载到颗粒的外部或内部，然后可以输送到感染部位。通过这种方式，这些颗粒可以保护抗生素免受胃酸性pH值的降解和病原体的耐药机制的影响，从而延长其在感染部位的保留时间，并促进抗生素安全有效地向细菌输送。

天然多糖（如壳聚糖）的MPs已经构成了有吸引力的胃药物输送系统，以对抗幽门螺杆菌，这主要是由于它们的生物相容性和抗菌特性以及它们的黏膜黏附性允许药物在胃中的保留时间增加。使用载有阿莫西林的壳聚糖迷你片（mini tablet，MT）、纳米颗粒或水凝胶获得了令人欣喜的结果。已有研究人员设计了不同比例的脂质聚合物、壳聚糖迷你片（MT）和脂质或聚合物NPs（LPN），以封装和控制阿莫西林的释放时间。在大鼠中研究了最佳MT和LPN制剂的抗菌活性和口服药代动力学，与市场参考片剂相比，显示出更大的相对生物利用度。在另一项旨在改善阿莫西林在胃中的停留时间的研究中，壳聚糖或聚（丙烯酸）颗粒与超顺磁性氧化铁NPs和阿莫西林共同负载，被用作幽门螺杆菌根除治疗的药物纳米载体。体外和体内结果表明，所设计的NPs具有生物相容性，能够保持阿莫西林对幽门螺杆菌的生物膜抑制和杀菌作用。体外黏膜黏附和黏液渗透测定表明，由于壳聚糖的黏膜黏附特性，药物在暴露于磁场后黏附并迅速穿透胃黏液层。此外，通过施加磁场可以延长药物在小鼠胃中的停留时间，并且阿莫西林释放可以在黏液层中持续，从而保护抗生素免受胃酸的破坏，进而避免使用更高剂量、多种抗生素或多种剂量。体内研究表明，对pH敏感和耐酸的聚乳酸-共乙醇酸NPs能够保护抗菌药物免受胃酸环境的侵害，并成功递送它们以根除感染部位的幽门螺杆菌，为将它们作为口服纳米载体来使用开辟了新的前景。

（张德奎）

参考文献

[1] LIU S, LIU J W, SUN L P, et al. Association of IL10 gene promoter polymorphisms with risks of gastric cancer and atrophic gastritis[J]. Journal of International Medicine Research, 2018,46(12): 5155–5166.

[2] DARGIENE G, STRELECKIENE G, SKIECEVICIENE J, et al. TLR1 and PRKAA1 gene polymorphisms in the development of atrophic gastritis and gastric cancer[J]. Journal of Gastrointestinal and Liver Diseases: JGLD, 2018,27(4): 363–369.

[3] SUTTON P, BOAG J M. Status of vaccine research and development for Helicobacter pylori[J]. Vaccine, 2019,37(50): 7295–7299.

[4] STUBLJAR D, JUKIC T, IHAN A. How far are we from vaccination against Helicobacter pylori infection?[J]. Expert Reviews of Vaccines, 2018,17(10): 935–945.

[5] DOS S V I, CORDEIRO S M, SANTOS M H, et al. Vaccine development against Helicobacter pylori: from ideal antigens to the current landscape[J]. Expert Reviews of Vaccines, 2021,20(8): 989–999.

[6] VAILLANT L, OSTER P, MCMILLAN B, et al. GM-CSF is key in the efficacy of vaccine-induced reduction of Helicobacter pylori infection[J].Helicobacter, 2022,27(2): e12875.

[7] PARVIZPOUR S, POURSEIF M M, RAZMARA J, et al. Epitope-based vaccine design: a comprehensive overview of bioinformatics approaches[J]. Drug Discovery Today, 2020, 25(6): 1034–1042.

[8] VILELA RODRIGUES T C, JAISWAL A K, DE SAROM A, et al. Reverse vaccinology and subtractive genomics reveal new therapeutic targets against Mycoplasma pneumoniae: a causative agent of pneumonia[J]. Royal Society Open Science, 2019,6(7): 190907.

[9] DEMOLOMBE V, DE BREVERN A G, FELICORI L, et al. PEPOP 2.0: new approaches to mimic non-continuous epitopes[J]. BMC Bioinformatics, 2019,20(1): 387.

[10] JENSEN K K, ANDREATTA M, MARCATILI P, et al. Improved methods for predicting peptide binding affinity to MHC class Ⅱ molecules[J]. Immunology, 2018,154(3): 394–406.

[11] MOHAMMADZADEH R, SOLEIMANPOUR S, PISHDADIAN A, et al. Designing and development of epitope-based vaccines against Helicobacter pylori[J]. Critical Reviews of Microbiology, 2022, 48(4): 489–512.

[12] RU Z Y, YU M K, ZHU Y J, et al. Immmunoinformatics-based design of a multi-epitope vaccine with CTLA-4 extracellular domain to combat Helicobacter pylori[J]. FASEB Journal, 2022,36(4): e22252.

[13] ZHANG X, SANG S L, GUAN Q, et al. Identification of B-cell Epitopes of HspA from Helicobacter pylori and detection of epitope antibody profiles in naturally infected persons[J]. Vaccines, 2021,10(1): 65.

[14] XIE W W, ZHAO W F, ZOU Z, et al. Oral multivalent epitope vaccine, based on UreB, HpaA, CAT, and LTB, for prevention and treatment of Helicobacter pylori infection in C57BL/ 6 mice[J]. Helicobacter, 2021,26(3): e12807.

[15] YU H G, SINGH R, SHIN S H, et al. Artificial intelligence in upper GI endoscopy-current status, challenges and future promise[J]. Journal of Gastroenterology & Hepatology, 2021,36(1): 20–24.

[16] TOKAT M, VAN TILBURG L, KOCH A D, et al. Artificial intelligence in upper gastrointestinal endoscopy[J]. Digestive Diseases, 2022,40(4): 395–408.

[17] HUANG Y, ZHU J, LI W S, et al. Serum microRNA panel excavated by machine learning as a potential biomarker for the detection of gastric cancer[J]. Oncology Reports, 2018,39(3): 1338–1346.

[18] CHEN T, ZHANG C, LIU Y Q, et al. A gastric cancer LncRNAs model for MSI and survival prediction based on support vector machine[J]. BMC Genomics, 2019,20(1): 846.

[19] NAKASHIMA H, KAWAHIRA H, KAWACHI H, et al. Artificial intelligence diagnosis of Helicobacter pylori infection using blue laser imaging-bright and linked color imaging: a single-center prospective study[J]. Annals of Gastroenterology, 2018,31(4): 462–468.

[20] BRAY F, FERLAY J, SOERJOMATARAM I, et al. Global cancer statistics 2018: GLOBOCAN estimates of incidence and mortality worldwide for 36 cancers in 185 countries[J].CA: A Cancer Journal for Clinicians, 2020,70(4): 313.

[21] HORIUCHI Y, AOYAMA K, TOKAI Y, et al. Convolutional neural network for differentiating gastric cancer from gastritis using magnified endoscopy with narrow band imaging[J]. Digestive Diseases & Sciences, 2020,65(5): 1355–1363.

[22] IKENOYAMA Y, HIRASAWA T, ISHIOKA M, et al. Detecting early gastric cancer: Comparison between the diagnostic ability of convolutional neural networks and endoscopists [J]. Digestive Endoscopy, 2021,33(1): 141–150.

[23] WU L L, ZHOU W, WAN X Y, et al. A deep neural network improves endoscopic detection of early gastric cancer without blind spots[J]. Endoscopy, 2019,51(6): 522–531.

[24] URBAN G, TRIPATHI P, ALKAYALI T, et al. Deep learning localizes and identifies polyps in real time with 96% accuracy in screening colonoscopy[J]. Gastroenterology, 2018,155(4): 1069–1078.

[25] CHEUNG D Y. Atrophic gastritis increases the risk of gastric cancer in asymptomatic population in Korea[J]. Gut Liver, 2017,11(5): 575–576.

[26] HASHIMOTO D A, ROSMAN G, RUS D, et al. Artificial intelligence in surgery: Promises and perils[J]. Annals of Surgery, 2018,268(1): 70–76.

[27] UEYAMA H, KATO Y, AKAZAWA Y, et al. Application of artificial intelligence using a convolutional neural network for diagnosis of early gastric cancer based on magnifying endoscopy with narrow-band imaging[J]. Journal of Gastroenterology & Hepatology, 2021,36(2): 482–489.

[28] CARDOS A I, MAGHIAR A, ZAHA D C, et al. Evolution of diagnostic methods for helicobacter pylori infections: From traditional tests to high technology, advanced sensitivity and discrimination tools[J]. Diagnostics, 2022,12(2): 508.

[29] JOGPAL V, SANDUJA M, DUTT R, et al. Advancement of nanomedicines in chronic inflammatory disorders[J]. Inflammopharmacology, 2022, 30(2): 355–368.

附　录
缩略词简表

英文缩略词	英文全称	中文全称
AA	arachidonic acid	花生四烯酸
ACH	acetylcholine	乙酰胆碱
ACTH	adrenocorticotropic hormone	促肾上腺皮质激素
AFI	autofluorescence imaging	自发荧光成像
AGML	acute gastric mucosal lesion	急性胃黏膜病变
AI	artificial intelligence	人工智能
AIDS	acquired immune deficiency syndrome	艾滋病
AIG	autoimmune gastritis	自身免疫性胃炎
AKI	acute kidney injury	急性肾损伤
ANN	artificial neural network	人工神经网络
AP	acute pancreatitis	急性胰腺炎
APC	antigen presenting cell	抗原呈递细胞
ATP	adenosine triphosphate	三磷酸腺苷
AUC	area under the curve	曲线下面积
BAO	basal acid output	基础胃酸分泌量
BCE	B cell epitope	B细胞表位
BLI	blue laser imaging	蓝色激光成像
CAD	computer-aided diagnosis	计算机辅助诊断
CAG	chronic atrophic gastritis	慢性萎缩性胃炎
CagA	Cytotoxin associated protein A	细胞毒素相关蛋白A
CAT	catalase	过氧化氢酶
CBT	cognitive behavioral therapy	认知行为疗法
CCK	cholecystokinin	胆囊收缩素
Ccrp	coiled-coil-rich protein	富含卷曲蛋白
CEA	carcinoembryonic antigen	癌胚抗原
CG	chronic gastritis	慢性胃炎
CKD	chronic kidney disease	慢性肾脏疾病
CLE	confocal laser endomicroscopy	共聚焦激光显微内镜

续表

英文缩略词	英文全称	中文全称
CNN	convolutional neural network	卷积神经网络
CNV	copy number variation	拷贝数变异
COX	cyclooxygenase	环氧合酶
CP	chronic pancreatitis	慢性胰腺炎
CRH	corticotropin releasing hormone	促肾上腺皮质激素释放激素
CT	cholera toxin	霍乱毒素
CTL	cytotoxic T cell	细胞毒性T淋巴细胞
DCNN	deep convolutional neural network	深度卷积神经网络
DF	dominant frequency	主频率
DGR	duodenogastric reflux	十二指肠胃反流
DHA	docosahexaenoic acid	二十二碳六烯酸
DL	deep learning	深度学习
DM	diabetes mellitus	糖尿病
DMV	dorsal motor nucleus of the vagus	迷走神经背核
DOR	diagnostic odds ratio	诊断比值比
DP	dominant power	主功率
DST	drug susceptibility testing	药敏试验
EC	enterochromaffin cell	肠嗜铬细胞
ECL	enterochromaffin-like	肠嗜铬样
EEC	enteroendocrine cell	肠内分泌细胞
EET	epoxyeicosatrienoic acid	二十碳三烯酸
EGC	early gastric cancer	早期胃癌
EGF	epidermal growth factor	表皮生长因子
EGFR	epidermal growth factor receptor	表皮生长因子受体
EGG	electrogastrography	胃电图
EIT	electrical impedance tomography	电阻抗断层成像技术
ELISA	enzyme-linked immunosorbent assay	酶联免疫吸附法
EMR	endoscopic mucosal resection	内镜下黏膜切除术
EPA	eicosapentaenoic acid	二十碳五烯酸
ESD	endoscopic submucosal dissection	内镜下黏膜剥离术
EUS	endoscopic ultrasonography	超声内镜
FD	functional dyspepsia	功能性消化不良
FDA	Food and Drug Administration	食品和药物管理局
FGP	fundic gland polyp	胃底腺息肉
FOBT	fecal occult blood test	粪潜血试验
GAD	generalized anxiety disorder	广泛性焦虑障碍

续表

英文缩略词	英文全称	中文全称
GC	gastric cancer	胃癌
GERD	gastroesophageal reflux disease	胃食管反流病
GEVMC	gastric excitatory vagal motor circuit	胃兴奋性迷走神经运动回路
GIVMC	gastric inhibitory vagal motor circuit	胃抑制性迷走神经运动回路
GMBF	gastric mucosal blood flow	胃黏膜血流量
GM-CSF	granulocyte-macrophage colony stimulating factor	粒细胞-巨噬细胞集落刺激因子
H.pylori	helicobacter pylori	幽门螺杆菌
H_2RA	histamine 2 receptor antagonist	组胺H_2受体拮抗剂
HGIN	high-grade intraepithelial neoplasia	高级别上皮内瘤变
HLA	human leukocyte antigen	人类白细胞抗原
HMM	hidden markov model	隐马尔可夫模型
HPA	hypothalamus-pituitary-adrenal	下丘脑-垂体-肾上腺
HspA	Heat shock protein A	热休克蛋白A
IARC	International Agency for Research on Cancer	国际癌症研究机构
IBS	irritable bowel syndrome	肠易激综合征
IC	instability coefficient	不稳定系数
IEDB	immune epitope database	免疫表位数据库
IEE	image-enhanced endoscopy	图像增强内窥镜检查
IFA	intrinsic factor antibody	内因子抗体
IFN	interferon	干扰素
Ig	immunoglobulin	免疫球蛋白
IGP	intragastric pressure	胃内压
IL	interleukin	白细胞介素
IM	intestinal metaplasia	肠上皮化生
iNOS	inducible nitric oxide synthase	诱导型一氧化氮合酶
LCI	linked color imaging	联动彩色成像
LDH	lactate dehydrogenase	乳酸脱氢酶
LGIN	low-grade intraepithelial neoplasia	低级别上皮内瘤变
LOX	lipoxygenase	脂氧合酶
LPS	lipopolysaccharide	脂多糖
LT	E. coli heat-labile enterotoxin	大肠杆菌热不稳定肠毒素
M	mucosa	黏膜层
MAC	mycobacterium avium complex	鸟-胞内分枝杆菌复合群
MALDI-TOF-MS	matrix-assisted laser desorption/ionization time of flight mass spectrometry	基质辅助激光解吸/电离飞行时间质谱
MALT	mucosal-associated lymphoid tissue	黏膜相关淋巴组织

续表

英文缩略词	英文全称	中文全称
MAO	maximal acid output	最大胃酸分泌量
MAPK	mitogen-activated protein kinase	丝裂原活化蛋白激酶
MBCT	mindfulness-based cognitive therapy	正念认知疗法
MD	Mediterranean diet	地中海饮食
ME	magnifying endoscopy	放大内窥镜
MHC	major histocompatibility complex	主要组织相容性复合体
ML	machine learning	机器学习
MMC	migrating motor complex	移行性复合运动
MPs	microparticles	微粒
MT	mini tablet	迷你片
NBI	narrow band imaging	窄带成像技术
NETs	neuroendocrine tumors	神经内分泌肿瘤
NPs	nanoparticles	纳米颗粒
NPV	negative predictive value	阴性预测值
NSAIDs	non-steroidal anti-inflammatory drugs	非甾体抗炎药
OipA	outer inflammatory protein A	外膜炎症蛋白 A
OLGA	operative link on gastritis assessment	胃炎评估操作链接
OLGIM	operative link for gastric intestinal metaplasia	胃黏膜肠化评价体系
Omp	outer membrane protien	外膜蛋白
OTC	over the counter	非处方
PA	pernicious anemia	恶性贫血
PACAP	pituitary adenylate cyclase-activing peptide	垂体腺苷酸环化酶激活肽
PAMPs	pathogen-associated molecular patterns	病原体相关分子模式
PAO	peak acid output	高峰胃酸分泌量
PAR-2	protease-activated receptor-2	蛋白酶激活受体-2
PCA	parietal cell antibody	胃壁细胞抗体
P-CAB	potassium ion competitive acid blocker	钾离子竞争性酸阻滞剂
PCR	polymerase chain reaction	聚合酶链反应
PDRN	polydeoxyribonucleotide	多聚脱氧核糖核苷酸
PG I	Pepsinogen I	胃蛋白酶原 I
PGs	prostaglandins	前列腺素
PPIs	proton pump inhibitors	质子泵抑制剂
PPV	positive predictive value	阳性预测值
PR	post-prandial power radio	餐后餐前功率比
PRRs	pattern recognition receptors	模式识别受体
PU	peptic ulcer	消化性溃疡

续表

英文缩略词	英文全称	中文全称
QM	quantitative matrix	定量基质
RAC	regular arrangement of collecting venules	排列规则集合小静脉
ROS	reactive oxygen species	活性氧
RUT	rapid urease test	快速尿素酶试验
RV	reverse vaccinology	反向疫苗学
sEH	soluble epoxide hydrolase	溶性环氧化物水解酶
SELEX	systematic evolution of ligands by exponential enrichment	指数富集的配体系统进化
SNP	single nucleotide polymorphism	单核苷酸多态性
SOD	superoxide dismutase	超氧化物歧化酶
SPEM	spasmolytic polypeptide expressing metaplasia	解痉多肽表达化生
SVM	support vector machine	支持向量机
TCE	T cell epitope	T细胞表位
TCR	T cell receptor	T 细胞受体
Th1	helper T cell 1	辅助性T细胞1型
TKIs	tyrosine kinase inhibitors	酪氨酸激酶抑制剂
TLESR	transient lower esophageal sphincter relaxations	食管下括约肌松弛
TLRs	Toll-like receptors	Toll样受体
TNF-α	tumor necrosis factor-α	肿瘤坏死因子-α
Tregs	regulatory T cells	调节性T细胞
TRP	transient receptor potential	瞬时受体电位
TX	thromboxane	血栓烷
TXA	thromboxane	血栓素
UBT	urea breath test	尿素呼气试验
UreB	Urease subunit B	脲酶亚基 B
VacA	Vacuolating cytotoxin A	空泡细胞毒素 A
VAS	visual analogue scale	视觉模拟评分
V-ATPase	vacuolar ATPase	空泡腺苷三磷酸酶
VIP	vasoactive intestinal peptide	血管活性肠肽
VLP	virus-like particle	病毒样颗粒
VSCS	vascular plus surface classification system	血管加表面分类系统
WCRF	World Cancer Research Fund	世界癌症研究基金会
WHO	World Health Organization	世界卫生组织
WLI	white light imaging	白光成像
WSI	whole slide image	整个幻灯片图像